黃帝內經

影印本

人民衛生出版社

圖書在版編目(CIP)數據

黄帝内經/人民衛生出版社整理. —影印本. —北京:人民衛生出版社,2013

ISBN 978-7-117-17045-1

Ⅰ.①黄… Ⅱ.①人… Ⅲ.①《内經》 Ⅳ.①R221

中國版本圖書館 CIP 數據核字(2013)第 040450 號

黄 帝 内 經

影印本

整　　理: 人民衛生出版社
出版發行: 人民衛生出版社（中繼綫 010-59780011）
地　　址: 北京市朝陽區潘家園南裏 19 號
郵　　編: 100021
E - mail: pmph @ pmph. com
購書熱綫: 010-59787592　010-59787584　010-65264830
印　　刷: 三河市宏達印刷有限公司
經　　銷: 新華書店
開　　本: 787×1092　1/16　印張: 22
字　　數: 621 千字
版　　次: 2013 年 7 月第 1 版　2024 年 3 月第 1 版第 13 次印刷
標準書號: ISBN 978-7-117-17045-1/R · 17046
定　　價: 78.00 元
打擊盜版舉報電話: 010-59787491　E-mail: WQ @ pmph. com
（凡屬印裝質量問題請與本社市場營銷中心聯繫退換）

内容提要

《黄帝内經》由《素問》和《靈樞經》組成，爲我國現存最早的中醫典籍，是我國古代醫學成就的集中體現，是中醫學理論體系之淵藪，是中華民族文化寶庫之瑰寶，在中醫學發展的歷史長河裏，始終指導著中醫學的發展，直到今天仍具有重要的研究價值和不可動摇的科學地位。

《素問》共二十四卷，八十一篇，所論内容十分廣博，包括陰陽五行、藏象氣血、病因病機、診法病證，治則治法、養生防病、經絡腧穴、針道按摩、運氣學説等，詳盡地論述了人體生理、病理、診斷、治療等中醫學内容，奠定了中醫學發展的基礎。

《靈樞經》共十二卷，八十一篇，是《素問》的姊妹篇，全面闡述了五臟六腑、精神氣血津液、人體氣質類型等人體生理、病理、診斷、治療等内容，特別是對經絡腧穴理論和針刺方法的記載和闡述更爲翔實和豐富，爲後世針灸學的發展奠定了堅實的基礎。

關於《黄帝内經》的作者和成書年代，一般認爲並非一人一時之作，而是由先秦多種醫學著作彙編而成，大約經歷戰國至秦漢時期。根據《漢書・藝文志》記載，當是西漢劉向與李柱國所爲。

《黄帝内經》向被歷代醫家視爲圭臬，是學習中醫必讀之經典，也是學習和研究中國古代文化和科學技術的重要參考書。爲滿足廣大讀者的需要，本次影印《素問》是選用明嘉靖二十九年（一五五〇）顧從德影宋刻二十四卷本，《靈樞經》選用明趙府居敬堂本爲底本，並加句讀和校勘，以便學習和參考。

總目録

黄帝内經素問

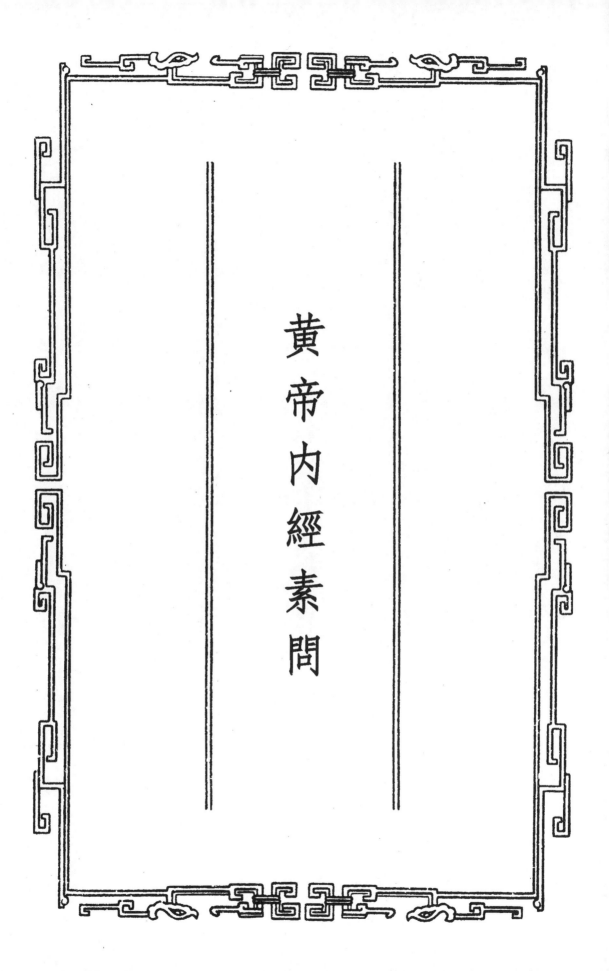

黃帝內經目録

重廣補注黃帝内經素問序

臣聞安不忘危存不忘亡者往聖之先務求民之瘼恤民之隱者上主之深仁在昔黃帝之御極也以理身緒餘治天下坐於明堂之上臨觀八極考建五常以謂人之生也負陰而抱陽食味而被色外有寒暑之相盪内有喜怒之交侵夭昏札瘥國家代有將欲斂時五福以敷錫厥庶民乃與岐伯上窮天紀下極地理遠取諸物近取諸身更相問難垂法以福萬世於是雷公之倫授業傳之而内經作矣歷代寶之未有失墜蒼周之興秦和述六氣之論具明於左史厥後越人得其一二演而述難經西漢倉公傳其舊學東漢仲景撰其遺論晉皇甫謐刺而爲甲乙及隋楊上善纂而爲太素時則有全元起者始爲之訓解闕第七一通迄唐寶應中太僕王冰篤好之得先師所藏之卷大爲次註猶是三皇遺文爛然可觀惜乎唐令列之醫學付之執技之流而薦紳先生罕言之去聖已遠其術晻昧是以文注紛錯義理混淆殊不知三墳之餘帝王之高致聖賢之能事唐堯之授四時虞舜之齊七政神禹修六府以興帝功文王推六子以叙卦氣伊尹調五味以致君箕子陳五行以佐世其致一也奈何以至精至微之道傳之以至下至淺之人其不廢絶爲已幸矣頃在嘉祐中

仁宗念

聖祖之遺事將墜于地迺

詔通知其學者俾之是正臣等承乏典校伏念旬歲遂乃搜訪中外裒集衆本寖尋其義正其訛舛十得其三四餘不能具竊謂未足以稱

明詔副

聖意而又採漢唐書録古醫經之存於世者得數十家叙而考正焉貫穿錯綜磅礴會通或端本以尋支或泝流而討源定其可知次以舊目正繆誤者六千餘字增注義者二千餘條一言去取必有稽考舛文疑義於是詳明以之治身可以消患於未兆施於有政可以廣生於無窮恭惟

皇帝撫大同之運擁無疆之休述先志以奉成興微學而永正則和氣可召災害不生陶一世之民同躋于壽域矣

國子博士臣高保衡光禄卿直秘閣臣林億等謹上

重廣補註黄帝内經素問序

啓玄子王冰撰 新校正云按唐人物志冰仕唐爲太僕令年八十餘以壽終

夫釋縛脱艱全真導氣拯黎元於仁壽濟羸劣以獲安者非三聖道則不能致之矣孔安國序尚書曰伏羲神農黄帝之書謂之三墳言大道也班固漢書藝文志曰黄帝内經十八卷素問即其經之九卷也兼靈樞九卷迺其數焉 新校正云詳王氏此説蓋本皇甫士安甲乙經之序彼云七略藝文志黄帝内經十八卷今有鍼經九卷素問九卷共十八卷即内經也故王氏遵而用之又素問外九卷漢張仲景及西晉王叔和脉經只爲之九卷皇甫士安名爲鍼經亦專名九卷楊玄操云黄帝内經二帙帙各九卷按隋書經籍志謂之九靈王冰名爲靈樞 雖復年移代革而授學猶存懼非其人而時有所隱故第七一卷師氏藏之今之奉行惟八卷爾然而其文簡其意博其理奥其趣深天地之象分陰陽之候列變化之由表死生之兆彰不謀而遐邇自同勿約而幽明斯契稽其言有徵驗之事不忒誠可謂至道之宗奉生之始矣假若天機迅發妙識玄通蕆謀雖屬乎生知標格亦資於詁訓未嘗有行不由逕出不由戶者也然刻意研精探微索隱或識契真要則目牛無全故動則有成猶鬼神幽贊而命世奇傑時時間出焉則周有秦公 新校正云按別本一作和緩 漢有淳于公魏有張公華公皆得斯妙道者也咸日新其用大濟蒸人華葉遞榮聲實相副蓋教之著矣亦天之假也冰弱齡慕道夙好養生幸遇真經式爲龜鏡而世本紕繆篇目重疊前後不倫文義懸隔施行不易披會亦難歲月既淹襲以成弊或一篇重出而別立二名或兩論併吞而都爲一目或問荅未已別樹篇題或脱簡不書而云世闕重合經而冠鍼服併方宜而爲欬篇隔虚實而爲逆從合經絡而爲論要節皮部爲經絡退至教以先鍼諸如此流不可勝數且將升岱嶽非逕奚爲欲詣扶桑無舟莫適乃精勤博訪而并有其人歷十二年方臻理要詢謀得失深遂夙心時於先生郭子齋堂受得先師張公秘本文字昭晣義理環周一以參詳群疑冰釋恐散於末學絶彼師資因而撰註用傳不朽兼舊藏之卷合八十一篇二十四卷勒成一部 新校正云詳素問第七卷亡已久矣按皇甫士安晉人也序甲乙經云亦有亡失隋書經籍志載梁七録亦云止存八卷全元起隋人所注本乃無第七王冰唐寳應中人上至晉皇甫謐甘露中已六百餘年而冰自爲得舊藏之卷今竊疑之仍觀天元紀大論五運行論六微旨論氣交變論五常政論六元正紀論至真要論七篇居今素問四卷篇卷浩大不與素問前後篇卷等又且所載之事與素問餘篇略不相通竊疑此七篇乃陰陽大論之文王氏取以補所亡之卷猶周官亡冬官以考功記補之之類也又按漢張仲景傷寒論序云撰用素問九卷八十一難經陰陽大論是素問與陰陽大論兩書甚明乃王氏并陰陽大論於素問中也要之陰陽大論亦古醫經終非素問第七矣 冀乎究尾明首尋註會經開發童蒙宣揚至理而已其中簡脱文斷義不相接者搜求經論所有遷移以補其處篇目墜缺指事不明者量其意趣加字以昭

其義篇論吞并義不相涉闕漏名目者區分事類別目以冠篇首君臣請問禮儀乖失者考校尊卑增益以光其意錯簡碎文前後重疊者詳其指趣削去繁雜以存其要辭理秘密難粗論述者別撰玄珠以陳其道新校正云詳王氏玄珠世無傳者今有玄珠十卷昭明隱旨三卷蓋後人附託之文也雖非王氏之書亦於素問第十九卷至二十二四卷頗有發明其隱旨三卷與今世所謂天元玉冊者正相表裏而與王冰之義多不同 凡所加字皆朱書其文使今古必分字不雜糅庶厥昭彰聖旨敷暢玄言有如列宿高懸奎張不亂深泉淨瀅鱗介咸分君臣無夭枉之期夷夏有延齡之望俾工徒勿誤學者惟明至道流行徽音累屬千載之後方知大聖之慈惠無窮時大唐寶應元年歲次壬寅序

將仕郎守殿中丞孫 兆 重改誤

朝奉郎守國子博士同校正醫書上騎都尉賜緋魚袋高 保衡

朝奉郎守尚書屯田郎中同校正醫書騎都尉賜緋魚袋孫 奇

朝散大夫守光祿卿直秘閣判登聞檢院上護軍林 億

重廣補註黃帝內經素問卷第一

新校正云按王氏不解所以名素問之義及素問之名起於何代按隋書經籍志始有素問之名甲乙經序晉皇甫謐之文已云素問論病精辨王叔和西晉人撰脉經云出素問鍼經漢張仲景撰傷寒卒病論集云撰用素問是則素問之名著於隋志上見於漢代也自仲景已前無文可見莫得而知據今世所存之書則素問之名起漢世也所以名素問之義全元起有說云素者本也問者黃帝問岐伯也方陳性情之源五行之本故曰素問元起雖有此解義未甚明按乾鑿度云夫有形者生於無形故有太易有太初有太始有太素太易者未見氣也太初者氣之始也太始者形之始也太素者質之始也氣形質具而痾瘵由是萌生故黃帝問此太素質之始也素問之名義或由此

啓玄子次註林億孫奇高保衡等奉敕校正孫兆重改誤

上古天眞論篇第一

新校正云按全元起注本在第九卷王氏重次篇第移冠篇首今注逐篇必具全元起本之卷第者欲存素問舊第目見今之篇次皆王氏之所移也

昔在黃帝。生而神靈。弱而能言。幼而徇齊。長而敦敏。成而登天。有熊國君少典之子姓公孫徇疾也敦信也敏達也習用干戈以征不享平定天下殄滅蚩尤以土德王都軒轅之丘故號之曰軒轅黃帝後鑄鼎於鼎湖山鼎成而白日升天羣臣葬衣冠於橋山墓今猶在 迺問於天師曰。余聞上古之人。春秋皆度百歲。而動作不衰。今時之人。年半百而動作皆衰者。時世異耶。人將失之耶。天師岐伯也 岐伯對曰。上古之人。其知道者。法於陰陽。和於術數。上古謂玄古也知道謂知修養之道也夫陰陽者天地之常道術數者保生之大倫故修養者必謹先之老子曰萬物負陰而抱陽沖氣以爲和四氣調神大論曰陰陽四時者萬物之終始死生之本逆之則災害生從之則苛疾不起是謂得道此之謂也 食飲有節。起居有常。不妄作勞。食飲者充虛之滋味起居者動止之綱紀故修養者謹而行之痺論曰飲食自倍腸胃乃傷生氣通天論曰起居如驚神氣乃浮是惡妄動也廣成子曰必靜必清無勞汝形無搖汝精乃可以長生故聖人先之也 新校正云按全元起注本云飲食有常節起居有常度不妄不作太素同楊上善云以理而取聲色芳味不妄視聽也循理而動不爲分外之事 故能形與神俱。而盡終其天年。度百歲乃去。形與神俱同臻壽分謹於修養以奉天眞故盡得終其天年去謂去離於形骸也靈樞經曰人百歲五藏皆虛神氣皆去形骸獨居而終矣以其知道故年長壽延年度百歲謂至一百二十歲也尚書洪範曰一曰壽百二十歲也 今時之人不然也。動之死地離於道也 以酒爲漿。溺於飲也 以妄爲常。寡於信也 醉以入房。過於色也 以欲竭其精。以耗散其眞。樂色曰欲輕用曰耗樂色不節則精竭輕用不止則眞散是以聖人愛精重施髓滿骨堅老子曰弱其志強其骨河上公曰有欲者亡身曲禮曰欲不可縱 新校正云按甲乙經耗作好 不知持滿。不時御神。言輕用而縱欲也老子曰持而盈之不如其已言愛精保神如持盈滿之器不慎而動則傾竭天眞眞誥曰常不能慎事自致百痾豈可怨咎於神明乎此之謂也 新校正云按別本時作解 務快其心。逆於生樂。快於心欲之用則逆養生之樂矣老子曰甚愛必大費此之類歟夫甚愛而不能救議道而以爲未然者伐生之大患也 起居無節。故半百而衰也。亦耗散而致是也夫道者不可斯須離於道則壽不能終盡於天年矣老子曰物壯則老謂之不道不道早亡此之謂離道也 夫上古聖人之教下也。皆謂之虛邪賊風。避之有時。邪乘虛入是謂虛邪竊害中和謂之賊風避之有時謂八節之日及太一入從之於中宮朝八風之日也靈樞經曰邪氣不得其虛不能獨傷人明人虛乃邪勝之也 新校正云按全元起注本云上古聖人之教也下皆爲之太素千金同楊上善云上古聖人使人行者身先行之爲不言之教不言之教勝有言之教故下百姓倣行者衆故曰下皆爲之太一入從於中宮朝八風義具天元玉冊中 恬惔虛無。眞氣從之。精神內守。病安從來。恬惔虛無靜也法道清淨精氣內持故其氣邪不能爲害 是以志閑而少欲。心安而不懼。形勞而不倦。內機息故少欲外紛靜故心安然情欲兩亡是非一貫起居皆適故不倦也 氣從以順。各從其欲。皆得所願。志不貪故所欲皆順心易足故所願必從以不異求故無難得也老子曰知足不辱知止不殆可以長久 故美其食。順精麤也 新校正云按別本美一作甘 任其服。隨美惡也 樂其俗。去傾慕也 高下不相慕。其民故曰朴。至無求也是所謂心足也老子曰禍莫大於不知足咎莫大於欲得故知足之足常足矣蓋非謂物足者爲知足心足者乃爲知足矣不恣於欲是則朴同故聖人去我無欲而民自朴　新校正云按別本云曰作日 是以嗜欲不能勞其目淫邪不能惑其心 目不妄視故嗜欲不能勞心與玄同故淫邪不能惑老子曰不見可欲使心不亂又曰聖人爲腹不爲目也 愚智賢不肖不懼於物故合於道 情計兩亡不爲謀府冥心一觀勝負俱捐故心志保安合同於道庚桑楚曰全汝形抱汝生無使汝思慮營營　新校正云按全元起注本云合於道數 所以能年皆度百歲而動作不衰者以其德全不危也 不涉於危故德全也莊子曰執道者德全德全者形全形全者聖人之道也又曰無爲而性命不全者未之有也 帝曰人年老而無子者材力盡邪將天數然也 材謂材幹可以立身者 岐伯曰女子七歲腎氣盛齒更髮長 老陽之數極於九少陽之數次於七女子爲少陰之氣故以少陽數偶之明陰陽氣和乃能生成其形體故七歲腎氣盛齒更髮長 二七而天癸至任脉通太衝脉盛月事以時下故有子 癸謂壬癸北方水干名也任脉衝脉皆奇經脉也腎氣全盛衝任流通經血漸盈應時而下天眞之氣降與之從事故去天癸也然衝爲血海任主胞胎二者相資故能有子所以謂之月事者平和之氣常以三旬而一見也故愆期者謂之有病　新校正云按全元起注本及太素甲乙經俱作伏衝下太衝同 三七腎氣平均故眞牙生而長極 眞牙謂牙之最後生者腎氣平而眞牙生者表牙齒爲骨之餘也 四七筋骨堅髮長極身體盛壯 女子天癸之數七七而終年居四七材力之半故身體盛壯長極於斯 五七陽明脉衰面始焦髮始墮 陽明之脉氣營於面故其衰也髮墮面焦靈樞經曰足陽明之脉起於鼻交頞中下循鼻外入上齒中還出俠口環脣下交承漿却循頤後下廉出大迎循頰車上耳前過客主人循髮際至額顱手陽明之脉上頸貫頰入下齒縫中還出俠口故面焦髮墮也 六七三陽脉衰於上面皆焦髮始白 三陽之脉盡上於頭故三陽衰則面皆焦髮始白所以衰者婦人之生也有餘於氣不足於血以其經月數泄脫之故 七七任脉虛太衝脉衰少天癸竭地道不通故形壞而無子也 經水絕止是爲地道不通衝任衰微故云形壞無子 丈夫八歲腎氣實髮長齒更 老陰之數極於十少陰之數次於八男子爲少陽之氣故以少陰數合之易繫辭曰天九地十則其數也 二八腎氣盛天癸至精氣溢寫陰陽和故能有子 男女有陰陽之質不同天癸則精血之形亦異陰靜海滿而去血陽動應合而泄精二者通和故能有子易繫辭曰男女構精萬物化生此之謂也 三八腎氣平均筋骨勁強故眞牙生而長極 以其好用故爾 四八筋骨隆盛肌肉滿壯 丈夫天癸八八而終年居四八亦材之半也 五八腎氣衰髮墮齒槁 腎主於骨齒爲骨餘腎氣既衰精無所養故令髮墮齒復乾枯 六八陽氣衰竭於上面焦髮鬢頒白 陽氣亦陽明之氣也靈樞經曰足陽明之脉起於鼻交頞中下循鼻外入上齒中還出俠口環脣下交承漿却循頤後下廉出大迎循頰車上耳前過客主人循髮際至額顱故衰於上則面焦髮鬢白也 七八肝氣衰筋不能動天癸竭精少腎藏衰形體皆極 肝氣養筋肝衰故筋不能動腎氣養骨腎衰故形體疲極天癸已竭故精少也匪惟材力衰謝固當天數使然 八八則齒髮去 陽氣竭精氣衰故齒髮不堅離形骸矣去落也 腎者主水受五藏六府之精而藏之故五藏盛乃能寫 五藏六府精氣淫溢而滲灌於腎腎藏乃受而藏之何以明之靈樞經曰五藏主藏精藏精者不可傷由是則五藏各有精隨用而灌注於腎此乃腎爲都會關司之所非腎一藏而獨有精故曰五藏盛乃能寫也 今五藏皆衰筋骨解墮天癸盡矣故髮鬢白身體重行步不正而無子耳 所謂物壯則老謂之天道者也 帝曰有其年已老而有子者何也 言似非天癸之數也 岐伯曰此其天壽過度氣脉常通而腎氣有餘也 所稟天眞之氣本自有餘也 此雖有子男不過盡八八女不過盡七七而天地之精氣皆竭矣 雖老而生子子壽亦不能過天癸之數 帝曰夫道者年皆百數能有子乎岐伯曰夫道者能却老而全形身年雖壽能生子也 是所謂得道之人也道成之證如下章云 黃帝曰余聞上古有眞人者提挈天地把握陰陽 眞人謂成道之人也夫眞人之身隱見莫測其爲小也入於无閒其爲大也徧於空境其變化也出入天地內外莫見迹順至眞以表道成之

證凡如此者故能提挈天地把握陰陽也呼吸精氣。獨立守神。肌肉若一。真人心合於氣氣合於神神合於无故呼吸精氣獨立守神肌膚若冰雪綽約如處子　新校正云按全元起注本云身肌宗一太素同楊上善云真人身之肌體與太極同質故云宗一故能壽敝天地。无有終時。體同於道壽與道同故能无有終時而壽盡天地也敝盡也此其道生。惟至道生乃能如是

中古之時。有至人者。淳德全道。全其至道故曰至人然至人以此淳朴之德全彼妙用之道　新校正云詳楊上善云積精全神能至於德故稱至人和於陰陽。調於四時。和謂同和調謂調適言至人動靜必適中於四時生長收藏之令參同於陰陽寒暑升降之宜去世離俗。積精全神。心遠世紛身離俗染故能積精而復全神游行天地之間。視聽八達之外。神全故也庚桑楚曰神全之人不慮而通不謀而當精照无外志凝宇宙若天地然又曰體合於心心合於氣氣合於神神合於无其有介然之有唯然之音雖遠際八荒之外近在眉睫之內來于我者吾必盡知之夫如是者神全故所以能矣此蓋益其壽命而強者也。亦歸於眞人。同歸於道也

其次有聖人者。處天地之和。從八風之理。與天地合德與日月合明與四時合其序與鬼神合其吉凶故曰聖人所以處天地之淳和順八風之正理者欲其養正避彼虛邪適嗜欲於世俗之間。无恚嗔之心。聖人志深於道故適於嗜欲心全廣愛故不有恚嗔是以常德不離歿身不殆行不欲離於世。被服章。新校正云詳被服章三字疑衍此三字上下文不屬舉不欲觀於俗。聖人舉事行止雖常在時俗之間然其見爲則與時俗有異尓何者貴法道之清靜也老子曰我獨異於人而貴求食於毋毋亦諭道也外不勞形於事。內无思想之患。聖人爲无爲事無事是以內无思想外不勞形以恬愉爲務。以自得爲功。恬靜也愉悅也法道清靜適性而動故悅而自得也形體不敝。精神不散。亦可以百數。外不勞形內无思想故形體不敝精神保全神守不離故年登百數此蓋全性之所致爾庚桑楚曰聖人之於聲色滋味也利於性則取之害於性則捐之此全性之道也敝疲敝也

其次有賢人者。法則天地。象似日月。次聖人者謂之賢人然自強不息精了百端不慮而通發謀必當志同於天地心燭於洞幽故去法則天地象似日月也辯列星辰。逆從陰陽。分別四時。星衆星也辰北辰也辯列者謂定內外星官座位之所於天三百六十五度遠近之分次也逆從陰陽者謂以六甲等法逆順數而推步吉凶之徵兆也陰陽書曰人中甲子從甲子起以乙丑爲次順數之地下甲子從甲戌起以癸酉爲次逆數之此之謂逆從也分別四時者謂分其氣序也春溫夏暑熱秋清涼冬冰冽此四時之氣序也將從上古合同於道。亦可使益壽而有極時。將從上古合同於道謂如上古知道之人法於陰陽和於術數食飲有節起居有常不妄作勞也上古知道之人年度百歲而去故可使益壽而有極時也

四氣調神大論篇第二

新校正云按全元起本在第九卷

春三月。此謂發陳。春陽上升氣潛發散生育庶物陳其姿容故曰發陳也所謂春三月者皆因節候而命之夏秋冬亦然天地俱生。萬物以榮。天氣溫地氣發溫發相合故萬物滋榮夜卧早起。廣步於庭。溫氣生寒氣散故夜卧早起廣步於庭被髮緩形。以使志生。法象也春氣發生於萬物之首故被髮緩形以使志意發生也生而勿殺。予而勿奪。賞而勿罰。春氣發生施无求報故養生者必順於時也此春氣之應。養生之道也。所謂因時之序也然立春之節初五日東風解凍次五日蟄蟲始振後五日魚上水次雨水氣初五日獺祭魚次五日鴻鴈來後五日草木萌動次仲春驚蟄之節初五日小桃華　新校正云詳小桃華月令作桃始華次五日倉庚鳴後五日鷹化爲鳩次春分氣初五日玄鳥至次五日雷乃發聲芍藥榮後五日始電次季春清明之節初五日桐始華次五日田鼠化爲鴽牡丹華後五日虹始見次穀雨氣初五日萍始生次五日鳴鳩拂其羽後五日戴勝降于桑凡此六氣一十八候皆春陽布發生之令故養生者必謹奉天時也　新校正云詳芍藥榮牡丹華今月令無逆之則傷肝。夏爲寒變。奉長者少。逆謂反行秋令也肝象木王於春故行秋令則肝氣傷夏火王而木廢故病生於夏然四時之氣春生夏長逆春傷肝故少氣以奉於夏長之令也

夏三月。此謂蕃秀。陽自春生至夏洪盛物生以長故蕃秀也蕃茂也盛也秀華也美也天地氣交。萬物華實。舉夏至也脉要精微論曰夏至四十五日陰氣微上陽氣微下由是則天地氣交也然陽氣施化陰氣結成成化相合故萬物華實也陰陽應象大論曰陽化氣陰成形夜卧早起。無厭於日。使志無怒。使華英成秀。使氣得泄。若所愛在外。緩陽氣則物化寬志意則氣泄物化則華英成秀氣泄則膚腠宣通時令發陽故所愛亦順陽而在外也此夏氣之應。養長之道也。立夏之節初五日螻蟈鳴次五日蚯蚓出後五日赤箭生　新校正云按月令

作王瓜生次小滿氣初五日吴葵華　新校正云按月令作苦菜秀次五日靡草死後五日小暑至次仲夏芒種之節初五日螗蜋生次五日鵙始鳴後五日反舌無聲次夏至氣初五日鹿角解次五日蜩始鳴後五日半夏生木堇榮次季夏小暑之節初五日温風至次五日蟋蟀居壁後五日鷹乃學習次大暑氣初五日腐草化爲螢次五日土潤溽暑後五日大雨時行凡此六氣一十八候皆夏氣揚蕃秀之令故養生者必敬順天時也　新校正云詳木堇榮今月令無

逆之則傷心，秋爲痎瘧，奉收者少，冬至重病。逆謂反行冬令也痎痎瘦之瘧也心象火王於夏故行冬令則心氣傷秋金王而火廢故病發於秋而爲痎瘧也然四時之氣秋收冬藏逆夏傷心故少氣以奉於秋收之令也冬水勝火故重病於冬至之時也

秋三月，此謂容平。萬物夏長華實已成容狀至秋平而定也**天氣以急，地氣以明。**天氣以急風聲切也地氣以明物色變也**早卧早起，與雞俱興。**懼中寒露故早卧欲使安寧故早起**使志安寧，以緩秋刑。**志氣躁則不慎其動不慎其動則助秋刑急順殺伐生故使志安寧緩秋刑也**收斂神氣，使秋氣平。**神蕩則欲熾欲熾則傷和氣和氣既傷則秋氣不平調也故收斂神氣使秋氣平也**無外其志，使肺氣清。**亦順秋氣之收斂也**此秋氣之應，養收之道也。**立秋之節初五日涼風至次五日白露降後五日寒蟬鳴次處暑氣初五日鷹乃祭鳥次五日天地始肅後五日禾乃登次仲秋白露之節初五日盲風至鴻鴈來次五日玄鳥歸後五日羣鳥養羞次秋分氣初五日雷乃收聲次五日蟄蟲坯戶景天華後五日水始涸次季秋寒露之節初五日鴻鴈來賓次五日雀入大水爲蛤後五日菊有黄華次霜降氣初五日豺乃祭獸次五日草木黄落後五日蟄蟲咸俯凡此六氣一十八候皆秋氣正收斂之令故養生者必謹奉天時也　新校正云詳景天華三字今月令無

逆之則傷肺，冬爲飧泄，奉藏者少。逆謂反行夏令也肺象金王於秋故行夏令則氣傷冬水王而金廢故病發於冬飧泄者食不化而泄出也逆秋傷肺故少氣以奉於冬藏之令也

冬三月，此謂閉藏。草木凋蟄蟲去地戶閉塞陽氣伏藏**水冰地坼，無擾乎陽。**陽氣下沈水冰地坼故宜周密不欲煩勞擾謂煩也勞也**早卧晚起，必待日光。**避於寒也**使志若伏若匿，若有私意，若已有得。**皆謂不欲妄出於外觸冒寒氣也故下文云**去寒就温，無泄皮膚，使氣亟奪。**去寒就温言居深室也靈樞經曰冬日在骨蟄蟲周密君子居室無泄皮膚謂勿汗也汗則陽氣發泄陽氣發泄則數爲寒氣所迫奪之亟數也**此冬氣之應，養藏之道也。**立冬之節初五日水始冰次五日地始凍後五日雉入大水爲蜃次小雪氣初五日虹藏不見次五日天氣上騰地氣下降後五日閉塞而成冬次仲冬大雪之節初五日冰益壯地始坼鶡鳥不鳴次五日虎始交後五日芸始生荔挺出次冬至氣初五日蚯蚓結次五日麋角解後五日水泉動次季冬小寒之節初五日鴈北鄉次五日鷙鳥厲疾後五日水澤腹堅凡此六氣一十八候皆冬氣正養藏之令故養生者必謹奉天時也

逆之則傷腎，春爲痿厥，奉生者少。逆謂反行夏令也腎象水王於冬故行夏令則腎氣傷春木王而水廢故病發於春也逆冬傷腎故少氣以奉於春生之令也

天氣，清淨光明者也。言天明不竭以清淨故致人之壽延長亦由順動而得故言天氣以示於人也**藏德不止，**新校正云按别本止一作上**故不下也。**四時成序七曜周行天不形言是藏德也德隱則應用不屈故不下也老子曰上德不德是以有德也言天至尊高德猶見隱也況全生之道而不順天乎**天明則日月不明，邪害空竅。**天所以藏德者爲其欲隱大明故大明見則小明滅故大明之德不可不藏天若自明則日月之明隱矣所諭者何言人之真氣亦不可泄露當清淨法道以保天真苟離於道則虛邪入於空竅**陽氣者閉塞，地氣者冒明。**陽謂天氣亦風熱也地氣謂濕亦雲霧也風熱之害人則九竅閉塞霧濕之爲病則掩翳精明取類者在天則日月不光在人則兩目藏曜也靈樞經曰天有日月人有眼目易曰喪明于易豈非失養正之道邪**雲霧不精，則上應白露不下。**霧者雲之類露者雨之類夫陽盛則地不上應陰虛則天不下交故雲霧不化精微之氣上應於天而爲白露不下之咎矣陰陽應象大論曰地氣上爲雲天氣下爲雨雨出地氣雲出天氣明二氣交合乃成雨露方盛衰論曰至陰虛天氣絶至陽盛地氣不足明氣不相召亦不能交合也**交通不表，萬物命故不施，不施則名木多死。**夫雲霧不化其精微雨露不霑於原澤是爲天氣不降地氣不騰變化之道既虧生育之源斯泯故萬物之命無稟而生然其死者則名木先應故云名木多死也名謂名果珍木表謂表陳其狀也易繫辭曰天地絪緼萬物化醇然不表交通則爲否也易曰天地不交否**惡氣不發，風雨不節，白露不下，則菀稾不榮。**惡謂害氣也發謂散發也節謂節度也菀謂蘊積也稾謂枯稾也言害氣伏藏而不散發風雨無度折傷復多稾木蘊積春不榮也豈惟其物獨遇是而有之哉人離於道亦有之矣故下文曰**賊風數至，暴雨數起，天地四時不相保，與道相失，則未央絶滅。**不順四時之和數犯八風之害與道相失則天真之氣未期久遠而致滅亡央久也遠也**唯聖人從之，故身無奇病，萬物不失，生氣不竭。**道非遠於人人心遠於道惟聖人心合於道故壽命無窮從猶順也謂順四時之令也然四時之令不可逆之

逆之則五藏内傷而他疾起　逆春氣。則少陽不生。肝氣内變。生謂動出也陽氣不出内鬱於肝則肝氣混糅變而傷矣　逆夏氣。則太陽不長。心氣内洞。長謂外茂也洞謂中空也陽不外茂内薄於心燠熱内消故心中空也　逆秋氣。則太陰不收。肺氣焦滿。收謂收斂焦謂上焦也太陰行氣主化上焦故肺氣不收上焦滿也　新校正云按焦滿全元起本作進滿甲乙太素作焦滿　逆冬氣。則少陰不藏。腎氣獨沈。沈謂沈伏也少陰之氣内通於腎故少陰不伏腎氣獨沈　新校正云詳獨沈太素作沈濁　夫四時陰陽者。萬物之根本也。時序運行陰陽變化天地合氣生育萬物故萬物之根悉歸於此　所以聖人春夏養陽。秋冬養陰。以從其根。陽氣根於陰陰氣根於陽無陰則陽無以生無陽則陰無以化全陰則陽氣不極全陽則陰氣不窮春食涼夏食寒以養於陽秋食温冬食熱以養於陰滋苗者必固其根伐下者必枯其上故以斯調節從順其根二氣常存蓋由根固百刻曉暮食亦宜然　故與萬物沈浮於生長之門。聖人所以身無奇病生氣不竭者以順其根也　逆其根。則伐其本。壞其真矣。是則失四時陰陽之道也　故陰陽四時者。萬物之終始也。死生之本也。逆之則災害生。從之則苛疾不起。是謂得道。謂得養生之道苛者重也　道者。聖人行之。愚者佩之。聖人心合於道故勤而行之愚者性守於迷故佩服而已老子曰道者同於道德者同於德失者同於失同於道者道亦得之同於德者德亦得之同於失者失亦得之愚者未同於道德則可謂失道者也　從陰陽則生。逆之則死。從之則治。逆之則亂。反順為逆。是謂内格。格拒也謂内性格拒於天道也　是故聖人不治已病治未病。不治已亂治未亂。此之謂也。知之至也　夫病已成而後藥之。亂已成而後治之。譬猶渴而穿井。鬭而鑄錐。不亦晚乎。知不及時也備御虛邪事符握虎噬而後藥雖悔何為

生氣通天論篇第三

新校正云按全元起注本在第四卷

黄帝曰。夫自古通天者生之本。本於陰陽。天地之間。六合之内。其氣九州九竅五藏十二節。皆通乎天氣。六合謂四方上下也九州謂冀兗青徐揚荆豫梁雍也外布九州而内應九竅故云九州九竅也五藏謂五神藏也五神藏者肝藏魂心藏神脾藏意肺藏魄腎藏志而此成形矣十二節者十二氣也天之十二節氣人之十二經脉而外應之咸同天紀故云皆通乎天氣也十二經脉者謂手三陰三陽足三陰三陽也　新校正云詳通天者生之本六節藏象注其詳又按鄭康成云九竅者謂陽竅七陰竅二也　其生五。其氣三。數犯此者。則邪氣傷人。此壽命之本也。言人生之所運為則内依五氣以立然其鎮塞天地之内則氣應三元以成三謂天氣地氣運氣也犯謂邪氣觸犯於生氣也邪氣數犯則生氣傾危故寶養天真以為壽命之本也庚桑楚曰聖人之制萬物也以全其天天全則神全矣靈樞經曰血氣者人之神不可不謹養此之謂也　蒼天之氣清淨。則志意治。順之則陽氣固。春為蒼天發生之主也陽氣者天氣也陰陽應象大論曰清陽為天則其義也本天全神全之理全則形亦全矣　雖有賊邪。弗能害也。此因時之序。以因天四時之氣序故賊邪之氣弗能害也　故聖人傳精神。服天氣。而通神明。夫精神可傳惟聖人得道者乃能爾久服天真之氣則妙用自通於神明也　失之則内閉九竅。外壅肌肉。衛氣散解。失謂逆蒼天清淨之理也然衛氣者合天之陽氣也上篇曰陽氣者閉塞謂陽氣之病人則竅寫閉塞也靈樞經曰衛氣者所以温分肉而充皮膚肥腠理而司開闔故失其度則内閉九竅外壅肌肉以衛不營運故言散解也　此謂自傷。氣之削也。夫逆蒼天之氣違清淨之理使正真之氣如削去之者非天降之人自為之爾　陽氣者若天與日。失其所則折壽而不彰。此明前陽氣之用也諭人之有陽若天之有日天失其所則日不明人失其所則陽不固日不明則天境暝昧陽不固則人壽夭折　故天運當以日光明。言人之生固宜藉其陽氣也　是故陽因而上。衛外者也。此所以明陽氣運行之部分輔衛人身之正用也　因於寒。欲如運樞。起居如驚。神氣乃浮。欲如運樞謂内動也起居如驚謂暴卒也言因天之寒當深居周密如樞紐之内動不當煩擾筋骨使陽氣發泄於皮膚而傷於寒毒也若起居暴卒馳騁荒佚則神氣浮越无所綏寧矣脉要精微論曰冬日在骨蟄蟲周密君子居室四氣調神大論曰冬三月此謂閉藏水冰地坼無擾乎陽又曰使志若伏若匿若有私意若已有得去寒就温无泄皮膚使氣亟奪此之謂也　新校正云按全元起本作連樞元起云陽氣定如連樞者動繫也　因於暑。汗

煩則喘喝。靜則多言。此則不能靜慎傷於寒毒至夏而變暑病也煩謂煩躁靜謂安靜喝謂大呵出聲也言病因於暑則當汗泄不為發表邪熱內攻中外俱熱故煩躁喘數大呵而出其聲也若不煩躁內熱外涼瘀熱攻中故多言而不次也喝一為鳴 體若燔炭。汗出而散。此重明可汗之理也為體若燔炭之炎熱者何以救之必以汗出乃熱氣施散燔一為燥非也 因於濕。首如裹。濕熱不攘。大筋緛短。小筋弛長。緛短為拘。弛長為痿。表熱為病當汗泄之反濕其首若濕物裹之望除其熱熱氣不釋兼濕內攻大筋受熱則縮而短小筋得濕則引而長縮短故拘攣而不伸引長故痿弱而無力攘除也緛縮也弛引也 因於氣。為腫。四維相代。陽氣乃竭。素常氣疾濕熱加之氣濕熱爭故為腫也然邪氣漸盛正氣浸微筋骨血肉互相代負故云四維相代也致邪代正氣不宣通衛無所從便至衰竭故言陽氣乃竭也衛者陽氣也 陽氣者。煩勞則張。精絕。辟積於夏。使人煎厥。此又誡起居暴卒煩擾陽和也然煩擾陽和勞疲筋骨動傷神氣耗竭天真則筋脈䐜脹精氣竭絕既傷腎氣又損膀胱故當於夏時使人煎厥以煎迫而氣逆因以煎厥為名厥謂氣逆也煎厥之狀當如下說　新校正云按脈解云所謂少氣善怒者陽氣不治陽氣不治則陽氣不得出肝氣當治而未得故善怒善怒者名曰煎厥 目盲不可以視。耳閉不可以聽。潰潰乎若壞都。汩汩乎不可止。既且傷腎又竭膀胱腎經內屬於耳中膀胱脈生於目眥故目盲所視耳閉厥聽大矣哉斯乃房之患也既盲目視又閉耳聰則志意心神筋骨腸胃潰潰乎若壞都汩汩乎煩悶而不可止也 陽氣者。大怒則形氣絕。而血菀於上。使人薄厥。此又誡喜怒不節過用病生也然怒則傷腎甚則氣絕大怒則氣逆而陽不下行陽逆故血積於心胷之內矣上謂心胷也然陰陽相薄氣血奔并因薄厥生故名薄厥舉痛論曰怒則氣逆甚則嘔血靈樞經曰盛怒而不止則傷志陰陽應象大論曰喜怒傷氣由此則怒甚氣逆血積於心胷之內矣菀積也 有傷於筋。縱。其若不容。怒而過用氣或迫筋筋絡內傷機關縱緩形容痿癈若不維持 汗出偏沮。使人偏枯。夫人之身常偏汗出而濕潤者久久偏枯半身不隨　新校正云按沮千金作祖全元起本作恒 汗出見濕。乃生痤疿。陽氣發泄寒水制之熱怫內餘鬱於皮裏甚為痤癤微作疿瘡疿風癮也 高梁之變。足生大丁。受如持虛。高膏也梁粱也不忍之人汗出淋洗則結為痤疿膏粱之人內多滯熱皮厚肉密故內變為丁矣外濕既侵中熱相感如持虛器受此邪毒故曰受如持虛所以丁生於足者四支為諸陽之本也以其甚費於下邪毒襲虛故爾　新校正云按丁生之處不常於足蓋謂膏粱之變饒生大丁非偏著足也 勞汗當風。寒薄為皶。鬱乃痤。時月寒涼形勞汗發淒風外薄膚腠居寒脂液遂凝稸於玄府依空滲涸皶刺長於皮中形如米或如鍼久者上黑長一分餘色白黃而瘦於玄府中俗曰粉刺解表已玄府謂汗空也痤謂色赤䐜憤內蘊血膿形小而大如酸棗或如按豆此皆陽氣內鬱所為待耎而攻之大甚焫出之 陽氣者。精則養神。柔則養筋。此又明陽氣之運養也然陽氣者內化精微養於神氣外為柔耎以固於筋動靜失宜則生諸疾 開闔不得。寒氣從之。乃生大僂。開謂皮腠發泄闔謂玄府閉封然開闔失宜為寒所襲內深筋絡結固虛寒則筋絡拘緛形容僂俯矣靈樞經曰寒則筋急此其類也 陷脈為瘻。留連肉腠。陷脈謂寒氣陷缺其脈也積寒留舍經血稽凝久瘀內攻結於肉理故發為瘍瘻肉腠相連 俞氣化薄。傳為善畏。及為驚駭。言若寒中於背俞之氣變化入深而薄於藏府者則善為恐畏及發為驚駭也 營氣不從。逆於肉理。乃生癰腫。營逆則血鬱血鬱則熱聚為膿故為癰腫也正理論云熱之所過則為癰腫 魄汗未盡。形弱而氣爍。穴俞以閉。發為風瘧。汗出未止形弱氣消風寒薄之穴俞隨閉熱藏不出以至於秋秋陽復收兩熱相合故令振慄寒熱相移以所起為風故名風瘧也金匱真言論曰夏暑汗不出者秋成風瘧蓋論從風而為是也故下文曰 故風者。百病之始也。清靜則肉腠閉拒。雖有大風苛毒。弗之能害。此因時之序也。夫嗜欲不能勞其目淫邪不能惑其心不妄作勞是為清靜以其清靜故能肉腠閉皮膚密真正內拒虛邪不侵然大風苛毒不必常求於人蓋由人之冒犯爾故清淨則肉腠閉陽氣拒大風苛毒弗能害之清靜者但因循四時氣序養生調節之宜不妄作勞起居有度則生氣不竭永保康寧 故病久則傳化。上下不并。良醫弗為。并謂氣交通也然病之深久變化相傳上下不通陰陽否隔雖醫良法妙亦何以為之陰陽應象大論曰夫善用鍼者從陰引陽從陽引陰以右治左以左治右若是氣相格拒故良醫弗可為也 故陽畜積病死。而陽氣當隔。隔者當寫。不亟正治。粗乃敗之。言三陽畜積怫結不通不急寫之亦病而死何者畜積不已亦上下不并矣何以驗之隔塞不便則其證也若不急寫粗工輕侮必見敗亡也陰陽別論曰三陽結謂之隔又曰剛與剛陽氣破散陰氣乃消亡淖則剛柔不和經氣乃絕 故陽氣者。一日而主外。晝則陽氣在外周身行二十五度靈樞經曰目開則氣上行於頭衛氣行於陽二十五度也平旦人氣生。日中而陽氣隆。日西而陽氣已虛。氣門乃閉。隆猶高也盛也夫氣之有者皆自少而之壯積暖以成炎炎炎極又涼物之理也故陽氣平曉生日中盛日西而已減虛也氣門謂玄府也所以發泄經脈營衛之氣故謂之氣門也是故暮而收拒。無擾筋骨。無見霧露。反此三時。形乃困薄。皆所以順陽氣也陽出則出陽藏則藏暮陽氣衰內行陰分故宜收斂以拒虛邪擾筋骨則逆陽精耗見霧露則寒濕俱侵故順此三時乃天真久遠也

岐伯曰。新校正云詳篇首云帝曰此岐伯曰非相對問也陰者。藏精而起亟也。陽者。衛外而為固也。言在人之用也亟數也陰不勝其陽。則脈流薄疾。并乃狂。薄疾謂極虛而急數也并謂盛實也狂謂狂走或妄攀登也陽并於四支則狂陽明脈解曰四支者諸陽之本也陽盛則四支實實則能登高而歌也熱盛於身故棄衣欲走也夫如是者皆為陰不勝其陽也陽不勝其陰。則五藏氣爭。九竅不通。九竅者內屬於藏外設為官故五藏氣爭則九竅不通也言九竅謂前陰後陰不通兼言上七竅也若兼則目為肝之官鼻為肺之官口為脾之官耳為腎之官舌為心之官舌非通竅也金匱真言論曰南方赤色入通於心開竅於耳北方黑色入通於腎開竅於二陰故也

是以聖人陳陰陽。筋脈和同。骨髓堅固。氣血皆從。從順也言循陰陽法近養生道則筋脈骨髓各得其宜故氣血皆能順時和氣也如是則內外調和。邪不能害。耳目聰明。氣立如故。邪氣不剋故真氣獨立而如常若失聖人之道則致疾於身故下文引曰

風客淫氣。精乃亡。邪傷肝也。自此已下四科並謂失聖人之道也風氣應肝故風淫精亡則傷肝也陰陽應象大論曰風氣通於肝也風薄則熱起熱盛則水乾水乾則腎氣不營故精乃无也亡無也　新校正云按全元起云淫氣者陰陽之亂氣因其相亂而風客之則傷精傷精則邪入於肝也因而飽食。筋脈橫解。腸澼為痔。甚飽則腸胃橫滿腸胃滿則筋脈解而不屬故腸澼而為痔也痺論曰飲食自倍腸胃乃傷此傷之信也因而大飲。則氣逆。飲多則肺布葉舉故氣逆而上奔也因而強力。腎氣乃傷。高骨乃壞。強力謂強力入房也高骨謂腰高之骨也然強力入房則精耗精耗則腎傷腎傷則髓氣內枯故高骨壞而不用也聖人交會則不如此當如下句云凡陰陽之要。陽密乃固。陰陽交會之要者正在於陽氣閉密而不妄泄爾密不妄泄乃生氣強固而能久長此聖人之道也

兩者不和。若春無秋。若冬無夏。兩謂陰陽和謂和合則交會也若如也言絕陰陽和合之道者如天四時有春無秋有冬無夏也所以然者絕廢於生成也故聖人不絕和合之道但貴於閉密以守固天真法也因而和之。是謂聖度。因陽氣盛發中外相應賈勇有餘乃相交合則聖人交會之制度也故陽強不能密。陰氣乃絕。陽自強而不能閉密則陰泄寫而精氣竭絕矣陰平陽祕。精神乃治。陰氣和平陽氣閉密則精神之用日益治也陰陽離決。精氣乃絕。若陰不和平陽不閉密強用施寫損耗天真二氣分離經絡決憊則精氣不化乃絕流通也

因於露風。乃生寒熱。因於露體觸冒風邪風氣外侵陽氣內拒風陽相薄故寒熱由生是以春傷於風。邪氣留連。乃為洞泄。風氣通肝春肝木王木勝脾土故洞泄生也　新校正云按陰陽應象大論曰春傷於風夏生飧泄夏傷於暑。秋為痎瘧。夏熱已甚秋陽復收陽熱相攻則為痎瘧痎老也亦曰瘦也秋傷於濕。上逆而欬。濕謂地濕氣也秋濕既勝冬水復王水來乘肺故欬逆病生　新校正云按陰陽應象大論云秋傷於濕冬生欬嗽發為痿厥。濕氣內攻於藏府則欬逆外散於筋脈則痿弱也陰陽應象大論曰地之濕氣感則害皮肉筋脈故濕氣之資發為痿厥厥謂逆氣也冬傷於寒。春必温病。冬寒且凝春陽氣發寒不為釋陽怫于中寒怫相持故為温病　新校正云按此與陰陽應象大論重彼注甚詳

四時之氣。更傷五藏。寒暑温涼遞相勝負故四時之氣更傷五藏之和也陰之所生。本在五味。陰之五宮。傷在五味。所謂陰者五神藏也宮者五神之舍也言五藏所生本資於五味五味宣化各湊於本宮雖因五味以生亦因五味以損正為好而過節乃見傷也故下文曰是故味過於酸。肝氣以津。脾氣乃絕。酸多食之令人癃小便不利則肝多津液津液內溢則肝葉舉肝葉舉則脾經之氣絕而不行何者木制土也味過於鹹。大骨氣勞。短肌。心氣抑。鹹多食之令人肌膚縮短又令心氣抑滯而不行何者鹹走血也大骨氣勞鹹歸腎也味過於甘。心氣喘滿。色黑。腎氣不衡。甘多食之令人心悶甘性滯緩故令氣喘滿而腎不平何者土抑木也衡平也味過於苦。脾氣不濡。胃氣乃厚。苦性堅燥又養脾胃故脾氣不濡胃氣強厚味過於辛。筋脈沮弛。精神乃央。沮潤也弛緩也央久也辛性潤澤散養於筋故令筋緩脈潤精神長久何者辛補肝也藏氣法時論曰肝欲散急食辛以散之用辛補之　新校正云按此論味過所傷難作精神長

久之解央乃殃也古文通用如膏粱之作高梁草滋之作草兹之類蓋古文簡略字多假借用者也是故謹和五味骨正筋柔氣血以流湊理以密如是則骨氣以精謹道如法長有天命是所謂修養天眞之至道也

金匱眞言論篇第四

新校正云按全元起注本在第四卷

黃帝問曰天有八風經有五風何謂經謂經脉所以流通營衞血氣者也岐伯對曰八風發邪以爲經風觸五藏邪氣發病原其所起則謂八風發邪經脉受之則循經而觸於五藏以邪干正故發病也所謂得四時之勝者春勝長夏長夏勝冬冬勝夏夏勝秋秋勝春所謂四時之勝也春木夏火長夏土秋金冬水皆以所剋殺而爲勝也言五時之相勝者不謂八風中人則病各謂隨其不勝則發病也勝謂制剋之也東風生於春病在肝俞在頸項春氣發榮於萬物之上故俞在頸項歷忌日甲乙不治頸此之謂也南風生於夏病在心俞在胷脇心少陰脉循胷出脇故俞在焉西風生於秋病在肺俞在肩背肺處上焦背爲胷府肩背相次故俞在焉北風生於冬病在腎俞在要股要爲腎府股接次之以氣相連故兼言也中央爲土病在脾俞在春以春應土言居中爾故春氣者病在頭春氣謂肝氣也各隨其藏氣之所應新校正大按周禮云春時有痟首疾夏氣者病在藏心之應也秋氣者病在肩背肺之應也冬氣者病在四支四支氣少寒毒善傷隨所受邪則爲病處故春善病鼽衂以氣在頭也禮記月令曰季秋行夏令則民多鼽嚏仲夏善病胷脇心之脉循胷脇故也長夏善病洞泄寒中土主於中是爲倉廩糟粕水穀故爲洞泄寒中也秋善病風瘧以涼折暑乃爲是病生氣通天論曰魄汗未盡形弱而氣爍穴俞以閉發爲風瘧此謂以涼折暑之義也禮記月令曰孟秋行夏令則民多瘧疾也冬善病痺厥血象於水寒則水凝以氣薄流故爲痺厥故冬不按蹻春不鼽衂按謂按摩蹻謂如蹻捷者之舉動手足是所謂導引也然擾動筋骨則陽氣不藏春陽氣上升重熱熏肺肺通於鼻病則形之故冬不按蹻春不鼽衂鼽謂鼻中水出衂謂鼻中血出春不病頸項仲夏不病胷脇長夏不病洞泄寒中秋不病風瘧冬不病痺厥飧泄而汗出也此上五句並爲冬不按蹻之所致也新校正云詳飧泄而汗出也六字上文疑剩夫精者身之本也故藏於精者春不病溫此正謂冬不按蹻則精氣伏藏以陽不妄升故春无溫病夏暑汗不出者秋成風瘧此正謂以風涼之氣折暑汗也新校正云詳此下義與上文不相接此平人脉法也平謂病人之脉法也故曰陰中有陰陽中有陽言其初起與其王也平旦至日中天之陽陽中之陽也日中至黃昏天之陽陽中之陰也日中陽盛故曰陽中之陽黃昏陰盛故曰陽中之陰陽氣主晝故平旦至黃昏皆爲天之陽而中復有陰陽之殊耳合夜至雞鳴天之陰陰中之陰也雞鳴至平旦天之陰陰中之陽也雞鳴陽氣未出故也天之陰平旦陽氣巳升故曰陰中之陽故人亦應之夫言人之陰陽則外爲陽內爲陰言人身之陰陽則背爲陽腹爲陰言人身之藏府中陰陽則藏者爲陰府者爲陽藏謂五神藏府謂六化府肝心脾肺腎五藏皆爲陰膽胃大腸小腸膀胱三焦六府皆爲陽靈樞經曰三焦者上合於手心主又曰足三焦者太陽之別名也正理論曰三焦者有名无形上合於手心主下合右腎主謁道諸氣名爲使者也所以欲知陰中之陰陽中之陽者何也爲冬病在陰夏病在陽春病在陰秋病在陽皆視其所在爲施鍼石也故背爲陽陽中之陽心也心爲陽藏位處上焦以陽居陽故爲陽中之陽也靈樞經曰心爲牡藏牡陽也背爲陽陽中之陰肺也肺爲陰藏位處上焦以陰居陽故謂陽中之陰也靈樞經曰肺爲牝藏牝陰也腹爲陰陰中之陰腎也腎爲陰藏位處下焦以陰居陰故謂陰中之陰也靈樞經曰腎爲牝藏牝陰也腹爲陰陰中之陽肝也肝爲陽藏位處中焦以陽居陰故謂陰中之陽也靈

樞經曰肝爲牡藏牡陽也腹爲陰陰中之至陰脾也。脾爲陰藏位處中焦以太陰居陰故謂陰中之至陰也靈樞經曰脾爲牝藏牝陰也此皆陰陽表裏内外雌雄相輸應也故以應天之陰陽也。以其氣象參合故能上應於天帝曰五藏應四時各有收受乎。岐伯曰有。東方青色入通於肝開竅於目藏精於肝。精謂精氣也木精之氣其神魂陽升之方以目爲用故開竅於目其病發驚駭。象木屈伸有搖動也　新校正云詳東方云病發驚駭餘方各闕者按五常政大論委和之紀其發驚駭疑此文爲衍其味酸其類草木。性柔脆而曲直其畜雞。以雞爲畜取巽言之易曰巽爲雞其穀麥。五穀之長者麥故東方用之本草曰麥爲五穀之長　新校正云按五常政大論云其畜犬其穀麻其應四時上爲歲星。木之精氣上爲歲星十二年一周天是以春氣在頭也。萬物發榮於上故春氣在頭　新校正云詳東方言春氣在頭不言故病在頭餘方言故病在其不言其氣在其者互文也其音角。角木聲也孟春之月律中太蔟林鍾所生三分益一管率長八寸仲春之月律中夾鍾夷則所生三分益一管率長七寸五分　新校正云按鄭康成云七寸二千一百八十七分寸之千七十五　季春之月律中姑洗南呂所生三分益一管率長七寸又二十分寸之一　新校正云按鄭康成云九分寸之一　凡是三管皆木氣應之其數八。木生數三成數八尚書洪範曰三曰木是以知病之在筋也。木之堅柔類筋氣故其臭臊。凡氣因木變則爲臊　新校正云詳臊月令作羶南方赤色入通於心開竅於耳藏精於心。火精之氣其神神舌爲心之官當言於舌舌用非竅故云耳也繆刺論曰手少陰之絡會於耳中義取此也故病在五藏。以夏氣在藏也其味苦其類火。性炎上而燔灼其畜羊。以羊爲畜言其未也以土同王故通而言之　新校正云按五常政大論云其畜馬其穀黍。黍色赤其應四時上爲熒惑星。火之精氣上爲熒惑星七百四十日一周天是以知病之在脈也。火之躁動類於脈氣其音徵。徵火聲也孟夏之月律中仲呂无射所生三分益一管率長六寸七分　新校正云按鄭康成云六寸萬九千六百八十三分寸之萬二千九百七十四　仲夏之月律中蕤賓應鍾所生三分益一管率長六寸三分　新校正云按鄭康成云六寸八十一分寸之二十六　季夏之月律中林鍾黃鍾所生三分減一管率長六寸凡是三管皆火氣應之其數七。火生數二成數七尚書洪範曰二曰火其臭焦。凡氣因火變則爲焦中央黃色入通於脾開竅於口藏精於脾。土精之氣其神意脾爲化穀口主迎糧故開竅於口故病在舌本。脾脉上連於舌本故病氣居之其味甘其類土。性安靜而化造其畜牛。土王四季故畜取丑牛又以牛色黃也其穀稷。色黃而味甘也其應四時上爲鎭星。土之精氣上爲鎭星二十八年一周天是以知病之在肉也。土之柔厚類肉氣故其音宮。宮土聲也律書以黃鍾爲濁宮林鍾爲清宮蓋以林鍾當六月管也五音以宮爲主律呂初起於黃鍾爲濁宮林鍾爲清宮也其數五。土數五尚書洪範曰五曰土其臭香。凡氣因土變則爲香西方白色入通於肺開竅於鼻藏精於肺。金精之氣其神魄肺藏氣鼻通息故開竅於鼻故病在背。以肺在胸中背爲胸中之府也其味辛其類金。性音聲而堅勁其畜馬。畜馬者取乾也易曰乾爲馬　新校正云按五常政大論云其畜雞其穀稻。稻堅白其應四時上爲太白星。金之精氣上爲太白星三百六十五日一周天是以知病之在皮毛也。金之堅密類皮毛也其音商。商金聲也孟秋之月律中夷則大呂所生三分減一管率長五寸七分仲秋之月律中南呂太蔟所生三分減一管率長五寸三分季秋之月律中无射夾鍾所生三分減一管率長五寸凡是三管皆金氣應之其數九。金生數四成數九尚書洪範曰四曰金其臭腥。凡氣因金變則爲腥羶之氣也北方黑色入通於腎開竅於二陰藏精於腎。水精之氣其神志腎藏精陰泄注故開竅於二陰也故病在谿。谿謂肉之小會也氣穴論曰肉之大會爲谷肉之小會爲谿其味鹹其類水。性潤下而滲灌其畜彘。彘豕也其穀豆。豆黑色其應四時上爲辰星。水之精氣上爲辰星三百六十五日一周天是以知病之在骨也。腎主幽暗骨體内藏以類相同故病居骨也其音羽。羽水聲也孟冬之月律中應鍾沽洗所生三分減一管率長四寸七分半仲冬之月律中黃鍾仲呂所生三分益一管率長九寸季冬之月律中太呂蕤賓所生三分益一管率長八寸四分凡是三管皆水氣應之其數六。水生數一成數六尚書洪範曰一曰水其臭腐。凡氣因水變則爲腐朽之氣也故善爲脈者。謹察五藏六府。一逆一從。陰陽表裏。雌雄之紀。藏之心意。合心於精。心合精微則深知通變非其人勿教。非其眞勿授。是謂得道。隨其所能而與之是謂得師資教授之道也靈樞經曰明目者可使視色耳聰者可使聽音捷疾辭語者可使論語徐而安靜手巧而心審諦者可使行針艾理血氣而調諸逆順察陰陽而兼諸方論緩節柔筋而心和調者可使導引行氣痛毒言語輕人者可使唾癰呪病爪苦手毒爲事善傷者可使按積抑痹由是則各得其能方乃可行其名乃彰故曰非其人勿教非其真勿授也

重廣補註黃帝內經素問卷第一

序　迺其 上音乃

蕆 勑輦切　糅 女救切雜也　瀅 音瑩

上古天真論　徇 徐閏切疾也　痺 必至切　更齒 上古行切下齒更同　恬憺 上啼廉切下音淡　頞 於葛切　俠口 胡夾切下同　額顱 落胡切　滲灌 上所禁切　解惰 上上聲　壽敝 毗祭切　眉睫 音接　恚嗔 上於桂切　愉 音俞

四氣調神大論　予而 上音與　獺 他達切　鴽 音如鶉也　蕃秀 上音煩　螻蟈 上音樓下古獲切蛙也　蚯蚓 上音丘下以志切　鵙 古闃切搏勞鳥也　蜩 音條　溽暑 上音辱　痎 音皆瘦瘧也　欲熾 尺志切　坏戶 上步回切　始涸 胡各切　豺 音柴　亟奪 上去吏切　鶡 苦割切　荔挺 上力計切下大頂切　鄉 音向　雊 古豆切雉鳴　爲否 符鄙切下不交否同　燠熱 上於六切

生氣通天論　分 上聲　暴卒 倉沒切　荒佚 音逸　躁 則到切　喝 呼葛切　瘀 衣倨切　裹攘 汝陽切　緛 音軟縮也　潰潰 古沒切煩悶不止也　眥 在計切又前計切　奔併 下去聲　偏沮 子魚切潤也　痤 昨禾切　痱 方味切　怫 符弗切　皶 織加切　稸 許竹切　瘈 尺制切　焫 而劣切　大僂 力主切　瘻 力鬬切癰瘻　瘍 音陽下並同　俞 音庶　否隔 符鄙切塞也　粗 千胡切　淖 奴教切下並同　腸澼 普擊切　決憊 蒲拜切　癃 音隆

金匱真言論　鼽 音求　按蹻 音腳　燔灼 上音煩　彘 直利切

重廣補注黃帝內經素問卷第二

啓玄子次注林億孫奇高保衡等奉敕校正孫兆重改誤

陰陽應象大論　陰陽離合論

陰陽別論

陰陽應象大論篇第五 新校正云按全元起本在第九卷

黃帝曰。陰陽者。天地之道也。謂變化生成之道也老子曰萬物負陰而抱陽沖氣以爲和易繫辭曰一陰一陽之謂道此之謂也 萬物之綱紀。滋生之用也陽與之正氣以生陰爲之主持以立故爲萬物之綱紀也陰陽離合論曰陽與之正陰爲之主則謂此也 變化之父母。異類之用也何者然鷹化爲鳩田鼠化爲鴽腐草化爲螢雀入大水爲蛤雉入大水爲蜃如此皆異類因變化而成有也 生殺之本始。寒暑之用也萬物假陽氣溫而生因陰氣寒而死故知生殺本始是陰陽之所運爲也 神明之府也。府宮府也言所以生殺變化之多端者何哉以神明居其中也下文曰天地之動靜神明爲之綱紀故易繫辭曰陰陽不測之謂神亦謂居其中也　新校正云詳陰陽至神明之府與天元紀大論同注頗異 治病必求於本。陰陽與萬類生殺變化猶然在於人身同相參合故治病之道必先求之 故積陽爲天。積陰爲地。言陰陽爲天地之道者何以此 陰靜陽躁。言應物類運用之標格也 陽生陰長。陽殺陰藏。明前天地殺生之殊用也神農曰天以陽生陰長地以陽殺陰藏　新校正云詳陰長陽殺之義或者疑之按周易八卦布四方之義則可見矣坤者陰也位西南隅時在六月七月之交萬物之所盛長也安謂陰無長之理乾者陽也位戌亥之分時在九月十月之交萬物之所收殺也孰謂陽無殺之理以是明之陰長陽殺之理可見矣此語又見天元紀大論其說自異 陽化氣。陰成形。明前萬物滋生之綱紀也 寒極生熱。熱極生寒。明前之大體也 寒氣生濁。熱氣生清。言正氣也 清氣在下。則生飧泄。濁氣在上。則生䐜脹。熱氣在下則穀不化故飧泄寒氣在上則氣不散故䐜脹何者以陰靜而陽躁也 此陰陽反作。病之逆從也。反謂反覆作謂作務反覆作務則病如是 故清陽爲天。濁陰爲地。地氣上爲雲。天氣下爲雨。雨出地氣。雲出天

氣。陰凝上結則合以成雲陽散下流則注而爲雨雨從雲以施化故言雨出地雲憑氣以交合故言雲出天天地之理且然人身清濁亦如是也 故清陽出上竅。濁陰出下竅。氣本乎天者親上氣本乎地者親下各從其類也上竅謂耳目鼻口下竅謂前陰後陰 清陽發腠理。濁陰走五藏。腠理謂滲泄之門故清陽可以散發五藏爲包藏之所故濁陰可以走之 清陽實四支。濁陰歸六府。四支外動故清陽實之六府內化故濁陰歸之 水爲陰。火爲陽。水寒而靜故爲陰火熱而躁故爲陽 陽爲氣。陰爲味。氣惟散布故陽爲之味曰從形故陰爲之 味歸形。形歸氣。氣歸精。精歸化。形食味故味歸形氣養形故形歸氣精食氣故氣歸精化生精故精歸化故下文曰 精食氣。形食味。氣化則精生味和則形長故云食之也 化生精。氣生形。精微之液惟血化而成形質之有資氣行營立故斯二者各奉生乎 味傷形。氣傷精。過其節也 精化爲氣。氣傷於味。精承化養則食氣精若化生則不食氣精血內結鬱爲稸腐攻胃則五味倨然不得入也女人重身精化百日皆傷於味也 陰味出下竅。陽氣出上竅。味有質故下流於便寫之竅氣無形故上出於呼吸之門 味厚者爲陰。薄爲陰之陽。氣厚者爲陽。薄爲陽之陰。陽爲氣氣厚者爲純陽陰爲味味厚者爲純陰故味薄者爲陰中之陽氣薄者爲陽中之陰 味厚則泄。薄則通。氣薄則發泄。厚則發熱。陰氣潤下故味厚則泄利陽氣炎上故氣厚則發熱味薄爲陰少故通泄氣薄爲陽少故汗出發泄謂汗出也 壯火之氣衰。少火之氣壯。火之壯者壯已必衰火之少者少已則壯 壯火食氣。氣食少火。壯火散氣。少火生氣。氣生壯火故云壯火食氣少火滋氣故云氣食少火以壯火食氣故氣得壯火則耗散以少火益氣故氣得少火則生長人之陽氣壯少亦然 氣味辛甘發散爲陽。酸苦涌泄爲陰。非惟氣味分正陰陽然辛甘酸苦之中復有陰陽之殊氣爾何者辛散甘緩故發散爲陽酸收苦泄故涌泄爲陰 陰勝則陽病。陽勝則陰病。勝則不病不勝則病 陽勝則熱。陰勝則寒。是則太過而致也　新校正云按甲乙經作陰病則熱陽病則寒文異意同 重寒則熱。重熱則寒。物極則反亦猶壯火之氣衰少火之氣壯也 寒傷形。熱傷氣。寒則衛氣不利故傷形熱則榮氣內消故傷氣雖陰成形陽化氣一過其節則形氣被傷

氣傷痛。形傷腫。氣傷則熱結於肉分故痛形傷則寒薄於皮腠故腫 故先痛而後腫者。氣傷形也。先腫而後痛者。形傷氣也。先氣證而病形故曰氣傷形先形證而病氣故曰形傷氣 風勝則動。風勝則庶物皆搖故爲動　新校正云按左傳曰風淫末疾即此義也 熱勝則腫。熱勝則陽氣內鬱故洪腫暴作甚則榮氣逆於肉理聚爲癰膿之腫 燥勝則乾。燥勝則津液竭涸故皮膚乾燥 寒勝則浮。寒勝則陰氣結於玄府玄府閉密陽氣內攻故爲浮 濕勝則濡寫。濕勝則內攻於脾胃脾胃受濕則水穀不分水穀相和故大腸傳道而注寫也以濕內盛而寫故謂之濡寫　新校正云按左傳曰雨淫腹疾則其義也風勝則動至此五句與天元紀大論文重彼注頗詳矣 天有四時五行。以生長收藏。以生寒暑燥濕風。春生夏長秋收冬藏謂四時之生長收藏冬水寒夏火暑秋金燥春木風長夏土濕謂五行之寒暑濕燥風也然四時之氣土雖寄王原其所主則濕屬中央故云五行以生寒暑燥濕風五氣也 人有五藏化五氣。以生喜怒悲憂恐。五藏謂肝心脾肺腎五氣謂喜怒悲憂恐然是五氣更傷五藏之和氣矣　新校正云按天元紀大論悲作思又本篇下文肝在志爲怒心在志爲喜脾在志爲思肺在志爲憂腎在志爲恐玉機真藏論作悲諸論不同皇甫士安甲乙經精神五藏篇具有其說蓋言悲者以悲能勝怒取五志迭相勝而爲言也舉思者以思爲脾之志也各舉一則義俱不足兩見之則互相成義也 故喜怒傷氣。寒暑傷形。喜怒之所生皆生於氣故云喜怒傷氣寒暑之所勝皆勝於形故云寒暑傷形近取舉凡則如斯矣細而言者則熱傷於氣寒傷於形 暴怒傷陰。暴喜傷陽。怒則氣上喜則氣下故暴卒氣上則傷陰暴卒氣下則傷陽 厥氣上行。滿脈去形。厥氣逆也逆氣上行滿於經絡則神氣浮越去離形骸矣 喜怒不節。寒暑過度。生乃不固。靈樞經曰智者之養生也必順四時而適寒暑和喜怒而安居處然喜怒不恒寒暑過度天真之氣何可久長 故重陰必陽。重陽必陰。言傷寒傷暑亦如是 故曰。冬傷於寒。春必溫病。夫傷於四時之氣皆能爲病以傷寒爲毒者最爲殺厲之氣中而即病故曰傷寒不即病者寒毒藏於肌膚至春變爲溫病至夏變爲暑病故養生者必慎傷於邪也 春傷於風。夏生飧泄。風中於表則內應於肝肝氣乘脾故飧泄　新校正云按生氣通天論云春傷於風邪氣留連乃爲洞泄 夏傷於暑。秋必痎瘧。夏暑已甚秋熱復壯兩熱相攻故爲痎瘧痎瘦也 秋傷於濕。冬生欬嗽。秋濕既多冬水復王水濕相得肺氣又衰故冬寒甚則爲嗽　新校正云

按生氣通天論云秋傷於濕上逆而欬發爲痿厥帝曰。余聞上古聖人。論理人形。列別藏府。端絡經脉。會通六合。各從其經。氣穴所發。各有處名。谿谷屬骨。皆有所起。分部逆從。各有條理。四時陰陽。盡有經紀。外內之應。皆有表裏。其信然乎。六合謂十二經脉之合也靈樞經曰太陰陽明爲一合少陰太陽爲一合厥陰少陽爲一合手足之脉各三則爲六合也手厥陰則心包胳脉也氣穴論曰肉之大會爲谷肉之小會爲谿肉分之間谿谷之會以行榮衞以會大氣屬骨者爲骨相連屬處表裏者諸陽經脉皆爲表諸陰經脉皆爲裏　新校正云詳帝曰至信其然乎全元起本及太素在上古聖人之教也上岐伯對曰。東方生風。陽氣上騰散爲風也風者天之號令風爲教始故生自東方風生木。風鼓木榮則風生木也木生酸。凡物之味酸者皆木氣之所生也尚書洪範曰曲直作酸酸生肝。生謂生長也凡味之酸者皆先生長於肝肝生筋。肝之精氣生養筋也筋生心。陰陽書曰木生火然肝之木氣內養筋已乃生心也肝主目。目見曰明類齊同也其在天爲玄。玄謂玄冥言天色高遠尚未盛明也在人爲道。道謂道化以道而化人則歸從在地爲化。化謂造化也庶類時育皆造化者也化生五味。萬物生五味具皆變化爲毋而使生成也道生智。智從正化而有故曰道生智玄生神。玄冥之內神處其中故曰玄生神神在天爲風。飛揚鼓坼風之用也然發而周遠无所不通信乎神化而能爾在地爲木。柔軟曲直木之性也　新校正云詳其在天至爲木與天元紀大論同但頗異在體爲筋。束絡連綴而爲力也在藏爲肝。其神魂也道經義曰魂居肝魂靜則至道不亂在色爲蒼。蒼謂薄青色象木色也在音爲角。角謂木音調而直也樂記曰角亂則憂其民怨在聲爲呼。呼謂叫呼亦謂之嘯在變動爲握。握所以牽就也　新校正云按楊上善云握憂噦欬慄五者改志而有名曰變動也在竅爲目。目所以司見形色在味爲酸。酸可用收斂也在志爲怒。怒所以禁非也怒傷肝。雖志爲怒甚則自傷悲勝怒。悲則肺金并於肝木故勝怒也宣明五藏篇曰精氣并於肺則悲　新校正云詳五志云怒喜思憂恐悲當云憂今變憂爲悲者蓋以恚憂而不解則傷意悲哀而動中則傷魂故不云憂也風傷筋。風勝則筋絡拘急　新校正云按五運行大論曰風傷肝燥勝風。燥爲金氣故勝木風酸傷筋。過節也辛勝酸。辛金味故勝木酸南方

生熱。陽氣炎燥故生熱熱生火。鑽燧改火惟熱是生火生苦。凡物之味苦者皆火氣之所生也尚書洪範曰炎上作苦苦生心。凡味之苦者皆先生長於心心生血。心之精氣生養血也血生脾。陰陽書曰火生土然心火之氣內養血已乃生脾土　新校正云按太素血作脉心主舌。心別是非舌以言事故主舌其在天爲熱。暄暑熾燠熱之用也在地爲火。炎上翕赩火之性也在體爲脉。通行榮衞而養血也在藏爲心。其神心也道經義曰神處心神守則血氣流通在色爲赤。象火色在音爲徵。徵謂火音和而美也樂記曰徵亂則哀其事勤在聲爲笑。笑喜聲也在變動爲憂。憂可以成務　新校正云按楊上善云心之憂在心變動肺之憂在肺之志是則肺主於秋憂爲正也心主於夏變而生憂也在竅爲舌。舌所以司辨五味也金匱眞言論曰南方赤色入通於心開竅於耳尋其爲竅則舌義便乖以其主味故云舌也在味爲苦。苦可用燥泄也在志爲喜。喜所以和樂也喜傷心。雖志爲喜甚則自傷恐勝喜。恐則腎水并於心火故勝喜也宣明五藏篇曰精氣并於腎則恐熱傷氣。熱勝則喘息促急寒勝熱。寒爲水氣故勝火熱苦傷氣。以火生也　新校正云詳此篇論所傷之旨其例有三東方云風傷筋酸傷筋中央云濕傷肉甘傷肉是自傷者也南方云熱傷氣苦傷氣北方云寒傷血鹹傷血是傷已所勝西方云熱傷皮毛是被勝傷已辛傷皮毛是自傷者也凡此五方所傷有此三例不同太素則俱云自傷鹹勝苦。鹹水味故勝火苦中央生濕。陽氣盛薄陰氣固升升薄相合故生濕也易義曰陽上薄陰陰能固之然後蒸而爲雨明濕生於固陰之氣也　新校正云按楊上善云六月四陽二陰合蒸以生濕氣也濕生土。土濕則固明濕生也　新校正云按楊上善云四陽二陰合而爲濕蒸腐萬物成土也土生甘。凡物之味甘者皆土氣之所生也尚書洪範曰稼穡作甘甘生脾。凡味之甘者皆先生長於脾脾生肉。脾之精氣生養肉也肉生肺。陰陽書曰土生金然脾土之氣內養肉已乃生肺金脾主口。脾受水穀口納五味故主口其在天爲濕。霧露雲雨濕之用也在地爲土。安靜稼穡土之德也在體爲肉。覆裹筋骨充其形也在藏爲脾。其神意也道經義曰意託脾意寧則智无散越在色爲黃。象土色也在音爲宮。宮謂土音大而和也樂記曰宮亂則荒其君驕在聲爲歌。歌歎聲也在變動爲噦。噦謂噦噫胃寒所生　新校正云詳王謂噦爲噦噫噫非噦也按楊上善云噦氣忤也在竅爲口。口所以司納水穀在味爲甘。甘可用寬緩也在志爲思。思所以知遠也思傷脾。雖志爲思甚則自傷怒勝思。怒則不思

勝可知矣 濕傷肉。脾主肉而惡濕故濕勝則肉傷 風勝濕。風爲木氣故勝土濕 甘傷肉。亦過節也 新校正云按五運行大論云甘傷脾 酸勝甘。酸木味故勝土甘 西方生燥。天氣急切故生燥 燥生金。金燥有聲則生金也 金生辛。凡物之味辛者皆金氣之所生也尚書洪範曰從革作辛 辛生肺。凡味之辛者皆先生長於肺 肺生皮毛。肺之精氣生養皮毛 皮毛生腎。陰陽書曰金生水然肺金之氣養皮毛已乃生腎水 肺主鼻。肺藏氣鼻通息故主鼻 其在天爲燥。輕急勁強燥之用也 在地爲金。堅勁從革金之性也 在體爲皮毛。包藏膚腠扞其邪也 在藏爲肺。其神魄也道經義曰魄在肺魄安則德修壽延 在色爲白。象金色 在音爲商。商謂金聲輕而勁也樂記曰商亂則陂其官壞 在聲爲哭。哭哀聲也 在變動爲欬。欬謂欬嗽所以利咽喉也 在竅爲鼻。鼻所以司嗅呼吸 在味爲辛。辛可用散潤也 在志爲憂。憂深慮也 憂傷肺。雖志爲憂過則損也 喜勝憂。喜則心火并於肺金故勝憂也宣明五氣篇曰精氣并於心則喜 熱傷皮毛。熱從火生耗津液故 寒勝熱。陰制陽也 新校正云按太素作燥傷皮毛熱勝燥又按王注五運行大論云火有二別故此再舉熱傷之形證 辛傷皮毛。過而招損 苦勝辛。苦火味故勝金辛 北方生寒。陰氣凝冽故生寒也 寒生水。寒氣盛凝變爲水 水生鹹。凡物之味鹹者皆水氣之所生也尚書洪範曰潤下作鹹 鹹生腎。凡味之鹹者皆生長於腎 腎生骨髓。腎之精氣生養骨髓 髓生肝。陰陽書曰水生木然腎水之氣養骨髓已乃生肝木 腎主耳。腎屬北方位居幽暗聲入故主耳 其在天爲寒。凝清慘冽寒之用也 在地爲水。清潔潤下水之用也 在體爲骨。端直貞幹以立身也 在藏爲腎。其神志也道經義曰志藏腎志營則骨髓滿實 在色爲黑。象水色 在音爲羽。羽謂水音沈而深也樂記曰羽亂則危其財匱 在聲爲呻。呻吟聲也 在變動爲慄。慄謂戰慄甚寒大恐而悉有之 在竅爲耳。耳所以司聽五音 新校正云按金匱眞言論云開竅於二陰蓋以心寄竅於耳故與此不同 在味爲鹹。鹹可用柔耎也 在志爲恐。恐所以懼惡也 恐傷腎。恐而不已則內感於腎故傷也靈樞經曰恐懼而不解則傷精明感腎也 思勝恐。思深慮遠則見事源故勝恐也 寒傷血。寒則血凝傷可知也 新校正云按太素血作骨 燥勝寒。燥從熱生故勝寒也 新校正云按太素燥作濕 鹹傷血。食鹹而渴傷血可知 新校正云按太素血作骨 甘勝鹹。甘土味故勝水鹹 新校正云詳自前岐伯對曰至此與五運行論同兩注頗異當並用之

故曰天地者萬物之上下也。觀其覆載而萬物之上下可見矣 陰陽者血氣之男女也。陰主血陽主氣陰生女陽生男 左右者陰陽之道路也。陰陽間氣左右循環故左右爲陰陽之道路也 新校正云詳間氣之說具六微旨大論中楊上善云陰氣右行陽氣左行 水火者陰陽之徵兆也。觀水火之氣則陰陽徵兆可明矣 陰陽者萬物之能始也。謂能爲變化之生成之元始 新校正云詳天地者至萬物之能始與天元紀大論同注頗異彼无陰陽者血氣之男女一句又以金木者生成之終始代陰陽者萬物之能始 故曰陰在內陽之守也陽在外陰之使也。陰靜故爲陽之鎮守陽動故爲陰之役使 帝曰法陰陽奈何。岐伯曰陽勝則身熱腠理閉喘麤爲之俛仰汗不出而熱齒乾以煩冤腹滿死能冬不能夏。陽勝故能冬熱甚故不能夏 陰勝則身寒汗出。身常清數慄而寒寒則厥厥則腹滿死。厥謂氣逆 能夏不能冬。陰勝故能夏寒甚故不能冬 此陰陽更勝之變病之形能也。帝曰調此二者奈何。調謂順天癸性而治身之血氣精氣也 岐伯曰能知七損八益則二者可調不知用此則早衰之節也。用謂房色也女子以七七爲天癸之終丈夫以八八爲天癸之極然知八可益知七可損則各隨氣分脩養天眞終其天年以度百歲上古天眞論曰女子二七天癸至月事以時下丈夫二八天癸至精氣溢寫然陰七可損則海滿而血自下陽八宜益交會而泄精由此則七損八益理可知矣 年四十而陰氣自半也起居衰矣。內耗故陰減中乾故氣力始衰靈樞經曰人年四十腠理始踈榮華稍落髮班白由此之節言之亦起居衰之次也 年五十體重耳目不聰明矣。衰之漸也 年六十陰痿氣大衰九竅不利下虛上實涕泣俱出矣。衰之甚矣 故曰知之則強不知則老。知謂知七損八益全形保性之道也 故同出而名異耳。同謂同於好欲異謂異其老壯之名 智者察同愚者察異。智者察同欲之間而能性道愚者見形容別異方乃効之自性則道益有餘放効則治生不足故下文曰 愚

者不足。智者有餘。先行故有餘後學故不足有餘則耳目聰明。身體輕強。老者復壯。壯者益治。夫保性全形蓋由知道之所致也故曰道者不可斯須離可離非道此之謂也是以聖人爲無爲之事。樂恬憺之能。從欲快志於虛无之守。故壽命无窮。與天地終。此聖人之治身也。聖人不爲无益以害有益不爲害性而順性故壽命長遠與天地終庚桑楚曰聖人之於聲色滋味也利於性則取之害於性則損之此全性之道也書曰不作无益害有益也天不足西北。故西北方陰也。而人右耳目不如左明也。在上故法天地不滿東南。故東南方陽也。而人左手足不如右強也。在下故法地帝曰。何以然。岐伯曰。東方陽也。陽者其精并於上。并於上則上明而下虛。故使耳目聰明而手足不便也。西方陰也。陰者其精并於下。并於下則下盛而上虛。故其耳目不聰明。而手足便也。故俱感於邪。其在上則右甚。在下則左甚。此天地陰陽所不能全也。故邪居之。夫陰陽之應天地猶水之在器也器圓則水圓器曲則水曲人之血氣亦如是故隨不足則邪氣留居之故天有精。地有形。天有八紀。地有五里。陽爲天降精氣以施化陰爲地布和氣以成形五行爲生育之井里八風爲變化之綱紀八紀謂八節之紀五里謂五行化育之里故能爲萬物之父母。陽天化氣陰地成形五里運行八風鼓折收藏生長无替時冝夫如是故能爲萬物變化之父母也清陽上天。濁陰歸地。所以能爲萬物之父母者何以有是之升降也是故天地之動靜。神明爲之綱紀。清陽上天濁陰歸地然其動靜誰所主司蓋由神明之綱紀爾上文曰神明之府此之謂也故能以生長收藏。終而復始。神明之運爲乃能如是惟賢人上配天以養頭。下象地以養足。中傍人事以養五藏。頭圓故配天足方故象地人事更易五藏遞遷故從而養也天氣通於肺。居高故地氣通於嗌。次下故風氣通於肝。風生木故雷氣通於心。雷象火之有聲故谷氣通於脾。谷空虛脾受納故雨氣通於腎。腎主水故　新校正云按千金方云風氣應於肝雷氣動於心穀氣感於脾雨氣潤於腎六經爲川。流注不息故腸胃爲海。以皆受納也靈樞經曰胃爲水穀之海九竅爲水注之氣。清明者象水之內明流注者象水之流注以天地爲之陰陽。以人事配象則近指天地以爲陰陽陽之汗。以天地之雨名之。夫人汗泄於皮腠者是陽氣之發泄爾然其取類於天地之間則雲騰雨降而相似也故曰陽之汗以天地之雨名之陽之氣。以天地之疾風名之。陽氣散發疾風飛揚故以應之舊經无名之二字尋前類例故加之暴氣象雷。暴氣鼓擊鳴轉有聲故逆氣象陽。逆氣陵上陽氣亦然故治不法天之紀。不用地之理。則災害至矣。背天之紀違地之理則六經反作五氣更傷眞氣既傷則災害之至可知矣　新校正云按上文天有八紀地有五里此文注中理字當作里故邪風之至。疾如風雨。至謂至於身形故善治者治皮毛。止於萌也其次治肌膚。救其已生其次治筋脉。攻其已病其次治六府。治其已甚其次治五藏。治五藏者。半死半生也。治其已成神農曰病勢已成可得半愈然初成者獲愈固乆者伐形故治五藏者半生半死也故天之邪氣。感則害人五藏。四時之氣八正之風皆天邪也金匱眞言論曰八風發邪以爲經風觸五藏邪氣發病故天之邪氣感則害人五藏水穀之寒熱。感則害於六府。熱傷胃及膀胱寒傷腸及膽氣地之濕氣。感則害皮肉筋脉。濕氣勝則榮衛之氣不行故感則害於皮肉筋脉故善用鍼者。從陰引陽。從陽引陰。以右治左。以左治右。以我知彼。以表知裏。以觀過與不及之理。見微得過。用之不殆。深明故也善診者。察色按脉。先別陰陽。別於陽者則知病處別於陰者則知死生之期審清濁而知部分。謂察色之青赤黃白黑也部分謂藏府之位可占候處視喘息。聽音聲。而知所苦。謂聽聲之宮商角徵羽也視喘息謂候呼吸之長短也觀權衡規矩。而知病所主。

權謂秤權衡謂星衡規謂圓形矩謂方象然權也者所以察中外衡也者所以定高卑規也者所以表柔虛矩也者所以明強盛脈要精微論曰以春應中規言陽氣柔軟以夏應中矩言陽氣盛強以秋應中衡言陰升陽降氣有高下以冬應中權言陽氣居下也故善診之用必備見焉所主者謂應四時之氣所主生病之在高下中外也　按尺寸。觀浮沈滑濇。而知病所生以治。浮沈滑濇皆脈象也浮脈者浮於手下也沈脈者按之乃得也滑脈者往來易濇脈者往來難故審尺寸觀浮沈而知病之所生以治之也　新校正云按甲乙經作知病所在以治則无過下无過二字續此爲句　無過以診。則不失矣。有過无過皆以診知則所主治无誤失也　故曰。病之始起也。可刺而已。以輕微也　其盛。可待衰而已。病盛取之毀傷真氣故其盛者必可待衰　故因其輕而揚之。輕者發揚則邪去　因其重而減之。重者節減去之　因其衰而彰之。因病氣衰攻令邪去則真氣堅固血色彰明　形不足者。溫之以氣。精不足者。補之以味。氣謂衛氣味謂五藏之味也靈樞經曰衛氣者所以溫分肉而充皮膚肥腠理而司開闔故衛氣溫則形分足矣上古天眞論曰腎者主水受五藏六府之精而藏之故五藏盛乃能寫由此則精不足者補五藏之味也　其高者。因而越之。越謂越揚也　其下者。引而竭之。引謂泄引也　中滿者。寫之於內。內謂腹內　其有邪者。漬形以爲汗。邪謂風邪之氣風中於表則汗而發之　其在皮者。汗而發之。在外故汗發泄也　其慓悍者。按而收之。慓疾也悍利也氣候疾利則按之以收斂也　其實者。散而寫之。陽實則發散陰實則宜寫故下文　審其陰陽。以別柔剛。陰曰柔陽曰剛　陽病治陰。陰病治陽。所謂從陰引陽從陽引陰以右治左以左治右者也　定其血氣。各守其鄉。鄉謂本經之氣位　血實宜決之。決謂決破其血　氣虛宜掣引之。掣讀爲導導引則氣行條暢　新校正云按甲乙經掣作掣

陰陽離合論篇第六

新校正云按全元起本在第三卷

黃帝問曰。余聞天爲陽。地爲陰。日爲陽。月爲陰。大小月三百六十日成一歲。人亦應之。以四時五行運用於內故人亦應之　新校正云詳天爲陽至成一歲與六節藏象篇重　今三陰三陽。不應陰陽。其故何也。岐伯對曰。陰陽者。數之可十。推之可百。數之可千。推之可萬。萬之大不可勝數。然其要一也。一謂離合也雖不可勝數然其要妙以離合推步悉可知之　天覆地載。萬物方生。未出地者。命曰陰處。名曰陰中之陰。處陰之中故曰陰處形未動出亦是爲陰以陰居陰故曰陰中之陰　則出地者。命曰陰中之陽。形動出者是則爲陽以陽居陰故曰陰中之陽　陽予之正。陰爲之主。陽施正氣萬物方生陰爲主持群形乃立　故生因春。長因夏。收因秋。藏因冬。失常則天地四塞。春夏爲陽故生長也秋冬爲陰故收藏也若失其常道則春不生夏不長秋不收冬不藏夫如是則四時之氣閉塞陰陽之氣无所運行矣　陰陽之變。其在人者。亦數之可數。天地陰陽雖不可勝數在於人形之用者則數可知之　帝曰。願聞三陰三陽之離合也。岐伯曰。聖人南面而立。前曰廣明。後曰太衝。廣大也南方丙丁火位主之陽氣盛明故曰大明也嚮明治物故聖人南面而立易曰相見乎離蓋謂此也然在人身中則心藏在南故謂前曰廣明衝脈在北故謂後曰太衝然太衝者腎脈與衝脈合而盛大故曰太衝是以下文云　太衝之地。名曰少陰。此正明兩脈相合而爲表裏也　少陰之上。名曰太陽。腎藏爲陰膀胱府爲陽陰氣在下陽氣在上此爲一合之經氣也靈樞經曰足少陰之脈者腎脈也起於小指之下邪趣足心又曰足太陽之脈者膀胱脈也循京骨至小指外側由此故少陰之上名太陽也是以下文曰　太陽根起於至陰。結於命門。名曰陰中之陽。至陰穴名在足小指外側命門者藏精光照之所則兩目也太陽之脈起於目而下至於足故根於指端結於目也靈樞經曰命門者目也此與靈樞義合以太陽居少陰之地故曰陰中之陽　新校正云按素問太陽言根結餘經不言結甲乙今具　中身而上。名曰廣明。廣明之下。名曰太陰。靈樞經曰天爲陽地爲陰腰以上爲天腰以下爲地分身之旨則中身之上屬於廣明廣明之下屬太陰也又心廣明藏下則太陰脾藏也　太陰之前。名曰陽明。人身之中胃爲陽明脈行在脾脈之前脾爲太陰脈行於胃脈之後靈樞經曰足太陰之脈者脾脈也起於大指之端循指內則白肉際過核骨後上內踝前廉上腨內循䯒骨之後足陽明之脈者胃脈也

下膝三寸而別以下入中指外間由此故太陰之前名陽明也是以下文曰 陽明根起於厲兌。名曰陰中之陽。厲兌穴名在足大指次指之端以陽明居太陰之前故曰陰中之陽 厥陰之表。名曰少陽。人身之中膽少陽脉行肝脉之分外肝厥陰脉行膽脉之位內靈樞經曰足厥陰之脉者肝脉也起於足大指聚毛之際上循足跗上廉足少陽之脉者膽脉也循足跗上出小指次指之端由此則厥陰之表名少陽也故下文曰 少陽根起於竅陰。名曰陰中之少陽。竅陰穴名在足小指次指之端以少陽居厥陰之表故曰陰中之少陽 是故三陽之離合也。太陽爲開。陽明爲闔。少陽爲樞。離謂別離應用合謂配合於陰別離則正位於三陽配合則表裏而爲藏府矣開闔樞者言三陽之氣多少不等動用殊也夫開者所以司動靜之基闔者所以執禁固之權樞者所以主動轉之微由斯殊氣之用故此三變之也　新校正云按九墟太陽爲關陽明爲闔少陽爲樞故關折則肉節潰緩而暴病起矣故候暴病者取之太陽闔折則氣无所止息悴病起故悴者皆取之陽明樞折則骨摇而不能安於地故骨摇者取之少陽甲乙經同 三經者。不得相失也。搏而勿浮。命曰一陽。三經之至搏擊於手而无輕重之異則正可謂一陽之氣无復有三陽差降之爲用也 帝曰。願聞三陰。岐伯曰。外者爲陽。內者爲陰。言三陽爲外運之離合三陰爲內用之離合也 然則中爲陰。其衝在下。名曰太陰。衝脉在脾之下故言其衝在下也靈樞經曰衝脉者與足少陰之絡皆起於腎下上行者過於胞中由此則其衝之上太陰位也 太陰根起於隱白。名曰陰中之陰。隱白穴名在足大指端以太陰居陰故曰陰中之陰 太陰之後。名曰少陰。藏位及經脉之次也太陰脾也少陰腎也脾藏之下近後則腎之位也靈樞經曰足太陰之脉起於大指之端循指內側及上內踝前廉上腨內循骱骨後足少陰之脉起於小指之下斜趣足心出於然骨之下循內踝之後以上腨內由此則太陰之下名少陰也 少陰根起於涌泉。名曰陰中之少陰。涌泉穴名在足心下踡指宛宛中 少陰之前。名曰厥陰。亦藏位及經脉之次也少陰腎也厥陰肝也腎藏之前近上則肝之位也靈樞經曰足少陰脉循內踝之後上腨內廉足厥陰脉循足跗上廉去內踝一寸上踝八寸交出太陰之後上膕內由此故少陰之前名厥陰也 厥陰根起於大敦。陰之絕陽。名曰陰之絕陰。大敦穴名在足大指之端三毛之中也兩陰相合故曰陰之絕陽厥盡也陰氣至此而盡故名曰陰之絕陰 是故三陰之離合也。太陰爲開。厥陰爲闔。少陰爲樞。亦氣之不等也　新校正云按九墟云關折則倉廩無所輸膈洞者取之太陰闔折則氣弛而善悲悲者取之厥陰樞折則脉有所結而不通不通者取之少陰甲乙經同 三經者不得相失也。搏而勿沈。名曰一陰。沈言殊見也陽浮亦然若經氣應至無沈浮之異則悉可謂一陰之氣非復有三陰差降之殊用也 陰陽䨏䨏。積傳爲一周。氣裏形表而爲相成也。䨏䨏言氣之往來也積謂積脉之動也傳謂陰陽之氣流傳也夫脉氣往來動而不止積其所動氣血循環應水下二刻而一周於身故曰積傳爲一周也然榮衛之氣因息遊布周流形表拒捍虛邪中外主司互相成立故言氣裏形表而爲相成也　新校正云按別本䨏䨏作衝衝

陰陽別論篇第七

新校正云按全元起本在第四卷

黃帝問曰。人有四經十二從。何謂。經謂經脉從謂順從 岐伯對曰。四經應四時。十二從應十二月。十二月應十二脉。春脉弦夏脉洪秋脉浮冬脉沈謂四時之經脉也從謂天氣順行十二辰之分故應十二月也十二月謂春建寅卯辰夏建巳午未秋建申酉戌冬建亥子丑之月也十二脉謂手三陰三陽足三陰三陽之脉也以氣數相應故參合之 脉有陰陽。知陽者知陰。知陰者知陽。深知則備識其變易 凡陽有五。五五二十五陽。五陽謂五藏之陽氣也五藏應時各形一脉一脉之內包揔五藏之陽五五相乘故二十五陽也　新校正云按玉機真藏論云故病有五變五五二十五變義與此通 所謂陰者。真藏也。見則爲敗。敗必死也。五藏爲陰故曰陰者真藏也然見者謂肝脉至中外急如循刀刃責責然如按琴瑟弦心脉至堅而搏如循薏苡子累累然肺脉至大而虛如以毛羽中人膚腎脉至搏而絕如以指彈石辟辟然脾脉至弱而乍數乍踈夫如是脉見者皆爲藏敗神去故必死也 所謂陽者。胃脘之陽也。胃脘之陽謂人迎之氣也察其氣脉動靜小大與脉口應否也胃爲水穀之海故候其氣而知病處人迎在結喉兩傍脉動應手其脉之動常左小而右大左小常以候藏右大常以候府一云胃胞之陽非也 別於陽者。知病處也。別於陰者。知死生之期。陽者衛外而爲固然外邪所中別於陽則知病處陰者藏神而內守若考真正成敗別於陰則知病者死生之期　新校正云按玉機真藏論云別於陽者知病從來別於陰者知死生之期 三陽在頭。三陰在手。所謂一也。頭謂人迎手謂氣口兩者相應俱往俱來若引繩小大齊等者名曰平人故言

所謂一也氣口在手魚際之後一寸人迎在結喉兩傍一寸五分皆可以候藏府之氣 別於陽者。知病忌時。別於陰者。知死生之期。識氣定期故知病忌審明成敗故知死生之期 謹熟陰陽。無與衆謀。謹量氣候精熟陰陽病忌之準可知生死之疑自決正行無惑何用衆謀議也 所謂陰陽者。去者爲陰。至者爲陽。靜者爲陰。動者爲陽。遲者爲陰。數者爲陽。言脈動之中也 凡持真脈之藏脈者。肝至懸絕急十八日死。心至懸絕九日死。肺至懸絕十二日死。腎至懸絕七日死。脾至懸絕四日死。真脈之藏脈者謂真藏之脈也十八日者金木成數之餘也九日者水火生成數之餘也十二日者金火生成數之餘也七日者水土生數之餘也四日者木生數之餘也故平人氣象論曰肝見庚辛死心見壬癸死肺見丙丁死腎見戊己死脾見甲乙死者以此如是者皆至所期不勝而死也何者以不勝剋賊之氣也 曰二陽之病發心脾。有不得隱曲。女子不月。二陽謂陽明大腸及胃之脈也隱曲謂隱蔽委曲之事也夫腸胃發病心脾受之心受之則血不流脾受之則味不化血不流故女子不月味不化則男子少精是以隱蔽委曲之事不能爲也陰陽應象大論曰精不足者補之以味由是則味不化而精氣少也奇病論曰胞胎者繫於腎又評熱病論曰月事不來者胞脈閉胞脈者屬於心而絡於胞中今氣上迫肺心氣不得下通故月事不來則其義也又上古天真論曰女子二七天癸至任脈通太衝脈盛月事以時下丈夫二八天癸至精氣溢寫由此則在女子爲不月在男子爲少精 其傳爲風消。言其深久者也胃病深久傳入於脾故爲風熱以消削大腸病甚傳入於肺爲喘息而上 其傳爲息賁者。死不治。賁然腸胃脾肺兼及於心三藏二府互相剋薄故死不治 曰三陽爲病。發寒熱。下爲癰腫。及爲痿厥腨痟。三陽謂太陽小腸及膀胱之脈也小腸之脈起於手循臂繞肩髆上頭膀胱之脈從頭別下背貫臀入膕中循腨故在上爲病則發寒熱在下爲病則爲癰腫腨痟及爲痿厥痟痠疼也痿無力也厥足冷即氣逆也 其傳爲索澤。其傳爲頹疝。熱甚則精血枯涸故皮膚潤澤之氣皆散盡也然陽氣下墜陰脈上爭上爭則寒多下墜則筋緩故睾垂縱緩內作頹疝 曰一陽發病。少氣善欬善泄。一陽謂少陽膽及三焦之脈也膽氣乘胃故善泄三焦內病故少氣陽上熏肺故善欬何故心火內應也 其傳爲心掣。其傳爲隔。隔氣乘心心熱故陽氣內掣三焦內結中熱故隔塞不便 二陽一陰發病。主驚駭背痛。善噫善欠。名曰風厥。一陰謂厥陰心主及肝之脈也心主之脈起於胸中出屬心經云心病膺背肩胛間痛又在氣爲噫故背痛善噫心氣不足則腎氣乘之肝主驚駭故驚駭善欠夫肝氣爲風腎氣陵逆既風又厥故名風厥 二陰一陽發病。善脹心滿善氣。二陰謂少陰心腎之脈也腎膽同逆三焦不行氣稸於上故心滿下虛上盛故氣泄出也 三陽三陰發病。爲偏枯痿易。四支不舉。三陰不足則發偏枯三陽有餘則爲痿易易謂變易常用而痿弱無力也 鼓一陽曰鉤。鼓一陰曰毛。鼓陽勝急曰弦。鼓陽至而絕曰石。陰陽相過曰溜。言何以知陰陽之病脈邪一陽鼓動脈見鉤也何以然一陽謂三焦心脈之府然一陽鼓動者則鉤脈當之鉤脈則心脈也此言正見者也一陰厥陰肝木氣也毛肺金脈也金來鼓木其脈則毛金氣內乘木陽尚勝急而內見脈則爲弦也若陽氣至而急脈名曰弦屬肝陽氣至而或如斷絕脈名曰石屬腎陰陽之氣相過無能勝負則脈如水溜也 陰爭於內。陽擾於外。魄汗未藏。四逆而起。起則熏肺。使人喘鳴。若金鼓不已陽氣大勝兩氣相持內爭外擾則流汗不止手足反寒甚則陽氣內燔流汗不藏則熱攻於肺故起則熏肺使人喘鳴也 陰之所生和本曰和。陰謂五神藏也言五藏之所以能生而全天真和氣者以各得自從其和性而安靜爾苟乖所適則爲他氣所乘百端之病由斯而起奉生之道可不慎哉 是故剛與剛陽氣破散陰氣乃消亡。剛謂陽也言陽氣內蒸外爲流汗灼而不已則陽勝又陽故盛不久存而陽氣自散陽已破敗陰不獨存故陽氣破散陰氣亦消亡此乃爭勝招敗矣 淖則剛柔不和。經氣乃絕。血淖者陽常勝視人之血淖者宜謹和其氣常使流通若不能深思寡欲使氣序乖衷陽爲重陽內燔藏府則死且可待生其能久乎 死陰之屬。不過三日而死。火乘金也 生陽之屬。不過四日而死。木乘火也 新校正云按別本作四日而生全元起注本作四日而已俱通詳上下文義作死者非 所謂生陽死陰者。肝之心。謂之生陽。母來親子故曰生陽匪惟以木生火亦自陽氣主生爾 心之肺。謂之死陰。陰主刑殺火復乘金金得火亡故云死 肺之腎。謂之重陰。亦母子也以俱爲陰氣故曰重陰 腎之脾。謂之辟陰。死不治。上氣辟併水乃可升土辟水升故云辟陰 結陽者。腫四支。以四支爲諸陽之本故 結陰者。便血一升。陰主血故再結二升。三結三升。二盛謂之再結三盛謂之三結陰陽結斜。多陰少陽曰石水。少腹腫。所謂失法二陽結謂之消。二陽結謂胃及大腸俱熱結也腸胃藏熱則喜消水穀　新校正云詳此少二陰結三陽結謂之隔。三陽結謂小腸膀胱熱結也小腸結熱則血脉燥膀胱熱則津液涸故鬲塞而不便寫三陰結謂之水。三陰結謂脾肺之脉俱寒結也脾肺寒結則氣化爲水一陰一陽結謂之喉痺。一陰謂心主之脉一陽謂三焦之脉也三焦心主脉並絡喉氣熱内結故爲喉痺陰搏陽別謂之有子。陰謂尺中也搏謂搏觸於手也尺脉搏擊與寸口殊別陽氣挺然則爲有妊之兆何者陰中有別陽故陰陽虚腸辟死。辟陰也然胃氣不留腸開勿禁陰中不廩是眞氣竭絶故死　新校正云按全元起本辟作澼陽加於陰謂之汗。陽在下陰在上陽氣上搏陰能固之則蒸而爲汗陰虚陽搏謂之崩。陰脉不足陽脉盛搏則内崩而血流下三陰俱搏。二十日夜半死。脾肺成數之餘也搏謂伏鼓異於常候也陰氣盛極故夜半死二陰俱搏。十三日夕時死。心腎之成數也陰氣未極故死在夕時一陰俱搏。十日死。肝心生成之數也三陽俱搏且鼓。三日死。陽氣速急故三陰三陽俱搏。心腹滿。發盡不得隱曲。五日死。兼陰氣也隱曲謂便寫也二陽俱搏。其病温。死不治。不過十日死。腸胃之王數也　新校正云詳此闕一陽搏

重廣補注黃帝内經素問卷第二

陰陽應象大論　䐜脹上昌眞切肉脹起也　滲泄上所禁切　翕艴下許極切　噦噫上乙劣切下烏界切

能冬上奴代切下能夏形能並同　放效上妃兩切　弇於上去聲　嗌伊者切　滑濇下音色　漬即賜切

陰陽離合論　予猶與也

陰陽別論　腨音喘腸也　㾓音淵疼也

淖音淘水朝宗于海

重廣補注黃帝内經素問卷第三

啓玄子次注林億孫奇高保衡等奉敕校正孫兆重改誤

靈蘭秘典論　六節藏象論

五藏生成篇　五藏別論

靈蘭秘典論篇第八

新校正云按全元起本名十二藏相使在第三卷

黃帝問曰。願聞十二藏之相使。貴賤何如。藏藏也言腹中之所藏者非復有十二形神之藏也岐伯對曰。悉乎哉問也。請遂言之。心者。君主之官也。神明出焉。任治於物故爲君主之官清靜栖靈故曰神明出焉肺者。相傅之官。治節出焉。位高非君故官爲相傅主行榮衛故治節由之肝者。將軍之官。謀慮出焉。勇而能斷故曰將軍潛發未萌故謀慮出焉膽者。中正之官。決斷出焉。剛正果決故官爲中正直而不疑故決斷出焉膻中者。臣使之官。喜樂出焉。膻中者在胷中兩乳間爲氣之海然心主爲君以敷宣教令膻中主氣以氣布陰陽氣和志適則喜樂由生分布陰陽故官爲臣使也脾胃者。倉廩之官。五味出焉。包容五穀是爲倉廩之官營養四傍故云五味出焉大腸者。傳道之官。變化出焉。傳道謂傳不潔之道變化謂變化物之形故云傳道之官變化出焉小腸者。受盛之官。化物出焉。承奉胃司受盛糟粕受已復化傳入大腸故云受盛之官化物出焉腎者。作強之官。伎巧出焉。強於作用故曰作強造化形容故云伎巧在女則當其伎巧在男則正曰作強三焦者。決瀆之官。水道出焉。引導陰陽開通閉塞故官司決瀆水道出焉膀胱者。州都之官。津液藏焉。氣化則能出矣。位當孤府故謂都官居下内空故藏津液若得氣海之氣施化則溲便注泄氣海之氣不及則閟隱不通故曰氣化則能出矣靈樞經曰腎上連肺故將兩藏膀胱是孤府則此之謂也凡此十二官者。不得相失也。失則災害至故不得相失　新校正云詳此乃十一官脾胃二藏共一官故也故主明則下安。以此養生則壽。歿世不殆。以

爲天下則大昌。主謂君主心之官也夫主賢明則刑賞一刑賞一則吏奉法吏奉法則民不獲罪於枉濫矣故主明則天下安也夫心内明則銓善惡銓善惡則察安危察安危則身不夭傷於非道矣故以此養生則壽没世不至於危殆矣然施之於養生没世不殆施之於君主天下獲安以其爲天下主則國祚昌盛矣 主不明則十二官危使道閉塞而不通形乃大傷以此養生則殃以爲天下者其宗大危戒之戒之。使道謂神氣行使之道也夫心不明則邪正一邪正一則損益不分損益不分則動之凶咎陷身於羸瘠矣故形乃大傷以此養生則殃也夫主不明則委於左右委於左右則權勢妄行權勢妄行則吏不得奉法吏不得奉法則人民失所而皆受枉曲矣且人惟邦本本固邦寧本不獲安國將何有宗廟之立安可不至於傾危乎故曰戒之戒之者言深慎也 至道在微變化無窮孰知其原。孰誰也言至道之用也小之則微妙而細無不入大之則廣遠而變化無窮然其淵原誰所知察 窘乎哉消者瞿瞿。新校正云按太素作肖者濯濯 孰知其要閔閔之當孰者爲良。窘要也瞿瞿勤勤也人身之要者道也然以消息異同求諸物理而欲以此知變化之原本者雖瞿瞿勤勤以求明悟然其要妙誰得知乎既未得知轉成深遠閔閔玄妙復不知誰者爲善知要妙哉玄妙深遠固不以理求而可得近取諸身則十二官粗可探尋而爲治身之道爾閔閔深遠也良善也 新校正云詳此四句與氣交變大論文重彼消字作肖 恍惚之數生於毫氂。恍惚者謂似有似無也忽亦數也似無似有而毫氂之數生其中老子曰恍恍惚惚其中有物此之謂也筭書曰似有似無爲忽 毫氂之數起於度量千之萬之可以益大推之大之其形乃制。毫氂雖小積而不已命數乘之則起至於尺度斗量之繩準千之萬之亦可增益而至載之大數推引其大則應通人形之制度也 黄帝曰善哉余聞精光之道大聖之業而宣明大道非齋戒擇吉日不敢受也。深敬故也韓康伯曰洗心曰齋防患曰戒 黄帝乃擇吉日良兆而藏靈蘭之室以傳保焉。秘之至也

六節藏象論篇第九

新校正云按全元起注本在第三卷

黄帝問曰余聞天以六六之節以成一歲人以九九制會。新校正云詳下文云地以九九制會 計人亦有三百六十五節以爲天地久矣不知其所謂也。六六之節謂六竟於六甲之日以成一歲之節限九九制會謂九周於九野之數以制人形之會通也言人之三百六十五節以應天之六六之節久矣若復以九九爲紀法則兩歲太半乃曰一周不知其法眞原安謂也 新校正云詳王注云兩歲太半乃曰一周按九九制會當云兩歲四分歲之一乃曰一周也 岐伯對曰昭乎哉問也請遂言之夫六六之節九九制會者所以正天之度氣之數也。六六之節天之度也九九制會氣之數也所謂氣數者生成之氣也周天之分凡三百六十五度四分度之一以十二節氣均之則歲有三百六十日而終兼之小月日又不足其數矣是以六十四氣而常置閏焉何者以其積差分故也天地之生育本阯於陰陽人神之運爲始終於九氣然九之爲用豈不大哉律書曰黄鐘之律管長九寸冬至之日氣應灰飛由此則萬物之生咸因於九氣矣古之九寸即今之七寸三分大小不同以其先秬黍之制而有異也 新校正云按別本三分作二分 天度者所以制日月之行也氣數者所以紀化生之用也。制謂準度紀謂綱紀準日月之行度者所以明日月之行遲速也紀化生之爲用者所以彰氣至而斯應也氣應无差則生成之理不替遲速以度而大小之月生焉故曰異長短月移寒暑收藏生長無失時宜也 天爲陽地爲陰日爲陽月爲陰行有分紀周有道理日行一度月行十三度而有奇焉故大小月三百六十五日而成歲積氣餘而盈閏矣。日行遲故晝夜行天之一度而三百六十五日一周天而猶有度之奇分矣月行速故晝夜行天之十三度餘而二十九日一周天也言有奇者謂十三度外復行十九分度之七故云月行十三度而有奇也禮義及漢律曆志云二十八宿及諸星皆從東而循天西行日月及五星皆從西而循天東行今太史説云並循天而東行從東而西轉也諸曆家説月一日至四日月行最疾日夜行十四度餘自五日至八日行次疾日夜行十三度餘自九日至十九日其行遲日夜行十二度餘二十日至二十三日行又小疾日夜行十三度餘二十四日至晦日行又大疾日夜行十四度餘今太史説月行之率不如此矣月行有十五日前疾有十五日後遲者有十五日前遲有十五日後疾者大率一月四分之而皆有遲疾遲速之度固無常準矣雖爾終以二十七日月行一周天凡行三百六十一度二十九日日行二十九度月行三百八十七度少七度而不及日也至三十日日復遷計率至十三分日之八月方及日矣此大盡之月也大率其計率至十三分日之半者亦大盡法也其計率至十三分日之五之六而及日者小盡之月也故去大小月三百六十五日而成歲也正言之者三百六十五日四分日之一乃一歲法以奇不成日故舉大以言之若通以六小爲法則歲止有三百五十四日歲少十

一日餘矣取月所少之辰加歲外餘之日故從閏後三十二日而盈閏焉尚書曰朞三百有六旬有六日以閏月定四時成歲則其義也積餘盈閏者蓋以月之大小不盡天度故也

立端於始表正於中推餘於終而天度畢矣。端首也始初也表彰示也正斗建也中月半也推退位也言立首氣於初節之日示斗建於月半之辰退餘閏於相望之後是以閏之前則氣不及月閏之後則月不及氣故常月之制建初立中閏月之紀無初無中縱曆有之皆他節氣也故曆无云其候閏某月節閏某月中也推終之義斷可知乎故曰立端於始表正於中推餘於終也由斯推日成閏故能令天度畢焉

帝曰余已聞天度矣願聞氣數何以合之。岐伯曰天以六六爲節地以九九制會。新校正云詳篇首云人以九九制會

天有十日日六竟而周甲甲六復而終歲三百六十日法也。十日謂甲乙丙丁戊己庚辛壬癸之日也十者天地之至數也易繫辭曰天九地十則其義也六十日而周甲子之數甲子六周而復始則終一歲之日是三百六十日之歲法非天度之數也此蓋十二月各三十日者若除小月其日又差也

夫自古通天者生之本本於陰陽其氣九州九竅皆通乎天氣。通天謂元氣即天眞也然形假地生命惟天賦故奉生之氣通繫於天禀於陰陽而爲根本也寳命全形論曰人生於地懸命於天天地合氣命之曰人四氣調神大論曰陰陽四時者萬物之終始也死生之本也又曰逆其根則伐其本壞其眞矣此其義也九州謂兾兗青徐楊荆豫梁雍也然地列九州人施九竅精神往復氣與參同故曰九州九竅也靈樞經曰地有九州人有九竅則其義也先言其氣者謂天眞之氣常繫屬於中也天氣不絕眞靈內屬行藏動靜悉與天通故曰皆通乎天氣也

故其生五其氣三。形之所存假五行而運用徵其本始從三氣以生成故云其生五其氣三也氣之三者亦副三元故下文曰　新校正云詳夫自古通天者至此與生氣通天論同注頗異當兩觀之

三而成天三而成地三而成人。非唯人獨由三氣以生天地之道亦如是矣故易乾坤諸卦皆必三矣

三而三之合則爲九九分爲九野九野爲九藏。九野者應九藏而爲義也爾雅曰邑外爲郊郊外爲甸甸外爲牧牧外爲林林外爲坰坰外爲野則此之謂也　新校正云按今爾雅云邑外謂之郊郊外謂之牧牧外謂之野野外謂之林林外謂之坰與王氏所引有異

故形藏四神藏五合爲九藏以應之也。形藏四者一頭角二耳目三口齒四胷中也形分爲藏故以名焉神藏五者一肝二心三脾四肺五腎也神藏於內故以名焉所謂神藏者肝藏魂心藏神脾藏意肺藏魄腎藏志也故此二別爾　新校正云詳此乃宣明五氣篇文與生氣通天注重又與三部九候論注重所以名神藏形藏之說具三部九候論注

帝曰余已聞六六九九之會也夫子言積氣盈閏願聞何謂氣請夫子發蒙解惑焉。請宣揚旨要啓所未開解疑惑者之心開蒙昧者之耳令其曉達咸使深明

岐伯曰此上帝所秘先師傳之也。上帝謂上古帝君也先師岐伯祖之師僦貸季上古之理色脉者也移精變氣論曰上古使僦貸季理色脉而通神明八素經序云天師對黃帝曰我於僦貸季理色脉已三世矣言可知乎　新校正云詳素一作索或以八爲太按今太素無此文

帝曰請遂聞之。遂盡也

岐伯曰五日謂之候三候謂之氣六氣謂之時四時謂之歲而各從其主治焉。日行天之五度則五日也三候正十五日也六氣凡九十日正三月也設其多之矣故十八候爲六氣六氣謂之時也四時凡三百六十日故曰四時謂之歲也各從主治謂一歲之日各歸從五行之一氣而爲之主以王也故下文曰

五運相襲而皆治之終朞之日周而復始時立氣布如環無端候亦同法故曰不知年之所加氣之盛衰虛實之所起不可以爲工矣。五運謂五行之氣應天之運而主化者也襲謂承襲如嫡之承襲也言五行之氣父子相承主統一周之日常如是無已周而復始也時謂立春之前當至時也氣謂當王之脉氣也春前氣至脉氣亦至故曰時立氣布也候謂日行五度之候也言一候之日亦五氣相生而直之差則病矣移精變氣論曰上古使僦貸季理色脉而通神明合之金木水火土四時八風六合不離其常此之謂也工謂工於脩養者也言必明於此乃可横行天下矣　新校正云詳王注時立氣布謂立春前當至時當王之脉氣也按此正謂歲立四時時布六氣如環之無端故又曰候亦同法

帝曰五運之始如環無端其太過不及何如。岐伯曰五氣更立各有所勝盛虛之變此其常也。言盛虛之變見此乃天之常道爾

帝曰平氣何如。岐伯曰無過者也。不愆常候則無過也

帝曰太過不及奈何。岐伯曰在經有也。言玉機眞藏論篇已具言五氣平和太過不及之旨也　新校正云詳王注言玉機眞藏論已具按本篇言脉之太過不及即不論運氣之太過不及與平氣當云氣交變大論五常政大論篇已具言也

帝曰何謂所勝。岐伯曰春勝長

夏長夏勝冬，冬勝夏，夏勝秋，秋勝春，所謂得五行時之勝，各以氣命其藏。春應木，木勝土；長夏應土，土勝水；冬應水，水勝火；夏應火，火勝金；秋應金，金勝木，常如是矣。四時之中，加之長夏，故謂得五行時之勝也。所謂長夏者，六月也。土生於火，長在夏中，既長而王，故云長夏也。以氣命藏者，春之木內合肝，長夏土內合脾，冬之水內合腎，夏之火內合心，秋之金內合肺，故曰各以氣命其藏也。命，名也。帝曰：何以知其勝？岐伯曰：求其至也，皆歸始春。始春，謂立春之日也。春爲四時之長，故候氣皆歸於立春前之日也。未至而至，此謂太過，則薄所不勝，而乘所勝也，命曰氣淫。不分邪僻內生，工不能禁。此上十字文義不倫，應古人錯簡，次後五治下，乃其義也，今朱書之。至而不至，此謂不及，則所勝妄行，而所生受病，所不勝薄之也，命曰氣迫。所謂求其至者，氣至之時也。凡氣之至，皆謂立春前十五日，乃候之初也。未至而至，謂所直之氣未應至而先期至也。先期而至，是氣有餘，故曰太過。至而不至，謂所直之氣應至不至而後期至。後期而至，是氣不足，故曰不及。太過則薄所不勝而乘所勝，不及則所勝妄行而所生受病，所不勝薄之者，凡五行之氣，我剋者爲所勝，剋我者爲所不勝，生我者爲所生。假令肝木有餘，是肺金不足，金不制木，故木太過。木氣既餘，則反薄肺金而乘於脾土矣，故曰太過則薄所不勝而乘所勝也。此皆五藏之氣內相淫併爲疾，故命曰氣淫也。餘太過例同之。又如肝木氣少，不能制土，土氣無畏而遂妄行，木被土凌，故云所勝妄行而所生受病也。肝木之氣不平，肺金之氣自薄，故曰所不勝薄之。然木氣不平，土金交薄，相迫爲疾，故曰氣迫也。餘不及例皆同。謹候其時，氣可與期，失時反候，五治不分，邪僻內生，工不能禁也。時謂氣至時也。候其年則始於立春之日，候其氣則始於四氣定期，候其日則隨於候日，故曰謹候其時，氣可與期也。反謂反背也。五治，謂五行所治，主統一歲之氣也。然不分五治，謬引八邪，天眞氣運，尚未該通，人病之由，安能精達？故曰工不能禁也。帝曰：有不襲乎？言五行之氣有不相承襲者乎。岐伯曰：蒼天之氣，不得無常也。氣之不襲，是謂非常，非常則變矣。變謂變易天常也。帝曰：非常而變奈何？岐伯曰：變至則病，所勝則微，所不勝則甚，因而重感於邪則死矣。故非其時則微，當其時則甚也。言蒼天布氣，尚不越於五行，人在氣中，豈不應於天道？夫人之氣亂，不順天常，故有病死之徵矣。左傳曰：違天不祥。此其類也。假令木直之年，有火氣至，後二歲病矣；土氣至，後三歲病矣；金氣至，後四歲病矣；水氣至，後五歲病矣。眞氣不足，復重感邪，眞氣內微，故重感於邪則死也。假令非主直年，而氣相干者，且爲微病，不必內傷於神藏，故非其時則微而且持也。若當所直之歲，則易中邪氣，故當其直時則病疾甚也。諸氣當其王者，皆必受邪，故曰非其時則微，當其時則甚也。通評虛實論曰：非其時則生，當其時則死。當，謂正直之年也。帝曰：善。余聞氣合而有形，因變以正名，天地之運，陰陽之化，其於萬物，孰少孰多，可得聞乎？新校正云：詳從前岐伯曰昭乎哉問也至此，全元起注本及太素並無，疑王氏之所補也。岐伯曰：悉哉問也！天至廣不可度，地至大不可量，大神靈問，請陳其方。言天地廣大，不可度量而得之，造化玄微，豈可以人心而徧悉？大神靈問，讚聖深明，舉大說凡，粗言綱紀，故曰請陳其方。草生五色，五色之變，不可勝視；草生五味，五味之美，不可勝極。言物生之衆，稟化各殊，目視口味，尚無能盡之，況於人心，乃能包括耶？嗜欲不同，各有所通。言色味之衆，雖不可徧盡所由，然人所嗜所欲，則自隨已心之所愛耳，故曰嗜欲不同，各有所通。天食人以五氣，地食人以五味。天以五氣食人者，臊氣湊肝，焦氣湊心，香氣湊脾，腥氣湊肺，腐氣湊腎也。地以五味食人者，酸味入肝，苦味入心，甘味入脾，辛味入肺，鹹味入腎也。清陽化氣，而上爲天，濁陰成味，而下爲地，故天食人以氣，地食人以味也。陰陽應象大論曰：清陽爲天，濁陰爲地。又曰：陽爲氣，陰爲味。五氣入鼻，藏於心肺，上使五色脩明，音聲能彰；五味入口，藏於腸胃，味有所藏，以養五氣，氣和而生，津液相成，神乃自生。心榮面色，肺主音聲，故氣藏於心肺，上使五色脩潔分明，音聲彰著。氣爲水母，故味藏於腸胃，內養五氣，五氣和化，津液方生，津液與氣相副，化成神氣，乃能生而宣化也。帝曰：藏象何如？象謂所見於外，可閱者也。岐伯曰：心者，生之本，神之變也，其華在面，其充在血脈，爲陽中之太陽，通於夏氣。心者，君主之官，神明出焉，然君主者，萬物繫之以興亡，故曰心者生之本，神之變也。火氣炎上，故華在面也。心養血，其主脈，故充在血脈也。心主於夏，氣合太陽，以太陽居夏火之中，故曰陽中之太陽，通於夏氣也。金匱眞言論曰：平旦至日中天之陽陽中之陽也　新校正云詳神之變全元起本并太素作神之處 肺者氣之本魄之處也其華在毛其充在皮爲陽中之太陰通於秋氣 肺藏氣其神魄其養皮毛故曰肺者氣之本魄之處華在毛充在皮也肺藏爲太陰之氣主王於秋晝日爲陽氣所行位非陰處以太陰居於陽分故曰陽中之太陰通於秋氣也金匱眞言論曰日中至黃昏天之陽陽中之陰也　新校正云按太陰甲乙經并太素作少陰當作少陰肺在十二經雖爲太陰然在陽分之中當爲少陰也 腎者主蟄封藏之本精之處也其華在髮其充在骨爲陰中之少陰通於冬氣 地戶封閉蟄蟲深藏腎又主水受五藏六府之精而藏之故曰腎者主蟄封藏之本精之處也腦者髓之海腎主骨髓髮者腦之所養故華在髮充在骨也以盛陰居冬陰之分故曰陰中之少陰通於冬氣也金匱眞言論曰合夜至雞鳴天之陰陰中之陰也　新校正云按全元起本并甲乙經太素少陰作太陰當作太陰腎在十二經雖爲少陰然在陰分之中當爲太陰 肝者罷極之本魂之居也其華在爪其充在筋以生血氣其味酸其色蒼 新校正云詳此六字當去按太素心其味苦其色赤肺其味辛其色白腎其味鹹其色黑今惟肝脾二藏載其味其色據陰陽應象大論已著色味詳矣此不當出之今更不添心肺腎三藏之色味只去肝脾二藏之色味可矣其注中所引陰陽應象大論文四十一字亦當去之 此爲陽中之少陽通於春氣 夫人之運動者皆筋力之所爲也肝主筋其神魂故曰肝者罷極之本魂之居也爪者筋之餘筋者肝之養故華在爪充在筋也東方爲發生之始故以生血氣也陰陽應象大論曰東方生風風生木木生酸肝合木故其味酸也又曰神在藏爲肝在色爲蒼故其色蒼也以少陽居於陽位而王於春故曰陽中之少陽通於春氣也金匱眞言論曰平旦至日中天之陽陽中之陽也　新校正云按全元起本并甲乙經太素作陰中之少陽當作陰中之少陽詳王氏引金匱眞言論云平旦至日中天之陽陽中之陽也以爲證則王意以爲陽中之少陽也再詳上文心藏爲陽中之太陽王氏以引平旦至日中之說爲證今肝藏又引爲證反不引雞鳴至平旦天之陰陰中之陽爲證則王注之失可見當從全元起本及甲乙經太素作陰中之少陽爲得 脾胃大腸小腸三焦膀胱者倉廩之本營之居也名曰器能化糟粕轉味而入出者也 皆可受盛轉運不息故爲倉廩之本名曰器也營起於中焦中焦爲脾胃之位故云營之居也然水穀滋味入於脾胃脾胃糟粕轉化其味出於三焦膀胱故曰轉味而入出者也 其華在脣四白其充在肌其味甘其色黃 新校正云詳此六字當去并注中引陰陽應象大論文四十字亦當去已解在前條 此至陰之類通於土氣 口爲脾官脾主肌肉故曰華在脣四白充在肌也四白謂脣四際之白色肉也陰陽應象大論曰中央生濕濕生土土生甘脾合土故其味甘也又曰在藏爲脾在色爲黃故其色黃也脾藏土氣土合至陰故曰此至陰之類通於土氣也金匱眞言論曰陰中之至陰脾也 凡十一藏取決於膽也 上從心藏下至於膽爲十一也然膽者中正剛斷無私偏故十一藏取決於膽也 故人迎一盛病在少陽二盛病在太陽三盛病在陽明四盛已上爲格陽 陽脈法也少陽膽脈也太陽膀胱脈也陽明胃脈也靈樞經曰一盛而躁在手少陽二盛而躁在手太陽三盛而躁在手陽明手少陽三焦脈手太陽小腸脈手陽明大腸脈一盛者謂人迎之脈大於寸口一倍也餘盛同法四倍已上陽盛之極故格拒而食不得入也正理論曰格則吐逆 寸口一盛病在厥陰二盛病在少陰三盛病在太陰四盛已上爲關陰 陰脈法也厥陰肝脈也少陰腎脈也太陰脾脈也靈樞經曰一盛而躁在手厥陰二盛而躁在手少陰三盛而躁在手太陰手厥陰心包脈也手少陰心脈也手太陰肺脈也盛法同陽四倍已上陰盛之極故關閉而溲不得通也正理論曰閉則不得溺 人迎與寸口俱盛四倍已上爲關格關格之脈羸不能極於天地之精氣則死矣 俱盛謂俱大於平常之脈四倍也物不可以久盛極則衰敗故不能極於天地之精氣則死矣靈樞經曰陰陽俱盛不得相營故曰關格關格者不得盡期而死矣此之謂也　新校正云詳羸當作盈脈盛四倍已上非羸也乃盛極也古文羸與盈通用

五藏生成篇第十

新校正云詳全元起本在第九卷按此篇云五藏生成篇而不云論者蓋此篇直記五藏生成之事而無問荅論議之辭故不云論後不言論者義皆倣此

心之合脈也 火氣動躁脈類齊同心藏應火故合脈也 其榮色也 火炎上而色赤故榮美於面而赤色　新校正云詳王以赤色爲面榮美未通大抵發見於面之色皆心之榮也豈專爲赤哉 其主腎也 主謂主與腎相畏也火畏於水水與爲官故畏於腎 肺之合皮也 金氣堅定皮象亦然肺藏應金故合皮也 其榮毛也 毛附皮革故外榮 其主心也 金畏於火火與爲官故主畏於心也 肝之合筋也 木性曲直筋體亦然肝藏應木故合筋也 其榮爪也 爪者筋之餘故外榮也 其主肺也 木畏於金金與爲官故主畏於肺也 脾之合肉也 土性柔厚肉體亦然脾藏應土故合肉也 其

榮脣也。口為脾之官，故榮於脣。脣謂四際白色之處，非赤色也。其主肝也。土畏於木，木與為官，故主畏於肝也。腎之合骨也。水性流濕，精氣亦然，骨通精髓，故合骨也。其榮髮也。腦為髓海，腎氣主之，故外榮髮也。其主脾也。水畏於土，土與為官，故主畏於脾也。是故多食鹹，則脈凝泣而變色。心合脈，其榮色，鹹益腎，勝於心，心不勝，故脈凝泣而顏色變易也。多食苦，則皮槁而毛拔。肺合皮，其榮毛，苦益心，勝於肺，肺不勝，故皮枯槁而毛拔去也。多食辛，則筋急而爪枯。肝合筋，其榮爪，辛益肺，勝於肝，肝不勝，故筋急而爪乾枯也。多食酸，則肉胝𦛗而脣揭。脾合肉，其榮脣，酸益肝，勝於脾，脾不勝，故肉胝𦛗而脣皮揭舉也。多食甘，則骨痛而髮落。腎合骨，其榮髮，甘益脾，勝於腎，腎不勝，故骨痛而髮墮落。此五味之所傷也。五味入口，輸於腸胃而內養五藏，各有所養，有所欲，欲則互有所傷，故下文曰。故心欲苦，合火故也。肺欲辛，合金故也。肝欲酸，合木故也。脾欲甘，合土故也。腎欲鹹，合水故也。此五味之所合也。各隨其欲而歸湊之。五藏之氣，新校正云：按全元起本云此五味之合五藏之氣也，連上文，太素同。故色見青如草茲者死，茲，滋也，言如草初生之青色也。黃如枳實者死，色青黃也。黑如炲者死，炲謂炲煤也。赤如衃血者死，衃血謂敗惡凝聚之血，色赤黑也。白如枯骨者死，白而枯槁，如乾骨之白也。此五色之見死也。藏敗故見死色也。三部九候論曰：五藏已敗，其色必夭，夭必死矣。此之謂也。青如翠羽者生，赤如雞冠者生，黃如蟹腹者生，白如豕膏者生，黑如烏羽者生，此五色之見生也。此謂光潤也。色雖可愛，若見朦朧，尤善矣。故下文曰。生於心，如以縞裹朱；生於肺，如以縞裹紅；生於肝，如以縞裹紺；生於脾，如以縞裹栝樓實；生於腎，如以縞裹紫。是乃真見生色也。縞，白色。紺，薄青色。此五藏所生之外榮也。榮，美色也。色味當五藏：白當肺辛，赤當心苦，青當肝酸，黃當脾甘，黑當腎鹹。各當其所應，而為色味也。故白當皮，赤當脈，青當筋，黃當肉，黑當骨。各歸其所養之藏氣也。諸脈者皆屬於目，脈者血之府。宣明五氣篇曰：久視傷血。由此明諸脈皆屬於目也。新校正云：按皇甫士安云：九卷曰：心藏脈，脈舍神，神明通體，故云屬目。諸髓者皆屬於腦，腦為髓海，故諸髓屬之。諸筋者皆屬於節，筋氣之堅結者，皆絡於骨節之間也。宣明五氣篇曰：久行傷筋。由此明諸筋皆屬於節也。諸血者皆屬於心，血居脈內，屬於心也。八正神明論曰：血氣者人之神。然神者心之主，由此故諸血皆屬於心也。諸氣者皆屬於肺，肺藏主氣故也。此四支八谿之朝夕也。谿者肉之小會名也。八谿謂肘膝腕也。如是氣血筋脈互有盛衰，故為朝夕矣。故人臥血歸於肝，肝藏血，心行之，人動則血運於諸經，人靜則血歸於肝藏。何者？肝主血海故也。肝受血而能視，言其用也。目為肝之官，故肝受血而能視。足受血而能步，氣行乃血流，故足受血而能行步也。掌受血而能握，以當把握之用。指受血而能攝。以當攝受之用也。血氣者人之神，故所以受血者皆能運用。臥出而風吹之，血凝於膚者為痹，謂瘰痹也。凝於脈者為泣，泣謂血行不利。凝於足者為厥，厥謂足逆冷也。此三者，血行而不得反其空，故為痹厥也。空者，血流之道，大經隧也。人有大谷十二分，大經所會謂之大谷也。十二分者，謂十二經脈之部分。小谿三百五十四名，少十二俞。小絡所會謂之小谿也。然以三百六十五小絡言之者，除十二俞外，則當三百五十三名。經言三百五十四者，傳寫行書誤以三為四也。新校正云：按別本及全元起本、太素俞作關。此皆衛氣之所留止，邪氣之所客也。衛氣滿填以行，邪氣不得居止；衛氣虧缺留止，則為邪氣所客，故言邪氣所客。鍼石緣而去之。緣謂夤緣行去之貌。言邪氣所客，衛氣留止，鍼其谿谷，則邪氣夤緣隨脈而行去也。診病之始，五決為紀。五決謂以五藏之脈為決生死之綱紀也。欲知其始，先建其母。建，立也。母謂應時之王氣也。先立應時王氣，而後乃求邪正之氣也。所謂五決者，五脈也。謂五藏脈也。是以頭痛巔疾，下虛上實，過在足少陰、巨陽，甚則入腎。足少陰，腎脈。巨陽，膀胱脈。膀胱之脈者，起於目內眦，上額交巔上；其支別者，從巔至耳上角；其直行者，從巔入絡腦，還出別下項，循肩髆內，俠脊抵腰中，入循膂，絡腎屬膀胱。然腎虛而不能引巨陽之氣，故頭痛而為上巔之疾也。經病甚已，則入於藏矣。徇蒙招尤目冥耳聾。下實上虛。過在足少陽厥陰。甚則入肝。徇疾也蒙不明也言目暴疾而不明招謂掉也搖掉不定也尤甚也目疾不明首掉尤甚謂暴病也目冥耳聾謂漸病也足少陽膽脈厥陰肝脈也厥陰之脈從少腹上俠胃屬肝絡膽貫鬲布脅肋循喉嚨之後入頏顙上出額與督脈會於巔其支別者從目系下頰裏足少陽之脈起於目銳眥上抵頭角下耳後循頸入缺盆其支別者從耳後入耳中又支別者別目銳眥下顴加頰車下頸合缺盆以下胷中貫鬲絡肝屬膽今氣不足故爲是病　新校正云按王注徇蒙言目暴疾而不明義未甚顯徇蒙者葢謂目瞼瞤動疾數而蒙暗也又少陽之脈下顴甲乙經作下頞

腹滿䐜脹。支鬲胠脇。下厥上冒。過在足太陰陽明。胠謂脇上也下厥上冒者謂氣從下逆上而冒於目也足太陰脾脈陽明胃脈也足太陰脈自股內前廉入腹屬脾絡胃上鬲足陽明脈起於鼻交於頞下循鼻外下絡頤頷從喉嚨入缺盆屬胃絡脾其直行者從缺盆下乳內廉下俠齊入氣街中其支別者起胃下口循腹裏至氣街中而合以下髀故爲是病

欬嗽上氣。厥在胷中。過在手陽明太陰。手陽明大腸脈太陰肺脈也手陽明脈自肩髃前廉上出於柱骨之會上下入缺盆絡肺下鬲屬大腸手太陰脈起於中焦下絡大腸還循胃口上鬲屬肺從肺系橫出掖下故爲欬嗽上氣厥在胷中也　新校正云按甲乙經厥作病

心煩頭痛病在鬲中。過在手巨陽少陰。手巨陽小腸脈少陰心脈也巨陽之脈從肩上入缺盆絡心循咽下鬲抵胃屬小腸其支別者從缺盆循頸上頰至目銳眥手少陰之脈起於心中出屬心系下鬲絡小腸故心煩頭痛病在鬲中也　新校正云按甲乙經云胷中痛支滿腰背相引而痛過在手少陰太陽也

夫脈之小大滑濇浮沈。可以指別。夫脈小者細小大者滿大滑者往來流利濇者往來蹇難浮者浮於手下沈者按之乃得也如是雖衆狀不同然手巧心諦而指可分別也

五藏之象。可以類推。象謂氣象也言五藏雖隱而不見然其氣象性用猶可以物類推之何者肝象木而曲直心象火而炎上脾象土而安靜肺象金而剛決腎象水而潤下夫如是皆大舉宗兆其中隨事變化象法傍通者可以同類而推之尒

五藏相音。可以意識。音謂五音也夫肝音角心音徵脾音宮肺音商腎音羽此其常應也然其互相勝負聲見否藏則耳聰心敏者猶可以意識而知之

五色微診。可以目察。色謂顏色也夫肝色青心色赤脾色黃肺色白腎色黑此其常色也然其氣象交互微見吉凶則目明智遠者可以占視而知之

能合脈色。可以萬全。色青者其脈弦色赤者其脈鉤色黃者其脈代色白者其脈毛色黑者其脈堅此其常色脈也然其參校異同斷言成敗則審而不惑萬舉萬全色脈之病例如下說

赤脈之至也。喘而堅。診曰有積氣在中。時害於食。名曰心痹。喘謂脈至如卒喘狀也藏居鬲病則脈爲喘狀故心肺二藏而獨言之爾喘爲心氣不足堅則病氣有餘心脈起於心胷之中故積氣在中時害於食也積謂病氣積聚痹謂藏氣不宣行也得之外疾思慮而心虛。故邪從之。思慮心虛故外邪因之而居止矣

白脈之至也。喘而浮。上虛下實。驚。有積氣在胷中。喘而虛。名曰肺痹。寒熱。喘爲不足浮者肺虛肺不足是謂心虛上虛則下當滿實矣以其不足故善驚而氣積胷中矣然脈喘而浮是肺自不足喘而虛者是心氣上乘肺受熱而氣不得營故名肺痹而外爲寒熱也得之醉而使內也。酒味苦燥內益於心醉甚入房故心氣上勝於肺矣

青脈之至也。長而左右彈。有積氣在心下支胠。名曰肝痹。脈長而彈是爲弦緊緊爲寒氣中濕乃弦肝主胠脇近於心故氣積心下又支胠也正理論脈名例曰緊脈者如切繩狀言左右彈人手也得之寒濕。與疝同法。腰痛足清頭痛。脈緊爲寒脈長爲濕疝之爲病亦寒濕所生故言與疝同法也寒濕在下故腰痛也肝脈者起於足上行至頭出額與督脈會於巔故病則足冷而頭痛也清亦冷也

黃脈之至也。大而虛。有積氣在腹中。有厥氣。名曰厥疝。脈大爲氣脈虛爲虛既氣又虛故脾氣積於腹中也若腎氣逆上則是厥疝腎氣不上則但虛而脾氣積也女子同法。得之疾使四支汗出當風。女子同法言同其候也風氣通於肝故汗出當風則脾氣積滿於腹中

黑脈之至也。上堅而大。有積氣在小腹與陰。名曰腎痹。上謂寸口也腎主下焦故氣積聚於小腹與陰也得之沐浴清水而臥。濕氣傷下自歸於腎況沐浴而臥得無病乎靈樞經曰身半以下濕之中也

凡相五色之奇脈。面黃目青。面黃目赤。面黃目白。面黃目黑者。皆不死也。奇脈謂與色不相偶合也凡色見黃皆爲有胃氣故不死也　新校正云按甲乙經無之奇脈三字面青目赤。面赤目白。面青目黑。面黑目白。面赤目青。皆死也。無黃色而皆死者以無胃氣也五藏以胃氣爲本故無黃色皆曰死焉

五藏別論篇第十一

新校正云按全元起本在第五卷

黃帝問曰。余聞方士或以腦髓爲藏。或以腸胃爲藏。或以爲府。敢問更相反。皆自謂是。不知其道。願聞其說。方士謂明悟方術之士也言互爲藏府之差異者經中猶有之矣靈蘭秘典論以腸胃爲十二藏相使之次六節藏象論云十一藏取決於膽五藏生成篇云五藏之象可以類推五藏相音可以意識此則互相矛楯爾腦髓爲藏應在別經 岐伯對曰。腦髓骨脉膽女子胞。此六者地氣之所生也。皆藏於陰而象於地。故藏而不寫。名曰奇恒之府。腦髓骨脉雖名爲府不正與神藏爲表裏膽與肝合而不同六府之傳寫胞雖出納納則受納精氣出則化出形容形容之出謂化極而生然出納之用有殊於六府故言藏而不寫名曰奇恒之府也 夫胃大腸小腸三焦膀胱。此五者天氣之所生也。其氣象天。故寫而不藏。此受五藏濁氣。名曰傳化之府。此不能久留輸寫者也。言水穀入已糟粕變化而泄出不能久久留住於中但當化已輸寫令去而已傳寫諸化故曰傳化之府也

魄門亦爲五藏使。水穀不得久藏。謂肛之門也內通於肺故曰魄門受已化物則爲五藏行使然水穀亦不得久藏於中 所謂五藏者。藏精氣而不寫也。故滿而不能實。精氣爲滿水穀爲實但藏精氣故滿而不能實　新校正云按全元起本及甲乙經太素精氣作精神 六府者。傳化物而不藏。故實而不能滿也。以不藏精氣但受水穀故也 所以然者。水穀入口。則胃實而腸虛。以未下也 食下。則腸實而胃虛。水穀下也 故曰。實而不滿。滿而不實也。帝曰。氣口何以獨爲五藏主。氣口則寸口也亦謂脉口以寸口可候氣之盛衰故云氣口可以切脉之動靜故云脉口皆同取於手魚際之後同身寸之一寸是則寸口也 岐伯曰。胃者水穀之海。六府之大源也。人有四海水穀之海則其一也受水穀已榮養四傍以其當運化之源故爲六府之大源也 五味入口。藏於胃以養五藏氣。氣口亦太陰也。氣口在手魚際之後同身寸之一寸氣口之所候脉動者是手太陰脉氣所行故言氣口亦太陰也 是以五藏六府之氣味。皆出於胃。變見於氣口。榮氣之道內穀爲實　新校正云詳此注出靈樞實作寶穀入於胃氣傳與肺精專者循肺氣行於氣口故云變見於氣口也　新校正云按全元起本出作入 故五氣入鼻。藏於心肺。心肺有病。而鼻爲之不利也。凡治病必察其下。適其脉。觀其志意與其病也。下謂目下所見可否也調適其脉之盈虛觀量志意之邪正及病深淺成敗之宜乃守法以治之也　新校正云按太素作必察其上下適其脉候觀其志意與其病能 拘於鬼神者。不可與言至德。志意邪則好祈禱言至德則事必違故不可與言至德也 惡於鍼石者。不可與言至巧。惡於鍼石則巧不得施故不可與言至巧 病不許治者。病必不治。治之無功矣。心不許人治之是其必死強爲治者功亦不成故曰治之無功矣

重廣補注黃帝內經素問卷第三

靈蘭秘典論　膻徒旱切　稾力稔切　瘠音籍　瞿音劬

六節藏象論　僦即就切　溲所鳩切小便也

五藏生成論　胝䐢上丁尼切下側救切　炲音苔　衃芳杯切　[illegible]音頑又音君　隧音遂　頏胡浪切　顙蘇朗切　系奚帝切　顴音權　胠去魚切　髃音虞

五藏別論　揗音巡　惡音污

重廣補注黄帝内經素問卷第四

啓玄子次注林億孫奇高保衡等奉敕校正孫兆重改誤

異法方宜論　移精變氣論
湯液醪醴論　玉板論要篇
診要經終論

異法方宜論篇第十二 新校正云按全元起本在第九卷

黄帝問曰醫之治病也一病而治各不同皆愈何也 不同謂鍼石灸焫毒藥導引按蹻也 岐伯對曰地勢使然也 謂法天地生長收藏及高下燥濕之勢 故東方之域天地之所始生也 法春氣也 魚鹽之地海濱傍水 魚鹽之地海之利也濵水際也隨業近之 其民食魚而嗜鹹皆安其處美其食 豐其利故居安恣其味故食美 魚者使人熱中鹽者勝血 魚發瘡則熱中之信鹽發渴則勝血之徵 故其民皆黑色踈理其病皆爲癰瘍 血弱而熱故喜爲癰瘍 其治宜砭石 砭石謂以石爲鍼也山海經曰高氏之山有石如玉可以爲鍼則砭石也　新校正云按氏一作伐 故砭石者亦從東方來 東人今用之 西方者金玉之域沙石之處天地之所收引也 法秋氣也引謂牽引使收斂也 其民陵居而多風水土剛強 居室如陵故曰陵居金氣肅殺故水土剛強也　新校正云詳大抵西方地高民居高陵故多風也不必室如陵矣 其民不衣而褐薦其民華食而脂肥 不衣絲綿故曰不衣褐謂毛布也薦謂細草也華謂鮮美酥酪骨肉之類也以食鮮美故人體脂肥 故邪不能傷其形體其病生於内 水土剛強飲食脂肥膚腠閉封血氣充實故邪不能傷也内謂喜怒悲憂恐及飲食男女之過甚也　新校正云詳悲一作思當作思已具陰陽應象大論注中 其治宜毒藥 能攻其病則謂之毒藥以其血氣盛肌肉堅飲食華水土強故病宜毒藥方制御之藥謂草木蟲魚鳥獸之類皆能除病者也 故毒藥者亦從西方來 西人方術今奉之 北方者天地所閉藏之域也其地高陵居風寒冰冽 法冬氣也 其民樂野處而乳食藏寒生滿病 水寒冰冽故生病於藏寒也　新校正云按甲乙經无滿字 其治宜灸焫 火艾燒灼謂之灸焫 故灸焫者亦從北方來 北人正行其法 南方者天地所長養陽之所盛處也其地下水土弱霧露之所聚也 法夏氣也地下則水流歸之水多故土弱而霧露聚 其民嗜酸而食胕 言其所食不芬香　新校正云按全元起云食魚也 故其民皆緻理而赤色其病攣痺 酸味收斂故人皆肉理密緻陽盛之處故色赤濕氣内滿熱氣内薄故筋攣脉痺也 其治宜微鍼 微細小也細小之鍼調脉衰盛也 故九鍼者亦從南方來 南人盛崇之 中央者其地平以濕天地所以生萬物也衆 法土德之用故生物衆然東方海南方下西方北方高中央之地平以濕則地形斯異生病殊焉 其民食雜而不勞 四方輻輳而萬物交歸故人食紛雜而不勞也 故其病多痿厥寒熱 濕氣在下故多病痿弱氣逆及寒熱也陰陽應象大論曰地之濕氣感則害皮肉筋脉居近於濕故爾 其治宜導引按蹻 導引謂搖筋骨動支節按謂抑按皮肉蹻謂捷舉手足 故導引按蹻者亦從中央出也 中人用爲養神調氣之正道也 故聖人雜合以治各得其所宜 隨方而用各得其宜唯聖人法乃能然矣 故治所以異而病皆愈者得病之情知治之大體也 達性懷故然

移精變氣論篇第十三 新校正云按全元起本在第二卷

黄帝問曰余聞古之治病惟其移精變氣可祝由而已今世治病毒藥治其内鍼石治其外或愈或不愈何也 移謂移易變謂變改皆使邪不傷正精神復強而内守也生氣通天論曰聖人傳精神服天氣上古天眞論曰精神内守病安從來 岐伯對曰往古人居禽獸之閒動作以避寒陰居以避暑内無眷慕之累外無伸官之形 新校正云按全元起本伸作臾 此恬憺

之世邪不能深入也。故毒藥不能治其內。鍼石不能治其外。故可移精祝由而已。古者巢居穴處夕隱朝游禽獸之間斷可知矣然動躁陽盛故身熱足以禦寒涼氣生寒故陰居可以避暑矣夫志捐思想則內无眷慕之累心亡願欲故外无伸宦之形靜保天眞自无邪勝是以移精變氣无假毒藥祝說病由不勞鍼石而已　新校正云按全元起云祝由南方神當今之世不然。情慕云爲遠於道也憂患緣其內。苦形傷其外。又失四時之從。逆寒暑之宜。賊風數至。虛邪朝夕。內至五藏骨髓。外傷空竅肌膚。所以小病必甚。大病必死。故祝由不能已也。帝曰善。余欲臨病人。觀死生。決嫌疑。欲知其要。如日月光。可得聞乎。岐伯曰。色脉者。上帝之所貴也。先師之所傳也。上帝謂上古之帝先師謂岐伯祖世之師僦貸季也上古使僦貸季。理色脉而通神明。合之金木水火土四時八風六合。不離其常。先師以色白脉毛而合金應秋以色青脉弦而合木應春以色黑脉石而合水應冬以色赤脉洪而合火應夏以色黃脉代而合土應長夏及四季然以是色脉下合五行之休王上副四時之往來故六合之間八風鼓坼不離常候盡可與期何者以見其變化而知之也故下文曰變化相移。以觀其妙。以知其要。言所以知四時五行之氣變化相移之要妙者何以色脉故也欲知其要。則色脉是矣。色以應日。脉以應月。常求其要。則其要也。言脉應月色應日者占候之期準也常求色脉之差忒是則平人之診要也夫色之變化。以應四時之脉。此上帝之所貴。以合於神明也。所以遠死而近生。觀色脉之臧否曉死生之徵兆故能常遠於死而近於生也生道以長。命曰聖王。上帝聞道勤而行之生道以長惟聖王乃爾而常用也中古之治病。至而治之。湯液十日。以去八風五痺之病。八風謂八方之風五痺謂皮肉筋骨脉之痺也靈樞經曰風從東方來名曰嬰兒風其傷人也外在筋紐內舍於肝風從東南來者名曰弱風其傷人也外在於肌內舍於胃風從南方來名曰大弱風其傷人也外在於脉內舍於心風從西南來名曰謀風其傷人也外在於肉內舍於脾風從西方來名曰剛風其傷人也外在於皮內舍於肺風從西北來名曰折風其傷人也外在於手太陽之脉內舍於小腸風從北方來名曰大剛風其傷人也外在於骨內舍於腎風從東北來名曰凶風其傷人也外在於掖脇內舍於大腸又痺論曰以春甲乙傷於風者爲筋痺以夏丙丁傷於風者爲脉痺以秋庚辛傷於風者爲皮痺以冬壬癸傷於邪者爲骨痺以至陰遇此者爲肉痺是所謂八風五痺之病也　新校正云按此注引痺論今經中痺論不如此當云風論曰以春甲乙傷於風者爲肝風以夏丙丁傷於風者爲心風季夏戊己傷於邪者爲脾風以秋庚辛中於邪者爲肺風以冬壬癸中於邪者爲腎風痺論曰風寒濕三氣雜至合而爲痺以冬遇此者爲骨痺以春遇此者爲筋痺以夏遇此者爲脉痺以至陰遇此者爲肌痺以秋遇此者爲皮痺十日不已。治以草蘇草荄之枝。本末爲助。標本已得。邪氣乃服。草蘇謂藥煎也草荄謂草根也枝謂莖也言以諸藥根苗合成其煎俾相佐助而以服之凡藥有用根者有用莖者有用枝者有用華實者有用根莖枝華實者湯液不去則盡用之故云本末爲助也標本已得邪氣乃服者言工人與病主療相應則邪氣率服而隨時順也湯液醪醴論曰病爲本工爲標標本不得邪氣不服此之謂主療不相應也或謂取標本論末云鍼也　新校正云按全元起本又云得其標本邪氣乃散矣暮世之治病也則不然。治不本四時。不知日月。不審逆從。四時之氣各有所在不本其處而即妄攻是反古也四時刺逆從論曰春氣在經脉夏氣在孫絡長夏氣在肌肉秋氣在皮膚冬氣在骨髓工當各隨所在而辟伏其邪爾不知日月者謂日有寒溫明暗月有空滿虧盈也八正神明論曰凡刺之法必候日月星辰四時八正之氣氣定乃刺之是故天溫日明則人血淖液而衛氣浮故血易寫氣易行天寒日陰則人血凝泣而衛氣沉月始生則血氣始精衛氣始行月郭滿則血氣盛肌肉堅月郭空則肌肉減經絡虛衛氣去形獨居是以因天時而調血氣也是故天寒無刺天溫無疑月生無寫月滿無補月郭空無治是謂得時而調之因天之序盛虛之時移光定位正立而待之故曰月生而寫是謂藏虛月滿而補血氣盈溢絡有留血命曰重實月郭空而治是謂亂經陰陽相錯眞邪不別沈以留止外虛內亂淫邪乃起此之謂也不審逆從者謂不審量其病可治與不可治故下文曰病形已成。乃欲微鍼治其外。湯液治其內。言心意粗略不精審也粗工兇兇。以爲可攻。故病未已。新病復起。粗謂粗略也兇兇謂不料事宜之可否也何以言之假令飢人形氣羸劣食令極飽能不霍乎豈其與食而爲惡邪蓋爲失時復過節也非病逆鍼石湯液失時過節則其害反增矣　新校正云按別本霍一作害帝曰。願聞要道。岐伯曰。治之要極。無失色脉。用之不惑。

治之大則惑謂惑亂則謂法則也言色脉之應昭然不欺但順用而不亂紀綱則治病審當之大法也逆從到行標本不得亡神失國逆從到行謂反順爲逆標本不得謂工病失宜夫以反理到行所爲非順豈唯治人而神氣受害若使之輔佐君主亦令國祚不保康寧矣去故就新乃得眞人標本不得工病失宜則當去故逆理之人就新明悟之士乃得至眞精曉之人以全己也帝曰余聞其要於夫子矣夫子言不離色脉此余之所知也岐伯曰治之極於一帝曰何謂一岐伯曰一者因得之因問而得之也帝曰奈何岐伯曰閉戶塞牖繫之病者數問其情以從其意問其所欲而察是非也得神者昌失神者亡帝曰善

湯液醪醴論篇第十四新校正云按全元起本在第五卷

黃帝問曰爲五穀湯液及醪醴奈何液謂清液醪醴謂酒之屬也岐伯對曰必以稻米炊之稻薪稻米者完稻薪者堅堅謂資其堅勁完謂取其完全完全則酒清冷堅勁則氣迅疾而效速也帝曰何以然言何以能完堅邪岐伯曰此得天地之和高下之宜故能至完伐取得時故能至堅也夫稻者生於陰水之精首戴天陽之氣二者和合然乃化成故云得天地之和而能至完秋氣勁切霜露凝結稻以冬採故云伐取得時而能至堅帝曰上古聖人作湯液醪醴爲而不用何也岐伯曰自古聖人之作湯液醪醴者以爲備耳言聖人愍念生靈先防萌漸陳其法制以備不虞耳夫上古作湯液故爲而弗服也聖人不治已病治未病故但爲備用而不服也中古之世道德稍衰邪氣時至服之萬全雖道德稍衰邪氣時至以心猶近道故服用萬全也帝曰今之世不必已何也言不必如中古之世何也岐伯曰當今之世必齊毒藥攻其中鑱石鍼艾治其外也言法殊於往古也帝曰形弊血盡而功不立者何岐伯曰神不使也帝曰何謂神不使岐伯曰鍼石道也言神不能使鍼石之妙用也何者志意違背於師示故也精神不進志意不治故病不可愈動離於道耗散天眞故爾　新校正云按全元起本云精神進志意定故病可愈太素云精神越志意散故病不可愈今精壞神去榮衛不可復收何者嗜欲無窮而憂患不止精氣弛壞榮泣衛除故神去之而病不愈也精神者生之源榮衛者氣之主氣主不輔生源復消神不內居病何能愈哉帝曰夫病之始生也極微極精必先入結於皮膚今良工皆稱曰病成名曰逆則鍼石不能治良藥不能及也今良工皆得其法守其數親戚兄弟遠近音聲日聞於耳五色日見於目而病不愈者亦何暇不早乎新校正云按別本暇一作謂岐伯曰病爲本工爲標標本不得邪氣不服此之謂也言醫與病不相得也然工人或親戚兄弟該明情疑勿用工先備識不謂知方鍼艾之妙靡容藥石之攻匪預如是則道雖昭著萬舉萬全病不許治欲奚爲療五藏別論曰拘於鬼神者不可與言至德惡於鍼石者不可與言至巧病不許治者病必不治治之無功此皆謂工病不相得邪氣不賓服也豈惟鍼艾之有惡哉藥石亦有之矣　新校正云按移精變氣論曰標本已得邪氣乃服帝曰其有不從毫毛而生五藏陽以竭也新校正云按全元起本及太素陽作傷義亦通津液充郭其魄獨居孤精於內氣耗於外形不可與衣相保此四極急而動中是氣拒於內而形施於外治之奈何不從毫毛言生於內也陰氣內盛陽氣竭絕不得入於腹中故言五藏陽以竭也津液者水也充滿也郭皮也陰稸於中水氣脹滿上攻於肺肺氣孤危魄者肺神腎爲水害子不救母故云其魄獨居也夫陰精損削於內陽氣耗減於外則三焦閉溢水道不通水滿皮膚身體否腫故云形不可與衣相保也凡此之類皆四支脉數急而內鼓動於肺中也肺動者謂氣急而欬也言如是者皆水氣格拒於腹膜之內浮腫施張於身形之外欲窮標本其可得乎四極言四末則四支也左傳曰風淫末疾靈樞經曰陽受氣

於四末　新校正云詳形施於外施字疑誤 岐伯曰平治於權衡去宛陳莝新校正云按本素莝作莝微動四極溫衣繆刺其處以復其形開鬼門潔淨府精以時服五陽已布疏滌五藏故精自生形自盛骨肉相保巨氣乃平平治權衡謂察脉浮沈也脉浮爲在表脉沈爲在裏在裏者泄之在外者汗之故下次云開鬼門潔淨府也去宛陳莝謂去積久之水物猶如草莝之不可久留於身中也全本作草莝微動四極謂微動四支令陽氣漸以宣行故又曰溫衣也經脉滿則絡脉溢絡脉溢則繆刺之以調其絡脉使形容如舊而不腫故云繆刺其處以復其形也開鬼門是啓玄府遣氣也五陽是五藏之陽氣也潔淨府謂寫膀胱水去也脉和則五精之氣以時賓服於腎藏也然五藏之陽漸而宣布五藏之外氣穢復除也如是故精髓自生形肉自盛藏府既和則骨肉之氣更相保抱大經脉氣然乃平復爾 帝曰善。

玉版論要篇第十五

新校正云按全元起本在第二卷

黃帝問曰余聞揆度奇恒所指不同用之柰何岐伯對曰揆度者度病之淺深也奇恒者言奇病也請言道之至數五色脉變揆度奇恒道在於一一謂色脉之應也知色脉之應則可以揆度奇恒矣　新校正云按全元起本請作謂神轉不回回則不轉乃失其機血氣者神氣也八正神明論曰血氣者人之神不可不謹養也夫血氣應順四時遞遷囚王循環五氣無相奪倫是則神轉不回也回謂却行也然血氣隨王不合却行却行則反常反常則回而不轉也回而不轉乃失生氣之機矣何以明之夫木衰則火王火衰則土王土衰則金王金衰則水王水衰則木王終而復始循環此之謂神轉不回也若木衰水王水衰金王金衰土王土衰火王火衰木王此之謂回而不轉也然反天常軌生之何有耶至數之要迫近以微言五色五脉變化之要道迫近於天常而又微妙著之玉版命曰合玉機玉機篇名也言以此回轉之要旨著之玉版合同於玉機論文也　新校正云詳道之至數至此與玉機眞藏論文相重注頗不同容色見上下左右各在其要容色者他氣也如肝木部內見赤黃白黑色皆謂他氣也餘藏率如此例所見皆在明堂上下左右要察候處故云各在其要　新校正云按全元起本容　作容視色之法具甲乙經中其色見淺者湯液主治十日已色淺則病輕故十日乃已其見深者必齊主治二十一日已色深則病甚故必終齊乃已其見大深者醪酒主治百日已病深甚故日多色夭面脱不治色見大深兼之夭惡面肉又脱不可治也百日盡已色不夭面不脱治之百日盡可已　新校正云詳色夭面脱雖不治然期當百日乃已盡也脉短氣絕死脉短已虛加之漸絕眞氣將竭故必死病溫虛甚死甚虛而病溫溫氣內涸其精血故死色見上下左右各在其要上爲逆下爲從色見於下者病生之氣也故從色見於上者傷神之兆也故逆女子右爲逆左爲從男子左爲逆右爲從左爲陽故男子右爲從而左爲逆右爲陰故女子右爲逆而左爲從易重陽死重陰死女子色見於左男子色見於右是變易也男子色見於左是曰重陽女子色見於右是曰重陰氣極則反故皆死也陰陽反他新校正云按陰陽應象大論云陰陽反作治在權衡相奪奇恒事也揆度事也權衡相奪謂陰陽二氣不得高下之宜是奇於恒常之事當揆度其氣隨宜而處療之搏脉痹躄寒熱之交脉擊搏於手而病瘰痹及攣躄者皆寒熱之氣交合所爲非邪氣虛實之所生也脉孤爲消氣虛泄爲奪血夫脉有表無裏有裏無表皆曰孤亡之氣也若有表有裏而氣不足者皆曰虛衰之氣也孤爲逆虛爲從孤無所依故曰逆虛衰可復故曰從行奇恒之法以太陰始凡揆度奇恒之法先以氣口太陰之脉定四時之正氣然後度量奇恒之氣也行所不勝曰逆逆則死木見金脉金見火脉火見水脉水見土脉土見木脉如是皆行所不勝也故曰逆賊勝不已故逆則死焉行所勝曰從從則活木見水火土脉火見金土木脉土見金水火脉金見土木水脉水見金火木脉如是者皆可勝之脉故曰從從則無所尅殺傷敗故從則活也八風四時之勝終而復始以不越於五行故雖相勝猶循環終而復始也逆行一過不復可數論要畢矣過謂遍也然逆行一過遍於五氣者不復可數爲平和矣

診要經終論篇第十六

新校正云按全元起本在第二卷

黃帝問曰診要何如岐伯對曰正月二月天氣始方地氣始發人氣在肝方正也言天地氣正發生其萬物也木治東方王七十二日猶當三月節後一十二日是木之

用事以月而取則正月二月人氣在肝三月四月。天氣正方。地氣定發。人氣在脾。天氣正方以陽氣明盛地氣定發爲萬物華而欲實也然季終土寄而王土又生於丙故人氣在脾五月六月。天氣盛。地氣高。人氣在頭。天陽赫盛地焰高升故言天氣盛地氣高火性炎上故人氣在頭也七月八月。陰氣始殺。人氣在肺。七月三陰支生八月陰始肅殺故云陰氣始殺也然陰氣肅殺類合於金肺氣象金故人氣在肺也九月十月。陰氣始冰。地氣始閉。人氣在心。陰氣始凝地氣始閉隨陽而入故人氣在心十一月十二月。冰復。地氣合。人氣在腎。陽氣深復故氣在腎也夫氣之變也故發生於木長茂於土盛高而上肅殺於金避寒於火伏藏於水斯皆隨順陰陽氣之升沈也五藏生成論曰五藏之象可以類推此之謂氣類也故春刺散俞。及與分理。血出而止。散俞謂間穴分理謂肌肉分理　新校正云按四時刺逆從論云春氣在經脉此散俞即經脉之俞也又水熱穴論云春取絡脉分肉甚者傳氣。間者環也。辨疾氣之間甚也傳謂相傳環謂循環也相傳則傳所不勝循環則周迴於五氣也　新校正云按太素環也作環已夏刺絡俞。見血而止。盡氣閉環。痛病必下。盡氣謂出血而盡鍼下取所病脉盛邪之氣也邪氣盡已穴俞閉塞則經脉循環而痛病之氣必下去矣以陽氣大盛故爲是法刺之　新校正云按四時刺逆從論云夏氣在孫絡此絡俞即孫絡之俞也又水熱穴論云夏取盛經分腠秋刺皮膚。循理。上下同法。神變而止。循理謂循肌肉之分理也上謂手脉下謂足脉神變謂脉氣變易與未刺時異也脉者神之用故爾言之　新校正云按四時刺逆從論云秋氣在皮膚義與此合又水熱穴論云取俞以寫陰邪取合以虛陽邪皇甫士安云是始秋之治變冬刺俞竅於分理。甚者直下。間者散下。直下謂直爾下之散下謂散布下之　新校正云按四時刺逆從論云冬氣在骨髓此俞竅即骨髓之俞竅也又水熱穴論云冬取井滎皇甫士安云是末冬之治變也春夏秋冬。各有所刺。法其所在。春刺夏分。脉亂氣微。入淫骨髓。病不能愈。令人不嗜食。又且少氣。心主脉故脉亂氣微水受氣於夏腎主骨故入淫於骨髓也心火微則胃土不足故不嗜食而少氣也　新校正云按四時刺逆從論云春刺絡脉血氣外溢令人少氣春刺秋分。筋攣逆氣環。爲欬嗽。病不愈。令人時驚。又且哭。木受氣於秋肝主筋故刺

秋分則筋攣也若氣逆環周則爲欬嗽肝主驚故時驚肺主氣故氣逆又且哭也　新校正云按四時刺逆從論云春刺肌肉血氣環逆令人上氣也春刺冬分。邪氣著藏。令人脹。病不愈。又且欲言語。冬主陽氣伏藏故邪氣著藏腎實則脹故刺冬分則令人脹也火受氣於冬心主言故欲言語也　新校正云按四時刺逆從論云春刺筋骨血氣內著令人腹脹夏刺春分。病不愈。令人解墮。肝養筋肝氣不足故筋力解墮　新校正云按四時刺逆從論云夏刺經脉血氣乃竭令人解墮夏刺秋分。病不愈。令人心中欲無言。惕惕如人將捕之。肝木爲語傷秋分則肝木虛故恐如人將捕之肝不足故欲無言而復恐也　新校正云按四時刺逆從論云夏刺肌肉血氣內却令人善恐甲乙經作悶夏刺冬分。病不愈。令人少氣。時欲怒。夏傷於腎肝肺敎之志內不足故令人少氣時欲怒也　新校正云按四時刺逆從論云夏刺筋骨血氣上逆令人善怒秋刺春分。病不已。令人惕然。欲有所爲。起而忘之。肝虛故也刺不當也　新校正云按四時刺逆從論云秋刺經脉血氣上逆令人善忘秋刺夏分。病不已。令人益嗜臥。又且善夢。心氣少則脾氣孤故令嗜臥心主夢神爲之故令善夢　新校正云按四時刺逆從論云秋刺絡脉氣不外行令人臥不能動秋刺冬分。病不已。令人洒洒時寒。陰氣上干故時寒也洒洒寒貌　新校正云按四時刺逆從論云秋刺筋骨血氣內令人寒慄冬刺春分。病不已。令人欲臥不能眠。眠而有見。肝氣少故令欲臥不能眠肝主目故眠而如見有物之形狀也　新校正云按四時刺逆從論云冬刺經脉血氣皆脫令人目不明冬刺夏分。病不愈。氣上發爲諸痺。泄脉氣故也　新校正云按四時刺逆從論云冬刺絡脉血氣外泄留爲大痺冬刺秋分。病不已。令人善渴。肺氣不足故發渴　新校正云按四時刺逆從論云冬刺肌肉陽氣竭絶令人善渴凡刺胷腹者。必避五藏。心肺在鬲上腎肝在鬲下脾象土而居中故刺胷腹必避之五藏者所以藏精神魂魄意志損之則五神去神去則死至故不可不慎也中心者。環死。氣行如環之一周則死也正謂周十二辰也　新校正云按刺禁論云一日死其動爲噫四時刺逆從論同此經闕刺中肝死日刺禁論云中肝五日死其動爲語四時刺逆從論同也中脾者。五日死。土數五也　新校正云按刺禁論云中脾十日死其動爲吞四時刺逆從論同中腎者。七日死。水成數六水數畢當至七日而死一云十日死字之誤也　新校正云按刺禁論云中腎六日死其動爲嚏四時刺逆從論云中腎六日死其動爲嚏欠中肺者。五日死。金生數四金數畢當至五日而死一云三日死亦字誤也　新校正云按刺禁

論云中肺三日死其動爲欬四時刺逆從論同王注四時刺逆從論云此三論皆歧伯之言而不同者傳之誤也中鬲者皆爲傷中其病雖愈不過一歲必死五藏之氣同主一年鬲傷則五藏之氣互相剋伐故不過一歲必死刺避五藏者知逆從也所謂從者鬲與脾腎之處不知者反之腎著於脊脾藏居中鬲連於脇際知者爲順不知者反傷其藏刺胷腹者必以布憿著之乃從單布上刺形定則不誤中於五藏也新校正云按別本憿一作憿又作撽刺之不愈復刺要以氣至爲効也鍼經曰刺之氣不至无問其數刺之氣至去之勿復鍼此之謂也刺鍼必肅肅謂靜肅所以候氣之存刺腫搖鍼以出大膿血故經刺勿搖經氣不欲泄故此刺之道也帝曰願聞十二經脉之終奈何終謂盡也歧伯曰太陽之脉其終也戴眼反折瘈瘲其色白絶汗乃出出則死矣戴眼謂睛不轉而仰視也然足太陽脉起於目内眥上額交巔上從巔入絡腦還出別下項循肩髆内俠脊抵腰中其支別者下循足至小指外側手太陽脉起於手小指之端循臂上肩入缺盆其支別者上頰至目内眥抵足太陽　新校正云按甲乙經作斜絡於顴　又其支別者從缺盆循頸上頰至目外眥　新校正云按甲乙經外作兊故戴眼反折瘈瘲色白絶汗乃出也絶汗謂汗暴出如珠而不流旋復乾也太陽極則汗出故出則死少陽終者耳聾百節皆縱目睘絶系絶系一日半死其死也色先青白乃死矣足少陽脉起於目銳眥上抵頭角下耳後其支別者從耳後入耳中出走耳前手少陽脉其支別者從耳後亦入耳中出走耳前故終則耳聾目睘絶系也少陽主骨故氣終則百節縱緩色青白者金木相薄也故見死矣睘謂直視如驚貌陽明終者口目動作善驚妄言色黃其上下經盛不仁則終矣足陽明脉起於鼻交頞中下循鼻外入上齒縫中還出俠口環脣下交承漿却循頤後下廉出大迎循頰車上耳前過客主人循髮際至額顱其支別者從大迎前下人迎循喉嚨入缺盆下鬲手陽明脉起於手循臂至肩上出於柱骨之會上下入缺盆絡肺其支別者從缺盆上頸貫頰下入齒中還出俠口交人中左之右右之左上俠鼻鼽抵足陽明　新校正云按甲乙經鼽作孔无抵足陽明四字故終則口目動作也口目動作謂目睒睒而鼓頷也胃病則惡人與火聞木音則愓然而驚又罵詈罵詈而不避親踈故善驚妄言也黃者土色上謂手脉下謂足脉也經盛謂面目頸頷足跗腕脛皆躁盛而動也不仁謂不知善惡如

是者皆氣竭之徵也故終矣少陰終者面黑齒長而垢腹脹閉上下不通而終矣手少陰氣絶則血不流足少陰氣絶則骨不耎骨硬則斷上宣故齒長而積垢汙血壞則皮色死故面色如漆而不赤也足少陰脉從腎上貫肝鬲入肺中手少陰脉起於心中出屬心系下鬲絡小腸故其終則腹脹閉上下不通也　新校正云詳王注云骨不耎骨硬按難經及甲乙經云骨不濡則肉弗能著當作骨不濡手少陰脉絡小腸甲乙經作脉絡小腸太陰終者腹脹閉不得息善噫善嘔足太陰脉行從股内前廉入腹屬脾絡胃上鬲手太陰脉起於中焦下絡大腸還循胃口上鬲屬肺故終則如是也靈樞經曰足太陰之脉動則病食則嘔腹脹善噫也嘔則逆逆則面赤嘔則氣逆故面赤　新校正云按靈樞經作善噫噫則嘔嘔則逆不逆則上下不通不通則面黑皮毛焦而終矣嘔則上通故但面赤不嘔則下已閉上復不通心氣外燔故皮毛焦而終矣何者足太陰脉支別者復從胃別上鬲注心中由是則皮毛焦乃心氣外燔而生也厥陰終者中熱嗌乾善溺心煩甚則舌卷卵上縮而終矣足厥陰絡循脛上睾結於莖其正經入毛中下過陰器上抵小腹俠胃上循喉嚨之後入頏顙手厥陰脉起於胷中出屬心包故終則中熱嗌乾善溺心煩矣靈樞經曰肝者筋之合也筋者聚於陰器而脉絡於舌本故甚則舌卷卵上縮也又以厥陰之脉過陰器故爾　新校正云按甲乙經睾作睪過作環此十二經之所敗也手三陰三陽足三陰三陽則十二經也敗謂氣終盡而敗壞也　新校正云詳十二經又出靈樞經與素問

重廣補注黃帝内經素問卷第四

異法方宜論　蹻巨嬌切　砭普廉切　緻直利切　標必堯切

移精變氣論　荄古哀切草根也

湯液醪醴論　醪音勞　莝音剉斬也　滌音迪　穢音畏

玉版論　度徒各切　躄

診要經終論　憿古堯切　瘲音縱　睘音瓊　睒音閃　跗音閅

重廣補注黃帝内經素問卷第五

啓玄子次注林億孫奇高保衡等奉敕校正孫兆重改誤

脉要精微論　平人氣象論

脉要精微論篇第十七 新校正云按全元起本在第六卷

黃帝問曰。診法何如。岐伯對曰。診法常以平旦。陰氣未動。陽氣未散。飲食未進。經脉未盛。絡脉調勻。氣血未亂。故乃可診有過之脉。動謂動而降卑。散謂散布而出也。過謂異於常候也。新校正云按脉經及千金方有過之脉作過此非也。王注陰氣未動謂動而降卑。按金匱真言論云平旦至日中天之陽陽中之陽也。則平旦爲一日之中純陽之時。陰氣未動耳。何有降卑之義 切脉動靜。而視精明。察五色。觀五藏有餘不足。六府強弱。形之盛衰。以此參伍。決死生之分。切謂以指切近於脉也。精明穴名也。在明堂左右兩目内眥也。以近於目。故曰精明。言以形氣盛衰。脉之多少。視精明之間氣色。觀藏府不足有餘。參其類伍。以決死生之分

夫脉者。血之府也。府聚也。言血之多少皆聚見於經脉之中也。故刺志論曰。脉實血實。脉虛血虛。此其常也。反此者病。由是故也 長則氣治。短則氣病。數則煩心。大則病進。夫脉長爲氣和。故治。短爲不足。故病。數急爲熱。故煩心。大爲邪盛。故病進也。長脉者往來長。短脉者往來短。數脉者往來急速。大脉者往來滿大也 上盛則氣高。新校正云按全元起本高作鬲 下盛則氣脹。代則氣衰。細則氣少。新校正云按太素細作滑 濇則心痛。上謂寸口。下謂尺中。盛謂盛滿。代脉者動而中止不能自還。細脉者動如莠蓬。濇脉者往來時不利而蹇濇也 渾渾革至如涌泉。病進而色弊。緜緜其去如弦絕。死。渾渾言脉氣濁亂也。革至者謂脉來弦而大實而長也。如涌泉者言脉汩汩但出而不返也。緜緜言微微似有而不甚應手也。如弦絕者言脉卒斷如弦之絕去也。若病候日進而色弊惡。如此之脉皆必死也。新校正云按甲乙經及脉經作渾渾革革至如涌泉。病進而色弊。綽綽其去如弦絕者死 夫精明五色者。氣之華也。五氣之精華者。上見爲五色。變化於精明之間也。六節藏象論曰。天食人以五氣。五氣入鼻。藏於心肺。上使五色脩明。此則明察五色也 赤欲如白裹朱。不欲如赭。白欲如鵝羽。不欲如鹽。新校正云按甲乙經作白欲如白璧之澤不欲如堊太素兩出之 青欲如蒼璧之澤。不欲如藍。黃欲如羅裹雄黃。不欲如黃土。黑欲如重漆色。不欲如地蒼。新校正云按甲乙經作炭色 五色精微象見矣。其壽不久也。赭色鹽色藍色黃土色地蒼色見者皆精微之敗象。故其壽不久 夫精明者。所以視萬物。別白黑。審短長。以長爲短。以白爲黑。如是則精衰矣。誡其誤也。夫如是者皆精明衰乃誤也 五藏者。中之守也。身形之中五神安守之所也。此則明觀五藏也。新校正云按甲乙經及太素守作府 中盛藏滿。氣勝傷恐者。聲如從室中言。是中氣之濕也。中謂腹中。盛謂氣盛。藏謂肺藏。氣勝謂勝於呼吸而喘息變易也。夫腹中氣盛。肺藏充滿。氣勝息變。善傷於恐。言聲不發。如在室中者。皆腹中有濕氣乃爾也 言而微。終日乃復言者。此奪氣也。若言音微細。聲斷不續。甚奪其氣乃如是也 衣被不斂。言語善惡。不避親踈者。此神明之亂也。倉廩不藏者。是門戶不要也。倉廩謂脾胃。門戶謂魄門。靈蘭秘典論曰。脾胃者倉廩之官也。五藏別論曰。魄門亦爲五藏使。水穀不得久藏也。魄門則肛門也。要謂禁要 水泉不止者。是膀胱不藏也。水泉謂前陰之流注也 得守者生。失守者死。夫如是倉廩不藏。氣勝傷恐。衣被不斂。水泉不止者。皆神氣得居而守則生。失其所守則死也。夫何以知神氣之不守耶。衣被不斂。言語善惡。不避親踈。則亂之證也。亂甚則不守於藏也 夫五藏者。身之強也。藏安則神守。神守則身強。故曰身之強也 頭者精明之府。頭傾視深。精神將奪矣。背者胷中之府。背曲肩隨。府將壞矣。腰者腎之府。轉搖不能。腎將憊矣。膝者筋之府。屈伸不能。行則僂附。新校正云按別本附一作俯。太素作跗 筋將憊矣。骨者髓之府。不能久立。行則振掉。骨將憊矣。皆以所居所由而爲之府也 得強則生。失強則死。強謂中氣強固

以鎮守也 岐伯曰。新校正云詳此岐伯曰前无問 反四時者。有餘為精。不足為消。應太過。不足為精。應不足。有餘為消。陰陽不相應。病名曰關格。廣陳其脉應也夫反四時者諸不足皆為血氣消損諸有餘皆為邪氣勝精也陰陽之氣不相應合不得相營故曰關格也 帝曰。脉其四時動奈何。知病之所在奈何。知病之所變奈何。知病乍在内奈何。知病乍在外奈何。請問此五者。可得聞乎。言欲順四時及陰陽相應之狀候也 岐伯曰。新校正云詳此對與問不甚相應脉四時動病之所在病之所變按文頗對病在内在外之説後文殊不相當 請言其與天運轉大也。指可見陰陽之運轉以明陰陽之不可見也 萬物之外。六合之内。天地之變。陰陽之應。彼春之暖。為夏之暑。彼秋之忿。為冬之怒。四變之動。脉與之上下。六合謂四方上下也春暖為夏暑言陽生而至盛秋忿而冬怒言陰少而之壯也忿一為急言秋氣勁急也　新校正云按全元起注本暖作緩

以春應中規。春脉耎弱輕虛而滑如規之象中外皆然故以春應中規 夏應中矩。夏脉洪大兼之滑數如矩之象可正平之故以夏應中矩 秋應中衡。秋脉浮毛輕濇而散如秤衡之象高下必平故以秋應中衡 冬應中權。冬脉如石兼沉而滑如秤權之象下遠於衡故以冬應中權也以秋中衡冬中權者言脉之高下異處如此爾此則隨陰陽之氣故有斯四應不同也 是故冬至四十五日。陽氣微上。陰氣微下。夏至四十五日。陰氣微上。陽氣微下。陰陽有時。與脉為期。期而相失。知脉所分。分之有期。故知死時。察陰陽升降之準則知經脉遞遷之象審氣候遞遷之失則知氣血分合之期分期不差故知人死之時節 微妙在脉。不可不察。察之有紀。從陰陽始。推陰陽升降精微妙用皆在經脉之氣候是以不可不察故始以陰陽為察候之綱紀 始之有經。從五行生。生之有度。四時為宜。言始所以知有經脉之察候司應者何哉蓋從五行衰王而為準度也徵求太過不及之形診皆以應四時者為生氣所宜也　新校正云按太素宜作數 補寫勿失。與天地如一。有餘者寫

之不足者補之是則應天地之常道也然天地之道損有餘而補不足是法天地之道也寫補之宜工切審之其治氣亦然 得一之情。以知死生。曉天地之道補寫不差既得一情亦可知生死之準的 是故聲合五音。色合五行。脉合陰陽。聲表宮商角徵羽故合五音色見青黃赤白黑故合五行脉彰寒暑之休王故合陰陽之氣也 是知陰盛則夢涉大水恐懼。陰為水故夢涉水而恐懼也陰陽應象大論曰水為陰 陽盛則夢大火燔灼。陽為火故夢大火而燔灼也陰陽應象大論曰火為陽 陰陽俱盛則夢相殺毀傷。亦類交爭之氣象也 上盛則夢飛。下盛則夢墮。氣上則夢上故飛氣下則夢下故墮 甚飽則夢予。内有餘故 甚飢則夢取。内不足故 肝氣盛則夢怒。肝在志為怒 肺氣盛則夢哭。肺聲哀故為哭　新校正云詳是知陰盛則夢涉大水恐懼至此乃靈樞之文誤置於斯仍少心脾腎氣盛所夢今具甲乙經中 短蟲多則夢聚衆。身中短蟲多則夢聚衆 長蟲多則夢相擊毀傷。長蟲動則内不安内不安則神躁擾故夢是矣　新校正云詳此二句亦不當出此應他經脱簡文也 是故持脉有道。虛靜

為保。前明脉應此舉持脉所由也然持脉之道必虛其心靜其志乃保定盈虛而不失　新校正云按甲乙經保作寶 春日浮。如魚之遊在波。雖出猶未全浮 夏日在膚。泛泛乎萬物有餘。泛泛平貌陽氣大盛脉氣亦象萬物之有餘易取而洪大也 秋日下膚。蟄蟲將去。隨陽氣之漸降故曰下膚何以明陽氣之漸降蟄蟲將欲藏去也 冬日在骨。蟄蟲周密。君子居室。在骨言脉深沉也蟄蟲周密言陽氣伏藏君子居室此人事也 故曰知内者按而紀之。知内者謂知脉氣也故按而為之綱紀 知外者終而始之。知外者謂知色象故以五色終而復始 此六者。持脉之大法。見是六者然後可以知脉之遷變也　新校正云詳此前對帝問脉其四時動奈何之事 心脉搏堅而長。當病舌卷不能言。搏謂搏擊於手也諸脉搏堅而長者皆為勞心而藏脉氣虛極也心手少陰脉從心系上俠咽喉故令舌卷短而不能言也 其耎而散者。當消環自已。諸脉耎散皆為氣實血虛也消謂消散環謂環周言其經氣如環之周當其火王自消散也　新校正云按甲乙經環作渴 肺脉搏堅而長。當病唾血。肺虛極則絡逆絡逆則血泄故唾出也 其耎而散者。

當病灌汗至今不復散發也汗泄玄府津液奔湊寒水灌洗皮密汗藏因灌汗藏故言灌汗至今不復散發也灌謂灌洗盛暑多爲此也　新校正云詳下文諸藏各言色而心肺二藏不言色者疑闕文也　肝脈搏堅而長色不青當病墜若搏因血在脅下令人喘逆諸脈見本經之氣而色不應者皆非病從内生是外病來勝也夫肝藏之脈端直以長故言曰色不青當病墜若搏也肝主兩脇故曰因血在脇下也肝厥陰脈布脇肋循喉嚨之後其支別者復從肝別貫鬲上注肺今血在脇下則血氣上熏於肺故令人喘逆也　其耎而散色澤者當病溢飲溢飲者渴暴多飲而易入肌皮腸胃之外也面色浮澤是爲中濕血虛中濕水液不消故言當病溢飲也以水飲滿溢故滲溢易而入肌皮腸胃之外也　新校正云按甲乙經易作溢　胃脈搏堅而長其色赤當病折髀胃虛色赤火氣救之心象於火故色赤也胃陽明脈從氣衝下髀抵伏兔故病則髀如折也　其耎而散者當病食痺痺痛也胃陽明脈其支別者從大迎前下人迎循喉嚨入缺盆下鬲屬胃絡脾故食則痛悶而氣不散也　新校正云詳謂痺爲痛義則未通　脾脈搏堅而長其色黃當病少氣脾虛則肺無所養肺主氣故少氣也　其耎而散色不澤者當病足䯒腫若水狀也色氣浮澤爲水之候色不潤澤故言若水狀也脾太陰脈自上内踝前廉上踹内循䯒骨後交出厥陰之前上循膝股内前廉入腹故病足䯒腫也　腎脈搏堅而長其色黃而赤者當病折腰色氣黃赤是心脾干腎腎受客陽故腰如折也腰爲腎府故病發於中　其耎而散者當病少血至今不復也腎主水以生化津液今腎氣不化故當病少血至今不復也　帝曰新校正云詳帝曰至以其勝治之愈全元起本在湯液篇　診得心脈而急此爲何病病形何如岐伯曰病名心疝少腹當有形也心爲牡藏其氣應陽今脈反寒故爲疝也諸脈勁急者皆爲寒形謂病形也　帝曰何以言之岐伯曰心爲牡藏小腸爲之使故曰少腹當有形也少腹小腸也靈蘭秘典論曰小腸者受盛之官以其受盛故形居于内也　帝曰診得胃脈病形何如岐伯曰胃脈實則脹虛則泄脈實者氣有餘故脹滿脈虛者氣不足故泄利　新校正云詳此前對帝問知病之所在　帝曰病成而變何謂岐伯曰風成爲寒熱生氣通天論曰因於露風乃生寒熱故風成爲寒熱也　癉成爲消中癉謂濕熱也熱積於内故變爲消中也消中之證善食而瘦　新校正云詳王注以善食而瘦爲消中按本經多食數溲爲之消中善食而瘦乃是食㑊之證當云善食而溲數　厥成爲巔疾厥謂氣逆也氣逆上而不已則變爲上巔之疾也　久風爲飧泄久風不變但在胃中則食不化而泄利也以肝氣内合而乘胃故爲是病焉陰陽應象大論曰風氣通於肝故内應於肝也　脈風成爲癘經風論曰風寒客於脈而不去名曰癘風又曰癘者有榮氣熱胕其氣不清故使其鼻柱壞而色敗皮膚瘍潰然此則癘也夫如是者皆脈風成結變而爲也　病之變化不可勝數新校正云詳此前對帝問知病之所變奈何　帝曰諸癰腫筋攣骨痛此皆安生安何也言何以生之　岐伯曰此寒氣之腫八風之變也八風八方之風也然癰腫者傷東南西南風之變也筋攣骨痛者傷東風北風之變也靈樞經曰風從東方來名曰嬰兒風其傷人也外在筋紐風從東南來名曰弱風其傷人也外在於肌風從西南來名曰謀風其傷人也外在於肉風從北方來名曰大剛風其傷人也外在於骨由此四風之變而三病乃生故下問對是也　帝曰治之奈何岐伯曰此四時之病以其勝治之愈也勝謂勝剋也如金勝木木勝土土勝水水勝火火勝金此則相勝也　帝曰有故病五藏發動因傷脈色各何以知其久暴至之病乎重以色氣明前五藏堅長之脈有自病故病及因傷候也　岐伯曰悉乎哉問也徵其脈小色不奪者新病也氣乏而神猶強也　徵其脈不奪其色奪者此久病也神持而邪凌其氣也　徵其脈與五色俱奪者此久病也神與氣俱衰也　徵其脈與五色俱不奪者新病也神與氣俱強也　肝與腎脈並至其色蒼赤當病毀傷不見血已見血濕若中水也肝色蒼心色赤赤色見當脈洪腎脈見當色黑今腎脈來反見心色故當因傷而血不見也若已見血則是濕氣及水在腹中也何者以心腎脈色中外之候不相應也　尺内兩傍則季脅也尺内謂尺澤之内也兩傍各謂尺之外側也季脅近腎尺主之故尺内兩傍則季脅也　尺外以候腎尺裏以候腹中尺外謂尺之外側尺裏謂尺之内側也次尺外下兩傍則季脅之分季脅

之上腎之分季脇之内則腹之分也附上左外以候肝内以候鬲肝主賁賁鬲也右外以候胃内以候脾脾居中故以内候之胃爲市故以外候之上附上右外以候肺内以候胷中肺葉垂外故以外候之胷中主氣管故以内候之左外以候心内以候膻中心主鬲中也膻中則氣海也嗌也　新校正云詳王氏以膻中爲嗌也疑誤前以候前後以候後上前謂左寸口下前謂胷之前膺及氣海也上後謂右寸口下後謂胷之後背及氣管也上竟上者胷喉中事也下竟下者少腹腰股膝脛足中事也上竟上至魚際也下竟下謂盡尺之脉動處也少腹胞氣海在膀胱腰股膝脛足中之氣動靜皆分其近遠及連接處所名目以候之知其善惡也麤大者陰不足陽有餘爲熱中也麤大謂脉洪大也脉洪爲熱故曰熱中來疾去徐上實下虚爲厥巔疾來徐去疾上虚下實爲惡風也亦脉狀也故中惡風者陽氣受也以上虚故陽氣受也有脉俱沈細數者少陰厥也尺中之有脉沈細數者是腎少陰氣逆也何者尺脉不當見數有數故言厥也俱沈細數者言左右尺中也沈細數散者寒熱也陽干於陰陰氣不足故寒熱也正理論曰數爲陽浮而散者爲眴仆脉浮爲虚散爲不足氣虚而血不足故爲頭眩而仆倒也諸浮不躁者皆在陽則爲熱其有躁者在手言大法也但浮不躁則病在足陽脉之中躁者病在手陽脉之中也故又曰其有躁者在手也陽爲火氣故爲熱諸細而沈者皆在陰則爲骨痛其有靜者在足細沈而躁則病生於手陰脉之中靜者病生於足陰脉之中也故又曰其有靜者在足也陰主骨故骨痛數動一代者病在陽之脉也洩及便膿血代止也數動一代是陽氣之生病故言病在陽之脉所以然者以洩利及膿血脉乃爾諸過者切之濇者陽氣有餘也滑者陰氣有餘也陽有餘則血少故脉濇陰有餘則氣多故脉滑也　新校正云詳氣多疑誤當是血多也陽氣有餘爲身熱无汗陰氣有餘爲多汗身寒血少氣多斯可知也陰陽有餘則无汗而寒陽餘无汗陰餘身寒若陰陽有餘則當无汗而寒也推而外之内而不外有心

腹積也脉附臂筋取之不審推筋令遠使脉外行内而不出外者心腹中有積乃爾推而内之外而不内身有熱也脉遠臂筋推之令近遠而不近是陽氣有餘故身有熱也推而上之上而不下腰足清也推筋按之尋之而上脉上涌盛是陽氣有餘故腰足冷也　新校正云按甲乙經上而不下作下而不上推而下之下而不上頭項痛也推筋按之尋之而下脉沈下掣是陽氣有餘故頭項痛也　新校正云按甲乙經下而不上作上而不下按之至骨脉氣少者腰脊痛而身有痺也陰氣大過故爾

平人氣象論篇第十八

新校正云按全元起本在第一卷

黄帝問曰平人何如平人謂氣候平調之人也岐伯對曰人一呼脉再動一吸脉亦再動呼吸定息脉五動閏以太息命曰平人平人者不病也經脉一周於身凡長十六丈二尺呼吸脉各再動定息脉又一動則五動也計二百七十定息氣可環周然盡五十營以一萬三千五百定息則氣都行八百一十丈如是則應天常度脉氣无不及太過氣象平調故曰平人也常以不病調病人醫不病故爲病人平息以調之爲法人一呼脉一動一吸脉一動曰少氣呼吸脉各一動準候減平人之半計二百七十定息氣凡行八丈一尺以一萬三千五百定息氣都行四百五丈少氣之理從此可知人一呼脉三動一吸脉三動而躁尺熱曰病溫尺不熱脉滑曰病風脉濇曰痺呼吸脉各三動準過平人之半計二百七十息氣凡行二十四丈三尺病生之兆由斯著矣夫尺者陰分位也寸者陽分位也然陰陽俱熱是則爲溫陽獨躁盛則風中陽也脉要精微論曰中惡風者陽氣受也滑爲陽盛故病爲風濇爲无血故爲瘰痺也躁謂煩躁　新校正云按甲乙經无脉濇曰痺一句下文亦重人一呼脉四動以上曰死脉絶不至曰死乍踈乍數曰死呼吸脉各四動準候過平人之倍計二百七十息氣凡行三十二丈四尺況其以上邪脉法曰脉四至曰脱精五至曰死然四至以上亦近五至也故死矣然脉絶不至天眞之氣已无乍數乍踈胃穀之精亦敝故皆死之候是以下文曰　新校正云按別本敝一作敗平人之常氣禀於胃胃者平人之常氣也常平之氣胃海致之靈樞經曰胃爲水穀之海也正理論曰穀入於胃脉道乃行

人无胃氣曰逆，逆者死。逆謂反平人之候也　新校正云按甲乙經云人常禀氣於胃脉以胃氣爲本无胃氣曰逆逆者死　春胃微弦曰平。言微似弦不謂微而弦也鈎及耎弱毛石義並同　弦多胃少曰肝病，但弦无胃曰死。謂急而益勁如新張弓弦也　胃而有毛曰秋病，毛秋脉金氣也　毛甚曰今病。木受金邪故今病　藏眞散於肝，肝藏筋膜之氣也。象陽氣之散發故藏眞散也藏氣法時論曰肝欲散急食辛以散之取其順氣　夏胃微鈎曰平，鈎多胃少曰心病，但鈎无胃曰死。謂前曲後居如操帶鈎也　胃而有石曰冬病，石冬脉水氣也　石甚曰今病。火被水侵故今病　藏眞通於心，心藏血脉之氣也。象陽氣之炎盛也藏氣法時論曰心欲耎急食鹹以耎之取其順氣　長夏胃微耎弱曰平，弱多胃少曰脾病，但代无胃曰死。謂動而中止不能自還也　耎弱有石曰冬病，石冬脉水氣也次其勝剋石當爲弦長夏土絶故云石也　弱甚曰今病。弱甚爲土氣不足故今病　新校正云按甲乙經弱作石　藏眞濡於脾，脾藏肌肉之氣也。以含藏水穀故藏眞濡也　秋胃微毛曰平，毛多胃少曰肺病，但毛无胃曰死。謂如物之浮如風吹毛也　毛而有弦曰春病，弦春脉木氣也次其乘剋弦當爲鈎金氣逼肝則脉弦來見故不鈎而反弦也　弦甚曰今病。木氣逆來乘金則今病　藏眞高於肺，以行榮衛陰陽也。肺處上焦故藏眞高也靈樞經曰榮氣之道内穀爲實穀入於胃氣傳與肺流溢於中而散於外精專者行於經隧以其自肺宣布故云以行榮衛陰陽也　新校正云按別本實一作寶　冬胃微石曰平，石多胃少曰腎病，但石无胃曰死。謂如奪索辟辟如彈石也　石而有鈎曰夏病，鈎夏脉火兼土氣也次其乘剋鈎當云弱土王長夏不見正形故石而有鈎兼其土也　鈎甚曰今病。水受火土之邪故今病　藏眞下於腎，腎藏骨髓之氣也。腎居下焦故云藏眞下也腎化骨髓故藏骨髓之氣也　胃之大絡，名曰虚里，貫鬲絡肺，出於左乳下，其動應衣，脉宗氣也。宗尊也主也謂十二經脉之尊主也貫鬲絡肺出於左乳下者自鬲而出於乳下乃絡肺也　盛喘數絶者，則病在中；絶謂暫斷絶也　結而横，有積矣；絶不至曰死。皆左乳下脉動狀也中謂腹中也　乳之下其動應衣，宗氣泄也。泄謂發泄　新校正云按全元起本无此十一字甲乙經亦无詳上下文義多此十一字當去　欲知寸口太過與不及，寸口之脉中手短者，曰頭痛。寸口脉中手長者，曰足脛痛。短爲陽氣不及故病於頭長爲陰氣太過故病於足　寸口脉中手促上擊者，曰肩背痛。陽盛於上故肩背痛　寸口脉沈而堅者，曰病在中。寸口脉浮而盛者，曰病在外。沈堅爲陰故病在中浮盛爲陽故病在外也　寸口脉沈而弱，曰寒熱及疝瘕少腹痛。沈爲寒弱爲熱故曰寒熱也又沈爲陰盛弱爲陽餘餘盛相薄正當寒熱不當爲疝瘕而少腹痛應古之錯簡爾　新校正云按甲乙經无此十五字況下文已有寸口脉沈而喘曰寒熱脉急者曰疝瘕少腹痛此文衍當去　寸口脉沈而横，曰脇下有積，腹中有横積痛。亦陰氣内結也　寸口脉沈而喘，曰寒熱。喘爲陽吸沈爲陰爭爭吸相薄故寒熱也　脉盛滑堅者，曰病在外。脉小實而堅者，病在内。盛滑爲陽小實爲陰陰病病在内陽病病在外也　脉小弱以濇，謂之久病。小爲氣虚濇爲无血血氣虚弱故云久遠之病也　脉滑浮而疾者，謂之新病。滑浮爲陽足脉疾爲氣全陽足氣全故云新淺之病也　脉急者，曰疝瘕少腹痛。此覆前疝瘕少腹痛之脉也言沈弱不必爲疝瘕沈急乃與診相應　脉滑曰風。脉濇曰痺。滑爲陽陽受病則爲風濇爲陰陰受病則爲痺　緩而滑曰熱中。盛而緊曰脹。緩謂縱緩之狀非動之遲緩也陽盛於中故脉滑緩寒氣否滿故脉盛緊也盛緊盛滿也　脉從陰陽，病易已；脉逆陰陽，病難已。脉病相應謂之從脉病相反謂之逆　脉得四時之順，曰病无他；脉反四時及不間藏，曰難已。春得秋脉夏得冬脉秋得夏脉冬得四季脉皆謂反四時氣不相應故難已也　臂多青脉，曰脱血。血少脉空客寒因入寒凝血汁故脉色青也　尺脉緩濇，謂之解㑊。尺爲陰部腹腎主之緩爲熱中濇爲无血熱而无血故解㑊並不可名之然寒不寒熱不熱弱不弱壯不壯㑊不可名謂之解㑊也脉要精微論曰尺外以候腎尺裏以候腹中則腹腎主尺之義也安卧脉盛謂之脱血。卧久傷氣氣傷則脉診應微今脉盛而不微則血去而氣无所主乃爾盛謂數急而大鼓也尺濇脉滑謂之多汗。謂尺膚濇而尺脉滑也膚濇者榮血内涸脉滑爲陽氣内餘血涸而陽氣尚餘多汗而脉乃如是也尺寒脉細謂之後泄。尺主下焦診應腸腹故膚寒脉細泄利乃然脉法曰陰微即下言尺氣虚少脉尺麤常熱者謂之熱中。謂下焦中也肝見庚辛死。庚辛爲金伐肝木也心見壬癸死。壬癸爲水滅心火也脾見甲乙死。甲乙爲木剋脾土也肺見丙丁死。丙丁爲火鑠肺金也腎見戊己死。戊己爲土刑腎水也是謂眞藏見皆死。此亦通明三部九候論中眞藏脉見者勝死也尺麤而藏見亦然頸脉動喘疾欬曰水。水氣上溢則肺被熱熏陽氣上逆故頸脉盛鼓而欬喘也頸脉謂耳下及結喉傍人迎脉者也目裏微腫如卧蠶起之狀曰水。評熱病論曰水者陰也目下亦陰也腹者至陰之所居也故水在腹中者必使目下腫也溺黄赤安卧者黄疸。疸勞也腎勞胞熱故溺黄赤也正理論曰謂之勞癉以女勞得之也　新校正云詳王注以疸爲勞義非若謂女勞得疸則可若以疸爲勞非矣已食如飢者胃疸。是則胃熱也熱則消穀故食已如飢也面腫曰風。加之面腫則胃風之診也何者胃陽明脉起於鼻交頞中下循鼻外故爾足脛腫曰水。是謂下焦有水也腎少陰脉出於足心上循脛過陰股從腎上貫肝鬲故下焦有水足脛腫也目黄者曰黄疸。陽怫於上熱積胷中陽氣上燔故目黄也靈樞經曰目黄者病在胷婦人手少陰新校正云按全元起本作足少陰脉動甚者姙子也。手少陰脉謂掌後陷者中當小指動而應手者也靈樞經曰少陰無輸心不病乎岐伯云其外經病而藏不病故獨取其經於掌後銳骨之端此之謂也動謂動脉也動脉者大如豆厥厥動摇也正理論曰脉陰陽相薄名曰動也又經脉別論曰陰薄陽別謂之有子　新校正云按經脉別論中無此文脉有逆從四時未有藏形春夏而脉瘦。新校正云按玉機眞藏論瘦作沈濇秋冬而脉浮大命曰逆四時也。春夏脉瘦謂沈細也秋冬浮大不應時也大法春夏當浮大而反沈細秋冬當沈細而反浮大故曰不應時也風新校正云按玉機眞藏論風作病熱而脉靜。泄而脱血脉實。新校正云按玉機眞藏論作泄而脉大脱血而脉實病在中。脉虚病在外。新校正云按玉機眞藏論作脉實堅病在外脉濇堅者。新校正云按玉機眞藏論作脉不實堅者皆難治。風熱當脉躁而反靜泄而脱血當脉虚而反實邪氣在内當脉實而反虚病氣在外當脉虚滑而反堅濇故皆難治也

命曰反四時也。皆反四時之氣乃如是矣　新校正云詳命曰反四時也此六字應古錯簡當去自前未有藏形春夏至此五十三字與後玉機眞藏論文相重人以水穀爲本。故人絶水穀則死。脉無胃氣亦死。所謂無胃氣者。但得眞藏脉不得胃氣也。所謂脉不得胃氣者。肝不弦腎不石也。不弦不石皆謂不微似也太陽脉至洪大以長。氣盛故能爾　新校正云按扁鵲陰陽脉法云太陽之脉洪大以長其來浮於筋上動摇九分三月四月　子王呂廣云太陽王五月六月其氣大盛故其脉洪大而長也少陽脉至乍數乍疎乍短乍長。以氣有暢未暢者也　新校正云按扁鵲陰陽法云少陽之脉乍小乍大乍長乍短動摇六分王十一月甲子夜半正月二月甲子王呂廣云少陽王正月二月其氣尚微故其脉來進退无常陽明脉至浮大而短。穀氣滿盛故也　新校正云詳无三陰脉應古文闕也按難經云太陰之至緊大而長少陰之至緊細而微厥陰之至沈短以敦呂廣云陽明王三月四月其氣始萌未盛故其脉來浮大而短扁鵲陰陽脉法云少陰之脉緊細動摇六分王五月甲子日中七月八月王太陰之脉緊細以長乘於筋上動摇九分九月十月甲子王厥陰之脉沈短以緊動摇三分十一月十二月甲子王夫平心脉來累累如連珠如循琅玕。曰心平。言脉滿而盛微似珠形之中手琅玕珠之類也夏以胃氣爲本。脉有胃氣則累累而微似連珠也病心脉來喘喘連屬其中微曲。曰心病。曲謂中手而偃曲也　新校正云詳越人云啄啄連屬其中微曲曰腎病與素問異死心脉來前曲後居。如操帶鉤。曰心死。居不動也操執持也鉤謂革帶之鉤平肺脉來厭厭聶聶。如落榆莢。曰肺平。浮薄而虚者也　新校正云詳越人云厭厭聶聶如循榆葉曰春平脉藹藹如車蓋按之益大曰秋平脉與素問之説不同張仲景云秋脉藹藹如車蓋者名曰陽結春脉聶聶如吹榆莢者名曰數恐越人之説誤也秋以胃氣爲本。脉有胃氣則微似榆莢之輕虚也病肺脉來不上不下。如循雞羽。曰肺病。謂中央堅而兩傍虚死肺脉來如物之浮。如風吹毛。曰肺死。如物之浮瞥瞥然如風吹毛紛紛然也　新校正云詳越人云按之消索如風吹吹毛曰死平肝脉來耎弱招招。如揭長竿末梢。曰肝平。如竿末梢言長

耎也春以胃氣爲本。脉有胃氣乃長耎如竿之末梢矣 病肝脉來盈實而滑如循長竿曰肝病。長而不耎故若循竿 死肝脉來急益勁如新張弓弦曰肝死。勁謂勁強急之甚也 平脾脉來和柔相離如雞踐地曰脾平。言脉來動數相離緩急和而調 長夏以胃氣爲本。胃少則脉實數 病脾脉來實而盈數如雞舉足曰脾病。胃少故脉實急矣舉足謂如雞走之舉足也 新校正云詳越人以爲心病 死脾脉來銳堅如烏之喙。新校正云按千金方作如雞之喙 如烏之距如屋之漏如水之流曰脾死。烏喙烏距言銳堅也水流屋漏言其至也水流謂平至不鼓屋漏謂時動復住 平腎脉來喘喘累累如鉤按之而堅曰腎平。謂如心脉而鉤按之小堅爾 新校正云按越人云其來上大下兌濡滑如雀之喙曰平呂廣云上大者足太陽下兌者足少陰陰陽得所爲胃氣強故謂之平雀喙者本大而末兌也 冬以胃氣爲本。胃少則不按亦堅也 病腎脉來如引葛按之益堅曰腎病。形如引葛言不按且堅明按之則尤甚也 死腎脉來發如奪索辟辟如彈石曰腎死。發如奪索猶蛇之走辟辟如彈石言促又堅也

重廣補注黃帝内經素問卷第五

脉要精微論 莠音誘 汩古沒切 癉都赧切 眴音荀又音舜

平人氣象論 疝音山 瘕音賈 㑊音亦 儜女耕切 喙虛畏切

重廣補注黃帝内經素問卷第六

啓玄子次注林億孫奇高保衡等奉敕校正孫兆重改誤

玉機眞藏論　三部九候論

玉機眞藏論篇第十九 新校正云按全元起本在第六卷

黃帝問曰。春脉如弦。何如而弦。岐伯對曰。春脉者肝也。東方木也。萬物之所以始生也。故其氣來耎弱輕虛而滑。端直以長。故曰弦。言端直而長狀如弦也 新校正云按越人云春脉弦者東方木也萬物始生未有枝葉故其脉來濡弱而長四時經輕作寬 反此者病。反謂反常平之候 帝曰。何如而反。岐伯曰。其氣來實而強。此謂太過。病在外。其氣來不實而微。此謂不及。病在中。氣餘則病形於外氣少則病在於中也 新校正云按呂廣云實強者陽氣盛也少陽當微弱今更實強謂之太過陽處表故令病在外厥陰之氣養於筋其脉弦今更虛微故曰不及陰處中故令病在内 帝曰。春脉太過與不及。其病皆何如。岐伯曰。太過則令人善忘。忽忽眩冒而巔疾。其不及。則令人胷痛引背。下則兩脇胠滿。忽忽不爽也眩謂目眩視如轉也冒謂冒悶也胠謂腋下脇也忘當爲怒字之誤也靈樞經曰肝氣實則怒肝厥陰脉自足而上入毛中又上貫鬲布脇肋循喉嚨之後上入頏顙上出額與督脉會於巔故病如是 新校正云按氣交變大論云木太過甚則忽忽善怒眩冒巔疾則忘當作怒 帝曰。善。夏脉如鉤。何如而鉤。岐伯曰。夏脉者心也。南方火也。萬物之所以盛長也。故其氣來盛去衰。故曰鉤。言其脉來盛去衰如鉤之曲也 新校正云按越人云夏脉鉤者南方火也萬物之所盛垂枝布葉皆下曲如鉤故其脉來疾去遲呂廣云陽盛故來疾陰虛故去遲脉從下上至寸口疾還尺中遲也 反此者病。帝曰。何如而反。岐伯曰。其氣來盛去亦盛。此謂太過。病在外。其脉來盛去盛是陽之盛也心氣有餘是爲太過 其氣來不

盛去反盛此謂不及病在中新校正云詳越人肝心肺腎四藏脉俱以強實爲太過虛微爲不及與素問不同帝曰夏脉太過與不及其病皆何如岐伯曰太過則令人身熱而膚痛爲浸淫其不及則令人煩心上見欬唾下爲氣泄心少陰脉起於心中出屬心系下鬲絡小腸又從心系却上肺故心太過則身熱膚痛而浸淫流布於形分不及則心煩上見欬唾下爲氣泄帝曰善秋脉如浮何如而浮岐伯曰秋脉者肺也西方金也萬物之所以收成也故其氣來輕虛以浮來急去散故曰浮脉來輕虛故名浮也來急以陽未沈下去散以陰氣上升也新校正云按越人云秋脉毛者西方金也萬物之所終草木華葉皆秋而落其枝獨在若毫毛也故其脉來輕虛以浮故曰毛反此者病帝曰何如而反岐伯曰其氣來毛而中央堅兩傍虛此謂太過病在外其氣來毛而微此謂不及病在中帝曰秋脉太過與不及其病皆何如岐伯曰太過則令人逆氣而背痛慍慍然其不及則令人喘呼吸少氣而欬上氣見血下聞病音肺太陰脉起於中焦下絡大腸還循胃口上鬲屬肺從肺系横出腋下復藏氣爲欬主喘息故氣盛則肩背痛氣逆不及則喘息變易呼吸少氣而欬上氣見血也下聞病音謂喘息則肺中有聲也帝曰善冬脉如營何如而營脉沈而深如營動也　新校正云詳深一作濡又作搏按本經下文云其氣來沈以搏則深字當爲搏又按甲乙經搏字爲濡當從甲乙經爲濡何以言之脉沈而濡濡古軟字乃冬脉之平調脉若沈而搏擊於手則冬脉之太過脉也故言當從甲乙經濡字岐伯曰冬脉者腎也北方水也萬物之所以合藏也故其氣來沈以搏故曰營言沈而搏擊於手也　新校正云按甲乙經搏當作濡義如前說又越人云冬脉石者北方水也萬物之所藏盛冬之時水凝如石故其脉來沈濡而滑故曰石也反此者病帝曰何如而反岐伯曰其氣來如彈石者此謂太過病在外其去如數者此謂不及病在中帝曰冬脉太過與不及其病皆何如岐伯曰太過則令人解㑊新校正云按解㑊之義具第五卷注脊脉痛而少氣不欲言其不及則令人心懸如病飢胗中清脊中痛少腹滿小便變腎少陰脉自股内後廉貫脊屬腎絡膀胱其直行者從腎上貫肝鬲入肺中循喉嚨俠舌本其支別者從肺出絡心注胷中故病如是也胗者季脇之下俠脊兩傍空軟處也腎外當胗故胗中清冷也帝曰善帝曰四時之序逆從之變異也脉春弦夏鈎秋浮冬營爲逆順之變見異狀也然脾脉獨何主主謂主時月岐伯曰脾脉者土也孤藏以灌四傍者也納水穀化津液溉灌於肝心肺腎也以不正主四時故謂之孤藏帝曰然則脾善惡可得見之乎岐伯曰善者不可得見惡者可見不正主時寄王於四季故善不可見惡可見也帝曰惡者何如可見岐伯曰其來如水之流者此謂太過病在外如鳥之喙者此謂不及病在中新校正云按平人氣象論云如鳥之喙又別本喙作啄帝曰夫子言脾爲孤藏中央土以灌四傍其太過與不及其病皆何如岐伯曰太過則令人四支不舉以主四支故病不舉其不及則令人九竅不通名曰重強脾之孤藏以灌四傍今病則五藏不和故九竅不通也八十一難經曰五藏不和則九竅不通重謂藏氣重疊強謂氣不和順帝瞿然而起再拜而稽首曰善吾得脉之大要天下至數五色脉變揆度奇恒道在於一瞿然忙貌也言以太過不及而一貫之揆度奇恒皆通也神轉不迴迴則不轉乃失其機五氣循環不愆時叙是爲神氣流轉不迴若却行衰王反天之常氣是則却迴而不轉由是却迴不轉乃失生氣之機矣至數之要迫近以微得至數之要道則應用切近以微妙也迫切也著之玉版藏之藏府每旦讀之名曰玉機著之玉版故以爲名言是玉版生氣之機　新校正云詳至數至名曰玉機與

前玉版論要文相重彼注頗詳

五藏受氣於其所生。傳之於其所勝。氣舍於其所生。死於其所不勝。病之且死。必先傳行至其所不勝。病乃死。受氣所生者謂受病氣於已之所生者也傳所勝者謂傳於已之所剋者也氣舍所生者謂舍於生巳者也死所不勝者謂死於剋已者之分位也所傳不順故必死焉此言氣之逆行也。故死。所爲逆者次如下說肝受氣於心。傳之於脾。氣舍於腎。至肺而死。心受氣於脾。傳之於肺。氣舍於肝。至腎而死。脾受氣於肺。傳之於腎。氣舍於心。至肝而死。肺受氣於腎。傳之於肝。氣舍於脾。至心而死。腎受氣於肝。傳之於心。氣舍於肺。至脾而死。此皆逆死也。一日一夜五分之。此所以占死生之早暮也。肝死於肺位秋庚辛餘四倣此然朝主甲乙晝主丙丁四季上主戊巳晡主庚辛夜主壬癸由此則死生之早暮可知也　新校正云按甲乙經生作者字云占死者之早暮詳此經文專爲言氣之逆行也故死即不言生之早暮王氏改者作生義不若甲乙經中素問本文

黃帝曰。五藏相通。移皆有次。五藏有病。則各傳其所勝。以上文逆傳而死故言是逆傳所勝之次也　新校正云詳逆傳所勝之次逆當作順上文既言逆傳下文所言乃順傳之次也不治。法三月若六月。若三日若六日。傳五藏而當死。是順傳所勝之次。三月者謂一藏氣之遷移六月者謂至其所勝之位三日者三陽之數以合日也六日者謂兼三陰以數之爾熱論曰傷寒一日巨陽受二日陽明受三日少陽受四日太陰受五日少陰受六日厥陰受則義也　新校正云詳上文是順傳所勝之次七字乃是次前注誤在此經文之下不惟无義兼校之全元起本素問及甲乙經並无此七字直去之慮未達者致疑今存于注故曰。別於陽者。知病從來。別於陰者。知死生之期。主辨三陰三陽之候則知中風邪氣之所不勝矣故下曰　新校正云詳舊此段注冩作經合改爲注又按陰陽別論云別於陽者知病處也別於陰者知死生之期又云別於陽者知病忌時別於陰者知死生之期義同此言知至其所困而死。困謂至所不勝也上文曰死於其所不勝是故風者百病之長也。言先百病而有之　新校正云按生氣通天論云風者百病之始

今風寒客於人。使人毫毛畢直。皮膚閉而爲熱。客謂客止於人形也風擊皮膚寒勝腠理故毫毛畢直玄府閉密而熱生也當是之時。可汗而發也。邪在皮毛故可汗泄也陰陽應象大論曰善治者治皮毛此之謂也或痺不仁腫痛。病生而變故如是也熱中血氣則瘰痺不仁寒氣傷形故爲腫痛陰陽應象大論云寒傷形熱傷氣氣傷痛形傷腫當是之時。可湯熨及火灸刺而去之。皆謂釋散寒邪宣揚正氣弗治。病入舍於肺。名曰肺痺。發欬上氣。邪入諸陰則病而爲痺故入於肺名曰肺痺焉宣明五氣論曰邪入於陽則狂邪入於陰則痺肺在變動爲欬故欬則氣上故上氣也弗治。肺即傳而行之肝。病名曰肝痺。一名曰厥。脇痛出食。肺金伐木氣下入肝故曰弗治行之肝也肝氣通膽膽善爲怒怒者氣逆故一名厥也肝厥陰脉從少腹屬肝絡膽上貫鬲布脇肋循喉嚨之後上入頏顙故脇痛而食入腹則出故曰出食當是之時。可按若刺耳。弗治。肝傳之脾。病名曰脾風。發癉。腹中熱。煩心出黃。肝氣應風木勝脾土土受風氣故曰脾風蓋爲風氣通肝而爲名也脾之爲病善發黃癉故發癉也脾太陰脉入腹屬脾絡胃上鬲俠咽連舌本散舌下其支別者復從胃別上鬲注心中故腹中熱而煩心出黃色於便寫之所也當此之時。可按可藥可浴。弗治。脾傳之腎。病名曰疝瘕。少腹冤熱而痛。出白。一名曰蠱。腎少陰脉自股內後廉貫脊屬腎絡膀胱故少腹冤熱而痛溲出白液也冤熱內結消鑠脂肉如蟲之食日內損削故一名曰蠱當此之時。可按可藥。弗治。腎傳之心。病筋脉相引而急。病名曰瘛。腎不足則水不生水不生則筋燥急故相引也陰氣內弱陽氣外燔筋脉受熱而自跳掣故名曰瘛當此之時。可灸可藥。弗治。滿十日。法當死。至心而氣極則如是矣若復傳行當如下說腎因傳之心。心即復反傳而行之肺。發寒熱。法當三歲死。因腎傳心心不受病即而復反傳與肺金肺已再傷故寒熱也三歲者肺至腎一歲腎至肝一歲肝至心一歲火又乘肺故云三歲死此病之次也。謂傳勝之次第然其卒發者。不必治於傳。不必依傳之次故不必以傳治之或其傳化有不

以次。不以次入者。憂恐悲喜怒。令不得以其次。故令人有大病矣。憂恐悲喜怒發无常分觸遇則發故令病氣亦不次而生 因而喜大虛則腎氣乘矣。喜則心氣移於肺心氣不守故腎氣乘矣宣明五氣篇曰精氣并於心則喜 怒則肝氣乘矣。怒則氣逆故肝氣乘脾 悲則肺氣乘矣。悲則肺氣移於肝肝氣受邪故肺氣乘矣宣明五氣篇曰精氣并於肺則悲 恐則脾氣乘矣。恐則腎氣移於心腎氣不守故脾氣乘矣宣明五氣篇曰精氣并於腎則恐 憂則心氣乘矣。憂則肝氣移於脾肝氣不守故心氣乘矣宣明五氣篇曰精氣并於肝則憂 此其道也。此其不次之常道 故病有五。五五二十五變。及其傳化。五藏相并而各五之五而乘之則二十五變也然其變化以勝相傳傳而不次變化多端 新校正云按陰陽別論云凡陽有五五五二十五陽義與此通 傳乘之名也。言傳者何相乘之異名爾 大骨枯槀。大肉陷下。胷中氣滿。喘息不便。其氣動形。期六月死。眞藏脈見。乃予之期日。皮膚乾著骨間肉陷謂大骨枯槀大肉陷下也諸附骨際及空竅處亦同其類也胷中氣滿喘息不便是肺无主也肺司治節氣息由之其氣動形爲死氣相接故聳舉肩背以遠求報氣矣夫如是皆形藏已敗神藏亦傷見是證者期後一百八十日內死矣候見眞藏之脉乃與死日之期爾眞藏脉診下經備矣此肺之藏也 大骨枯槀。大肉陷下。胷中氣滿。喘息不便。內痛引肩項。期一月死。眞藏見。乃予之期日。火精外出陽氣上燔金受火災故內痛肩項如是者期後三十日內死此心之藏也 大骨枯槀。大肉陷下。胷中氣滿。喘息不便。內痛引肩項。身熱。脫肉破䐃。眞藏見。十月之內死。陰氣微弱陽氣內燔故身熱也䐃者肉之標脾主肉故肉如脫盡䐃如破敗也見斯證者期後三百日內死䐃謂肘膝後肉如塊者此脾之藏也 大骨枯槀。大肉陷下。肩髓內消。動作益衰。眞藏來見。期一歲死。見其眞藏。乃予之期日。肩髓內消謂缺盆深也衰於動作謂交接漸微以餘藏尚全故期後三百六十五日內死此腎之藏也 新校正云按全元起本及甲乙經眞藏未見作來見來當作未字之誤也 大骨枯槀。大肉陷下。胷中氣滿。腹內痛。心中不便。肩項身熱。破䐃脫肉。目匡陷。眞藏見。目不見人。立死。其見人者。至其所不勝之時則死。木生其火肝氣通心脉抵少腹上布脇肋循喉嚨之後上入頏顙故腹痛心中不便肩項身熱破䐃脫肉也肝主目故目匡陷及不見人立死也不勝之時謂於庚辛之月此肝之藏也 急虛身中卒至。五藏絕閉。脉道不通。氣不往來。譬於墮溺。不可爲期。言五藏相移傳其不勝則可待眞藏脉見乃與死日之期卒急虛邪中於身內則五藏絕閉脉道不通氣不往來譬於墮墜沒溺不可與爲死日之期也 其脉絕不來。若人一息五六至。其形肉不脫。眞藏雖不見。猶死也。是則急虛卒至之脉 新校正云按人一息脉五六至何得爲死必息字誤息當作呼乃是 眞肝脉至。中外急。如循刀刃責責然。如按琴瑟弦。色青白不澤。毛折乃死。眞心脉至。堅而搏。如循薏苡子累累然。色赤黑不澤。毛折乃死。眞肺脉至。大而虛。如以毛羽中人膚。色白赤不澤。毛折乃死。眞腎脉至。搏而絕。如指彈石辟辟然。色黑黃不澤。毛折乃死。眞脾脉至。弱而乍數乍踈。色黃青不澤。毛折乃死。諸眞藏脉見者。皆死不治也。新校正云按楊上善云无餘物和雜故名眞也五藏之氣皆胃氣和之不得獨用如至剛不得獨用獨用則折和柔用之即固也五藏之氣和於胃氣即得長生若眞獨見必死欲知五藏眞見爲死和胃爲生者於寸口診即可知見者如弦是肝脉也微弦爲平和微弦謂二分胃氣一分弦氣俱動爲微弦三分並是弦而无胃氣爲見眞藏餘四藏準此 黃帝曰。見眞藏曰死。何也。岐伯曰。五藏者。皆稟氣於胃。胃者。五藏之本也。胃爲水穀之海故五藏稟焉 藏氣者。不能自致於手太陰。必因於胃氣。乃至於手太陰也。平人之常稟氣於胃胃氣者平人之常氣故藏氣因胃乃能至於手太陰也 新校正云詳平人之常至下平人之常氣本平人氣象論文王氏引注此經按甲乙經云人常稟氣於胃脉以胃氣爲本與此小異然甲乙之義爲得 故五藏各以其時自爲而至於手太陰也自爲其狀至於手太陰也故邪氣勝者精氣衰也故病甚者胃氣不能與之俱至於手太陰故眞藏之氣獨見獨見者病勝藏也故曰死是所謂脉無胃氣也平人氣象論曰人無胃氣曰逆逆者死帝曰善新校正云詳自黃帝問至此一段全元起本在第四卷太陰陽明表裏篇中王水移於此處必言此者欲明王氏之功於素問多矣黃帝曰凡治病察其形氣色澤脉之盛衰病之新故乃治之無後其時欲必先時而取之形氣相得謂之可治氣盛形盛氣虛形虛是相得也色澤以浮謂之易已氣色浮潤血氣相營故易已脉從四時謂之可治脉春弦夏鉤秋浮冬營謂順四時從順也脉弱以滑是有胃氣命曰易治取之以時候可取之時而取之則萬舉萬全當以四時血氣所在而爲療爾新校正云詳取之以時甲乙經作治之趣之无後其時與王氏之義兩通形氣相失謂之難治形盛氣虛氣盛形虛皆相失也色夭不澤謂之難已夭謂不明而惡不澤謂枯燥也脉實以堅謂之益甚脉實以堅是邪氣盛故益甚也脉逆四時爲不可治以氣逆故疾上四句是謂四難所以下文曰必察四難而明告之此四粗之所易語工之所難爲所謂逆四時者春得肺脉夏得腎脉秋得心脉冬得脾脉其至皆懸絶沈濇者命曰逆四時春得肺脉秋來見也夏得腎脉冬來見也秋得心脉夏來見也冬得脾脉春來見也懸絶謂如懸物之絶去也未有藏形於春夏而脉沈濇新校正云按平人氣象論云而脉瘦義與此同秋冬而脉浮大名曰逆四時也未有謂未有藏脉之形狀也病熱脉靜泄而脉大脫血而脉實病在中脉實堅病在外脉不實堅者皆難治皆難治者以其與證不相應也新校正云按平人氣象論云病在中脉虛病在外脉濇堅與此相反此經誤彼論爲得自未有藏形春夏至此與平人氣象論相重注義備於彼黃帝曰余聞虛實以決死生願聞其情岐伯曰五實死五虛死五實謂五藏之實五虛謂五藏之虛帝曰願聞五實五虛岐伯曰脉盛皮熱腹脹前後不通悶瞀此謂五實實謂邪氣盛實然脉盛心也皮熱肺也腹脹脾也前後不通腎也悶瞀肝也脉細皮寒氣少泄利前後飲食不入此謂五虛虛謂眞氣不足也然脉細心也皮寒肺也氣少肝也泄利前後腎也飲食不入脾也帝曰其時有生者何也岐伯曰漿粥入胃泄注止則虛者活身汗得後利則實者活此其候也全注飲粥得入於胃胃氣和調其利漸止胃氣得實虛者得活言實者得汗外通後得便利自然調平

三部九候論篇第二十

新校正云按全元起本在第一卷篇名決死生

黃帝問曰余聞九鍼於夫子衆多博大不可勝數余願聞要道以屬子孫傳之後世著之骨髓藏之肝肺歃血而受不敢妄泄歃血飲血也令合天道新校正云按全元起本云令合天地必有終始上應天光星辰歷紀下副四時五行貴賤更互冬陰夏陽以人應之奈何願聞其方天光謂日月星也歷紀謂日月行歷於天二十八宿三百六十五度之分紀也言以人形血氣榮衛周流合時候之遷移應日月之行道然斗極旋運黃赤道差冬時日依黃道近南故陰多夏時日依黃道近北故陽盛也夫四時五行之氣以王者爲貴相者爲賤也岐伯對曰妙乎哉問也此天地之至數道貫精微故云妙問至數謂至極之數也帝曰願聞天地之至數合於人形血氣通決死生爲之奈何岐伯曰天地之至數始於一終於九焉九奇數也故天地之數斯爲極矣一者天二者地三者人因而三之三三者九以應九野爾雅曰邑外爲郊郊外爲甸甸外爲牧牧外爲林林外爲坰坰外爲野言其遠也　新校正云詳王引爾雅爲證與今爾雅或不同已具前六節藏象論注中故人有三部部有三候以決死生以處百病以調虛實而除邪疾所謂三部者言身之上中下部非謂寸關

尺也三部之内經隧由之故察候存云悉因於是鍼之補寫邪疾可除也帝曰何謂三部岐伯曰有下部有中部有上部部各有三候三候者有天有地有人也必指而導之乃以爲眞言必當諮受於師也徵四失論曰受師不卒妄作雜術謬言爲道更名自功妄用砭石後遺身咎此其誡也禮曰疑事無質質成也上部天兩額之動脉在額兩傍動應於手足少陽脉氣所行也上部地兩頰之動脉在鼻孔下兩傍近於巨髎之分動應於手足陽明脉氣之所行上部人耳前之動脉在耳前陷者中動應於手手少陽脉氣之所行也中部天手太陰也謂肺脉也在掌後寸口中是謂經渠動應於手中部地手陽明也謂大腸脉也在手大指次指岐骨間合谷之分動應於手也中部人手少陰也謂心脉也在掌後銳骨之端神門之分動應於手也靈樞經持鍼縱捨論問曰少陰无輸心不病乎對曰其外經病而藏不病故獨取其經於掌後銳骨之端正謂此也下部天足厥陰也謂肝脉也在毛際外羊矢下一寸半陷中五里之分卧而取之動應於手也女子取太衝在足大指本節後二寸陷中是下部地足少陰也謂腎脉也在足內踝後跟骨上陷中大谿之分動應手下部人足太陰也謂脾脉也在魚腹上趨筋間直五里下箕門之分寬鞏足單衣沈取乃得之而動應於手也候胃氣者當取足跗之上衝陽之分穴中脉動乃應手也　新校正云詳自上部天至此一叚舊在當篇之末義不相接此正論三部九候宜處於斯今依皇甫謐甲乙經編次例自篇末移置此也故下部之天以候肝足厥陰脉行其中也地以候腎足少陰脉行其中也人以候脾胃之氣足太陰脉行其中也脾藏與胃以膜相連故以候脾兼候胃也帝曰中部之候奈何岐伯曰亦有天亦有地亦有人天以候肺手太陰脉當其處也地以候胷中之氣手陽明脉當其處也經云腸胃同候故以候胷中也人以候心手少陰脉當其處也帝曰上部以何候之岐伯曰亦有天亦有地亦有人天以候頭角之氣位在頭角之分故以候頭角之氣也地以候口齒之氣位近口齒故以候之人以候耳目之氣以位當耳前脉抵於目外眥故以候之三部者各有天各有地各有人三而成天新校正云詳三而成天至合爲九藏與六節藏象論文重注義具彼篇

三而成地三而成人三而三之合則爲九九分爲九野九野爲九藏以是故應天地之至數故神藏五形藏四合爲九藏所謂神藏者肝藏䰟心藏神脾藏意肺藏魄腎藏志也以其皆神氣居之故云神藏五也所謂形藏者皆如器外張虛而不屈含藏於物故云形藏也所謂形藏四者一頭角二耳目三口齒四胷中也　新校正云詳注說神藏宣明五氣篇文又與生氣通天論注六節藏象論注重五藏已敗其色必夭夭必死矣天謂死色異常之候也色者神之旗藏者神之舍故神去則藏敗藏敗則色見異常之候死也帝曰以候奈何岐伯曰必先度其形之肥瘦以調其氣之虛實實則寫之虛則補之度謂量也實寫虛補此所謂順天之道也老子曰天之道損有餘補不足也必先去其血脉而後調之無問其病以平爲期血脉滿堅謂邪留止故先刺去血而後乃調之不當詢問病者盈虛要以脉氣平調為之期準爾帝曰決死生奈何度形肥瘦調氣盈虛不問病人以平為準　死生之證以決之也岐伯曰形盛脉細少氣不足以息者危形氣相反故生氣至危玉機眞藏論曰形氣相得謂之可治今脉氣不足形盛有餘證不相扶故當危也危者言其近死猶有生者也刺志論曰氣實形實氣虛形虛此其常也反此者病今脉細少氣是爲氣弱體壯盛是為形盛形盛氣弱故生氣傾危　新校正云按全元起注本及甲乙經脉經危作死形瘦脉大胷中多氣者死是則形氣不足脉氣有餘也故死形瘦脉大胷中氣多形藏已傷故云死也凡如是類皆形氣不相得也形氣相得者生參伍不調者病參謂參校伍謂類伍參校類伍而有不調謂不率其常則病也三部九候皆相失者死失謂氣候不相類也相失之候診凡有七七診之狀如下文云上下左右之脉相應如參春者病甚上下左右相失不可數者死三部九候上下左右凡十八診也如參春者謂大數而鼓如參春杵之上下也脉要精微論曰大則病進故病甚也不可數者謂一息十至已上也脉法曰人一呼而脉再至一吸脉亦再至曰平三至曰離經四至曰脫精五至曰死六至曰命盡今相失而不可數者是過十至之外也至五尚死況至十者乎中部之候雖獨調與衆藏相失者死中部之候相減者死中部左右凡六診也上部下部已不相應中部獨調固非其久減於上下是亦氣衰故皆死也減謂偏少也臣

億等詳舊無中部之候相減者死八字按全元起注本及甲乙經添之且注有解減之說而經闕其文此脫在王注之後也目內陷者死言太陽也太陽之脈起於目內眥目內陷者太陽絕也故死所以言太陽者太陽主諸陽之氣故獨言之帝曰何以知病之所在岐伯曰察九候獨小者病獨大者病獨疾者病獨遲者病獨熱者病獨寒者病獨陷下者病相失之候診凡有七者此之謂也然脈見七診謂參伍不調隨其獨異以言其病爾以左手足上上去踝五寸按之庶右手足當踝而彈之手足皆取之然手踝之上手太陰脈足踝之上足太陰脈足太陰脈主肉應於下部手太陰脈主氣應於中部是以下文云脫肉身不去者死中部乍踈乍數者死臣億等按甲乙經及全元起注本並云以左手足上去踝五寸而按之右手當踝而彈之全元起注云內踝之上陰交之出通於膀胱係於腎腎為命門是以取之以明吉凶今文少一而字多一庶字及足字王注以手足皆取為解殊為穿鑿當從全元起注舊本及甲乙經為正其應過五寸以上蠕蠕然者不病氣和故也其應疾中手渾渾然者病中手徐徐然者病渾渾亂也徐徐緩也其應上不能至五寸彈之不應者死氣絕故不應也是以脫肉身不去者死穀氣外衰則肉如脫盡天真內竭故身不能行真穀並衰故死之至矣去猶行去也中部乍踈乍數者死乍踈乍數氣之衰亂也故死其脈代而鉤者病在絡脈鉤為夏脈又夏氣在絡故病在絡脈也絡脈受邪則經脈滯否故代止也九候之相應也上下若一不得相失上下若一言遲速小大等也一候後則病二候後則病甚三候後則病危所謂後者應不俱也俱猶同也一也察其府藏以知死生之期夫病入府則愈入藏則死故死生期準察以知之矣必先知經脈然後知病脈經脈四時五藏之脈真藏脈見者勝死所謂真藏脈者真肝脈至中外急如循刀刃責責然如按琴瑟絃真心脈至堅而搏如循意苡子累累然真脾脈至弱而乍數乍踈真肺脈至大而虛如毛羽中人膚真腎脈至搏而絕如指彈石辟辟然凡此五者皆謂得真藏脈而無胃氣也平人氣象論曰胃者平人之常氣也人無胃氣曰逆逆者死此之謂也勝死者謂勝剋於己之時則死也平人氣象論曰肝見庚辛死心見壬癸死脾見甲乙死肺見丙丁死腎見戊己死是謂勝死也足太陽氣絕

者其足不可屈伸死必戴眼足太陽脈起於目內眥上額交巔上從巔入絡腦還出別下項循肩髆內俠脊抵腰中其支者復從肩髆別下貫臀過髀樞下合膕中貫腨循踵至足外側太陽氣絕死如是矣　新校正云按診要經終論載三陽三陰脈終之證此獨犯足太陽氣絕一證餘應闕文也又注貫臀甲乙經作貫胂王氏注厥論刺瘧論各作貫胂又注刺腰論作貫臀詳甲乙經注臀當作胂帝曰冬陰夏陽奈何言死時也岐伯曰九候之脈皆沈細懸絕者為陰主冬故以夜半死盛躁喘數者為陽主夏故以日中死位无常居物極則反也乾坤之義陰極則龍戰于野陽極則亢龍有悔是以陰陽極脈死於夜半日中也是故寒熱病者以平旦死亦物極則變也平曉木王木氣為風故木王之時寒熱病死生氣通天論曰因於露風乃生寒熱由此則寒熱之病風薄所為也熱中及熱病者以日中死陽之極也病風者以日夕死卯酉衝也病水者以夜半死水王故也其脈乍踈乍數乍遲乍疾者日乘四季死辰戌丑未土寄王之脾氣內絕故日乘四季而死也形肉已脫九候雖調猶死亦謂形氣不相得也證前脫肉身不去者九候雖平調亦死也七診雖見九候皆從者不死但九候順四時之令雖七診互見亦生矣從謂順從也所言不死者風氣之病及經月之病似七診之病而非也故言不死風病之脈診大而數月經之病脈小以微雖候與七診之狀略同而死生之證乃異故不死也若有七診之病其脈候亦敗者死矣言雖七診見九候從者不死若病同七診之狀而脈應敗亂縱九候皆順猶不得生也必發噦噫胃精內竭神不守心故死之時發斯噦噫宣明五氣篇曰心為噫胃為噦也必審問其所始病與今之所方病方正也言必當原其始而要終也而後各切循其脈視其經絡浮沈以上下逆從循之其脈疾者不病氣強盛故其脈遲者病氣不足故脈不往來者死精神去也皮膚著者死骨乾枯也帝曰其可治者奈何岐伯曰經病者治其經求有過者孫絡病者治其孫絡血有血留止刺而去之　新校正云按甲乙經云絡病者治其絡

血无二孫字血病身有痛者。治其經絡。靈樞經曰經脉爲裏支而横者爲絡絡之别者爲孫絡由是孫絡則經之别支而横也　新校正云按甲乙經无血病二字其病者在奇邪。奇邪之脉。則繆刺之。奇謂奇繆不偶之氣而與經脉繆處也由是故繆刺之繆刺者刺絡脉左取右右取左也留瘦不移。節而刺之。病氣淹留形容減瘦證不移易則消息節級養而刺之此又重明前經无問其病以平爲期者也上實下虚。切而從之。索其結絡脉。刺出其血。以見通之。結謂血結於絡中也血去則經隧通矣前經云先去血脉而後調之明其結絡乃先去也　新校正云詳經文以見通之甲乙經作以通其氣瞳子高者太陽不足。戴眼者太陽已絶。此決死生之要。不可不察也。此後明前太陽氣欲絶及已絶之候也手指及手外踝上五指。留鍼。錯簡文也

重廣補注黄帝内經素問卷第六

玉機真藏論　漑古代切　瘉音愈　睏渠殞切　瞀莫候切　三部九候論　歃所甲切飲血也　坰古營切　蠕而勺切

重廣補注黄帝内經素問卷第七

啓玄子次注林億孫奇高保衡等奉敕校正孫兆重改誤

經脉别論篇第二十一新校正云按全元起本在第四卷中

黄帝問曰。人之居處動静勇怯。脉亦爲之變乎。岐伯對曰。凡人之驚恐恚勞動静。皆爲變也。變謂變易常候是以夜行則喘出於腎。腎王於夜氣合幽冥故夜行則喘息内從腎出也淫氣病肺。夜行腎勞因而喘息氣淫不次則病肺也有所墮恐。喘出於肝。恐生於肝墮損筋血因而奔喘故出於肝也淫氣害脾。肝木妄淫害脾土也有所驚恐。喘出於肺。驚則心無所倚神無所歸氣亂胷中故喘出於肺也淫氣傷心。驚則神越故氣淫反傷心矣度水跌仆。喘出於腎與骨。濕氣通腎骨腎主之故度水跌仆喘出腎骨矣跌謂足跌仆謂身倒也當是之時。勇者氣行則已。怯者則著而爲病也。氣有强弱神有壯懦故殊狀也故曰。診病之道。觀人勇怯骨肉皮膚。能知其情。以爲診法也。通達性懷得其情狀乃爲深識診契物宜也故飲食飽甚。汗出於胃。飽甚胃滿故汗出於胃也驚而奪精。汗出於心。驚奪心精神氣浮越陽内薄之故汗出於心也持重遠行。汗出於腎。骨勞氣越腎復過疲故持重遠行汗出於腎也疾走恐懼。汗出於肝。暴役於筋肝氣罷極故疾走恐懼汗出於肝也摇體勞苦。汗出於脾。摇體勞苦謂動作施力非疾走遠行也然動作用力則穀精四布脾化水穀故汗出於脾也故春秋冬夏。四時陰陽。生病起於過用。此爲常也。不適其性而强云爲過即病生此其常理五臟受氣蓋有常分用而過耗是以病生故下文曰食氣入胃。散精於肝。淫氣於筋。肝養筋故胃散穀精之氣

入於肝則浸淫滋養於筋絡矣 食氣入胃。濁氣歸心。淫精於脉。濁氣穀氣也心居胃上故穀氣歸心淫溢精微入於脉也何者心主脉故 脉氣流經。經氣歸於肺。肺朝百脉。輸精於皮毛。言脉氣流運乃爲大經經氣歸宗上朝於肺肺爲華蓋位復居高治節由之故受百脉之朝會也平人氣象論曰藏眞高於肺以行榮衛陰陽由此故肺朝百脉然乃布化精氣輸於皮毛矣 毛脉合精。行氣於府。府謂氣之所聚處也是謂氣海在兩乳間名曰膻中也 府精神明。留於四藏。氣歸於權衡。膻中之布氣者分爲三隧其下者走於氣街上者走於息道宗氣留於海積於胷中命曰氣海也如是分化乃四藏安定三焦平均中外上下各得其所也 權衡以平。氣口成寸。以決死生。三世脉法皆以三寸爲寸關尺之分故中外高下氣緒均平則氣口之脉而成寸也夫氣口者脉之大要會也百脉盡朝故以其分決死生也 飲入於胃。遊溢精氣。上輸於脾。水飲流下至於中焦水化精微上爲雲霧雲霧散變乃注於脾靈樞經曰上焦如霧中焦如漚此之謂也 脾氣散精。上歸於肺。通調水道。下輸膀胱。水土合化上滋肺金金氣通腎故調水道轉注下焦膀胱禀化乃爲溲矣靈樞經曰下焦如瀆此之謂也 水精四布。五經並行。合於四時五藏陰陽。揆度以爲常也。從是水精布經氣行筋骨成血氣順配合四時寒暑證符五藏陰陽揆度盈虛用爲常道度量也以用也 新校正云按一本云陰陽動静 太陽藏獨至。厥喘虛氣逆。是陰不足陽有餘也。陰謂腎陽謂膀胱也故下文曰 表裏當俱寫取之下俞。陽獨至謂陽氣盛至也陽獨至爲陽有餘陰不足則陽邪入故表裏俱寫取足六俞也下俞足俞也 新校正云詳六當爲穴字之誤也按府有六俞藏止五俞今藏府俱寫不當言六俞六俞則不能兼藏言穴俞則藏府兼舉 陽明藏獨至。是陽氣重并也。當寫陽補陰。取之下俞。陽氣重并故寫陽補陰 少陽藏獨至。是厥氣也。蹻前卒大。取之下俞。蹻謂陽蹻脉在足外踝下足少陽脉行抵絶骨之端下出外踝之前循足跗然蹻前卒大則少陽之氣盛也故取足俞少陽也 少陽獨至者。一陽之過也。一陽少陽也過謂太過也以其太過故蹻前卒大焉 太陰藏搏者。用心省眞。見太陰之脉伏鼓則當用心省察之若是眞藏之脉不當治也 五脉氣少。胃氣不平。三陰也。三陰太陰脾之脉也五藏脉少胃氣不調是亦太陰之過也 宜治其下俞。補陽寫陰。以陰氣太過故 一陽獨嘯。少陽厥也。嘯謂耳中鳴如嘯聲也膽及三焦脉皆入耳故氣逆上則耳中鳴 新校正云詳此上明三陽此言三陰今此再言少陽而不及少陰者疑此一陽乃二陰之誤也又按全元起本此爲少陰厥顯知此即二陰也 陽并於上。四脉爭張。氣歸於腎。心脾肝肺四脉爭張陽并於上者是腎氣不足故氣歸於腎也 宜治其經絡。寫陽補陰。陰氣足則陽氣不復并於上矣 一陰至。厥陰之治也。眞虛痛心。厥氣留薄。發爲白汗。調食和藥。治在下俞。或一作二誤也厥陰一陰也上言二陰至則當少陰治下言厥陰治則當一陰至也然三墳之經俗久淪墜人少披習字多傳寫誤 帝曰。太陽藏何象。岐伯曰。象三陽而浮也。帝曰。少陽藏何象。岐伯曰。象一陽也。一陽藏者。滑而不實也。帝曰。陽明藏何象。岐伯曰。象大浮也。新校正云按太素及全元起本云象心之太浮也 太陰藏搏。言伏鼓也。二陰搏至。腎沈不浮也。明前獨至之脉狀也 新校正云詳前脫二陰此無一陰闕文可知

藏氣法時論篇第二十二

新校正云按全元起本在第一卷又於第六卷脉要篇末重出

黃帝問曰。合人形以法四時五行而治。何如而從。何如而逆。得失之意。願聞其事。岐伯對曰。五行者。金木水火土也。更貴更賤。以知死生。以決成敗。而定五藏之氣。間甚之時。死生之期也。帝曰。願卒聞之。岐伯曰。肝主春。以應木也 足厥陰少陽主治。厥陰肝脉少陽膽脉肝與膽合故治同 其日甲乙。甲乙爲木東方干也 肝苦急。急食甘以緩之。甘性和緩 新校正云按全元起云肝苦急是其氣有餘 心主夏。以應火也 手少陰太陽主治。少陰心脉太陽小腸脉心與小腸合故治同 其日丙丁。丙丁爲火南方干也 心苦緩。急食酸以收之。酸性收斂 新校正云按全元起本云心苦緩是心氣虛 脾主

長夏長夏謂六月也夏爲土母土長于中以長而治故云長夏　新校正云按全元起云脾王四季六月是火王之處蓋以脾主中央六月是十二月之中一年之半故脾主六月也足太陰陽明主治。太陰脾脉陽明胃脉脾與胃合故治同其日戊己。戊己爲土中央干也脾苦濕急食苦以燥之。苦性乾燥肺主秋以應金也手太陰陽明主治。太陰肺脉陽明大腸脉肺與大腸合故治同其日庚辛。庚辛爲金西方干也肺苦氣上逆急食苦以泄之。苦性宣泄故肺用之　新校正云按全元起云肺氣上逆是其氣有餘腎主冬以應水也足少陰太陽主治。少陰腎脉太陽膀胱脉腎與膀胱合故治同其日壬癸。壬癸爲水北方干也腎苦燥急食辛以潤之開腠理致津液通氣也。辛性津潤也然腠理開津液達則肺氣下流腎與肺通故云通氣也病在肝愈於夏。子制其鬼也餘愈同夏不愈甚於秋。子休鬼復王也餘甚同秋不死持於冬。鬼休而母養故氣執持於父母之鄉也餘持同起於春。自得其位故復起餘起同禁當風。以風氣通於肝故禁而勿犯肝病者愈在丙丁。丙丁應夏丙丁不愈加於庚辛。庚辛應秋庚辛不死持於壬癸。壬癸應冬起於甲乙。應春木也肝病者平旦慧下晡甚夜半靜。木王之時故爽慧也金王之時故加甚也水王之時故靜退也餘慧甚同其靜小異肝欲散急食辛以散之。以藏氣常散故以辛發散也陰陽應象大論曰辛甘發散爲陽也平人氣象論曰藏眞散於肝言其常發散也用辛補之酸寫之。辛味散故補酸味收故寫　新校正云按全元起本云用酸補之辛寫之自爲一義病在心愈在長夏長夏不愈甚於冬冬不死持於春起於夏。如肝例也禁温食熱衣。熱則心躁故禁止之心病者愈在戊己。戊己應長夏也戊己不愈加於壬癸。壬癸應冬壬癸不死持於甲乙。甲乙應春起於丙丁。應夏火也心病者日中慧夜半甚平旦靜。亦休王之義也心欲耎急食鹹以耎之。以藏氣好耎故以鹹柔耎也平人氣象論曰藏眞通於心言其常欲柔耎也用鹹補之甘寫之。鹹補取其柔耎甘寫取其舒緩病在脾愈在秋秋不愈甚於春春不死持於夏起於長夏禁温食飽食濕地濡衣。温濕及飽並傷脾氣故禁止之脾病者愈在庚辛。應秋氣也庚辛不愈加於甲乙。應春氣也甲乙不死持於丙丁。應夏氣也起於戊己。應長夏也脾病者日昳慧日出甚。新校正云按甲乙經日出作平旦雖日出與平旦時等按前文言木王之時皆云平旦而不云日出蓋日出於冬夏之期有早晚不若平旦之爲得也下晡靜。土王則爽慧木尅則增甚金扶則靜退亦休王之義也一本或云日中持者謬也爰五藏之病皆以勝相加至其所生而愈至其所不勝而甚至於所生而持自得其位而起由是故皆有間甚之時死生之期也脾欲緩急食甘以緩之。甘性和緩順其緩也用苦寫之甘補之。苦寫取其堅燥甘補取其安緩病在肺愈在冬冬不愈甚於夏夏不死持於長夏起於秋。例如肝也禁寒飲食寒衣。肺惡寒氣故衣食禁之靈樞經曰形寒寒飲則傷肺飲尚傷肺其食甚焉肺不獨惡寒亦畏熱也肺病者愈在壬癸。應冬水也壬癸不愈加於丙丁。應夏火也丙丁不死持於戊己。長夏土也起於庚辛。應秋金也肺病者下晡慧日中甚夜半靜。金王則慧水王則靜火王則甚肺欲收急食酸以收之。以酸性收斂故也用酸補之辛寫之。酸收斂故補辛發散故寫病在腎愈在春春不愈甚於長夏長夏不死持於秋起於冬。例如肝也禁犯焠㶼熱食温炙衣。腎性惡燥故此禁之　新校正云按別本焠作焠腎病者愈在甲乙。應春木也甲乙不愈甚於戊己。長夏土也戊己不死持於庚辛。應秋金也起於壬癸。應冬水也腎病者夜半慧四季甚下晡靜。水王則慧土王則甚金王則靜腎欲堅急食苦以堅之。以苦性堅燥也用苦補之鹹寫之。苦補取其堅也鹹寫取其耎也耎濕土制也故用寫之夫邪氣之客於身也以勝相加。邪者不正之目風寒暑濕飢飽勞逸皆是邪也非唯鬼毒疫癘也至其所生而愈。謂至己所生也至其所不勝而甚。謂至剋已之氣也至於所生而持。謂至生已之氣也自得其位而起。居所王處謂自得其位也必先定五藏之脉。乃可言間甚之時。死生之期也。五藏之脉者謂肝弦心鈎肺浮腎營脾代知是則可言死生間甚矣三部九候論曰必先知經脉然後知病脉此之謂也肝病者。兩脇下痛引少腹。令人善怒。肝厥陰脉自足而上環陰器抵少腹又上貫肝鬲布脇肋故兩脇下痛引少腹也其氣實則善怒靈樞經曰肝氣實則怒虛則目䀮䀮無所見耳無所聞。善恐如人將捕之。肝厥陰脉自脇肋循喉嚨入頏顙連目系膽少陽脉其支者從耳後入耳中出走耳前至目銳眥後故病如是也恐謂恐懼魂不安也取其經。厥陰與少陽。經謂經脉也非其絡病故取其經也取厥陰以治肝氣取少陽以調氣逆也故下文曰氣逆。則頭痛耳聾不聰頰腫。肝厥陰脉自目系上出額與督脉會於巔故頭痛膽少陽脉支別者從耳中出走耳前又支別者加頰車又厥陰之脉支別者從目系下頰裏故耳聾不聰頰腫也是以上文兼取少陽也取血者。脉中血滿獨異於常乃氣逆之診隨其左右有則刺之心病者。胷中痛。脇支滿。脇下痛。膺背肩甲間痛。兩臂內痛。心少陰脉支別者循胷出脇入手心主厥陰之脉起於胷中其支別者亦循胷出脇下腋三寸上抵腋下下循臑內行太陰少陰之間入肘中下循臂行兩筋之間又心少陰之脉直行者復從心系却上肺上出腋下下循臑內後廉行太陰心主之後下肘內循臂內後廉抵掌後銳骨之端又小腸太陽之脉自臂臑上繞肩甲交肩上故病如是虛則胷腹大。脇下與腰相引而痛。手心主厥陰之脉從胷中出屬心包下鬲歷絡三焦其支別者循胷出脇心少陰之脉自心系下鬲絡小腸故病如是也取其經。少陰太陽。舌下血者。少陰之脉從心系上俠咽喉故取舌本下及經脉血也其變病。刺郄中血者。其或嘔變則刺少陰之郄血滿者也手少陰之郄在掌後脉中去腕半寸當小指之後脾病者。身重善肌肉痿。足不收行。善瘈脚下痛。脾象土而主肉故身重肉痿也痿謂萎無力也脾太陰之脉起於足大指之端循指內側上內踝前廉上腨內腎少陰之脉起於足小指之下斜趣足心上腨內出膕內廉故病則足不收行善瘈脚下痛也故下取少陰　新校正云按甲乙經作善飢肌肉痿千金方云善飢足痿不收氣交變大論云肌肉萎足痿不收行善瘈虛則腹滿腸鳴飧泄食不化。脾太陰脉從股內前廉入腹屬脾絡胃故病如是靈樞經曰中氣不足則腹爲之善滿腸爲之善鳴取其經。太陰陽明少陰血者。少陰腎脉也以前病行善瘈脚下痛故取之而出血血滿者出之肺病者。喘欬逆氣。肩背痛。新校正云按千金方作肩息背痛汗出尻陰股膝新校正云按甲乙經脉經作膝攣髀腨胻足皆痛。肺藏氣而主喘息在變動爲欬故病則喘欬逆氣也背爲胷中之府肩接近之故肩背痛也肺養皮毛邪盛則心液外泄故汗出也腎少陰之脉從足下上循腨內出膕內廉上股內後廉貫脊屬腎絡膀胱今肺病則腎脉受邪故尻陰股膝髀腨胻足皆痛故下取少陰也虛則少氣不能報息。耳聾嗌乾。氣虛少故不足以報入息也肺太陰之絡會於耳中故聾也腎少陰之脉從腎上貫肝鬲入肺中循喉嚨俠舌本今肺虛則腎氣不足以上潤於嗌故嗌乾也是以下文兼取少陰也取其經。太陰足太陽之外厥陰內血者。足太陽之外厥陰內者正謂腨內側內踝後之直上則少陰脉也視左右足脉少陰部分有血滿異於常者即而取之腎病者。腹大脛腫。新校正云按甲乙經云脛腫痛喘欬身重。寢汗出憎風。腎少陰脉起於足而上循腨復從橫骨中俠齊循腹裏上行而入肺故腹大脛腫而喘欬也腎病則骨不能用故身重也腎邪攻肺心氣內微心液爲汗故寢汗出也脛既腫矣汗復津泄陰凝玄府陽爍上焦內熱外寒故憎風也憎風謂深惡之也虛則胷中痛。大腹小腹痛。清厥意不樂。腎少陰脉從肺出絡心注胷中然腎氣既虛心無所制心氣熏肺故痛聚胷中也足太陽脉從項下行而至足腎虛則太陽之氣不能盛行於足故足冷而氣逆也清謂氣清冷厥謂氣逆也以清冷氣逆故大腹小腹痛志不足則神躁擾故不樂也　新校正云按甲乙經大腹小腹作大腸小腸取其經。少陰太陽血者。凡刺之道虛則補之實則寫之不盛不虛以經取之是謂得道經絡有血刺而去之是謂守法猶當揣形定氣先去血脉而後乃平有餘不足焉三部九候論曰必先度其形之肥瘦以調其氣之虛實實則寫之虛則補之必先去其血脉而後調之此之謂也肝色青。宜食甘。粳米牛肉棗葵皆甘。肝性喜急故食甘物而取其寛緩也　新校正云詳肝色青至篇末全元起本在第六卷王氏移於此心色赤。宜食酸。小豆新校正云按甲乙經太素小豆作麻犬肉李韭皆酸。心性喜緩故食酸物而取其收歛也肺色白。宜食苦。麥羊肉杏薤皆苦。肺喜氣逆故食苦物而取其宣泄也脾色黃。宜食鹹。大豆豕肉栗藿皆鹹。究斯宜食乃調利關機之義也腎爲胃關脾與胃合故假鹹柔耎以利其關關利而胃氣乃行胃行而脾氣方化故應脾宜味與衆不同也　新校正云按上文曰肝苦急急食甘以緩之心苦緩急食酸以收之脾苦濕急食苦以燥之肺苦氣上逆急食苦以泄之腎苦燥急食辛以潤之此肝心肺腎食宜皆與前文合獨脾食鹹宜不用苦故王氏特注其義腎色黑。宜食辛。黄黍雞肉桃葱皆辛。腎性喜燥故食辛物而取其津潤也辛散。酸收。甘緩。苦堅。鹹耎。皆自然之氣也然辛味苦味匪唯堅散而已辛亦能潤能散苦亦能燥能泄故上文曰脾苦濕急食苦以燥之肺苦氣上逆急食苦以泄之則其謂苦之燥泄也又曰腎苦燥急食辛以潤之則其謂辛之濡潤也毒藥攻邪。藥謂金玉土石草木菜果蟲魚鳥獸之類皆可以祛邪養正者也然辟邪安正惟毒乃能以其能然故通謂之毒藥也　新校正云按本草云下藥爲佐使主治病以應地多毒不可久服欲除寒熱邪氣破積聚愈疾者本下經故云毒藥攻邪五穀爲養。謂粳米小豆麥大豆黄黍也五果爲助。謂桃李杏栗棗也五畜爲益。謂牛羊豕犬雞也五菜爲充。謂葵藿薤葱韭也　新校正云按五常政大論曰大毒治病十去其六常毒治病十去其七小毒治病十去其八無毒治病十去其九穀肉果菜食養盡之无使過之傷其正也氣味合而服之。以補精益氣。氣爲陽化味曰陰施氣味合和則補益精氣矣陰陽應象大論曰陽爲氣陰爲味味歸形形歸氣氣歸精精歸化精食氣形食味又曰形不足者温之以氣精不足者補之以味由是則補精益氣其義可知　新校正云按孫思邈云精以食氣氣養精以榮色形以食味味養形以生力精順五氣以爲靈也若食氣相惡則傷精也形受味以成也若食味不調則損形也是以聖人先用食禁以存性後制藥以防命氣味温補以存精形此之謂氣味合而服之以補精益氣也此五者。有辛酸甘苦鹹。各有所利。或散或收。或緩或急。或堅或耎。四時五藏。病隨五味所宜也。用五味而調五藏配肝以甘心以酸脾以鹹肺以苦腎以辛者各隨其宜欲緩欲收欲耎欲泄欲散欲堅而爲用非以相生相養而爲義也

宣明五氣篇第二十三

新校正云按全元起本在第一卷

五味所入。酸入肝。肝合木而味酸也辛入肺。肺合金而味辛也苦入心。心合火而味苦也鹹入腎。腎合水而味鹹也甘入脾。脾合土而味甘也　新校正云按太素又云淡入胃是謂五入。新校正云按至眞要大論云夫五味入胃各歸所喜故酸先入肝苦先入心甘先入脾辛先入肺鹹先入腎

五氣所病。心爲噫。象火炎上煙隨焰出心不受穢故噫出之肺爲欬。象金堅勁扣之有聲邪擊於肺故爲欬也肝爲語。象木枝條而形支別語宣委曲故出於肝脾爲吞。象土包容物歸於内翕如皆受故爲吞也腎爲欠爲嚏。象水下流上生雲霧氣鬱於胃故欠生焉太陽之氣和利而滿於心出於鼻則生嚏也胃爲氣逆。爲噦。爲恐。以爲水穀之海腎與爲關關閉不利則氣逆而上行也以包容水穀性喜受寒寒穀相薄故爲噦也寒盛則噦起熱盛則恐生何者胃熱則腎氣微弱故爲恐也下文曰精氣并於腎則恐也大腸小腸爲泄。下焦溢爲水。大腸爲傳道之府小腸爲受盛之府受盛之氣既虛傳道之司不禁故爲泄利也下焦爲分注之所氣窒不寫則溢而爲水膀胱不利爲癃。不約爲遺溺。膀胱爲津液之府水注由之然足三焦脉實約下焦而不通則不得小便足三焦脉虛不約下焦則遺溺也靈樞經曰足三焦者太陽之別也并太陽之正入絡膀胱約下焦實則閉癃虛則遺溺膽爲怒。中正決斷無私無偏其性剛決故爲怒也六節藏象論曰凡十一藏取決於膽也是謂五病。

五精所并。精氣并於心則喜。精氣謂火之精氣也肺虛而心精并之則爲喜靈樞經曰喜樂无極則傷魄魄爲肺神明心火并於肺金也并於肺則悲。肝虛而肺氣并之則爲悲靈樞經曰悲哀動中則傷魂魂爲肝神明肺金并於肝木也并於肝則憂。脾虛而肝氣并之則爲憂靈樞經曰愁憂不解則傷意意爲脾神明肝木并於脾土也并於脾則畏。一經云飢也腎虛而脾氣并之則爲畏畏謂畏懼也靈樞經曰恐懼而不解則傷精精爲腎神明脾土并於腎水也并於腎則恐。心虛而腎氣并之則爲恐靈樞經曰怵惕思慮則傷神神爲心主明腎水并於心火也怵惕驚懼也此皆正氣不足而勝氣并之乃爲是矣故下文曰是謂五并。虛而相并者也。

五藏所惡。心惡熱。熱則脉潰濁肺惡寒。寒則氣留滯肝惡風。風則筋燥急脾惡濕。濕則肉痿腫腎惡燥。燥則精竭涸　新校正云按楊上善云若余則云肺惡燥今此肺惡寒腎惡燥者燥在於秋寒之始也寒在於冬燥之終也肺在於秋以肺惡寒之甚故言其終腎在於冬腎惡不甚故言其始也是謂五惡。

五藏化液。心爲汗。泄於皮腠也肺爲涕。潤於鼻竅也肝爲淚。注於眼目也脾爲涎。溢於脣口也腎爲唾。生於牙齒也是謂五液。

五味所禁。辛走氣。氣病無多食辛。病謂力少不自勝也鹹走血。血病無多食鹹。苦走骨。骨病無多食苦。新校正云按皇甫士安云鹹先走腎此云走血

者腎合三焦血脉雖屬肝心而爲中焦之道故鹹入而走血也苦走心此云走骨者水火相濟骨氣通於心也甘走肉。肉病無多食甘。酸走筋。筋病無多食酸。是皆爲行其氣速故不欲多食多食則病甚故病者無多食也是謂五禁。無令多食。新校正云按太素五禁云肝病禁辛心病禁鹹脾病禁酸肺病禁苦腎病禁甘名此爲五裁楊上善云口嗜而欲食之不可多也必自裁之命曰五裁

五病所發。陰病發於骨。陽病發於血。陰病發於肉。骨肉陰靜故陽氣從之血脉陽動故陰氣乘之陽病發於冬。陰病發於夏。夏陽氣盛故陰病發於夏冬陰氣盛故陽病發於冬各隨其少也是謂五發。

五邪所亂。邪入於陽則狂。邪入於陰則痺。邪居於陽脉之中則四支熱盛故爲狂邪入於陰脉之內則六經凝泣而不通故爲痺搏陽則爲巔疾。邪內搏於陽則脉流薄疾故爲上巔之疾搏陰則爲瘖。邪內搏於陰則脉不流故令瘖不能言　新校正云按難經云重陽者狂重陰者癲巢元方云邪入於陰則爲癲脉經云陰附陽則狂陽附陰則癲孫思邈云邪入於陽則爲狂邪入於陰則爲血痺邪入於陽傳則爲癲痙邪入於陰傳則爲痛瘖全元起云邪已入陰復傳於陽邪氣盛腑藏受邪使其氣不朝榮氣不復周身邪與正氣相擊發動爲癲疾邪已入陽陽今復傳於陰藏府受邪故不能言是勝正也諸家之論不同今具載之陽入之陰則靜。陰出之陽則怒。隨所之而爲疾也之往也　新校正云按全元起云陽入陰則爲靜出則爲恐千金方云陽入於陰病靜陰出於陽病怒是謂五亂。

五邪所見。春得秋脉。夏得冬脉。長夏得春脉。秋得夏脉。冬得長夏脉。名曰陰出之陽。病善怒不治。是謂五邪。皆同命。死不治。新校正云按陰出之陽病善怒已見前條此再言之文義不倫必古文錯簡也

五藏所藏。心藏神。精氣之化成也靈樞經曰兩精相薄謂之神肺藏魄。精氣之匡佐也靈樞經曰並精而出入者謂之魄肝藏魂。神氣之輔弼也靈樞經曰隨神而往來者謂之魂脾藏意。記而不忘者也靈樞經曰心有所憶謂之意腎藏志。專意而不移者也靈樞經曰意之所存謂之志腎受五臟六腑之精元氣之本生成之根爲胃之關是以志能則命通　新校正云按楊上善云腎有二枚左爲腎藏志右爲命門藏精也是謂五藏所藏。

五藏所主。心主脉。壅遏榮氣應息而動也肺主皮。包裹筋肉間拒諸邪也肝主筋。束絡機關隨神而運也脾主肉。覆臓筋骨通行衛氣也腎主骨。張筋化髓幹以立身也是謂五主。

五勞所傷。久視傷血。勞於心也久卧傷氣。勞於肺也久坐傷肉。勞於脾也久立傷骨。勞於腎也久行傷筋。勞於肝也是謂五勞所傷。

五脉應象。肝脉弦。耎虛而滑端直以長也心脉鉤。如鉤之偃來盛去衰也脾脉代。耎而弱也肺脉毛。輕浮而虛如毛羽也腎脉石。沈堅而搏如石之投也是謂五藏之脉。

血氣形志篇第二十四

新校正云按全元起本此篇併在前篇王氏分出爲別篇

夫人之常數。太陽常多血少氣。少陽常少血多氣。陽明常多氣多血。少陰常少血多氣。厥陰常多血少氣。太陰常多氣少血。此天之常數。血氣多少此天之常數故用鍼之道常寫其多也　新校正云按甲乙經十二經水篇云陽明多血多氣刺深六分留十呼太陽多血多氣刺深五分留七呼少陽少血多氣刺深四分留五呼太陰多血少氣刺深三分留四呼少陰少血多氣刺深二分留三呼厥陰多血少氣刺深一分留二呼太陽太陰血氣多少與素問不同又陰陽二十五人形性血氣不同篇與素問同蓋皇甫疑而兩存之也足太陽與少陰爲表裏。少陽與厥陰爲表裏。陽明與太陰爲表裏。是爲足陰陽也。手太陽與少陰爲表裏。少陽與心主爲表裏。陽明與太陰爲表裏。是爲手之陰陽也。今知手足陰陽所苦。凡治病必先去其血。乃去其所苦。伺之所欲。然後寫有餘。補不足。先去其血謂見血脉盛滿獨異於常者乃去之不謂常刺則先去其血也欲知背俞。先度其兩乳間中

折之更以他草度去半已即以兩隅相拄也乃舉以度其背令其一隅居上齊脊大椎兩隅在下當其下隅者肺之俞也度謂度量也言以草量其乳間四分去一使斜與橫等折爲三隅以上隅齊脊大椎則兩隅下當肺俞也復下一度心之俞也謂以上隅齊脊三椎也復下一度左角肝之俞也右角脾之俞也復下一度腎之俞也是謂五藏之俞灸刺之度也靈樞經及中誥咸云肺俞在三椎之傍心俞在五椎之傍肝俞在九椎之傍脾俞在十一椎之傍腎俞在十四椎之傍尋此經草量之法則合度之人其初度兩隅之下約當肺俞再度兩隅之下約當心俞三度兩隅之下約當七椎七椎之傍乃鬲俞之位此經云左角肝之俞右角脾之俞殊與中誥等經不同又四度則兩隅之下約當九椎九椎之傍乃肝俞也經云腎俞未究其源形樂志苦病生於脉治之以灸刺形謂身形志謂心志細而言之則七神殊守通而論之則約形志以爲中外爾然形樂謂不甚勞役志苦謂結慮深思不甚勞役則筋骨平調結慮深思則榮衛乖否氣血不順故病生於脉焉夫盛寫虛補是灸刺之道猶當去其血絡而後調之故上文曰凡治病必先去其血乃去其所苦伺之所欲然後寫有餘補不足則其義也形樂志樂病生於肉治之以鍼石志樂謂悅懌忘憂也然筋骨不勞心神悅懌則肉理相比氣道滿塡衛氣怫結故病生於肉也夫衛氣留滿以鍼寫之結聚膿血石而破之石謂石鍼則砭石也今亦以鈚鍼代之形苦志樂病生於筋治之以熨引形苦謂修業就役也然修業以爲就役而作一過其用則致勞勞用以傷故病生於筋熨謂藥熨引謂導引形苦志苦病生於咽嗌治之以百藥修業就役結慮深思憂則肝氣并於脾肝與膽合嗌爲之使故病生於嗌也宣明五氣篇曰精氣并於肝則憂奇病論曰肝者中之將也取決於膽咽爲之使也　新校正云按甲乙經咽嗌作困竭百藥作甘藥形數驚恐經絡不通病生於不仁治之以按摩醪藥驚則脉氣併恐則神不收脉併神游故經絡不通而爲不仁之病矣夫按摩者所以開通閉塞導引陰陽醪藥者所以養正祛邪調中理氣故方之爲用宜以此焉醪藥謂酒藥也不仁謂不應其用則㾴痺矣是謂五形志也刺陽明出血氣刺太陽出血惡氣刺少陽出氣惡血刺太陰出氣惡血刺少陰出氣惡血刺厥陰出血惡氣也明前三陽三陰血氣多少之刺約也　新校正云按太素云刺陽明出血氣刺太陰出血氣楊上善注云陽明太陰雖爲表裏其血氣俱盛故並寫血氣如是則太陰與陽明等俱爲多血多氣前文太陰一云多血少氣二云多氣少血莫可的知詳太素血氣並寫之旨則二說俱未爲得自與陽明同爾又此刺陽明一節宜續前寫有餘補不足下不當隔在草度法五形志後

重廣補注黃帝內經素問卷第七

玉機眞藏論　漑古代切　窻音愈　瞤渠殞切　瞀莫候切

三部九候論　歃所甲切歃血也　坰古螢切　蠕而勻切

經脉別論　跌仆音赴　罷極上音疲　如瘂下音瘂

藏氣法時論　慧音惠　焠七內切　㶸烏開切　䀮䀮音荒　臑內人朱切

宣明五氣論　翕音吸　嚏音帝　窒陟栗切　凝泣澁　瘖讀作音

血氣形志論　相柱知庚切　鈚音鈹

重廣補注黄帝内經素問卷第八

啓玄子次注林億孫奇高保衡等奉敕校正孫兆重改誤

寶命全形論　八正神明論

離合眞邪論　通評虛實論

太陰陽明論　陽明脉解

寶命全形論篇第二十五 新校正云按全元起本在第六卷名刺禁

黄帝問曰。天覆地載。萬物悉備。莫貴於人。人以天地之氣生。四時之法成。天以德流地以氣化德氣相合而乃生焉易曰天地絪緼萬物化醇此之謂也則假以温涼寒暑生長收藏四時運行而方成立 君王衆庶。盡欲全形。貴賤雖殊然其寶命一矣故好生惡死者貴賤之常情也 形之疾病。莫知其情。留淫日深。著於骨髓。心私慮之。新校正云按太素慮作患 余欲鍼除其疾病。爲之奈何。虛邪之中人微先見于色不知于身有形无形故莫知其情狀也留而不去淫衍日深邪氣襲虛故著於骨髓帝矜不度故請行其鍼　新校正云按别本不度作不庶 岐伯對曰。夫塩之味鹹者。其氣令器津泄。鹹謂塩之味苦浸淫而潤物者也夫鹹爲苦而生鹹從水而有水也潤下而苦泄故能令器中水津液潤滲泄焉凡虛中而受物者皆謂之器其於體外則謂陰囊其於身中所同則謂膀胱矣然以病配於五藏則心氣伏於腎中而不去乃爲是矣何者腎象水而味鹹心合火而味苦苦流汗液鹹走胞囊火爲水持故陰囊之外津潤如汗而滲泄不止也凡鹹之爲氣天陰則潤在土則浮在人則囊濕而皮膚剥起 絃絶者。其音嘶敗。陰囊津泄而脉絃絶者診當言音嘶嗄敗易舊聲爾何者肝氣傷也肝氣傷則金本缺金本缺則肺氣不全肺主音聲故言音嘶嗄 木敷者。其葉發。敷布也言木氣散布外榮於所部者其病當發於肺葉之中也何者以木氣發散故也平人氣象論曰藏眞散於肝肝又合木也 病深者。其聲噦。噦謂聲濁惡也肺藏惡血故如是 人有此三者。是謂壞府。府謂胷也以肺處胷中故也壞謂損壞其府而取病也抱朴子云仲景開胷以納赤餅由此則胷可啓之而取病矣三者謂脉弦絶肺葉發聲濁噦 毒藥無治。短鍼無取。此皆絶皮傷肉。血氣爭黑。病内潰於肺中故毒藥無治外不在於經絡故短鍼無取是以絶皮傷肉乃可攻之以惡血久與肺氣交爭故當血見而色黑也　新校正云詳岐伯之對與黄帝所問不相當别按太素云夫塩之味鹹者其氣令器津泄絃絶者其音嘶敗木陳者其葉落病深者其聲噦人有此三者是謂壞府毒藥無治短鍼無取此皆絶皮傷肉血氣爭黑三字與此經不同而注意大異楊上善注云言欲知病微者須知其候塩之在於器中津液洩於外見津而知塩之有鹹也聲嘶知琴瑟之絃將絶葉落者知陳木之已盡舉此三物衰壞之微以比聲噦識病深之候人有聲噦同三譬者是爲府壞之候中府壞者病之深也其病既深故鍼藥不能取以其皮肉血氣各不相得故也再詳上善作此等注義方與黄帝上下問荅義相貫穿王氏解塩鹹器津義雖淵微至於注絃絶音嘶木敷葉發殊不與帝問相協考之不若楊義之得多也 帝曰。余念其痛。心爲之亂惑。反甚其病。不可更代。百姓聞之。以爲殘賊。爲之柰何。殘謂殘害賊謂損劫言恐涉於不仁致慊於黎庶也 岐伯曰。夫人生於地。懸命於天。天地合氣。命之曰人。形假物成故生於地命惟天賦故懸於天德氣同歸故謂之人也靈樞經曰天之在我者德地之在我者氣德流氣薄而生者也然德者道之用氣者生之母也 人能應四時者。天地爲之父母。人能應四時和氣而養生者天地恒畜養之故爲父母四氣調神大論曰夫四時陰陽者萬物之根本也所以聖人春夏養陽秋冬養陰以從其根故與萬物沉浮於生長之門也 知萬物者。謂之天子。知萬物之根本者天地常育養之故謂曰天之子 天有陰陽。人有十二節。節謂節氣外所以應十二月内所以主十二經脉也 天有寒暑。人有虛實。寒暑有盛衰之紀虛實表多少之殊故人以虛實應天寒暑也 能經天地陰陽之化者。不失四時。知十二節之理者。聖智不能欺也。經常也言能常應順天地陰陽之道而脩養者則合四時生長之冝能知十二節氣之所遷至者雖聖智亦不欺侮而奉行之也 能存八動之變。五勝更立。能達虛實之數者。獨出獨入。呿吟至微。秋毫在目。存謂心存達謂明達呿謂欠呿吟謂吟嘆秋毫在目言細必察也八動謂八節之風變動五勝謂五行之氣相勝立謂當其王時變謂氣至而變易知是三者則應效明著速猶影響皆神之獨出獨入亦非鬼靈能召遣也　新校正云按楊上善云呿謂露齒出氣 帝曰。人生有形。不離陰陽。天地合氣。别爲九野。分爲四時。月有小大。日有短長。萬物並至。不可勝量。虛實呿吟。敢問其方。（請說用鍼之意）岐伯曰。木得金而伐。火得水而滅。土得木而達。金得火而缺。水得土而絕。萬物盡然。不可勝竭。（達通也言物類雖不可竭盡而數要之皆如五行之氣而有勝負之性分爾）故鍼有懸布天下者五。黔首共餘食。莫知之也。（言鍼之道有若高懸示人彰布於天下者五矣而百姓共知餘食咸棄蔑之不務於本而崇乎末莫知眞要深在其中所謂五者次如下句 新校正云按全元起本餘食作飽食注云人愚不解陰陽不知鍼之妙飽食終日莫能知其妙益又太素作飲食楊上善注云黔首共服用此道然不能得其意）一曰治神。（專精其心不妄動亂也所以云手如握虎神无營於衆物蓋欲調治精神專其心也 新校正云按楊上善云存生之道知此五者以爲攝養可得長生也魂神意魄志以爲神主故皆名神欲爲鍼者先須治神故人無悲哀動中則魂不傷肝得無病秋無難也無怵惕思慮則神不傷心得無病冬無難也無愁憂不解則意不傷脾得無病春無難也無喜樂不極則魄不傷肺得無病夏無難也無盛怒者則志不傷腎得無病季夏無難也是以五過不起於心則神清性明五神各安其藏則壽延遐筭也）二曰知養身。（知養己身之法亦如養人之道矣陰陽應象大論曰用鍼者以我知彼用之不殆此之謂也 新校正云按太素身作形楊上善云飲食男女節之以限風寒暑濕攝之以時有異單豹外凋之害即內養形也實慈恕以愛人和塵勞而不迹有殊張毅高門之傷即外養形也內外之養周備則不求生而久生無期壽而長壽此則鍼布養形之極也玄元皇帝曰太上養神其次養形詳王氏之注專治神養身於用鍼之際其說甚狹不若上善之說爲優若必以此五者解爲用鍼之際則下文知毒藥爲眞王氏亦不專用鍼爲解也）三曰知毒藥爲眞。（毒藥攻邪順宜而用正眞之道其在茲乎）四曰制砭石小大。（古者以砭石爲鍼故不舉九鍼但言砭石爾當制其大小者隨病所宜而用之 新校正云按全元起云砭石者是古外治之法有三名一鍼石二砭石三鑱石其實一也古來未能鑄鐵故用石爲鍼故名之鍼石言工必砥礪鋒利制其小大之形與病相當黃帝造九鍼以代鑱石上古之治者各隨方所宜東方之人多癰腫聚結故砭石生於東方）五曰知府藏血氣之診。（諸陽爲府諸陰爲藏故血氣形志篇曰太陽多血少氣少陽少血多氣陽明多氣多血少陰少血多氣厥陰多血少氣太陰多氣少血是以刺陽明出血氣刺太陽出血惡氣刺少陽出氣惡血刺太陰出氣惡血刺少陰出氣惡血刺厥陰出血惡氣也精知多少則補寫萬全）五法俱立。各有所先。（事宜則應者先用）今末世之刺也。虛者實之。滿者泄之。此皆衆工所共知也。若夫法天則地。隨應而動。和之者若響。隨之者若影。道無鬼神。獨來獨往。（隨應而動言其效也若影若響言其近也夫如影之隨形響之應聲豈復有鬼神之召遣耶蓋由隨應而動之自得爾）帝曰。願聞其道。岐伯曰。凡刺之眞。必先治神。（專其精神寂無動亂刺之眞要其在斯焉）五藏已定。九候已備。後乃存鍼。（先定五藏之脉備循九候之診而有太過不及者然後乃存意於用鍼之法）衆脉不見。衆凶弗聞。外內相得。無以形先。（衆脉謂七診之脉衆凶謂五藏相乘外內相得言形氣相得也無以形先言不以己形之衰盛寒溫料病人之形氣使同於己也故下文曰）可玩往來。乃施於人。（玩謂玩弄言精熟也標本病傳論曰謹熟陰陽無與衆謀此其類也 新校正云按此文出陰陽別論此云標本病傳論者誤也）人有虛實。五虛勿近。五實勿遠。至其當發。間不容瞚。（人之虛實非其遠近而有之蓋由血氣一時之盈縮爾然其未發則如雲垂而視之可久至其發也則如電滅而指所不及遲速之殊有如此矣 新校正云按甲乙經瞚作瞤全元起本及太素作眴）手動若務。鍼耀而勻。（手動用鍼心如專務於一事也鍼經曰一其形聽其動靜而知邪正此之謂也鍼耀而勻謂鍼形光淨而上下勻平）靜意視義。觀適之變。是謂冥冥。莫知其形。（冥冥言血氣變化之不可見也故靜意視息以義斟酌觀所調適經脉之變易爾雖且鍼下用意精微而測量之猶不知變易形容誰爲其象也 新校正云按八正神明論云觀其冥冥者言形氣榮衛之不形於外而工獨知之以日之寒溫月之虛盛四時氣之浮沈參伍相合而調之工常先見之然而不形於外故曰觀於冥冥焉）見其烏烏。見其稷稷。從見其飛。不知其誰。（烏烏嘆其氣至稷稷嗟其已應言所鍼得失如從空中見飛鳥之往來豈復知其所使之元主耶是但見經脉盈虛而爲信亦不知其誰之所召遣爾）伏如橫弩。起如發機。（血氣之未應鍼則伏如橫弩之安靜其應鍼也則起如機發之迅疾）帝曰。何如而虛。何如而實。（言血氣既伏如橫弩起如發機然其虛實豈留呼而可爲準定耶虛實之形何如而約之）岐伯曰。刺虛者須其實。刺實者須其虛。（言要以氣至有效而爲約不必守息數而爲定法也）經氣已至。愼守勿失。（無變法而失經氣也）深淺在志。遠近若一。如臨深淵。手如握虎。神無營於衆物。言精心專一也所鍼經脈雖深淺不同然其補寫皆如一俞之專意故手如握虎神不外營焉　新校正云按鍼解論云刺實須其虛者留鍼陰氣隆至乃去鍼也刺虛須其實者陽氣隆至鍼下熱乃去鍼也經氣已至慎守勿失者勿變更也深淺在志者知病之内外也遠近如一者深淺其候等也如臨深淵者不敢墮也手如握虎者欲其壯也神无營於衆物者静志觀病人无左右視也

八正神明論篇第二十六

新校正云按全元起本在第二卷又與太素知官能篇大意同文勢小異

黃帝問曰。用鍼之服。必有法則焉。今何法何則。服事也法象也則準也約也岐伯對曰。法天則地。合以天光。謂合日月星辰之行度帝曰。願卒聞之。岐伯曰。凡刺之法。必候日月星辰四時八正之氣。氣定乃刺之。候日月者謂候日之寒温月之空滿也星辰者謂先知二十八宿之分應水漏刻者也略而言之常以日加之於宿上則知人氣在太陽否日行一舍人氣在三陽與陰分矣細而言之從房至畢十四宿水下五十刻半日之度也從昴至心亦十四宿水下五十刻終日之度也是故從房至畢者爲陽從昴至心者爲陰陽主晝陰主夜也凡日行一舍故水下三刻與七分刻之四也靈樞經曰水下一刻人氣在太陽水下二刻人氣在少陽水下三刻人氣在陽明水下四刻人氣在陰分水下不止氣行亦爾又曰日行一舍人氣行於身一周與十分身之八日行二舍人氣行於身三周與十分身之六日行三舍人氣行於身五周與十分身之四日行四舍人氣行於身七周與十分身之二日行五舍人氣行於身九周然日行二十八舍人氣亦行於身五十周與十分身之四由是故必候日月星辰也四時八正之氣者謂四時正氣八節之風來朝於太一者也謹候其氣之所在而刺之氣定乃刺之者謂八節之風氣靜定乃可以刺經脈調虛實也故曆忌云八節前後各五日不可刺灸凶是則謂氣未定故不可灸刺也　新校正云按八節風朝太一具天元玉冊中是故天温日明。則人血淖液而衛氣浮。故血易寫。氣易行。天寒日陰。則人血凝泣而衛氣沈。泣謂如水中居雪也月始生。則血氣始精。衛氣始行。月郭滿。則血氣實。肌肉堅。月郭空。則肌肉減。經絡虛。衛氣去。形獨居。是以因天時而調血氣也。是以天寒無刺。血凝泣而衛氣沈也天温無疑。血淖液而氣易行也月生無寫。月滿無補。月郭空無治。是謂得時而調之。謂得天時也因天之序。盛虛之時。移光定位。正立而待之。候日遷移定氣所在南面正立待氣至而調之也故日月生而寫。是謂藏虛。血氣弱也　新校正云按全元起本藏作減藏當作減月滿而補。血氣揚溢。絡有留血。命曰重實。絡一爲經誤血氣盛也留一爲流非也月郭空而治。是謂亂經。陰陽相錯。眞邪不別。沈以留止。外虛内亂。淫邪乃起。氣失紀故淫邪起帝曰。星辰八正何候。岐伯曰。星辰者。所以制日月之行也。制謂制度定星辰則可知日月行之制度矣略而言之周天二十八宿三十六分人氣行一周天凡一千八分周身十六丈二尺以應二十八宿合漏水百刻都行八百一十丈以分晝夜也故人十息氣行六尺日行二分二百七十息氣行十六丈二尺一周於身水下二刻日行二十分五百四十息氣行再周於身水下四刻日行四十分二千七百息氣行十周於身水下二十刻日行五宿二十分一萬三千五百息氣行五十周於身水下百刻日行二十八宿也細而言之則常以一十周加之一分又十分分之六乃奇分盡矣是故星辰所以制日月之行度也　新校正云詳周天二十八宿至日行二十八宿也本靈樞文今具甲乙經中八正者。所以候八風之虛邪以時至者也。八正謂八節之正氣也八風者東方嬰兒風南方大弱風西方剛風北方大剛風東北方凶風東南方弱風西南方謀風西北方折風也虛邪謂乘人之虛而爲病者也以時至謂天應太一移居以八節之前後風朝中宮而至者也　新校正云詳太一移居風朝中宮義具天元玉冊四時者。所以分春秋冬夏之氣所在。以時調之也。八正之虛邪。而避之勿犯也。四時之氣所在者謂春氣在經脈夏氣在孫絡秋氣在皮膚冬氣在骨髓也然觸冒虛邪動傷眞氣避而勿犯乃不病焉靈樞經曰聖人避邪如避矢石蓋以其能傷眞氣也以身之虛。而逢天之虛。兩虛相感。其氣至骨。入則傷五藏。以虛感虛同氣而相應也工候救之。弗能傷也。候知而止故弗能傷之救止也故曰。天忌不可不知也。人忌於天故云天忌犯之則病故不可不知也帝曰。善。其法星辰者。余聞之矣。願聞法

往古者。岐伯曰。法往古者。先知鍼經也。驗於來今者。先知日之寒溫月之虛盛。以候氣之浮沈。而調之於身。觀其立有驗也。候氣不差故立有驗觀其冥冥者。言形氣榮衛之不形於外。而工獨知之。明前篇靜意視義觀適之變是謂冥冥莫知其形也雖形氣榮衛不形見於外而工以心神明悟獨得知其衰盛焉善惡悉可明之　新校正云按前篇乃寶命全形論以日之寒溫月之虛盛。四時氣之浮沈。參伍相合而調之。工常先見之。然而不形於外。故曰觀於冥冥焉。工所以常先見者何哉以守法而神通明也通於無窮者。可以傳於後世也。是故工之所以異也。法著故可傳後世後世不絕則應用通於无窮矣以獨見知故工所以異於人也然而不形見於外。故俱不能見也。工異於粗者以粗俱不能見也視之無形。嘗之無味。故謂冥冥。若神髣髴。言形氣榮衛不形於外以不可見故視无形嘗无味伏如橫弩起如發機窈窈冥冥莫知元主謂如神運髣髴焉若如也虛邪者。八正之虛邪氣也。八正之虛邪謂八節之虛邪也以從虛之鄉來襲虛而入爲病故謂之八正虛邪正邪者。身形若用力。汗出腠理開。逢虛風。其中人也微。故莫知其情。莫見其形。正邪者不從虛之鄉來也以中人微故莫知其情意莫見其形狀上工救其萌牙。必先見三部九候之氣。盡調不敗而救之。故曰上工。下工救其已成。救其已敗。救其已成者。言不知三部九候之相失。因病而敗之也。義備離合眞邪論中知其所在者。知診三部九候之病脉處而治之。故曰守其門戶焉。莫知其情而見邪形也。三部九候爲候邪之門戶也守門戶故見邪形以中人微故莫知其情狀也帝曰。余聞補寫。未得其意。岐伯曰。寫必用方。方者。以氣方盛也。以月方滿也。以日方溫也。以身方定也。以息方吸而內鍼。乃復候其方吸而轉鍼。乃復候其方呼而徐引鍼。故曰寫必用方。其氣而行焉。方猶正也寫邪氣出則眞氣流行矣補必用員。員者行也。行者移也。行謂宣不行之氣令必宣行移謂移未復之脉俾其平復刺必中其榮。復以吸排鍼也。鍼入至血謂之中榮故員與方。非鍼也。所言方員者非謂鍼形正謂行移之義也故養神者。必知形之肥瘦。榮衛血氣之盛衰。血氣者。人之神。不可不謹養。神安則壽延神去則形弊故不可不謹養也帝曰。妙乎哉論也。合人形於陰陽四時虛實之應。冥冥之期。其非夫子。孰能通之。然夫子數言形與神。何謂形。何謂神。願卒聞之。神謂神智通悟形謂形診可觀岐伯曰。請言形。形乎形。目冥冥。問其所病。新校正云按甲乙經作捫其所痛義亦通索之於經。慧然在前。按之不得。不知其情。故曰形。外隱其無形故目冥冥而不見內藏其有象故以診而可索於經也慧然在前按之不得言三部九候之中卒然逢之不可爲之期準也離合眞邪論曰在陰與陽不可爲度從而察之三部九候卒然逢之早遏其路此其義也帝曰。何謂神。岐伯曰。請言神。神乎神。耳不聞。目明心開而志先。慧然獨悟。口弗能言。俱視獨見。適若昏。昭然獨明。若風吹雲。故曰神。耳不聞言神用之微密也目明心開而志先者言心之通如昏昧開卷目之見如氛翳闢明神雖內融志已先往矣慧然謂清爽也悟猶了達也慧然獨悟口弗能言者謂心中清爽而了達口不能宣吐以寫心也俱視獨見適若昏者歎見之異速也言與衆俱視我忽獨見適猶若昏昧爾既獨見了心眼昭然獨能明察若雲隨風卷日麗天明至哉神乎妙用如是不可得而言也三部九候爲之原。九鍼之論不必存也。以三部九候經脉爲之本原則可通神悟之妙用若以九鍼之論僉議則其旨惟博其知彌遠矣故曰三部九候爲之原九鍼之論不必存也

離合眞邪論篇第二十七

新校正云：按全元起本在第一卷，名經合，第二卷重出，名眞邪論。

黃帝問曰：余聞九鍼九篇，夫子乃因而九之，九九八十一篇，余盡通其意矣。經言氣之盛衰，左右傾移，以上調下，以左調右，有餘不足，補寫於滎輸，余知之矣。此皆榮衞之傾移，虛實之所生，非邪氣從外入於經也。余願聞邪氣之在經也，其病人何如？取之奈何？歧伯對曰：夫聖人之起度數，必應於天地，故天有宿度，地有經水，人有經脈。宿謂二十八宿，度謂天之三百六十五度也。經水者，謂海水、瀆水、渭水、湖水、沔水、汝水、江水、淮水、漯水、河水、漳水、濟水也。以其內合經脈，故名之經水焉。經脈者，謂手足三陰三陽之脈。所以言者，以內外參合，人氣應通，故言之也。新校正云：按甲乙經云：足陽明外合於海水，內屬於胃；足太陽外合於瀆水，內屬膀胱；足少陽外合於渭水，內屬於膽；足太陰外合於湖水，內屬於脾；足厥陰外合於沔水，內屬於肝；足少陰外合於汝水，內屬於腎；手陽明外合於江水，內屬於大腸；手太陽外合於淮水，內屬於小腸；手少陽外合於漯水，內屬於三焦；手太陰外合於河水，內屬於肺；手心主外合於漳水，內屬於心包；手少陰外合於濟水，內屬於心。天地溫和，則經水安靜；天寒地凍，則經水凝泣；天暑地熱，則經水沸溢；卒風暴起，則經水波涌而隴起。人經脈亦應之。夫邪之入於脈也，寒則血凝泣，暑則氣淖澤，虛邪因而入客，亦如經水之得風也，經之動脈，其至也亦時隴起，其行於脈中循循然，循循然，順動貌。言隨順經脈之動息，因循呼吸之往來，但形狀或異耳。循循，一爲輴輴。其至寸口中手也，時大時小，大則邪至，小則平，其行無常處，大謂大常平之形診，小者非細小之謂也。以其比大，則謂之小，若無大以比，則自是平常之經氣爾。然邪氣者，因其陰氣則入陰經，因其陽氣則入陽脈，故其行無常處也。在陰與陽，不可爲度，以隨經脈之流運也。從而察之，三部九候，卒然逢之，早遏其路。逢謂逢遇，遏謂遏絕。三部之中，九候之位，卒然逢遇，當按而止之，即而寫之，逕路既絕，則大邪之氣無能爲也。所謂寫者，如亦文云。吸則內鍼，無令氣忤；靜以久留，無令邪布；吸則轉鍼，以得氣爲故；候呼引鍼，呼盡乃去；大氣皆出，故命曰寫。按經之旨，先補眞氣，乃寫其邪也。何以言之？下文補法，呼盡內鍼，靜以久留；此段寫法，吸則內鍼，又靜以久留。然呼盡則次其吸，吸至則不兼呼，內鍼之候既同，久留之理復一，則先補之義昭然可知。鍼經云：寫曰迎之，迎之意，必持而內之，放而出之，排陽出鍼，疾氣得泄。補曰隨之，隨之意，若忘之，若行若悔，如蚊虻止，如留如還。則補之必久留也。所以先補者，眞氣不足，鍼乃寫之，則經脈不滿，邪氣無所排遣，故先補眞氣令足，後乃寫出其邪矣。引謂引出，去謂離穴，候呼而引至其門，呼盡而乃離穴戶，則經氣審以平定，邪氣無所勾留，故大邪之氣隨鍼而出也。呼謂氣出，吸謂氣入，轉謂轉動也。大氣謂大邪之氣，錯亂陰陽者也。帝曰：不足者補之奈何？歧伯曰：必先捫而循之，切而散之，推而按之，彈而怒之，抓而下之，通而取之，外引其門，以閉其神。捫循謂手摸，切謂指按也。捫而循之，欲氣舒緩；切而散之，使經脈宣散；推而按之，排蹙其皮也；彈而怒之，使脈氣䐜滿也；抓而下之，置鍼準也；通而取之，以常法也；外引其門，以閉其神，則推而按之者也。謂蹙按穴外之皮，令當應鍼之處，鍼已放去，則不破之皮蓋其所刺之門，門不開則神氣內守，故云以閉其神也。經調論曰：外引其皮，令當其門戶。又曰：推闔其門，令神氣存。此之謂也。新校正云：按王引調經論文，今詳非本論之文，傍見甲乙經鍼道篇，又曰已下乃當篇之文也。呼盡內鍼，靜以久留，以氣至爲故，呼盡內鍼，亦同吸也。言必以氣至而爲去鍼之故，不以息之多數而便去鍼也。鍼經曰：刺之而氣不至，無問其數；刺之氣至，去之勿復鍼。此之謂也。無問息數以爲遲速之約，要當以氣至而鍼去，不當以鍼下氣未至而鍼出乃更爲也。如待所貴，不知日暮。諭人事於候氣也。暮，晚也。其氣以至，適而自護，適調適也，護慎守也。言氣已平調，則當愼守，勿令改變，使疾更生也。鍼經曰：經氣已至，愼守勿失。此其義也。所謂愼守，當如下說。新校正云：詳王引鍼經之言，乃素問寶命全形論文，兼見千鍼解論耳。候吸引鍼，氣不得出，各在其處，推闔其門，令神氣存，大氣留止，故命曰補。正言也。外門已閉，神氣復存，候吸引鍼，大氣不泄，補之爲義，斷可知焉。然此大氣謂大經之氣，流行榮衞者。帝曰：候氣奈何？謂候可取之氣也。歧伯曰：夫邪去絡入於經也。舍於血脈之中。（繆刺論曰邪之客於形也必先舍於皮毛留而不去入舍於孫脈留而不去入舍於絡脈留而不去入舍於經脈故云去絡入於經也）其寒溫未相得。如涌波之起也。時來時去。故不常在。（以周遊於十六丈二尺經脈之分故不常在所候之處）故曰方其來也。必按而止之。止而取之。無逢其衝而寫之。（衝謂應水刻數之平氣也靈樞經曰水下一刻人氣在太陽水下二刻人氣在少陽水下三刻人氣在陽明水下四刻人氣在陰分然氣在太陽則太陽獨盛氣在少陽則少陽獨盛夫見獨盛者便謂邪來以鍼寫之則反傷眞氣故下文曰）眞氣者。經氣也。經氣太虛。故曰。其來不可逢。此之謂也。（經氣應刻乃謂爲邪工若寫之則深誤也故曰其來不可逢）故曰。候邪不審。大氣已過。寫之則眞氣脱。脱則不復。邪氣復至。而病益蓄。（不悟其邪反誅無罪則眞氣泄脱邪氣復侵經氣大虛故病彌蓄積）故曰其往不可追。此之謂也。（已隨經脈之流去不可復追召使還）不可挂以髮者。待邪之至時而發鍼寫矣。（言輕微而有尚且知之况若涌波不知其至也）若先若後者。血氣已盡。其病不可下。（言不可取而取失時也　新校正云按全元起本作血氣已虛盡字當作虛字此字之誤也）故曰。知其可取如發機。不知其取如扣椎。故曰。知機道者。不可挂以髮。不知機者。扣之不發。此之謂也。（機者動之微言貴知其微也）帝曰。補寫奈何。岐伯曰。此攻邪也。疾出以去盛血。而復其眞氣。（視有血者乃取之）此邪新客。溶溶未有定處也。推之則前。引之則止。逆而刺之。温血也。（言邪之新客未有定居推鍼補之則隨補而前進若引鍼致之則隨引而留止也若不出盛血而反温之則邪氣内勝反增其害故下文曰）刺出其血。其病立已。帝曰。善。然眞邪以合。波隴不起。候之柰何。岐伯曰。審捫循三部九候之盛虛而調之。（盛者寫之虛者補之不盛不虛以經取之則其法也）察其左右上下相失及相減者。審其病藏以期之。（氣之在陰則候其氣之在於陰分而刺之氣之在陽則候其氣之在於陽分而刺之是謂逢時靈樞經曰水下一刻人氣在太陽水下四刻人氣在陰分也積刻不已氣亦隨在周而復始故審其病藏以期其氣而刺之）不知三部者。陰陽不別。天地不分。地以候地。天以候天。人以候人。調之中府。以定三部。故曰刺不知三部九候病脈之處。雖有大過且至。工不能禁也。（禁謂禁止也然候邪之處尚未能知豈復能禁止其邪氣耶）誅罰無過。命曰大惑。反亂大經。眞不可復。用實爲虛。以邪爲眞。用鍼無義。反爲氣賊。奪人正氣。以從爲逆。榮衛散亂。眞氣已失。邪獨内著。絶人長命。予人天殃。不知三部九候。故不能久長。（識非精辨學未該明且亂大經又爲氣賊動爲殘害安可久乎）因不知合之四時五行。因加相勝。釋邪攻正。絶人長命。（非惟昧三部九候之爲弊若不知四時五行之氣序亦足以殞絶其生靈也）邪之新客來也。未有定處。推之則前。引之則止。逢而寫之。其病立已。（再言之者其法必然）

通評虛實論篇第二十八

（新校正云按全元起本在第四卷）

黄帝問曰。何謂虛實。岐伯對曰。邪氣盛則實。精氣奪則虛。（奪謂精氣減少如奪去也）帝曰。虛實何如。（言五藏虛實之大體也）岐伯曰。氣虛者。肺虛也。氣逆者。足寒也。非其時則生。當其時則死。（非時謂年直之前後也當時謂正直之年也）餘藏皆如此。（五藏同）帝曰。何謂重實。岐伯曰。所謂重實者。言大熱病。氣熱脈滿。是謂重實。帝曰。經絡俱實何如。何以治之。岐伯曰。經絡皆實。是寸脈急而尺緩也皆當治之故曰滑則從濇則逆也脈急謂脈口也夫虛實者皆從其物類始故五藏骨肉滑利可以長久也物之生則滑利物之死則枯濇故濇爲逆滑爲從從謂順也帝曰絡氣不足經氣有餘何如岐伯曰絡氣不足經氣有餘者脈口熱而尺寒也秋冬爲逆春夏爲從治主病者春夏陽氣高故脈口熱尺中寒爲順也十二經十五絡各隨左右而有太過不足工當尋其至應以施鍼艾故云治主其病者也帝曰經虛絡滿何如岐伯曰經虛絡滿者尺熱滿脈口寒濇也此春夏死秋冬生也秋冬陽氣下故尺中熱脈口寒爲順也帝曰治此者奈何岐伯曰絡滿經虛灸陰刺陽經滿絡虛刺陰灸陽以陰分主絡陽分主經故爾帝曰何謂重虛此反問前重實也岐伯曰脈氣上虛尺虛是謂重虛言尺寸脈俱虛　新校正云按甲乙經作脈虛氣虛尺虛是謂重虛此少一虛字多一上字王注言尺寸脈俱虛則不兼氣虛也詳前熱病氣熱脈滿爲重實此脈虛氣虛尺虛爲重虛是脈與氣俱實爲重實俱虛爲重虛不但尺寸俱虛爲重虛也帝曰何以治之岐伯曰所謂氣虛者言無常也尺虛者行步恇然寸虛則脈動無常尺虛則行步恇然不足　新校正云按楊上善云氣虛者膻中氣不定也王謂寸虛則脈動無常非也脈虛者不象陰也不象太陰之候也何以言之氣口者脈之要會手太陰之動也如此者滑則生濇則死也帝曰寒氣暴上脈滿而實何如言氣熱脈滿已謂重實滑則從濇則逆今氣寒脈滿亦可謂重實乎其於滑濇生死逆從何如岐伯曰實而滑則生實而逆則死逆謂濇也　新校正云詳王氏以逆爲濇大非古文簡略辭多互文上言滑而下言逆舉滑則從可知言逆則濇可見非謂逆爲濇也帝曰脈實滿手足寒頭熱何如岐伯曰春秋則生冬夏則死大略言之夏手足寒非病也是夏行冬令夏得則冬死冬脈實滿頭熱亦非病也是冬行夏令冬得則夏亡反冬夏以言之則皆不死春秋得之是病故生死皆在時之孟月也

脈浮而濇濇而身有熱者死新校正云按甲乙經移續於此舊在後帝曰形度骨度脈度筋度何以知其度也下對問義不相類王氏頗知其錯簡而不知皇甫士安嘗移附此也今去後條移從於此帝曰其形盡滿何如岐伯曰其形盡滿者脈急大堅尺濇而不應也形盡滿謂四形藏盡滿也　新校正云按甲乙經太素濇作滿如是者故從則生逆則死帝曰何謂從則生逆則死岐伯曰所謂從者手足溫也所謂逆者手足寒也帝曰乳子而病熱脈懸小者何如懸謂如懸物之動也岐伯曰手足溫則生寒則死新校正云按太素无手字楊上善云足溫氣下故生足寒氣不下者逆而致死帝曰乳子中風熱喘鳴肩息者脈何如岐伯曰喘鳴肩息者脈實大也緩則生急則死緩謂如縱緩急謂如弦張之急非往來之緩急也正理傷寒論曰緩則中風故乳子中風脈緩則生急則死帝曰腸澼便血何如岐伯曰身熱則死寒則生熱爲血敗故死寒爲榮氣在故生也帝曰腸澼下白沫何如岐伯曰脈沈則生脈浮則死陰病而見陽脈與證相反故死帝曰腸澼下膿血何如岐伯曰脈懸絕則死滑大則生帝曰腸澼之屬身不熱脈不懸絕何如岐伯曰滑大者曰生懸濇者曰死以藏期之肝見庚辛死心見壬癸死肺見丙丁死腎見戊己死脾見甲乙死是謂以藏期之帝曰癲疾何如岐伯曰脈搏大滑久自已脈小堅急死不治脈小堅急爲陰陽病而見陰脈故死不治　新校正云按巢元方云脈沈小急實死不治小牢急亦不可治帝曰癲疾之脈虛實何如岐伯曰虛則可治實則死以反證故帝曰消癉虛實何如岐伯曰脈實大病久可治脈懸小堅病久不可治久病血氣衰脈不當實大故不可治　新校正云詳經言實大病久可治注意以爲

不可治按甲乙經太素全元起本並云可治又按巢元方云脈數大者生細小浮者死又云沉小者生實牢大者死帝曰形度骨度脈度筋度何以知其度也形度具三備經筋度脈度骨度並具在靈樞經中此問亦合在彼經篇首錯簡也一經以此問爲逆從論首非也帝曰春亟治經絡夏亟治經俞秋亟治六府冬則閉塞閉塞者用藥而少鍼石也亟猶急也閉塞謂氣之門戶閉塞也所謂少鍼石者非癰疽之謂也冬月雖氣門閉塞然癰疽氣烈内作大膿不急寫之則爛筋腐骨故雖冬月亦宜鍼石以開除之癰疽不得頃時回所以癰疽之病冬月猶得用鍼石者何此病頃時回轉之間過而不寫則内爛筋骨穿通藏府癰不知所按之不應手乍來乍已刺手太陰傍三痏與纓脈各二但覺似有癰疽之候不的知發在何處故按之不應手也乍來乍已言不定痛於一處也手太陰傍足陽明脈謂胃部氣戶等六穴之分也纓脈亦足陽明脈也近纓之脈故曰纓脈纓謂冠帶也以有左右故云各二掖癰大熱刺足少陽五刺而熱不止刺手心主三刺手太陰經絡者大骨之會各三大骨會肩也謂肩貞穴在肩髃後骨解間陷者中暴癰筋緛隨分而痛魄汗不盡胞氣不足治在經俞癰若暴發隨脈所過筋怒緛急肉分中痛汗液滲泄如不盡兼胞氣不足者悉可以本經脈穴俞補寫之　新校正云按此二條舊散在篇中今移使相從腹暴滿按之不下取手太陽經絡者胃之募也太陽爲手太陽也手太陽太陽經絡之所生故取中脘穴即胃之募也中誥曰中脘胃募也居蔽骨與齊中手太陽少陽足陽明脈所生故云經絡者胃募也　新校正云按甲乙經云取太陽經絡血者則已無胃之募也等字又楊上善注云足太陽其說各不同未知孰是少陰俞去脊椎三寸傍五用員利鍼謂取足少陰俞外去脊椎三寸兩傍穴各五痏也少陰俞謂第十四椎下兩傍腎之俞也　新校正云按甲乙經云用員利鍼刺已如食頃久立已必視其經之過於陽者數刺之霍亂刺俞傍五霍亂者取少陰俞傍志室穴　新校正云按楊上善云刺主霍亂輸傍五取之足陽明及上傍三足陽明言胃俞也取胃俞兼取少陰俞外兩傍向上第三穴則胃倉穴也刺癇驚脈五謂陽陵泉在膝上外陷者中也鍼手太陰各五刺經太陽五刺手少陰經絡傍者一足陽明一上踝五寸刺三鍼經太陽謂足太陽也手太陰五謂魚際穴在手大指本節後内側散脈經太陽五謂承山穴在足腨腸下分肉間陷者中也手少陰經絡傍者謂支正穴在腕後同身寸之五寸骨上廉肉分間手太陽絡別走少陰者足陽明一者謂解谿穴在足腕上陷者中也上踝五寸謂足少陽絡光明穴按内經明堂中誥圖經悉主霍亂各具明文　新校正云按別本注云悉不主霍亂未詳所謂又按甲乙經太素刺癇驚脈五至此爲刺驚癇王注爲刺霍亂者王注非也凡治消癉仆擊偏枯痿厥氣滿發逆肥貴人則高梁之疾也隔塞閉絶上下不通則暴憂之病也暴厥而聾偏塞閉不通内氣暴薄也不從内外中風之病故瘦留著也蹠跛寒風濕之病也消謂内消癉謂伏熱厥謂氣逆高膏也梁梁字也蹠謂足也夫肥者令人熱中甘者令人中滿故熱氣内薄發爲消渴偏枯氣滿逆也逆者謂違背常候與平人異也然愁憂者氣閉塞而不行故隔塞否閉氣脈斷絶而上下不通也氣固於門則大小便道偏不得通泄也何者藏府氣不化禁固而不宜散故爾也外風中人伏藏不去則陽氣内受爲熱外燔肌肉消爍故留薄肉分消瘦而皮膚著於筋骨也濕勝於足則筋不利寒勝於足則攣急風濕寒勝則衛氣結聚衛氣結聚則肉痛故足跛而不可履也黄帝曰黄疸暴痛癲疾厥狂久逆之所生也五藏不平六府閉塞之所生也頭痛耳鳴九竅不利腸胃之所生也足之三陽從頭走足然久厥逆而不下行則氣怫積於上焦故爲黄疸暴痛癲狂氣逆矣食飲失宜吐利過節故六府閉塞而令五藏之氣不和平也腸胃否塞則氣不順序氣不順序則上下中外互相勝負故頭痛耳鳴九竅不利也

太陰陽明論篇第二十九

新校正云按全元起本在第四卷

黄帝問曰太陰陽明爲表裏脾胃脈也生病而異者何也脾胃藏府皆合於土病生而異故問不同岐伯對曰陰陽異位更虛更實更逆更從或從内或從外所從不同故病異名也脾藏爲陰胃府爲陽陽脈下行陰脈上行陽脈從外陰脈從内故言所從不同病異名也　新校正云按楊上善云春夏陽明爲實太陰爲虛秋冬太陰爲實陽明

爲虚即更實更虚也春夏太陰爲逆陽明爲從秋冬陽明爲逆太陰爲從即更逆更從也帝曰願聞其異狀也岐伯曰陽者天氣也主外陰者地氣也主内是所謂陰陽異位也故陽道實陰道虚是所謂更實更虚也故犯賊風虚邪者陽受之食飲不節起居不時者陰受之是所謂或從内或從外也陽受之則入六府陰受之則入五藏入六府則身熱不時臥上爲喘呼入五藏則䐜滿閉塞下爲飧泄久爲腸澼是所謂所從不同病異名也故喉主天氣咽主地氣故陽受風氣陰受濕氣同氣相求爾故陰氣從足上行至頭而下行循臂至指端陽氣從手上行至頭而下行至足是所謂更逆更從也靈樞經曰手之三陰從藏走手手之三陽從手走頭足之三陽從頭走足足之三陰從足走腹所行而異故更逆更從也故曰陽病者上行極而下陰病者下行極而上此言其大凡爾然足少陰脉下行則不同諸陰之氣也故傷於風者上先受之傷於濕者下先受之陽氣炎上故受風陰氣潤下故受濕蓋同氣相合爾帝曰脾病而四支不用何也岐伯曰四支皆稟氣於胃而不得至經新校正云按太素至經作徑至楊上善云胃以水穀資四支不能徑至四支要因於脾得水穀津液營衛於四支必因於脾乃得稟也脾氣布化水穀精液四支乃得以稟受也今脾病不能爲胃行其津液四支不得稟水穀氣氣日以衰脉道不利筋骨肌肉皆無氣以生故不用焉帝曰脾不主時何也肝主春心主夏肺主秋腎主冬四藏皆有正應而脾無正主也岐伯曰脾者土也治中央常以四時長四藏各十八日寄治不得獨主於時也脾藏者常著胃土之精也土者生萬物而法天地故上下至頭足不得主時也治主也著謂常約著於胃也土氣於四時之中各於季終寄王十八日則五行之氣各王七十二日以終一歲之日矣外主四季則在人内應於手足也帝曰脾與胃以膜相連耳新校正云按太素作以募相逆楊上善云脾陰胃陽脾内胃外其位各異故相逆也而能爲之行其津液何也岐伯曰足太陰者三陰也其脉貫胃屬脾絡嗌故太陰爲之行氣於三陰陽明者表也胃是脾之表也五藏六府之海也亦爲之行氣於三陽藏府各因其經而受氣於陽明故爲胃行其津液四支不得稟水穀氣日以益衰陰道不利筋骨肌肉無氣以生故不用焉又復明脾主四支之義也

陽明脉解篇第三十

新校正云按全元起本在第三卷

黄帝問曰足陽明之脉病惡人與火聞木音則惕然而驚鐘鼓不爲動聞木音而驚何也願聞其故前篇言入六府則身熱不時臥上爲喘呼然陽明者胃脉也今病不如前篇之言而反聞木音而驚故問其異也岐伯對曰陽明者胃脉也胃者土也故聞木音而驚者土惡木也陰陽書曰木尅土故土惡木也帝曰善其惡火何也岐伯曰陽明主肉其脉新校正云按甲乙經脉作肌血氣盛邪客之則熱熱甚則惡火帝曰其惡人何也岐伯曰陽明厥則喘而惋惋則惡人惋熱内鬱故惡人耳新校正云按脉解云欲獨閉戶牖而處何也陰陽相搏陽盡陰盛故獨閉戶牖而處帝曰或喘而死者或喘而生者何也岐伯曰厥逆連藏則死連經則生經謂經脉藏謂五神藏所以連藏則死者神去故也帝曰善病甚則棄衣而走登高而歌或

至不食數日，踰垣上屋，所上之處，皆非其素所能也，病反能者何也？（素，本也。踰垣，謂驀牆也。怪其稍異於常）岐伯曰：四支者，諸陽之本也。陽盛則四支實，實則能登高也。（陽受氣於四支，故四支爲諸陽之本也。新校正云：按脉解云：陰陽爭而外并於陽）帝曰：其棄衣而走者何也？（棄，不用也）岐伯曰：熱盛於身，故棄衣欲走也。帝曰：其妄言罵詈，不避親踈而歌者何也？岐伯曰：陽盛則使人妄言罵詈，不避親踈，而不欲食，不欲食，故妄走也。（足陽明胃脉，下膈屬胃絡脾；足太陰脾脉，入腹屬脾絡胃，上膈俠咽，連舌本，散舌下，故病如是）

重廣補注黃帝内經素問卷第八

寶命全形論　嗄（所嫁切）　呿吟（上丘伽切）　黔（音鉗）　棄薎（音滅）　容䏖（音寅）

八正神明論　髣髴（上音微，下音弗）　離合真邪論　輴（徐倫切）　蚑　虻（武庚切）　捫（音門）　抓（側交切）　溶（音容）　通評虛實論　恇（去王切）　痏（榮美切）　蹠（之石切）　太陰陽明論　閉塞（蘇則切）　陰陽脉解論　惋（烏貫切）　踰（音于）

重廣補注黃帝内經素問卷第九

啓玄子次註林億孫奇高保衡等奉敕校正孫兆重改誤

熱論　刺熱篇

評熱病論　逆調論

熱論篇第三十一（新校正云：按全元起本在第五卷）

黃帝問曰：今夫熱病者，皆傷寒之類也。或愈或死，其死皆以六七日之間，其愈皆以十日以上者何也？不知其解，願聞其故。（寒者，冬氣也。冬時嚴寒，萬類深藏，君子固密，不傷於寒。觸冒之者，乃名傷寒。其傷於四時之氣，皆能爲病，以傷寒爲毒者，最乘殺厲之氣，中而即病，名曰傷寒；不即病者，寒毒藏於肌膚，至夏至前變爲温病，夏至後變爲熱病。然其發起，皆爲傷寒致之，故曰熱病者皆傷寒之類也。新校正云：按傷寒論云：至春變爲温病，至夏變爲暑病。與王注異。王注本素問爲說，傷寒論本陰陽大論爲說，故此不同）岐伯對曰：巨陽者，諸陽之屬也，（巨，大也。太陽之氣，經絡氣血，榮衛於身，故諸陽氣皆所宗屬）其脉連於風府，（風府，穴名也，在項上入髮際同身寸之一寸宛宛中是）故爲諸陽主氣也。（足太陰脉浮氣之在頭中者凡五行，故統主諸陽之氣）人之傷於寒也，則爲病熱，熱雖甚不死；（寒毒薄於肌膚，陽氣不得散發而内怫結，故傷寒者反爲病熱）其兩感於寒而病者，必不免於死。（藏府相應而俱受寒，謂之兩感）帝曰：願聞其狀。（謂非兩感者之形證）岐伯曰：傷寒一日，巨陽受之，（三陽之氣，太陽脉浮，脉浮者外在於皮毛，故傷寒一日，太陽先受之）故頭項痛，腰脊強。（上文云其脉連於風府，略言也，細而言之者，足太陽脉從巔入絡腦，還出別下項，循肩髆内，俠脊抵腰中，故頭項痛，腰脊強。新校正云：按甲乙經及太素作頭項與腰脊皆痛）二日，陽明受之，（以陽感熱，同氣相求，故自太陽入陽明也）陽明主肉，其脉俠鼻絡於目，故身熱目疼而鼻乾，不得卧也。（身熱者，以肉受邪，胃中熱煩，故不得卧，餘隨脉絡之所生也）三日，少陽受之，少陽主膽，（新校正云：按全元起本膽作骨。元起注云：少陽者肝之表，肝候筋，筋會於骨，是少陽之氣所榮故言主於骨甲乙經太素等並作骨其脉循脇絡於耳。故胷脇痛而耳聾。三陽經絡皆受其病。而未入於藏者。故可汗而已。以病在表故可汗也　新校正云按全元起云藏作府元起注云傷寒之病始入於皮膚之腠理漸勝於諸陽而未入府故須汗發其寒熱而散之太素亦作府四日。太陰受之。陽極而陰受也太陰脉布胃中絡於嗌。故腹滿而嗌乾。五日少陰受之。少陰脉貫腎絡於肺。繫舌本。故口燥舌乾而渴。六日厥陰受之。厥陰脉循陰器而絡於肝。故煩滿而囊縮。三陰三陽五藏六府皆受病。榮衛不行。五藏不通則死矣。死猶澌也言精氣皆澌也是故其死皆病六七日間者以此也其不兩感於寒者。七日巨陽病衰。頭痛少愈。邪氣漸退經氣漸和故少愈八日陽明病衰。身熱少愈。九日少陽病衰。耳聾微聞。十日太陰病衰。腹減如故。則思飲食。十一日少陰病衰。渴止不滿。舌乾已而嚏。十二日厥陰病衰。囊縱少腹微下。大氣皆去。病日已矣。大氣謂大邪之氣也是故其愈皆病十日已上者以此也帝曰。治之柰何。岐伯曰。治之各通其藏脉。病日衰已矣。其未滿三日者。可汗而已。其滿三日者。可泄而已。此言表裏之大體也正理傷寒論曰脉大浮數病爲在表可發其汗脉細沈數病在裏可下之由此則雖日過多但有表證而脉大浮數猶宜發汗日數雖少即有裏證而脉沈細數猶宜下之正應隨脉證以汗下之帝曰。熱病已愈。時有所遺者。何也。邪氣衰去不盡如遺之在人也岐伯曰。諸遺者。熱甚而強食之。故有所遺也。若此者。皆病已衰而熱有所藏。因其穀氣相薄。兩熱相合。故有所遺也。帝曰。善。治遺柰何。岐伯曰。視其虛實。調其逆從。可使必已矣。審其虛實而補寫之則必已帝曰。病熱當何禁之。岐伯曰。病熱少愈。食肉則復。多食則遺。此其禁也。是所謂戒食勞也熱雖少愈猶未盡除脾胃氣虛故未能消化肉堅食駐故熱復生復謂復舊病也帝曰。其病兩感於寒者。其脉應與其病形何如。岐伯曰。兩感於寒者。病一日則巨陽與少陰俱病。則頭痛口乾而煩滿。新校正云按傷寒論云煩滿而渴二日則陽明與太陰俱病。則腹滿身熱。不欲食。譫言。譫言謂妄謬而不次也新校正云按楊上善云多言也三日則少陽與厥陰俱病。則耳聾囊縮而厥。水漿不入。不知人。六日死。巨陽與少陰爲表裏陽明與太陰爲表裏少陽與厥陰爲表裏故兩感寒氣同受其邪帝曰。五藏已傷。六府不通。榮衛不行。如是之後。三日乃死。何也。岐伯曰。陽明者。十二經脉之長也。其血氣盛。故不知人。三日其氣乃盡。故死矣。以上承氣海故三日氣盡乃死凡病傷寒而成温者。先夏至日者爲病温。後夏至日者爲病暑。暑當與汗皆出。勿止。此以熱多少盛衰而爲義也陽熱未盛爲寒所制故爲病曰温陽熱大盛寒不能制故爲病曰暑然暑病者當與汗之令愈勿反止之令其甚也　新校正云按凡病傷寒已下全元起本在奇病論中王氏移於此楊上善云冬傷於寒輕者夏至以前發爲温病冬傷於寒甚者夏至以後發爲暑病

刺熱篇第三十二

新校正云按全元起本在第五卷

肝熱病者。小便先黃。腹痛多臥身熱。肝之脉環陰器抵少腹而上故小便不通先黃腹痛多臥也寒薄生熱身故熱焉熱爭則狂言及驚。脇滿痛。手足躁不得安臥。經絡雖已受熱而神藏猶未納邪邪正相薄故云爭也餘爭同之又肝之脉從少腹上俠胃貫鬲布脇肋循喉嚨之後絡舌本故狂言脇滿痛也肝性靜而主驚駭故病則驚手足躁擾臥不得安庚辛甚。甲乙大汗。氣逆則庚辛死。肝主

木庚辛爲金金剋木故甚死於庚辛也甲乙爲木故大汗於甲乙刺足厥陰少陽。厥陰肝脉少陽膽脉其逆則頭痛員員脉引衝頭也。肝之脉自舌本循喉嚨之後上出額與督脉會於巔故頭痛員員然脉引衝於頭中也員員謂似急也

心熱病者先不樂數日乃熱。夫所以任治於物者謂心病氣入於經絡則神不安治故先不樂數日乃熱也熱爭則卒心痛煩悶善嘔頭痛面赤無汗。心手少陰脉起於心中其支別者從心系上俠咽小腸之脉直行者循咽下鬲抵胃其支別者從缺盆循頸上頰至目外眥故卒心痛煩悶善嘔頭痛面赤也心在液爲汗今病熱故無汗以出　新校正云按甲乙經外眥作兌眥王注厥論亦作兌眥外當作兌壬癸甚丙丁大汗氣逆則壬癸死。心主火壬癸爲水水滅火故甚死於壬癸也丙丁爲火故大汗於丙丁氣逆之證經闕其文刺手少陰太陽。少陰心脉太陽小腸脉

脾熱病者先頭重頰痛煩心顏青欲嘔身熱。胃之脉起於鼻交頞中下循鼻外入上齒中還出俠口環脣下交承漿却循頤後下廉出大迎循頰車上耳前過客主人循髮際至額顱故先頭重頰痛顏青也脾之脉支別者復從胃別上鬲注心中其直行者上鬲俠咽故煩心欲嘔而身熱也　新校正云按甲乙經太素云脾熱病者先頭重顏痛無顏青二字也熱爭。則腰痛不可用俛仰腹滿泄兩頷痛。胃之脉支別者起胃下口循腹裏下至氣街中而合以下髀氣街者腰之前故腰痛也脾之脉入腹屬脾絡胃又胃之脉自交承漿却循頤後下廉出大迎循頰車故腹滿泄而兩頷痛甲乙甚。戊己大汗氣逆則甲乙死。脾主土甲乙爲木木伐土故甚死於甲乙也戊己爲土故大汗於戊己氣逆之證經所未論刺足太陰陽明。太陰脾脉陽明胃脉　新校正云按甲乙經熱病下篇云病先頭重顏痛煩心身熱熱爭則腰痛不可用俛仰腹滿兩頷痛甚暴泄善飢而不欲食善噫熱中足淸腹脹食不化善嘔泄有膿血苦嘔無所出先取三里後取太白章門

肺熱病者。先淅然厥起毫毛惡風寒舌上黃身熱。肺主皮膚外養於毛故熱中之則先淅然惡風寒起毫毛也肺之脉起於中焦下絡大腸還循胃口今肺熱入胃胃熱上升故舌上黃而身熱熱爭則喘欬痛走胷膺背不得大息頭痛不堪汗出而寒。肺居鬲上氣主胷膺復在變動爲欬又藏氣而主呼吸背復爲胷中之府故喘欬痛走胷膺背不得大息也肺之絡脉上會耳中今熱氣上熏故頭痛不堪汗出而寒丙丁甚庚辛大汗氣逆則丙丁死。肺主金丙丁爲火火爍金故甚死於丙丁也庚辛爲金故大汗於庚辛也氣逆之證經闕未書刺手太陰陽明出血如大豆立已。太陰肺脉陽明大腸脉當視其絡脉盛者乃刺而出之

腎熱病者先腰痛骭痠苦渴數飲身熱。膀胱之脉從肩髆内俠脊抵腰中又腰爲腎之府故先腰痛也又腎之脉自循内踝之後上腨内出膕内廉又直行者從腎上貫肝鬲入肺中循喉嚨俠舌本故骭痠苦渴數飲身熱熱爭則項痛而強骭寒且痠足下熱不欲言。膀胱之脉從腦出別下項又腎之脉起於小指之下斜趨足心出於然骨之下循内踝之後別入跟中以上骭内又其直行者從腎上貫肝鬲入肺中循喉嚨俠舌本故項痛而強骭寒且痠足下熱不欲言也　新校正云按甲乙經然骨作然谷其逆則項痛員員澹澹然。腎之筋循脊内俠膂上至項結于枕骨與膀胱之筋合膀胱之脉又並下于項故項痛員員然也澹澹爲似欲不定也戊己甚壬癸大汗氣逆則戊己死。腎主水戊己爲土土刑水故甚死於戊己也壬癸爲水故大汗於壬癸也刺足少陰太陽。少陰腎脉太陽膀胱脉諸汗者至其所勝日汗出也。氣王日爲所勝王則勝邪故各當其王日汗

肝熱病者左頰先赤。肝氣合木木氣應春南面正理之則其左頰也心熱病者顏先赤。心氣合火火氣炎上指象明候故候於顏顏額也脾熱病者鼻先赤。脾氣合土土王於中鼻處面中故占鼻也肺熱病者右頰先赤。肺氣合金金氣應秋南面正理之則其右頰也腎熱病者頤先赤。腎氣合水水惟潤下指象明候故候於頤也病雖未發見赤色者刺之名曰治未病。聖人不治已病治未病不治已亂治未亂此之謂也熱病從部所起者至期而已。期爲大汗日也如肝甲乙心丙丁脾戊己肺庚辛腎壬癸是爲期日也其刺之反者三周而已。反謂反取其氣也如肝病刺脾脾病刺腎腎病刺心心病刺肺肺病刺肝者皆是反刺五藏之氣也三周謂三周於三陰三陽之脉狀也又太陽病而刺寫陽明陽明病而刺寫少陽少陽病而刺寫太陰太陰病而刺寫少陰少陰病而刺寫厥陰如此是爲反取三陰三陽之脉氣也重逆則死。先刺已反病氣流傳又反刺之是爲重逆一逆刺之尚至三周乃已況其重逆而得生邪諸當汗者至其所勝日汗大出也。王則勝邪故各當其王日汗　新校正云按此條文注二十四字與前文重複當從删去甲乙經太素亦不重出

諸治熱病以飲之寒水乃刺之。必寒衣之。居止寒處。身寒而止也。寒水在胃陽氣外盛故飲寒乃刺熱退則涼生

故身寒而止針**熱病先胷脇痛手足躁刺足少陽補足太陰。**此則舉正取之例然足少陽木病而寫足少陽之木氣補足太陰之土氣者恐木傳於土也胷脇痛丘虛主之丘虛在足外踝下如前陷者中足少陽脉之所過也刺可入同身寸之五分留七呼若灸者可灸三壯熱病手足躁經無所主治之旨然補足太陰之脉當於井滎取之也　新校正云詳足太陰全元起本及太素作手太陰楊上善云手太陰上屬肺從肺出腋下故胷脇痛又按靈樞經云熱病而胷脇痛手足躁取之筋間以第四鍼索筋於肝不得索之於金金肺也以此決知作手太陰者爲是**病甚者爲五十九刺。**五十九刺者謂頭上五行行五者以越諸陽之熱逆也大杼膺俞缺盆背俞此八者以寫胷中之熱也氣街三里巨虛上下廉此八者以寫胃中之熱也雲門髃骨委中髓空此八者以寫四支之熱也五藏俞傍五此十者以寫五藏之熱也凡此五十九穴者皆熱之左右也故病甚則爾刺之然頭上五行者當中行謂上星顖會前頂百會後頂次兩傍謂五處承光通天絡却玉枕又刺兩傍謂臨泣目窻正營承靈腦空也上星在顱上直鼻中央入髮際同身寸之一寸陷者中容豆刺可入同身寸之四分　新校正云按甲乙經四分作三分水熱穴論注亦作三分詳此注下文云刺如上星法又云刺如顖會法既有二法則當依甲乙經及水熱穴論注上星刺入三分顖會刺入四分顖會在上星後同身寸之一寸陷者刺如上星法前頂在顖會後同身寸之一寸五分骨間陷者中刺如顖會法百會在前頂後同身寸之一寸五分頂中央旋毛中陷容指督脉足太陽脉之交會刺如上星法後頂在百會後同身寸之一寸五分枕骨上刺如顖會法然是五者皆督脉氣所發也上星留六呼若灸者並灸五壯次兩傍穴五處在上星兩傍同身寸之一寸五分承光在五處後同身寸之一寸通天在承光後同身寸之一寸五分絡却在通天後同身寸之一寸五分玉枕在絡却後同身寸之七分然是五者並足太陽脉氣所發刺可入同身寸之三分五處通天各留七呼絡却留五呼玉枕留三呼若灸者可灸三壯　新校正云按甲乙經承光不可灸玉枕刺入二分　又次兩傍臨泣在頭直目上入髮際同身寸之五分足太陽少陽陽維三脉之會目窻正營遞相去同身寸之一寸承靈腦空遞相去同身寸之一寸五分然是五者並足少陽陽維二脉之會腦空一穴刺可入同身寸之四分餘並可刺入同身寸之三分臨泣留七呼若灸者可灸五壯大杼在項第一椎下兩傍相去各同身寸之一寸半陷者中督脉別絡足太陽手太陽三脉氣之會刺可入同身寸之三分留七呼若灸者可灸五壯　新校正云按甲乙經作七壯氣穴注作七壯刺瘧注熱穴注作五壯膺俞者膺中俞也正名中府在胷中行兩傍相去同身寸之六寸雲門下一寸乳上三肋間動脉應手陷者中仰而取之手足太陰脉之會刺可入同身寸之三分留五呼若灸者可灸五壯缺盆在肩上橫骨陷者中手陽明脉氣所發刺可入同身寸之二分留七呼若灸者可灸三壯背俞當是風門熱府在第二椎下兩傍各同身寸之一寸半督脉足太陽之會刺可入同身寸之五分留七呼若灸者可灸五壯驗今明堂中誥圖經不言背俞未詳果何處也　新校正云按王注水熱穴論以風門熱府爲背俞又注氣穴論以大杼爲背俞此注云未詳三注不同蓋疑之也　氣街在腹齊下橫骨兩端鼠鼷上同身寸之一寸動應手足陽明脉氣所發刺可入同身寸之三分留七呼若灸者可灸五壯三里在膝下同身寸之三寸䯒外廉兩筋肉分間足陽明脉之所入也刺可入同身寸之一寸留七呼若灸者可灸三壯巨虛上廉足陽明與大腸合在三里下同身寸之三寸足陽明脉氣所發刺可入同身寸之八分若灸者可灸三壯巨虛下廉足陽明與小腸合在上廉下同身寸之三寸足陽明脉氣所發刺可入同身寸之三分若灸者可灸三壯雲門在巨骨下胷中行兩傍　新校正云按氣穴論注胷中行兩傍作俠任脉傍橫去任脉文雖異穴之處所則同　相去同身寸之六寸動脉應手中府當其下同身寸之一寸雲門手太陰脉氣所發舉臂取之刺可入同身寸之七分若灸者可灸五壯驗今明堂中誥圖經不載髃骨穴尋其穴以寫四支之熱恐是肩髃穴穴在肩端兩骨間手陽明蹻脉之會刺可入同身寸之六分留六呼若灸者可灸三壯委中在足膝後屈處膕中央約文中動脉　新校正云詳委中穴與氣穴注骨空注刺瘧論注并此王氏四處注之彼三注無足膝後屈處五字與此注異者非實有異蓋注有詳略爾　足太陽脉之所入也刺可入同身寸之五分留七呼若灸者可灸三壯髓空者正名腰俞在脊中第二十一椎節下間督脉氣所發刺可入同身寸之二分　新校正云按甲乙經作二寸水熱穴論注亦作二寸氣府論注骨空論注作一分　留七呼若灸者可灸三壯五藏俞傍五者謂魄戶神堂魂門意舍志室五穴也在俠脊兩傍各相去同身寸之三寸並足太陽脉氣所發也魄戶在第三椎下兩傍正坐取之刺可入同身寸之五分若灸者可灸五壯神堂在第五椎下兩傍刺可入同身寸之三分若灸者可灸五壯魂門在第九椎下兩傍正坐取之刺可入同身寸之五分若灸者可灸三壯意舍在第十一椎下兩傍正坐取之刺可入同身寸之五分若灸者可灸三壯志室在第十四椎下兩傍正坐取之刺可入同身寸之五分若灸者可灸三壯是所謂此經之五十九刺法也若鍼經所指五十九刺則殊與此經不同雖俱治熱病之要穴然合用之理全向背猶當以病候形證所應經法即隨所證而刺之**熱病始手臂痛者。刺手陽明太陰而汗出止。**手臂痛列缺主之列缺者手太陰之絡去腕上同身寸之一寸半別走陽明者也刺可入同身寸之三分留三呼若灸者可灸五壯欲出汗商陽主之商陽者手陽明脉之井在手大指次指內側去爪甲角如韭葉手陽明脉之所出也刺可入同身寸之一分留一呼若灸者可灸三壯**熱病始於頭首者。刺項太陽而汗出止。**天柱主之天柱在俠項後髮際大筋外廉陷者中足太陽脉氣所發刺可入同身寸之二分留六呼若灸者可灸三壯**熱病始於足脛者。刺足陽明而汗出止。**新校正云按此條素問本無太素亦無今按甲乙經添入**熱病先身重骨痛耳聾好瞑。刺足少陰。**據經無正主穴當補寫井滎爾　新校正云按靈樞經云熱病而身重骨痛耳聾而好瞑取之骨以第四鍼索骨於腎不得索之土土脾也**病甚爲五十九刺。**如古法**熱病**

先眩冒而熱。胷脇滿。刺足少陰少陽。亦井滎也 太陽之脉。色榮顴骨。熱病也。榮飾也謂赤色見於顴骨如榮飾也顴骨謂目下當外眥也太陽合火故見色赤　新校正云按楊上善云赤色榮顴者骨熱病也與王氏之注不同 榮未交。新校正云按甲乙經太素作榮未夭下文榮未交亦作夭 曰今且得汗。待時而已。榮一爲營字之誤也曰者引古經法之端由也言色雖明盛但陰陽之氣不交錯者故法云今且得汗之而已待時者謂肝病待甲乙心病待丙丁脾病待戊巳肺病待庚辛腎病待壬癸是謂待時而已所謂交者次如下句 與厥陰脉爭見者。死期不過三日。外見太陽之赤色內應厥陰之弦脉然太陽受病當傳入陽明今反厥陰之脉來見者是土敗而木賊之也故死然土氣已敗木復狂行木生數三故期不過三日 其熱病內連腎。少陽之脉色也。病或爲氣恐字誤也若赤色氣內連鼻兩傍者是少陽之脉色非厥陰色何者腎部近於鼻也新校正云詳或者欲改腎作鼻按甲乙經太素並作腎楊上善云太陽水也厥陰木也水以生木木盛水衰故太陽水色見時有木爭見者水死以其熱病內連於腎腎爲熱傷故死本舊無少陽之脉色也六字乃王氏所添王注非當從上善之義 少陽之脉色榮頰前。熱病也。頰前即顴骨下近鼻兩傍也　新校正云按甲乙經太素前字作筋楊上善云足少陽部在頰赤色榮之即知筋熱病也 榮未交。曰今且得汗。待時而已。與少陰脉爭見者。死期不過三日。少陽受病當傳入於太陰今反少陰脉來見亦土敗而木賊之也故死不過三日亦木之數然　新校正云詳或者欲改少陰作厥陰按甲乙經太素作少陰楊上善云少陽爲木少陰爲水少陽色見之時有少陰爭見者是母勝子故木死王作此注亦非舊本及甲乙經太素並無期不過三日六字此是王氏成足此文也 熱病氣穴。三椎下間主胷中熱。四椎下間主鬲中熱。五椎下間主肝熱。六椎下間主脾熱。七椎下間主腎熱。榮在骶也。脊節之謂椎脊窮之謂骶言腎熱之氣外通尾骶也尋此文椎間所主神藏之熱又不正當其藏俞而云主療在理未詳 項上三椎陷者中也。此舉數脊椎大法也言三椎下間主胷中熱者何以數之言皆當以陷者中爲氣發之所 頰下逆顴爲大瘕。下牙車爲腹滿。顴後爲脇痛。頰上者鬲上也。此所以候面部之色發明腹中之病診

評熱病論篇第三十三

新校正云按全元起本在第五卷

黃帝問曰。有病溫者。汗出輒復熱。而脉躁疾不爲汗衰。狂言不能食。病名爲何。岐伯對曰。病名陰陽交。交者死也。交謂交合陰陽之氣不分別也 帝曰。願聞其說。岐伯曰。人所以汗出者。皆生於穀。穀生於精。言穀氣化爲精精氣勝乃爲汗 今邪氣交爭於骨肉而得汗者。是邪却而精勝也。言初汗也 精勝則當能食而不復熱。復熱者。邪氣也。汗者。精氣也。今汗出而輒復熱者。是邪勝也。不能食者。精無俾也。無俾言無可使爲汗也穀不化則精不生精不化流故無可使 病而留者。其壽可立而傾也。如是者若汗出疾速留著而不去則其人壽命立至傾危也　新校正云詳病而留者按王注病當作疾又按甲乙經作而熱留者 且夫熱論曰。汗出而脉尚躁盛者死。熱論謂上古熱論也凡汗後脉當遲靜而反躁急以盛滿者是眞氣竭而邪盛故知必死也 今脉不與汗相應。此不勝其病也。其死明矣。脉不靜而躁盛是不相應 狂言者是失志。失志者死。志舍於精今精無可使是志無所居志不留居則失志也 今見三死。不見一生。雖愈必死也。汗出脉躁盛一死不勝其病二死狂言失志者三死也

帝曰。有病身熱汗出煩滿。煩滿不爲汗解。此爲何病。岐伯曰。汗出而身熱者。風也。汗出而煩滿不解者。厥也。病名曰風厥。帝曰。願卒聞之。岐伯曰。巨陽主氣。故先受邪。少陰與其爲表裏也。得熱則上從之。從之則厥也。上從之謂少陰隨從於太陽而上也 帝曰。治之奈何。岐伯曰。表裏刺之。飲之服湯。謂寫太陽補少陰也飲之湯者謂止逆上之腎氣也 帝曰。勞風爲病何如。岐伯曰。勞風法在肺下。從勞風生故曰勞風勞謂腎勞也腎脉者從腎上貫肝鬲入肺中故腎勞風生上居肺下也 其爲病也。使人強上冥視。新校正云按楊上善云強上好

仰也冥視謂合眼視不明也又千金方冥視作目眩 唾出若涕惡風而振寒此爲勞風之病 膀胱脉起於目内眥上額交巔上入絡腦還出別下項循肩髆内俠脊抵署中入循膂絡腎今腎精不足外吸膀胱膀胱氣不能上營故使人頭項強而視不明也肺被風薄勞氣上熏故令唾出若鼻涕狀腎氣不足陽氣内攻勞熱相合故惡風而振寒 帝曰治之柰何岐伯曰以救俛仰 救猶止也俛仰謂屈伸也言止屈伸於動作不使勞氣滋蔓 巨陽引精者三日中年者五日不精者七日 新校正云按甲乙經作三日中若五日千金方作候之三日及五日中不精明者是也與此不同 欬出青黄涕其狀如膿大如彈丸從口中若鼻中出不出則傷肺傷肺則死也 巨陽者膀胱之脉也膀胱與腎爲表裏故巨陽引精也巨大也然太陽之脉吸引精氣上攻於肺者三日中年者五日素不以精氣用事者七日當欬出稠涕其色青黄如膿狀平調欬者從咽而上出於口暴卒欬者氣衝突於蓄門而出於鼻夫如是者皆腎氣勞竭肺氣内虚陽氣奔迫之所爲故不出則傷肺也肺傷則榮衞散解魄不内治故死 新校正云按王氏云卒暴欬者氣衝突於蓄門而出於鼻按難經七衝門無蓄門之名疑是賁門楊操云賁者鬲也胃氣之所出胃出穀氣以傳於肺肺在鬲上故胃爲賁門 帝曰有病腎風者面胕痝然壅害於言可刺不 痝然腫起貌壅謂目下壅如卧蠶形也腎之脉從腎上貫肝鬲入肺中循喉嚨俠舌本故妨害於言語 岐伯曰虚不當刺不當刺而刺後五日其氣必至 至謂病氣來至也然謂藏配一日而五日至腎夫腎已不足風内薄之謂腫爲實以鍼大泄反傷藏氣眞氣不足不可復故刺後五日其氣必至也 帝曰其至何如岐伯曰至必少氣時熱時熱從胷背上至頭汗出手熱口乾苦渴小便黄目下腫腹中鳴身重難以行月事不來煩而不能食不能正偃正偃則欬病名曰風水論在刺法中 刺法篇名今經亡 帝曰願聞其說岐伯曰邪之所湊其氣必虚陰虚者陽必湊之故少氣時熱而汗出也小便黄者少腹中有熱也不能正偃者胃中不和也正偃則欬甚上迫肺也諸有水氣者微腫先見於目下也帝曰何以言岐伯曰水者陰也目下亦陰也腹者至陰之所居故水在腹者必使目下腫也眞氣上逆故口苦舌乾卧不得正偃正偃則欬出清水也諸水病者故不得卧卧則驚驚則欬甚也腹中鳴者病本於胃也薄脾則煩不能食食不下者胃脘隔也身重難以行者胃脉在足也月事不來者胞脉閉也胞脉者屬心而絡於胞中今氣上迫肺心氣不得下通故月事不來也 考上文所釋之義未解熱從胷背上至頭汗出手熱口乾苦渴之義應古論簡脱而此差謬之爾如是者何腎少陰之脉從腎上貫肝鬲入肺中循喉嚨俠舌本又膀胱太陽之脉從目内眥上額交巔上其支者從巔至耳上角其直者從巔入絡腦還出別下項循肩髆内俠脊抵腰中入循膂今陰不足而陽有餘故熱從胷背上至頭而汗出口乾苦渴也然心者陽藏也其脉行於臂手腎者陰藏也其脉循於胷足腎不足則心氣有餘故手熱矣又以心腎之脉俱是少陰脉也 帝曰善

逆調論篇第三十四

新校正云按全元起本在第四卷

黄帝問曰人身非常温也非常熱也爲之熱而煩滿者何也 異於常候故曰非常 新校正云按甲乙經無爲之熱三字 岐伯對曰陰氣少而陽氣勝故熱而煩滿也 帝曰人身非衣寒也中非有寒氣也寒從中生者何 言不知誰爲元主邪 岐伯曰是人多痺氣也陽氣少陰氣多故身寒如從水中出 言自由形氣陰陽之爲是非衣寒而中有寒也 帝曰人有四支熱逢風寒如炙如火者何也 新校正云按全元起本無如火二字太素云如炙於火當從太素之文 岐伯曰是人者陰氣虚陽氣盛四支者陽也兩陽相得而陰氣虚少少水不能滅盛火而陽獨

治。獨治者。不能生長也。獨勝而止耳（水爲陰火爲陽今陽氣有餘陰氣不足故云少水不能滅盛火也治者王也勝者盛也故云獨勝而止）逢風而如炙如火者。是人當肉爍也（爍言消也言久久此人當肉消削也　新校正云詳如炙如火當從太素作如炙於火）帝曰。人有身寒。湯火不能熱。厚衣不能溫。然不凍慄。是爲何病。岐伯曰。是人者。素腎氣勝。以水爲事。太陽氣衰。腎脂枯不長。一水不能勝兩火。腎者水也。而生於骨。腎不生。則髓不能滿。故寒甚至骨也（以水爲事言盛欲也）所以不能凍慄者。肝一陽也。心二陽也。腎孤藏也。一水不能勝二火。故不能凍慄。病名曰骨痺。是人當攣節也（腎不生則髓不滿髓不滿則筋乾縮故節攣拘）帝曰。人之肉苛者。雖近衣絮。猶尚苛也。是謂何疾（苛謂㾜重）岐伯曰。榮氣虛衛氣實也。榮氣虛則不仁。衛氣虛則不用。榮衛俱虛。則不仁且不用。肉如故也。人身與志不相有。曰死（身用志不應志爲身不親兩者似不相有也　新校正云按甲乙經曰死作三十日死也）帝曰。人有逆氣不得臥而息有音者。有不得臥而息無音者。有起居如故而息有音者。有得臥行而喘者。有不得臥不能行而喘者。有不得臥臥而喘者。皆何藏使然。願聞其故。岐伯曰。不得臥而息有音者。是陽明之逆也。足三陽者下行。今逆而上行。故息有音也。陽明者。胃脉也。胃者六府之海（水穀海也）其氣亦下行。陽明逆不得從其道。故不得臥也。下經曰。胃不和則臥不安。此之謂也（下經上古經也）夫起居如故而息有音者。此肺之絡脉逆也。絡脉不得隨經上下。故留經而不行。絡脉之病人也微。故起居如故而息有音也。夫不得臥臥則喘者。是水氣之客也。夫水者。循津液而流也。腎者水藏。主津液。主臥與喘也。帝曰善。（尋經所解之旨不得臥而息無音有得臥行而喘有不得臥不能行而喘此三義悉闕而未論亦古之脫簡也）

重廣補注黃帝内經素問卷第九

熱論　譫（之閻切多言也）怫（音弗）刺熱論　頷（胡感切）洒淅（上先禮切下先歷切）痠（音酸）骸（音玄）跟（音根）評熱病論　胕痝（下莫江切）髆（音傳）逆調論　苛（胡歌切）

重廣補註黃帝內經素問卷第十

啓玄子次注林億孫奇高保衡等奉敕校正孫兆重改誤

瘧論　刺瘧篇

氣厥論　欬論

瘧論篇第三十五 新校正云按全元起本在第五卷

黃帝問曰夫痎瘧皆生於風其蓄作有時者何也 痎猶老也亦瘦也 新校正云按甲乙經云夫瘧疾皆生於風其以日作以時發何也與此文異太素同今文楊上善云痎有云二日一發名痎瘧此經但夏傷於暑至秋為病或云痎瘧或但云瘧不必以日發間日以定痎也但應四時其形有異以為痎爾 岐伯對曰瘧之始發也先起於毫毛伸欠乃作寒慄鼓頷 慄謂戰慄鼓謂振動 要脊俱痛寒去則內外皆熱頭痛如破渴欲冷飲帝曰何氣使然願聞其道岐伯曰陰陽上下交爭虛實更作陰陽相移也 陽氣者下行極而上陰氣者上行極而下故曰陰陽上下交爭也陽虛則外寒陰虛則內熱陽盛則外熱陰盛則內寒由此寒去熱生則虛實更作陰陽之氣相移易也 陽并於陰則陰實而陽虛陽明虛則寒慄鼓頷也 陽并於陰言陽氣入於陰分也陽明胃脉也胃之脉自交承漿卻分行循頤後下廉出大迎其支別者從大迎前下人迎故氣不足則惡寒戰慄而頤頷振動也 巨陽虛則腰背頭項痛 巨陽者膀胱脉其脉從頭別下項循肩髆內俠脊抵腰中故氣不足則腰背頭項痛也 三陽俱虛則陰氣勝陰氣勝則骨寒而痛寒生於內故中外皆寒陽盛則外熱陰虛則內熱外內皆熱則喘而渴故欲冷飲也 熱傷氣故內外皆熱則喘而渴 此皆得之夏傷於暑熱氣盛藏於皮膚之內腸胃之外此榮氣之所舍也 腸胃之外榮氣所主故云榮氣所舍也舍猶居也 此令人汗空踈 新校正云按全元起本作汗出空踈甲乙經太素並同 腠理開因得秋氣汗出遇風及得之以浴水氣舍於皮膚之內與衛氣并居衛氣者晝日行於陽夜行於陰此氣得陽而外出得陰而內薄內外相薄是以日作 作發作也 帝曰其間日而作者何也 間日謂隔日 岐伯曰其氣之舍深內薄於陰陽氣獨發陰邪內著陰與陽爭不得出是以間日而作也 不與衛氣相逢會故隔日發也 帝曰善其作日晏與其日早者何氣使然 晏猶日暮也 岐伯曰邪氣客於風府循膂而下 風府穴名在項上入髮際同身寸之二寸大筋內宛宛中也膂謂脊兩傍 衛氣一日一夜大會於風府其明日日下一節故其作也晏此先客於脊背也每至於風府則腠理開腠理開則邪氣入邪氣入則病作以此日作稍益晏也 節謂脊骨之節然邪氣遠則逢會遲故發暮也 其出於風府日下一節二十五日下至骶骨二十六日入於脊內注於伏膂之脉 項已下至尾骶凡二十四節故日下一節二十五日下至骶骨二十六日入於脊內注於伏膂之脉也伏膂之脉者謂膂筋之間腎脉之伏行者也腎之脉循股內後廉貫脊屬腎其直行者從腎上貫肝鬲入肺中以其貫脊又不正應行穴但循膂伏行故謂之伏膂脉 新校正云按全元起本二十五日作二十一日二十六日作二十二日甲乙經太素並同伏膂之脉甲乙經作太衝之脉巢元方作伏衝 其氣上行九日出於缺盆之中其氣日高故作日益早也 以腎脉貫脊屬腎上入肺中肺者缺盆為之道陰氣之行速故其氣上行九日出於缺盆之中 其間日發者由邪氣內薄於五藏橫連募原也其道遠其氣深其行遲不能與衛氣俱行不得皆出故間日乃作也 募原謂鬲募之原系 新校正云按全元起本募作膜太素巢元方並同舉痛論亦作膜原 帝曰夫子言衛氣每

至於風府腠理乃發發則邪氣入入則病作今衛氣日下一節其氣之發也不當風府其日作者奈何岐伯曰（新校正云按全元起本及甲乙經太素自此邪氣客於頭項至下則病作故八十八字並無）此邪氣客於頭項循膂而下者也故虛實不同邪中異所則不得當其風府也故邪中於頭項者氣至頭項而病中於背者氣至背而病中於腰脊者氣至腰脊而病中於手足者氣至手足而病（故下篇各以居邪之所而刺之）衛氣之所在與邪氣相合則病作故風無常府衛氣之所發必開其腠理邪氣之所合則其府也（虛實不同邪中異所衛邪相合病則發焉不必悉當風府而發作也　新校正云按甲乙經巢元方則其府也作其病作）帝曰善夫風之與瘧也相似同類而風獨常在瘧得有時而休者何也（風瘧皆有盛衰故云相似同類）岐伯曰風氣留其處故常在瘧氣隨經絡沈以內薄（新校正云按甲乙經作次以內傳）故衛氣應乃作（留謂留止隨謂隨從）帝曰瘧先寒而後熱者何也岐伯曰夏傷於大暑其汗大出腠理開發因遇夏氣淒滄之水寒（新校正云按甲乙經太素水寒作小寒迫之）藏於腠理皮膚之中秋傷於風則病成矣（暑為陽氣中風者陽氣受之故秋傷於風則病成矣）夫寒者陰氣也風者陽氣也先傷於寒而後傷於風故先寒而後熱也病以時作名曰寒瘧（露形觸冒則風寒傷之）帝曰先熱而後寒者何也岐伯曰此先傷於風而後傷於寒故先熱而後寒也亦以時作名曰溫瘧（以其先熱故謂之溫）其但熱而不寒者陰氣先絕陽氣獨發則少氣煩冤手足熱而欲嘔名曰癉瘧（癉熱也極熱為之也）帝曰夫經言有餘者寫之不足者補之今熱為有餘寒為不足夫瘧者之寒湯火不能溫也及其熱冰水不能寒也此皆有餘不足之類當此之時良工不能止必須其自衰乃刺之其故何也願聞其說（言何暇不早使其盛極而自止乎）岐伯曰經言無刺熇熇之熱（新校正云按全元起本及太素熱作氣）無刺渾渾之脉無刺漉漉之汗故為其病逆未可治也（熇熇盛熱也渾渾言無端緒也漉漉言汗大出也）夫瘧之始發也陽氣并於陰當是之時陽虛而陰盛外無氣故先寒慄也陰氣逆極則復出之陽陽與陰復并於外則陰虛而陽實故先熱而渴（陰盛則胃寒故先寒戰慄陽盛則胃熱故先熱欲飲也）夫瘧氣者并於陽則陽勝并於陰則陰勝陰勝則寒陽勝則熱瘧者風寒之氣不常也病極則復（復謂復舊也言其氣發至極還復如舊）至（新校正云按甲乙經作瘧者風寒之暴氣不常病極則復至全元起本及太素作瘧風寒氣也不常病極則復至至字連上句與王氏之意異）病之發也如火之熱如風雨不可當也（以其盛熾故不可當也）故經言曰方其盛時必毀（新校正云按太素云勿敢必毀）因其衰也事必大昌此之謂也（方正也正盛寫之或傷真氣故必毀病氣衰已補其經氣則邪氣弭退正氣安平故必大昌也）夫瘧之未發也陰未并陽陽未并陰因而調之真氣得安邪氣乃亡（所寫必中所補必當故真氣得安邪氣乃亡也）故二不能治其已發為其氣逆也（真氣浸息邪氣大行真不勝邪是為逆也）帝曰善攻之奈何早晏何如岐伯曰瘧之且發也陰陽之且移也必從四

末始也。陽已傷。陰從之。故先其時堅束其處。令邪氣不得入。陰氣不得出。審候見之在孫絡盛堅而血者皆取之。此眞往而未得并者也。言牢縛四支令氣各在其處則邪所居處必自見之既見之則刺出其血爾往猶去也　新校正云按甲乙經眞往作其往太素作直往　帝曰。瘧不發。其應何如。岐伯曰。瘧氣者。必更盛更虛。當氣之所在也。病在陽。則熱而脈躁。在陰。則寒而脈靜。陰靜陽躁故脈亦隨之　極則陰陽俱衰。衛氣相離。故病得休。衛氣集。則復病也。相薄至極物極則反故極則陰陽俱衰　帝曰。時有間二日或至數日發。或渴或不渴。其故何也。岐伯曰。其間日者。邪氣與衛氣客於六府。而有時相失。不能相得。故休數日乃作也。氣不相會故數日不能發也　瘧者。陰陽更勝也。或甚或不甚。故或渴或不渴。陽勝陰甚則渴陽勝陰不甚則不渴也勝謂強盛於彼之氣也　帝曰。論言夏傷於暑。秋必病瘧。新校正云按生氣通天論并陰陽應象大論二論俱云夏傷於暑秋必痎瘧　今瘧不必應者。何也。言不必皆然　岐伯曰。此應四時者也。其病異形者。反四時也。其以秋病者寒甚。秋氣清涼陽氣下降熱藏肌肉故寒甚也　以冬病者寒不甚。冬氣嚴冽陽氣伏藏不與寒爭故寒不甚　以春病者惡風。春氣溫和陽氣外泄內腠開發故惡於風　以夏病者多汗。夏氣暑熱津液充盈外泄皮膚故多汗也　帝曰。夫病溫瘧與寒瘧。而皆安舍。舍於何藏。安何也舍居止也藏謂五神藏也　岐伯曰。溫瘧者。得之冬中於風寒。氣藏於骨髓之中。至春則陽氣大發。邪氣不能自出。因遇大暑。腦髓爍。肌肉消。腠理發泄。或有所用力。邪氣與汗皆出。此病藏於腎。其氣先從內出之於外也。腎主於冬冬主骨髓腦為髓海上下相應厥熱上熏故腦髓銷爍銷爍則熱氣外薄故肌肉減削而病藏於腎也　如是者。陰虛而陽盛。陽盛則熱矣。陰虛謂腎藏氣虛陽盛謂膀胱太陽氣盛　衰則氣復反入。入則陽虛。陽虛則寒矣。故先熱而後寒。名曰溫瘧。衰謂病衰退也復反入謂入腎陰脈中　帝曰。癉瘧何如。岐伯曰。癉瘧者。肺素有熱。氣盛於身。厥逆上衝。中氣實而不外泄。因有所用力。腠理開。風寒舍於皮膚之內。分肉之間而發。發則陽氣盛。陽氣盛而不衰則病矣。其氣不及於陰。新校正云按全元起本及太素作不反之陰巢元方作不及之陰　故但熱而不寒。氣內藏於心。而外舍於分肉之間。令人消爍脫肉。故命曰癉瘧。帝曰善。

刺瘧篇第三十六

新校正云按全元起本在第六卷

足太陽之瘧。令人腰痛頭重。寒從背起。足太陽脈從巔入絡腦還出別下項循肩髆內俠脊抵腰中其支別者從髆內左右別下貫胂過髀樞故令腰痛頭重寒從背起　新校正云按三部九候論注貫胂作貫臀刺腰痛注亦作貫臀厥論注作貫胂甲乙經作貫胂　先寒後熱。熇熇暍暍然。熇熇甚熱狀暍暍亦熱盛也太陽不足故先寒寒極則生熱故後熱也　熱止汗出難已。熱生是為氣虛熱止則為氣復氣復而汗反出此為邪氣盛而眞不勝故難已　新校正云按全元起本并甲乙經太素巢元方並作先寒後熱渴渴止汗出與此文異　刺郄中出血。太陽之郄是謂金門金門在足外踝下一名曰關梁陽維所別屬也刺可入同身寸之三分若灸者可灸三壯黃帝中誥圖經云委中主之則古法以委中為郄中也委中在膕中央約文中動脈足太陽脈之所入也刺可入同身寸之五分留七呼若灸者可灸三壯　新校正云詳刺郄中甲乙經作膕中今王氏兩注之當以膕中為正　足少陽之瘧。令人身體解㑊。身體解㑊次如下句　寒不甚。熱不甚。陽氣未盛故令其然　惡見人。見人心惕惕然。膽與肝合肝虛則恐邪薄其氣故惡見人見人心惕惕然也　熱多汗出甚。邪盛則熱多中風故汗出

刺足少陽。俠谿主之俠谿在足小指次指歧骨間本節前陷者中少陽之滎刺可入同身寸之三分留三呼若灸者可灸三壯

足陽明之瘧。令人先寒洒淅洒淅。寒甚久乃熱。熱去汗出。喜見日月光火氣乃快然。陽虛則外先寒陽虛極則復盛故寒甚久乃熱也熱去汗已陰又內強陽不勝陰故喜見日月光火氣乃快然也　刺足陽明跗上。衝陽穴也在足跗上同身寸之五寸骨間動脈上去陷谷同身寸之三寸陽明之原刺可入同身寸之三分留十呼若灸者可灸三壯

足太陰之瘧。令人不樂。好大息。心氣流於肺則喜今脾藏受病心毋救之火氣下入於脾不上行於肺又太陰脈支別者復從胃上鬲注心中故令人不樂好大息也　不嗜食。多寒熱汗出。脾主化穀營助四傍今邪薄之諸藏元稟土寄四季王則邪氣交爭故不嗜食多寒熱而汗出　新校正云按甲乙經云多寒少熱　病至則善嘔。嘔已乃衰。足太陰脈入腹屬脾絡胃上鬲俠咽故病氣來至則嘔嘔已乃衰退也　即取之。待病衰去即而取之其言衰即取之井俞及公孫也公孫在足大指本節後同身寸之一寸太陰絡也刺可入同身寸之四分留七呼若灸者可灸三壯

足少陰之瘧。令人嘔吐甚。多寒熱。熱多寒少。足少陰脈貫肝鬲入肺中循喉嚨故嘔吐甚多寒熱也腎爲陰藏陰氣生寒今陰氣不足故熱多寒少　新校正云按甲乙經云嘔吐甚多寒少熱　欲閉戶牖而處。其病難已。胃陽明脈病欲獨閉戶牖而處今謂胃土病證反見腎水之中土刑於水故其病難已也太鍾太谿悉主之太鍾在足內踝後街中少陰絡也刺可入同身寸之二分留七呼若灸者可灸三壯太谿在足內踝後跟骨上動脈陷者中少陰俞也刺可入同身寸之三分留七呼若灸者可灸三壯也　新校正云按甲乙經云其病難已取太谿又按太鍾穴甲乙經作跟後衝中刺瘧痛篇注作跟後街中動脈水穴注云在內踝後此注云內踝後街中諸注不同當以甲乙經爲正

足厥陰之瘧。令人腰痛少腹滿。小便不利。如癃狀。非癃也。數便。意恐懼。氣不足。腹中悒悒。足厥陰脈循股陰入髦中環陰器抵少腹故病如是癃謂不得小便也悒悒不暢之貌　新校正云按甲乙經數便意三字作數噫二字　刺足厥陰。太衝主之在足大指本節後同身寸之二寸陷者中厥陰俞也刺可入同身寸之三分留十呼若灸者可灸三壯也　新校正云按刺腰痛篇注云在本節後內間動脈應手

肺瘧者。令人心寒。寒甚熱。熱間善驚。如有所見者。刺手太陰陽明。列缺主之列缺在手腕後同身寸之一寸半手太陰絡也刺可入同身寸之三分留三呼若灸者可灸五壯陽明穴合谷主之合谷在手大指次指歧骨間手陽明脈之所過也刺可入同身寸之三分留六呼若灸者可灸三壯

心瘧者。令人煩心甚。欲得清水。反寒多。不甚熱。刺手少陰。神門主之神門在掌後銳骨之端陷者中手少陰俞也刺可入同身寸之三分留七呼若灸者可灸三壯　新校正云按太素云欲得清水及寒多寒不甚熱甚也

肝瘧者。令人色蒼蒼然。太息。其狀若死者。刺足厥陰見血。中封主之中封在足內踝前同身寸之一寸半陷者中仰足而取之伸足乃得之足厥陰經也刺出血止常刺者可入同身寸之四分留七呼若灸者可灸三壯

脾瘧者。令人寒。腹中痛。熱則腸中鳴。鳴已汗出。刺足太陰。商丘主之商丘在足內踝下微前陷者中足太陰經也刺可入同身寸之三分留七呼若灸者可灸三壯

腎瘧者。令人洒洒然。腰脊痛宛轉。大便難。目眴眴然。手足寒。刺足太陽少陰。太鍾主之取如前足少陰瘧中法

胃瘧者。令人且病也。善飢而不能食。食而支滿腹大。胃熱脾虛故善飢而不能食食而支滿腹大也是以下文兼刺太陰　新校正云按太素且病作疸病　刺足陽明太陰橫脈出血。厲兌解谿三里主之厲兌在足太指次指之端去爪甲如韭葉陽明井也刺可入同身寸之一分留一呼若灸者可灸一壯解谿在衝陽後同身寸之三寸半腕上陷者中陽明經也刺可入同身寸之五分留五呼若灸者可灸三壯三里在膝下同身寸之三寸骭骨外廉兩筋肉分間陽明合也刺可入同身寸之一寸留七呼若灸者可灸三壯然足陽明取此三穴足太陰刺其橫脈出血也橫脈謂足內踝前斜過大脈則太陰之經脈也　新校正云詳解谿在衝陽後三寸半按甲乙經一寸半氣穴論注二寸半

瘧發身方熱。刺跗上動脈。則陽明之脈也　開其空出其血立寒。陽明之脈多血多氣熱盛氣壯故出其血而立可寒也　瘧方欲寒。刺手陽明太陰足陽明太陰。亦謂開穴而出其血也當隨井俞而刺之也

瘧脈滿大急。刺背俞。用中鍼。傍伍胠俞各一。適肥瘦出其血也。瘦者淺刺少出血肥者深刺多出血背俞謂大杼五胠俞謂譩譆

瘧脈小實急。灸脛少陰。刺指井。灸脛少陰是謂復溜復溜在內踝上同身寸之二寸陷者中足少陰經也刺可入同身寸之三分留三呼若灸者可灸五壯刺指井謂刺至陰至陰在足小指外側去爪甲角如韭葉足大陽井也刺可入同身寸之一分留五呼若灸者可灸三壯

瘧脈滿大急

刺背俞。用五胠俞背俞各一適行至於血也。謂調適肥瘦穴度深淺循三備法而行鍼令至於血脉也背俞謂大杼五胠俞謂譩譆主之　新校正云詳此條從瘧脉滿大至此注終文注共五十五字當從删削經文與次前經文重復王氏隨而注之別無義例不若士安之精審不復出也　瘧脉緩大虛。便宜用藥。不宜用鍼。緩者中風大爲氣實虛者血虛血虛氣實風又攻之故宜藥治以遣其邪不宜鍼寫而出血也　凡治瘧先發如食頃乃可以治。過之則失時也。先其發時眞邪異居波隴不起故可治過時則眞邪相合攻之則反傷眞氣故曰失時　新校正云詳從前瘧脉滿大至此全元起本在第四卷中王氏移續於此也　諸瘧而脉不見。刺十指間出血。血去必已。先視身之赤如小豆者盡取之。十二瘧者。其發各不同時。察其病形。以知其何脉之病也。隨其形證而病脉可知　先其發時如食頃而刺之。一刺則衰。二刺則知。三刺則已。不已刺舌下兩脉出血。釋具下文　不已。刺郄中盛經出血。又刺項已下俠脊者必已。並足太陽之脉氣也郄中則委中也俠脊者謂大杼風門熱府穴也大杼在項第一椎下兩傍相去各同身寸之一寸半陷者中刺可入同身寸之三分留七呼若灸者可灸五壯風門熱府在第二椎下兩傍各同身寸之一寸半刺可入同身寸之五分留七呼若灸者可灸五壯　新校正云詳大杼穴灸五壯按甲乙經作七壯氣穴論注作七壯刺熱論及熱穴注並作五壯　舌下兩脉者。廉泉也。廉泉穴名在頷下結喉上舌本下陰維任脉之會刺可入同身寸之三分留三呼若灸者可灸三壯　刺瘧者。必先問其病之所先發者。先刺之。先頭痛及重者。先刺頭上及兩額兩眉間出血。頭上謂上星百會兩額謂懸顱兩眉間謂攢竹等穴也　先項背痛者。先刺之。項風池風府主之背大杼神道主之　先腰脊痛者。先刺郄中出血。先手臂痛者。先刺手少陰陽明十指間。新校正云按別本作手陰陽全本亦作手陰陽　先足脛痠痛者。先刺足陽明十指間出血。各以邪居之所而脫寫之　風瘧。瘧發則汗出惡風。刺三陽經背俞之血者。三陽太陽也　新校正云按甲乙經云足三陽　胻痠痛甚。按之不可。名曰胕髓病。以鑱鍼鍼絕骨出血。立已。陽輔穴也取如氣穴論中府俞法　身體小痛。刺至陰。新校正云按甲乙經無至陰二字　諸陰之井無出血。間日一刺。諸井皆在指端足少陰井在足心宛宛中　瘧不渴。間日而作。刺足太陽。新校正云按九卷云足陽明太素同　渴而間日作。刺足少陽。新校正云按九卷云手少陽太素同　溫瘧汗不出。爲五十九刺。自胃瘧下至此尋黃帝中誥圖經所主或有不與此文同應古之別法也

氣厥論篇第三十七

新校正云按全元起本在第九卷與厥論相併

黃帝問曰。五藏六府。寒熱相移者何。岐伯曰。腎移寒於肝。癰腫少氣。肝藏血然寒入則陽氣不散陽氣不散則血聚氣濇故爲癰腫又爲少氣也　新校正云按全元起本云腎移寒於脾元起注云腎傷於寒而傳於脾脾主肉寒生於肉則結爲堅堅化爲膿故爲癰也血傷氣少故曰少氣甲乙經亦作移寒於脾王因誤本遂解爲肝亦智者之一失也　脾移寒於肝。癰腫筋攣。脾藏主肉肝藏主筋肉溫則筋舒肉冷則筋急故筋攣也肉寒則衞氣結聚故爲癰腫　肝移寒於心。狂隔中。心爲陽藏神處其中寒薄之則神亂離故狂也陽氣與寒相薄故隔塞而中不通也　心移寒於肺。肺消。肺消者飲一溲二。死不治。心爲陽藏反受諸寒寒氣不消乃移於肺寒隨心火內鑠金精金受火邪故中消也然肺藏消鑠氣無所持故令飲一而溲二也金火相賊故死不能治　肺移寒於腎。爲涌水。涌水者。按腹不堅。水氣客於大腸。疾行則鳴濯濯如囊裹漿。水之病也。肺藏氣腎主水夫肺寒入腎腎氣有餘腎氣有餘則上奔於肺故云涌水也大腸爲肺之府然肺腎俱爲寒薄上下皆無所之故水氣客於大腸也腎受凝寒不能化液大腸積水而不流通故其疾行則腸鳴而濯濯有聲如囊裹漿而爲水病也　新校正云按甲乙經水之病也作治主肺者　脾移熱於肝。則爲驚衄。肝藏血又主驚故熱薄之則驚而鼻中血出　肝移熱於心則死。兩陽和合火木相燔故肝熱入心則當死也陰陽別論曰肝之心謂之生陽生陽之屬不過四日而死　新校正云按陰陽別論之文義與此殊王氏不當引彼誤文附會此義　心移熱於肺。傳爲鬲消。心肺兩間中有

剁鬲膜鬲膜下際内連於横鬲膜故心熱入肺久久傳化内爲鬲熱消渴而多飲也肺移熱於腎傳爲柔痓。柔謂筋柔而無力痓謂骨痓而不隨氣骨皆熱髓不内充故骨痓強而不舉筋柔緩而無力也腎移熱於脾傳爲虛腸澼死不可治。脾土制水腎反移熱以與之是脾土不能制水而受病故久久傳爲虛損也腸澼死者腎主下焦象水而冷今乃移熱是精氣内消下焦無主以守持故腸澼除而氣不禁止胞移熱於膀胱則癃溺血。膀胱爲津液之府胞爲受納之司故熱入膀胱胞中外熱陰絡内溢故不得小便而溺血也正理論曰熱在下焦則溺血此之謂也膀胱移熱於小腸鬲腸不便上爲口糜。小腸脉絡心循咽下鬲抵胃屬小腸故受熱以下令腸隔塞而不便上則口生瘡而糜爛也糜謂爛也小腸移熱於大腸爲虙瘕爲沈。小腸熱已移入大腸兩熱相薄則血溢而爲伏瘕也血澀不利則月事沈滯而不行故云爲虙瘕爲沈也虙與伏同瘕一爲疝傳寫誤也大腸移熱於胃善食而瘦入謂之食亦。胃爲水穀之海其氣外養肌肉熱消水穀又鑠肌肉故善食而瘦入也食亦者謂食入移易而過不生肌膚也亦易也　新校正云按甲乙經入作又王氏注云善食而瘦入也殊爲無義不若甲乙經作又讀連下文胃移熱於膽亦曰食亦。義同上

膽移熱於腦則辛頞鼻淵鼻淵者濁涕下不止也。腦液下滲則爲濁涕涕下不止如彼水泉故曰鼻淵也頞謂鼻頞也足太陽脉起於目内眥上額交巔上入絡腦足陽明脉起於鼻交頞中傍約太陽之脉今腦熱則足太陽逆與陽明之脉俱盛薄於頞中故鼻頞辛也辛謂酸痛故下文曰傳爲衄衊瞑目。以足陽明脉交頞中傍約太陽之脉故耳熱盛則陽絡溢陽絡溢則衄出汗血也衊謂汗血也血出甚陽明太陽脉衰不能榮養於目故目瞑瞑暗也故得之氣厥也。厥者氣逆也皆由氣逆而得之

欬論篇第三十八

新校正云按全元起本在第九卷

黄帝問曰肺之令人欬何也。岐伯對曰五藏六府皆令人欬非獨肺也。帝曰願聞其狀。岐伯曰皮毛者肺之合也。皮毛先受邪氣邪氣以從其合也。邪謂寒氣其寒飲食入胃從肺脉上至於肺則肺寒肺寒則外内合邪因而客之則爲肺欬。肺脉起於中焦下絡大腸還循胃口上鬲屬肺故云從肺脉上至於肺也五藏各以其時受病非其時各傳以與之。時謂王月也非王月則不受邪故各傳以與之人與天地相參故五藏各以治時感於寒則受病微則爲欬甚者爲泄爲痛。寒氣微則外應皮毛内通肺故欬寒氣甚則入於内内裂則痛入於腸胃則泄痢乘秋則肺先受邪乘春則肝先受之乘夏則心先受之乘至陰則脾先受之乘冬則腎先受之。以當用事之時故先受邪氣　新校正云按全元起本及太素无乘秋則三字疑此文誤多也帝曰何以異之。欲明其證也岐伯曰肺欬之狀欬而喘息有音甚則唾血。肺藏氣而應息故欬則喘息而喉中有聲甚則肺絡逆故唾血也心欬之狀欬則心痛喉中介介如梗狀甚則咽腫喉痺。手心主脉起於胷中出屬心包少陰之脉起於心中出屬心系其支別者從心系上俠咽喉故病如是　新校正云按甲乙經介介如梗狀作喝喝又少陰之脉上俠咽不言俠喉肝欬之狀欬則兩脇下痛甚則不可以轉轉則兩胠下滿。足厥陰脉上貫鬲布脇肋循喉嚨之後故如是胠亦脇也脾欬之狀欬則右脇下痛陰陰引肩背甚則不可以動動則欬劇。足太陰脉上貫鬲俠咽其支別者復從胃別上鬲故病如是也脾氣連肺故痛引肩背也脾氣主右故右胠下陰陰然深慢痛也腎欬之狀欬則腰背相引而痛甚則欬涎。足少陰脉上股内後廉貫脊屬腎絡膀胱其直行者從腎上貫肝鬲入肺中循喉嚨俠舌本又膀胱脉從肩髆内別下俠脊抵腰中入循膂絡腎故病如是帝曰六府之欬奈何安所受病。岐伯曰五藏之久欬乃移於六府。脾欬不已則胃受之。胃欬之狀欬而嘔嘔甚則長蟲出。脾與胃合又胃之脉循喉嚨入缺盆下鬲屬胃絡脾故脾欬不已胃受之也胃寒則嘔嘔甚則腸氣逆上故蚘出肝欬不已則膽受之膽欬之狀欬嘔膽汁。肝與膽合又膽之脉從缺盆以下胷中貫鬲絡肝故肝欬不已膽受之也膽氣好逆故嘔溫苦汁也肺欬不已則大腸受

之大腸欬狀欬而遺失。肺與大腸合又大腸脈入缺盆絡肺故肺欬不已大腸受之大腸爲傳送之府故寒入則氣不禁焉　新校正云按甲乙經遺失作遺矢 心欬不已則小腸受之小腸欬狀欬而失氣氣與欬俱失。心與小腸合又小腸脈入缺盆絡心故心欬不已小腸受之小腸寒盛氣入大腸欬則小腸氣下奔故失氣也 腎欬不已則膀胱受之膀胱欬狀欬而遺溺。腎與膀胱合又膀胱脈從肩髆內俠脊抵要中入循膂絡腎屬膀胱故腎欬不已膀胱受之膀胱爲津液之府是故遺溺 久欬不已則三焦受之三焦欬狀欬而腹滿不欲食飲此皆聚於胃關於肺使人多涕唾而面浮腫氣逆也。三焦者非謂手少陽也正謂上焦中焦耳何者上焦者出於胃上口並咽以上貫鬲布胷中走腋中焦者亦至於胃口出上焦之後此所受氣者泌糟粕蒸津液化其精微上注於肺脈乃化而爲血故言皆聚於胃關於肺也兩焦受病則邪氣熏肺而肺氣滿故使人多涕唾而面浮腫氣逆也腹滿不欲食者胃寒故也胃脈者從缺盆下乳內廉下循腹至氣街其支者復從胃下口循腹裏至氣街中而合今胃受邪故病如是也何以明其不謂下焦然下焦者別於回腸注於膀胱故水穀者常并居於胃中盛糟粕而俱下於大腸泌別汁循下焦而滲入膀胱尋此行化乃與胃口懸遠故不謂此也　新校正云按甲乙經胃脈下循腹作下俠臍 帝曰治之柰何。岐伯曰治藏者治其俞治府者治其合浮腫者治其經。諸藏俞者皆脉之所起第三穴諸府合者皆脉之所起第六穴也經者藏脉之所起第四穴府脉之所起第五穴靈樞經曰脉之所注爲俞所行爲經所入爲合此之謂也 帝曰善。

重廣補注黃帝內經素問卷第十

瘧論　熇火沃切　漉音鹿　弸縣婢切

刺瘧論　暍音謁　悒於急切　眴音舜

氣厥論　痓音熾　麋武悲切　虙音復　衊莫結切

欬論　蚘音回

重廣補注黃帝內經素問卷第十一

啓玄子次注林億孫奇高保衡等奉敕校正孫兆重改誤

舉痛論　腹中論

刺腰痛篇

舉痛論篇第三十九

新校正云按全元起本在第三卷名五藏舉痛所以名舉痛之義未詳按本篇乃黃帝問五藏卒痛之疾疑舉乃卒字之誤也

黃帝問曰。余聞善言天者。必有驗於人。善言古者。必有合於今。善言人者。必有厭於己。如此則道不惑而要數極所謂明也。善言天者言天四時之氣溫涼寒暑生長收藏在人形氣五藏參應可驗而指示善惡故曰必有驗於人善言古者謂言上古聖人養生損益之迹與今養生損益之理可合而與論成敗故曰必有合於今也善言人者謂言形骸骨節更相枝拄筋脉束絡皮肉包裹而五藏六府次居其中假七神五藏而運用之氣絕神去則之於死是以知彼浮形不能堅久靜慮於己亦與彼同故曰必有厭於己也夫如此者是知道要數之極悉無疑惑深明至理而乃能然矣 今余問於夫子。令言而可知。視而可見。捫而可得。令驗於己而發蒙解惑。可得而聞乎。言如發開童蒙之耳解於疑惑者之心令一一條理而目視手循驗之可得捫循也 岐伯再拜稽首對曰。何道之問也。請示問端也 帝曰。願聞人之五藏卒痛。何氣使然。岐伯對曰。經脉流行不止。環周不休。寒氣入經而稽遲。泣而不行。客於脉外則血少。客於脉中則氣不通。故卒然而痛。帝曰。其痛或卒然而止者。或痛甚不休者。或痛甚不可按者。或按之而痛止者。或按之無益者。或喘動應手者。或心與背相引而痛者。或脇肋與少腹相引而痛者，或腹痛引陰股者，或痛宿昔而成積者，或卒然痛死不知人有少間復生者，或痛而嘔者，或腹痛而後泄者，或痛而閉不通者，凡此諸痛各不同形，別之柰何？欲明異候之所起 岐伯曰：寒氣客於脉外則脉寒，脉寒則縮踡，縮踡則脉絀急，絀急則外引小絡，故卒然而痛，得炅則痛立止。脉左右環，故得寒則縮踡而絀急，縮踡絀急則衛氣不得通流，故外引於小絡脉也。衛氣不入，寒內薄之，脉急不縱，故痛生也。得熱則衛氣復行，寒氣退辟，故痛止。炅，熱也。止，已也 因重中於寒，則痛久矣。重寒難釋，故痛久不消 寒氣客於經脉之中，與炅氣相薄則脉滿，滿則痛而不可按也。按之痛甚者，其義具下文 寒氣稽留，炅氣從上，則脉充大而血氣亂，故痛甚不可按也。脉既滿大，血氣復亂，按之則邪氣攻內，故不可按也 寒氣客於腸胃之間，膜原之下，血不得散，小絡急引故痛，按之則血氣散，故按之痛止。膜，謂鬲間之膜；原，謂鬲肓之原。血不得散，謂鬲膜之中小絡脉內血也。絡滿則急，故牽引而痛生也。手按之則寒氣散，小絡緩，故痛止 寒氣客於俠脊之脉則深，按之不能及，故按之無益也。俠脊之脉者，當中督脉也，次兩傍足太陽脉也。督脉者，循脊裏；太陽者，貫膂筋，故深按之不能及也。若按當中則膂節曲，按兩傍則膂筋蹙，合曲與蹙合皆衛氣不得行，過寒氣益聚而內畜，故按之無益 寒氣客於衝脉，衝脉起於關元，隨腹直上，寒氣客則脉不通，脉不通則氣因之，故喘動應手矣。衝脉，奇經脉也。關元，穴名，在齊下三寸。言起自此穴，即隨腹而上，非生出於此也。其本生出，乃起於腎下也。直上者，謂上行會於咽喉也。氣因之，謂衝脉不通，足少陰氣因之上滿。衝脉與少陰並行，故喘動應於手也 寒氣客於背俞之脉則脉泣，脉泣則血虛，血虛則痛，其俞注於心，故相引而痛，按之則熱氣至，熱氣至則痛止矣。背俞，謂心俞脉，亦足太陽脉也。夫俞者，皆內通於藏，故曰其俞注於心，相引而痛也。按之則溫氣入，溫氣入則心氣外發，故痛止 寒氣客於厥陰之脉，厥陰之脉者，絡陰器繫於肝，寒氣客於脉中，則血泣脉急，故脇肋與少腹相引痛矣。厥陰者，肝之脉，入髦中，環陰器，抵少腹，上貫肝鬲，布脅肋，故曰絡陰器繫於肝，脉急引脇與少腹痛也 厥氣客於陰股，寒氣上及少腹，血泣在下相引，故腹痛引陰股。亦厥陰肝脉之氣也。以其脉循陰股，入髦中，環陰器，上抵少腹，故曰厥氣客於陰股，寒氣上及於少腹也 寒氣客於小腸膜原之間，絡血之中，血泣不得注於大經，血氣稽留不得行，故宿昔而成積矣。言血為寒氣之所凝結而乃成積 寒氣客於五藏，厥逆上泄，陰氣竭，陽氣未入，故卒然痛死不知人，氣復反則生矣。言藏氣被寒擁胃而不行，氣復得通則已也。新校正云：詳注中擁胃疑作擁冒 寒氣客於腸胃，厥逆上出，故痛而嘔也。腸胃客寒留止，則陽氣不得下流而反上行，寒不去則痛生，陽上行則嘔逆，故痛而嘔也 寒氣客於小腸，小腸不得成聚，故後泄腹痛矣。小腸為受盛之府，中滿則寒邪不居，故不得結聚而傳下入於迴腸。迴腸，廣腸也，為傳導之府，物不得停留，故後泄而痛 熱氣留於小腸，腸中痛，癉熱焦渴，則堅乾不得出，故痛而閉不通矣。熱滲津液，故便堅也 帝曰：所謂言而可知者也，視而可見柰何？謂候色也 岐伯曰：五藏六府，固盡有部，謂面上之分部 視其五色，黃赤為熱，中熱則色黃赤 白為寒，陽氣少，血不上榮於色，故白 青黑為痛，血凝泣則變惡，故色青黑則痛 此所謂視而可見者也。帝曰：捫而可得柰何？捫，摸也。以手循摸也 岐伯曰：視其主病之脉，堅而血及陷下者，皆可捫而得也。帝曰：善。余知百病生於氣也，夫氣之為用，虛實逆順緩急皆能為病，故發此問端 怒則氣上，喜則氣緩，悲則氣消，恐則氣下，寒則氣收。炅則氣泄。驚則氣亂。新校正云按太素驚作憂 勞則氣耗。思則氣結。九氣不同。何病之生。岐伯曰。怒則氣逆。甚則嘔血及飧泄。新校正云按甲乙經及太素飧泄作食而氣逆 故氣上矣。怒則陽氣逆上而肝氣乘脾故甚則嘔血及飧泄也何以明其然怒則面赤甚則色蒼靈樞經曰盛怒而不止則傷志明怒則氣逆上而不下也 喜則氣和志達。榮衛通利。故氣緩矣。氣脉和調故志達暢榮衛通利故氣徐緩 悲則心系急。肺布葉舉。而上焦不通。榮衛不散。熱氣在中。故氣消矣。布葉謂布蓋之大葉　新校正云按甲乙經及太素而上焦不通作兩焦不通又王注肺布葉舉謂布蓋之大葉疑非全元起云悲則損於心心系急則動於肺肺氣繫諸經逆故肺布而葉舉安得謂肺布為肺布蓋之大葉 恐則精却。却則上焦閉。閉則氣還。還則下焦脹。故氣不行矣。恐則陽精却上而不下流故却則上焦閉也上焦既閉氣不行流下焦陰氣亦還迴不散而聚為脹也然上焦固禁下焦氣還各守一處故氣不行也　新校正云詳氣不行當作氣下行也 寒則腠理閉。氣不行。故氣收矣。謂津液滲泄之所理謂文理逢會之中閉謂密閉氣謂衛氣行謂流行收謂收斂也身寒則衛氣沉故皮膚文理及滲泄之處皆閉密而氣不流行衛氣收斂於中而不發散也　新校正云按甲乙經氣不行作營衛不行 炅則腠理開。榮衛通。汗大泄。故氣泄。人在陽則舒在陰則慘故熱則膚腠開發榮衛大通津液外滲而汗大泄也 驚則心無所倚。神無所歸。慮無所定。故氣亂矣。氣奔越故不調理　新校正云按太素驚作憂 勞則喘息汗出。外内皆越。故氣耗矣。疲力役則氣奔速故喘息氣奔速則陽外發故汗出然喘且汗出内外皆踰越於常紀故氣耗損也 思則心有所存。神有所歸。正氣留而不行。故氣結矣。繫心不散故氣亦停留　新校正云按甲乙經歸正二字作止字

腹中論篇第四十

新校正云按全元起本在第五卷

黃帝問曰。有病心腹滿。旦食則不能暮食。此為何病。岐伯對曰。名為鼓脹。心腹脹滿不能再食形如鼓脹故名鼓脹也　新校正云按太素鼓作穀 帝曰。治之奈何。岐伯曰。治之以雞矢醴。一劑知。二劑已。按古本草雞矢並不治鼓脹惟大利小便微寒今方制法當取用處湯漬服之 帝曰。其時有復發者何也。復謂再發言如舊也 岐伯曰。此飲食不節。故時有病也。雖然其病且已。時故當病氣聚於腹也。飲食不節則傷胃胃脉者循腹裏而下行故飲食不節時有病者復病氣聚於腹中也 帝曰。有病胸脇支滿者。妨於食。病至則先聞腥臊臭。出清液。先唾血。四支清。目眩。時時前後血。病名為何。何以得之。清液清水也亦謂之清涕清涕者謂從窈漏中漫液而下水出清冷也眩謂目視眩轉也前後血謂前陰後陰出血也 岐伯曰。病名血枯。此得之年少時。有所大脫血。若醉入房中。氣竭肝傷。故月事衰少不來也。出血多者謂之脫血漏下鼻衄嘔吐出血皆同焉夫醉則血脉盛血脉盛則內熱因而入房髓液皆下故腎中氣竭也肝藏血以少大脫血故肝傷也然於丈夫則精液衰乏女子則月事衰少而不來 帝曰。治之奈何。復以何術。岐伯曰。以四烏鰂骨一藘茹二物并合之。丸以雀卵。大如小豆。以五丸為後飯。飲以鮑魚汁。利腸中 新校正云按別本一作傷中 及傷肝也。飯後藥先謂之後飯按古本草經云烏鰂魚骨藘茹等並不治血枯然經法用之是攻其所生所起爾夫醉勞力以入房則腎中精氣耗竭月事衰少不至則中有惡血淹留精氣耗竭則陰萎不起而無精惡血淹留則血痺著中而不散故先茲四藥用入方焉古本草經曰烏鰂魚骨味鹹冷平無毒主治女子血閉藘茹味辛寒平有小毒主散惡血雀卵味甘溫平無毒主治男子陰萎不起強之令熱多精有子鮑魚味辛臭溫平無毒主治瘀血血痺在四支不散者尋文會意方義如此而處治之也　新校正云按甲乙經及太素藘茹作蕳茹詳王注性味乃蕳茹當改藘作蕳又按本草烏鰂魚骨冷作微溫雀卵甘作酸與王注異 帝曰。病有少腹盛。上下左右皆有根。此為何病。可治不。岐伯曰。病名曰伏梁。伏梁心之積也　新校正云詳此伏梁與心積之伏梁大異病有名同而實異者非一如此之類是也 帝曰。伏梁何因而得之。岐伯曰。裹大膿血。居腸胃之外。不可治。

治之。每切按之致死。帝曰。何以然。岐伯曰。此下則因陰。必下膿血。上則迫胃脘。生鬲。侠胃脘内癰。正當衝脉帶脉之部分也帶脉者起於季脇迴身一周橫絡於齊下衝脉者與足少陰之絡起於腎下出於氣街循陰股其上行者出齊下同身寸之三寸關元之分侠齊直上循腹各行會於咽喉故病當其分則少腹盛上下左右皆有根也以其上下堅盛如有潛梁故曰病名伏梁不可治也以裏大膿血居腸胃之外按之痛悶不堪故每切按之致死也以衝脉下行者絡陰上行者循腹故也上則迫近於胃脘下則因薄於陰器也若因薄於陰則便下膿血若迫近於胃則病氣上出於鬲復侠胃脘内長其癰也何以然哉以本有大膿血在腸胃之外故也生當爲出傳文誤也　新校正云按太素侠胃作使胃 此久病也。難治。居齊上爲逆。居齊下爲從。勿動亟奪。若裏大膿血居齊上則漸傷心藏故爲逆居齊下則去心稍遠猶得漸攻故爲從從順也亟數也奪去也言不可移動但數數去之則可矣 論在刺法中。今經亡 帝曰。人有身體髀股䯒皆腫。環齊而痛。是爲何病。岐伯曰。病名伏梁。此二十六字錯簡在奇病論中若不有此二十六字則下文無據也　新校正云詳此並無注解盡在下卷奇病論中 此風根也。此四字此篇本有奇病論中亦有之 其氣溢於大腸而著於肓。肓之原在齊下。故環齊而痛也。不可動之。動之爲水溺濇之病。亦衝脉也齊下謂脖胦在齊下同身寸之二寸半靈樞經曰肓之原名曰脖胦 帝曰。夫子數言熱中消中。不可服高粱芳草石藥。石藥發瘨。芳草發狂。多飲數溲謂之熱中多食數溲謂之消中多喜曰瘨多怒曰狂芳美味也 夫熱中消中者。皆富貴人也。今禁高粱。是不合其心。禁芳草石藥。是病不愈。願聞其說。熱中消中者脾氣之上溢甘肥之所致故禁食高粱芳美之草也通評虛實論曰凡治消癉甘肥貴人則高粱之疾也又奇病論曰夫五味入於口藏於胃脾爲之行其精氣津液在脾故令人口甘此肥美之所發也此人必數食甘美而多肥也肥者令人内熱甘者令人中滿故其氣上溢轉爲消渴此之謂也夫富貴人者驕恣縱欲輕人而無能禁之禁之則逆其志順之則加其病帝思難詰故發問之高膏粱米也石藥英乳也芳草濃美也然此五者富貴人常服之難禁也 岐伯曰。夫芳草之氣美。石藥之氣悍。二者其氣急疾堅勁。故非緩心和人。不可以服此二者。脾氣溢而生病氣美則重盛於脾消熱之氣躁疾氣悍則又滋其熱若人性和心緩氣候舒勻不與物爭釋然寬泰則神不躁迫無懼内傷故非緩心和人不可以服此二者悍利也堅定也固也勁剛也言其芳草石藥之氣堅定固久剛烈而卒不歇滅此二者是也 帝曰。不可以服此二者。何以然。岐伯曰。夫熱氣慓悍。藥氣亦然。二者相遇。恐内傷脾。慓疾也 脾者土也。而惡木。服此藥者。至甲乙日更論。熱氣慓盛則木氣内餘故心非和緩則躁怒數起躁怒數起則熱氣因木以傷脾甲乙爲木故至甲乙日更論脾病之增減也 帝曰。善。有病膺腫。新校正云按甲乙經作癰腫 頸痛。胷滿腹脹。此爲何病。何以得之。膺胷傍也頸項前也胷膺間也 岐伯曰。名厥逆。氣逆所生故名厥逆 帝曰。治之柰何。岐伯曰。灸之則瘖。石之則狂。須其氣并。乃可治也。石謂以石鍼開破之 帝曰。何以然。岐伯曰。陽氣重上。有餘於上。灸之則陽氣入陰。入則瘖。石之則陽氣虛。虛則狂。灸之則火氣助陽陽盛故入陰石之則陽氣出陽氣出則内不足故狂 須其氣并而治之。可使全也。并謂并合也待自并合則兩氣俱全故可治若不爾而灸石之則偏致勝負故不得全而瘖狂也 帝曰。善。何以知懷子之且生也。岐伯曰。身有病而無邪脉也。病謂經閉也脉法曰尺中之脉來而斷絶者經閉也月水不利若尺中脉絶者經閉也今病經閉脉反如常者婦人姙娠之證故云身有病而無邪脉 帝曰。病熱而有所痛者何也。岐伯曰。病熱者陽脉也。以三陽之動也。人迎一盛少陽。二盛太陽。三盛陽明。入陰也。夫陽入於陰。故病在頭與腹。乃䐜脹而頭痛也。帝曰。善。新校正云按六節藏象論云人迎一盛病在少陽二盛病在太陽三盛病在陽明與此論同又按甲乙經三盛陽明無入陰也三字

刺腰痛篇第四十一

新校正云按全元起本在第六卷

足太陽脈。令人腰痛。引項脊尻背如重狀。足太陽脈別下項循肩髆內俠脊抵腰中別下貫臀故令人腰痛引項脊尻背如重狀也　新校正云按甲乙經貫臀作貫胂刺瘧注亦作貫胂三部九候注作貫臀 刺其郄中。太陽正經出血。春無見血。郄中委中也在膝後屈處膕中央約文中動脈足太陽脈之所入也刺可入同身寸之五分留七呼若灸者可灸三壯太陽合腎腎王於冬水衰於春故春無見血也

少陽令人腰痛。如以鍼刺其皮中。循循然不可以俛仰。不可以顧。足少陽脈遶髦際橫入髀厭中故令腰痛如以鍼刺其皮中循循然不可俛仰少陽之脈起於目銳眥上抵頭角下耳後循頸行手陽明之前至肩上交出手少陽之後其支別者目銳眥下入大迎合手少陽於䪼下加頰車下頸合缺盆故不可以顧　新校正云按甲乙經行手陽明之前作行手少陽之前也 刺少陽成骨之端出血。成骨在膝外廉之骨獨起者。夏無見血。成骨謂膝外近下骭骨上端兩起骨相並間陷容指者也骭骨所成柱膝髀骨故謂之成骨也少陽合肝肝王於春木衰於夏故無見血也

陽明令人腰痛。不可以顧。顧如有見者。善悲。足陽明脈起於鼻交頞中下循鼻外入上齒中還出俠口環脣下交承漿却循頤後下廉出大迎其支別者從大迎前下人迎循喉嚨入缺盆又其支別者起胃下口循腹裏至氣街中而合以下髀故令人腰痛不可顧顧如有見者陽虛故悲也 刺陽明於骭前三痏。上下和之出血。秋無見血。按內經中誥流注圖經陽明脈穴俞之所主此腰痛者悉刺骭前三痏則正三里穴也三里穴在膝下同身寸之三寸骭骨外廉兩筋肉分間刺可入同身寸之一寸留七呼若灸者可灸三壯陽明合脾脾王長夏土衰於秋故秋無見血　新校正云按甲乙經骭作骬

足少陰令人腰痛。痛引脊內廉。足少陰脈上股內後廉貫脊屬腎故令人腰痛痛引脊內廉也　新校正云按全元起本脊內廉作脊內痛太素亦同此前少足太陰腰痛證并刺足太陰法應古文脫簡也 刺少陰於內踝上二痏。春無見血。出血太多。不可復也。按內經中誥流注圖經少陰脈穴俞所主此腰痛者當刺內踝上則正復溜穴也復溜在內踝後上同身寸之二寸動脈陷者中刺可入同身寸之三分留三呼若灸者可灸五壯

厥陰之脈。令人腰痛。腰中如張弓弩弦。足厥陰脈自陰股環陰器抵少腹其支別者與太陰少陽結於腰髁下狹脊第三第四骨空中其穴即中髎下髎故腰痛則中如張弓弩之弦也如張弦者言強急之甚 刺厥陰之脈。在腨踵魚腹之外。循之累累然。乃刺之。腨踵者言脈在腨外側下當足跟也腨形勢如臥魚之腹故曰魚腹之外也循其分肉有血絡累累然乃刺出之此正當蠡溝穴分足厥陰之絡在內踝上五寸別走少陽者刺可入同身寸之二分留三呼若灸者可灸三壯厥陰一經作居陰是傳寫草書厥字爲居也　新校正云按經云厥陰之脈令人腰痛次言刺厥陰之脈注言刺厥陰之絡經注相違疑經中脈字乃絡字之誤也 其病令人善言。默默然不慧。刺之三痏。厥陰之脈循喉嚨之後上入頏顙絡於舌本故病則善言風盛則昏冒故不爽慧也三刺其處腰痛乃除　新校正云按經云善言默默然不慧詳善言與默默二病難相兼全元起本無善字於義爲允又按甲乙經厥陰之脈不絡舌本王氏於素問之中五處引注而注厥論與刺熱及此三篇皆云絡舌本注風論注痹論二篇不言絡舌本蓋王氏亦疑而兩言之也

解脈令人腰痛。引肩。目䀮䀮然。時遺溲。解脈散行脈也言不合而別行也此足太陽之經起於目內眥上額交巔上循肩髆俠脊抵腰中入循膂絡腎屬膀胱下入膕中故病斯候也又其支別者從髆內別下貫胂循髀外後廉而下合於膕中兩脈如繩之解股故名解脈也 刺解脈。在膝筋肉分間郄外廉之橫脈出血。血變而止。膝後兩傍大筋雙上股之後兩筋之間橫文之處努肉高起則郄中之分也古中誥以膕中爲太陽之郄當取郄外廉有血絡橫見迢然紫黑而盛滿者乃刺之當見黑血必候其血色變赤乃止血不變赤極而冩之必行血色變赤乃止此太陽中經之爲腰痛也

解脈令人腰痛如引帶。常如折腰狀。善恐。足太陽之別脈自肩而別下循背脊至腰而橫入髀外後廉而下合膕中故若引帶如折腰之狀　新校正云按甲乙經如引帶作如裂善恐作善怒也 刺解脈。在郄中結絡如黍米。刺之血射以黑。見赤血而已。郄中則委中穴足太陽合也在膝後屈處膕中央約文中動脈刺可入同身寸之五分留七呼若灸者可灸三壯此經刺法也今則取其結絡大如黍米者當黑血箭射而出見血變赤然可止也　新校正云按全元起云有兩解脈病源各異恐誤未詳

同陰之脈。令人腰痛。痛如小錘居其中。怫然腫。足少陽之別絡也並少陽經上行去足外踝上同身寸之五寸乃別走厥陰並經下絡足跗故曰同陰脈也怫怒也言腫如嗔怒也　新校正云按太素小錘作小鍼 刺同陰之脈。在外踝上絕骨之端。爲三痏。絕骨之端如前同身寸之三分陽輔穴也足少陽脈所行刺可入同身寸之五分留七呼若灸者可灸三壯

陽維之脈。令人腰痛。痛上怫然腫。陽維起於陽則太陽之所生奇經八脈此其一也 刺陽維之脈。脈與

太陽合腨下間去地一尺所。太陽所主與正經並行而上至腨下復與太陽合而上也腨下去地正同身寸之一尺是則承光穴在鋭腨腸下肉分間陷者中刺可入同身寸之七分若灸者可灸五壯以其取腨腸下肉分間故云合腨下間　新校正云按穴之所在乃承山穴非承光也山字誤為光

衡絡之脉令人腰痛。不可以俛仰。仰則恐仆。得之舉重傷腰。衡絡絶。惡血歸之。衡橫也謂太陽之外也絡自腰中橫入髀外後廉而下與中經合於膕中者今舉重傷腰則橫絡絶中經獨盛故腰痛不可以俛仰矣一經作衡絶之脉傳寫魚魯之誤也若是衡脉中詔不應取太陽脉委陽殷門之穴也

刺之在郄陽筋之間。上郄數寸。衡居為二痏出血。橫居二穴謂委陽殷門平視橫相當也郄陽謂浮郄穴上側委陽穴也筋之間謂膝後膕上兩筋之間殷門穴也二穴各去膕下橫文同身寸之六寸故曰上郄數寸也委陽刺可入同身寸之七分留五呼若灸者可灸三壯殷門刺可入同身寸之五分留七呼若灸者可灸三壯故曰衡居為二痏　新校正云詳王氏云浮郄穴上側委陽穴也按甲乙經委陽在浮郄穴下一寸不得言上側也

會陰之脉。令人腰痛。痛上漯漯然汗出。汗乾令人欲飲。飲已欲走。足太陽之中經也其脉循腰下會於後陰故曰會陰之脉其經自腰下行至足今陽氣大盛故痛上漯然汗出汗液既出則腎燥陰虛故汗乾令人欲飲水以救腎也水入腹已腎氣復生陰氣流行太陽又盛故飲水已反欲走也

刺直陽之脉。上三痏在蹻上郄下五寸橫居。視其盛者出血。直陽之脉則太陽之脉俠脊下行貫臀下至膕中下循腨過外踝之後條直而行者故曰直陽之脉也蹻為陽蹻所生申脉穴在外踝下也郄下則膕下也言此刺處在膕下同身寸之五寸上承郄中之穴下當申脉之位是謂承筋穴即腨中央如外陷者中也太陽脉氣所發禁不可刺可灸三壯今云刺者謂刺其血絡之盛滿者也兩腨皆有太陽經氣下行當視兩腨中央有血絡盛滿者乃刺出之故曰視其盛者出血　新校正云詳上云會陰之脉令人腰痛此云刺直陽之脉者詳此直陽之脉即會陰之脉也文變而事不殊又承筋穴注云腨中央如外按甲乙經及骨空論注無如外二字

飛陽之脉。令人腰痛。痛上拂拂然。甚則悲以恐。是陰維之脉也去內踝上同身寸之五寸腨分中並少陰經而上也少陰之脉前則陰維脉所行也足少陰之脉從腎上貫肝鬲入肺中循喉嚨俠舌本其支別者從肺出絡心注胷中故甚則悲以恐也恐者生於腎悲者生於心 刺飛陽之脉。在內踝上五寸。臣億等按甲乙經作二寸 少陰之前。與陰維之會。內踝後上同身寸之五寸復溜穴少陰脉所行刺可入同身寸之三分內踝之後築賓穴陰維之郄刺可入同身寸之三分若灸者可灸五壯少陰之前陰維之會以三脉會在此穴位分也刺可入同身寸之三分若灸者可灸五壯今中詔經文正同此法臣億等按甲乙經足太陽之絡別走少陰者名曰飛揚在外踝上七寸又云築賓陰維之郄在內踝上腨分中復溜穴在內踝上二寸今此經注都與甲乙不合者疑經注中五寸字當作二寸則素問與甲乙相應矣

昌陽之脉。令人腰痛。痛引膺。目䀮䀮然。甚則反折。舌卷不能言。陰蹻脉也陰蹻者足少陰之別也起於然骨之後上內踝之上直上循陰股入陰而循腹上入胷裏入缺盆上出人迎之前入頄內廉屬目內眥合於太陽陽蹻而上行故膺痛之狀如此 刺內筋為二痏。在內踝上大筋前。太陰後上踝二寸所。內筋謂大筋之前分肉也太陰後大筋前即陰蹻之郄交信穴也在內踝上同身寸之二寸少陰前太陰後筋骨之間陷者之中刺可入同身寸之四分留五呼若灸者可灸三壯今中詔經文正主此

散脉。令人腰痛而熱。熱甚生煩。腰下如有橫木居其中。甚則遺溲。散脉足太陰之別也散行而上故以名焉其脉循股內入腹中與少陰少陽結於腰髁下骨空中故病則腰下如有橫木居其中甚乃遺溲也 刺散脉。在膝前骨肉分間。絡外廉束脉為三痏。謂膝前內側也骨肉分謂膝內輔骨之下下廉腨肉之兩間也絡外廉則太陰之絡色青而見者也輔骨之下後有大筋擷束膝胻之骨令其連屬取此筋骨繫束之處脉以去其病是曰地機三刺而已故曰束脉為之三痏也

肉里之脉。令人腰痛。不可以欬。欬則筋縮急。肉里之脉少陽所生則陽維之脉氣所發也里裏也 刺肉里之脉為二痏。在太陽之外。少陽絕骨之後。分肉主之一經云少陽絕骨之前傳寫誤也絕骨之前足少陽脉所行絕骨之後陽維脉所過故指曰在太陽之外少陽絕骨之後也分肉穴在足外踝直上絕骨之端如後同身寸之二分筋肉分間陽維脉氣所發刺可入同身寸之五分留十呼若灸者可灸三壯　新校正云按分肉之穴甲乙經不見與氣穴注兩出而分寸不同氣穴注二分作三分五分作三分十呼作七呼

腰痛俠脊而痛至頭几几然。目䀮䀮欲僵仆。刺足太陽郄中出血。郄中委中　新校正云按太素作頭沈沈然

腰痛上寒。刺足太陽陽明。上熱。刺足厥陰。不可以俛仰。刺足少陽。中熱而喘。刺足少陰。刺郄中出血。此法玄妙中詔不同莫可窺測當用知其應不爾皆應先去血絡乃調之也

腰痛上寒。

不可顧刺足陽明。上寒陰市主之陰市在膝上同身寸之三寸伏兎下陷者中足陽明脉氣所發刺可入同身寸之三分留七呼若灸者可灸三壯不可顧三里主之三里在膝下同身寸之三寸胻外廉兩筋肉分間足陽明脉之所入也刺可入同身寸之一寸留七呼若灸者可灸三壯 上熱刺足太陰。地機主之地機在膝下同身寸之五寸足太陰之郄也刺可入同身寸之三分若灸者可灸三壯 新校正云按甲乙經作五壯 中熱而喘刺足少陰。涌泉太鍾悉主之涌泉在足心陷者中屈足捲指宛宛中足少陰脉之所出刺可入同身寸之三分留三呼若灸者可灸三壯太鍾在足跟後街中動脉足少陰之絡刺可入同身寸之二分留七呼若灸者可灸三壯 新校正云按刺瘧注太鍾在内踝後街中水穴論注在内踝後此注在跟後街中動脉三注不同甲乙經亦云跟後衝中當從甲乙經爲正 大便難刺足少陰。涌泉主之 少腹滿刺足厥陰。太衝主之在足大指本節後内間同身寸之二寸陷者中脉動應手足厥陰脉之所注也刺可入同身寸之三分留十呼若灸者可灸三壯 如折不可以俛仰不可舉。刺足太陽。如折束骨主之不可以俛仰京骨崑崙悉主之不可舉申脉僕參悉主之束骨在足小指外側本節後赤白肉際陷者中足太陽脉之所注也刺可入同身寸之三分留三呼若灸者可灸三壯京骨在足外側大骨下赤白肉際陷者中按而得之足太陽脉之所過也刺可入同身寸之三分留七呼若灸者可灸三壯崑崙在足外踝後跟骨上陷者中細脉動應手足太陽脉之所行也刺可入同身寸之五分留十呼若灸者可灸三壯申脉在外踝下同身寸之五分容爪甲陽蹻之所生也刺可入同身寸之六分留十呼若灸者可灸三壯僕參在跟骨下陷者中足太陽陽蹻二脉之會刺可入同身寸之三分留七呼若灸者可灸三壯 新校正云按甲乙經申脉在外踝下陷者中無五分字刺入六分作三分留十呼作留六呼氣穴注作七呼僕參留七呼甲乙經作六呼 引脊内廉。刺足少陰。復溜主之取同飛陽注從腰痛上寒不可顧至此件經語除注並合朱書 新校正云按全元起本及甲乙經并太素自腰痛上寒至此並無乃王氏所添也今注云從腰痛上寒至並合朱書十九字非王冰之語蓋後人所加也 腰痛引少腹控胁。不可以仰。新校正云按甲乙經作不可以俛仰 刺腰尻交者。兩髁胂上。以月生死爲痏數發鍼立已。此邪客於足太陰之絡也控通引也胁謂季脇下之空軟處也要尻交者謂髁下尻骨兩傍四骨空左右八穴俗呼此骨爲八髎骨也此要痛取要髁下第四髎即下髎穴也足太陰厥陰少陽三脉左右交結於中故曰要尻交者也兩髁胂謂兩髁骨下堅起肉也胂上非胂之上巔正當刺胂肉矣直刺胂肉即胂上也何者胂之上巔别有中膂肉俞白環俞雖並主腰痛考其形證經不相應矣髁骨即腰脊兩傍起骨也俠脊兩傍腰髁之下各有胂肉隴起而斜趣於髁骨之後内承其髁故曰兩髁胂也下承髁胂肉左右兩胂各有四骨空故曰上髎次髎中髎下髎上髎當髁骨下陷者中餘三髎少斜下按之陷中是也四空悉主腰痛唯下髎所主文與經同即太陰厥陰少陽所結者也刺可入同身寸之二寸留十呼若灸者可灸三壯以月生死爲痏數者月初向圓爲月生月半向空爲月死死月刺少生月刺多繆刺論曰月生一日一痏二日二痏漸多之十五日十五痏十六日十四痏漸少之其痏數多少如此即知也 左取右右取左。痛在左針取右痛在右針取左所以然者以其脉左右交結於尻骨之中故也 新校正云詳此腰痛引少腹一節與繆刺論重

重廣補注黄帝内經素問卷第十一

舉痛論 泣而音澁 絀急上丁骨切 腹中論 則昨則魚切 藘茹上力居切下音如

脖胦上蒲没切下烏朗切 瘖音陰 刺腰痛論 厭於艷切 髁苦瓦切 髎音遼 踹

踵丑用切 蠡溝上盧啓切又落戈切 嘿音黒 小錘直垂切 漯他合切 髂苦嫁切 擷虎結切 眇亡表切

重廣補注黄帝内經素問卷第十二

啓玄子次注林億孫奇高保衡等奉敕校正孫兆重改誤

風論　痺論

痿論　厥論

風論篇第四十二（新校正云按全元起本在第九卷）

黄帝問曰風之傷人也或爲寒熱或爲熱中或爲寒中或爲癘風或爲偏枯或爲風也其病各異其名不同或内至五藏六府不知其解願聞其說（傷謂人自中之）岐伯對曰風氣藏於皮膚之間内不得通外不得泄（腠理開踈則邪風入風氣入已玄府閉封故内不得通外不得泄也）風者善行而數變腠理開則洒然寒閉則熱而悶（洒然寒貌悶不爽貌腠理開則風飄揚故寒腠理閉則風混亂故悶）其寒也則衰食飲其熱也則消肌肉故使人怢慄而不能食名曰寒熱（寒風入胃故食飲衰熱氣内藏故消肌肉寒熱相合故怢慄而不能食名曰寒熱也怢慄卒振寒貌　新校正云詳怢慄全元起本作失味甲乙經作解㑊）

風氣與陽明入胃循脉而上至目内眥其人肥則風氣不得外泄則爲熱中而目黄人瘦則外泄而寒則爲寒中而泣出（陽明者胃脉也胃脉起於鼻交頞中下循鼻外入上齒中還出俠口環脣下交承漿却循頤後下廉循喉嚨入缺盆下鬲屬胃故與陽明入胃循脉而上至目内眥也人肥則腠理密緻故不得外泄則爲熱中而目黄人瘦則腠理開踈風得外泄則寒中而泣出也）風氣與太陽俱入行諸脉俞散於分肉之間與衛氣相干其道不利故使肌肉憤䐜而有瘍衛氣有所凝而不行故其肉有不仁也（肉分之間衛氣行處風與衛氣相薄俱行於肉分之間故氣道澀而不利也氣道不利風氣内攻衛氣相持故肉憤䐜而瘡出也瘍瘡也若衛氣被風吹之不得流轉所在偏併凝而不行則肉有不仁之處也不仁謂㿏而不知寒熱痛癢）

癘者有榮氣熱胕其氣不清故使其鼻柱壞而色敗皮膚瘍潰（吹則風入於經脉之中也榮行脉中故風入脉中内攻於血與榮氣合熱而血胕壞也其氣不清言潰亂也然血脉潰亂榮復挾風陽脉盡上於頭鼻爲呼吸之所故鼻柱壞而色惡皮膚破而潰爛也脉要精微論曰脉風盛爲厲）風寒客於脉而不去名曰癘風或名曰寒熱（始爲寒熱熱成曰厲風　新校正云按別本成一作盛）

以春甲乙傷於風者爲肝風以夏丙丁傷於風者爲心風以季夏戊己傷於邪者爲脾風以秋庚辛中於邪者爲肺風以冬壬癸中於邪者爲腎風（春甲乙木肝主之夏丙丁火心主之季夏戊己土脾主之秋庚辛金肺主之冬壬癸水腎主之）風中五藏六府之俞亦爲藏府之風各入其門戶所中則爲偏風（隨俞左右而偏中之則爲偏風）風氣循風府而上則爲腦風風入係頭則爲目風眼寒（風府穴名正入項髮際一寸大筋内宛宛中督脉陽維之會自風府而上則腦戶也腦戶者督脉足太陽之會故循風府而上則爲腦風也足太陽之脉者起於目内眥上額交巔上入絡腦還出故風入係頭則爲目風眼寒也）飲酒中風則爲漏風（熱鬱腠踈中風汗出多如液漏故曰漏風經具名曰酒風）入房汗出中風則爲内風（内耗其精外開腠理因内風襲故曰内風經具名曰勞風）新沐中風則爲首風（沐髮中風風舍於頭故曰首風）久風入中則爲腸風飧泄（風在腸中上熏於胃故食不化而下出焉飧泄者食不化而出也　新校正云按全元起云飧泄者水穀不分爲利）外在腠理則爲泄風（風居腠理則玄府開通風薄汗泄故云泄風）故風者百病之長也至其變化乃爲他病也無常方然致有風氣也（長先也先百病而有也　新校正云按全元起本及甲乙經致字作故攻）帝曰五藏風之形狀不同者何願聞其診及其病能（診謂可言之證能謂内作病形）岐伯曰肺風之狀多汗惡風色皏然白時欬短氣晝

日則差。暮則甚。診在眉上。其色白。凡内多風氣則熱有餘熱則腠理開故多汗也風薄於内故惡風焉皏謂薄白色也肺色白在變動爲欬主藏氣風内迫之故色皏然白時欬短氣也晝則陽氣在表故差暮則陽氣入裏風内應之故甚也眉上謂兩眉間之上闕庭之部所以外司肺候故診在焉白肺色也 心風之狀。多汗惡風。焦絶善怒嚇。赤色。病甚則言不可快。診在口。其色赤。焦絶謂脣焦而文理斷絶也何者熱則皮剥故也風薄於心則神亂故善怒而嚇人也心脉支別者從心系上俠咽喉而主舌故病甚則言不可快也口脣色赤故診在焉赤者心色也　新校正云按甲乙經無嚇字 肝風之狀。多汗惡風。善悲。色微蒼。嗌乾善怒。時憎女子。診在目下。其色青。肝病則心藏無養心氣虚故善悲肝合木木色蒼故色微蒼也肝脉者循股陰入髦中環陰器抵少腹俠胃屬肝絡膽上貫鬲布脅肋循喉嚨之後入頏顙上出額與督脉會於巔其支別者從目系下故嗌乾善怒　時憎女子診在目下也青肝色也 脾風之狀。多汗惡風。身體怠墯。四支不欲動。色薄微黄。不嗜食。診在鼻上。其色黄。脾脉起於足上循骱骨又上膝股内前廉入腹屬脾絡胃上鬲俠咽連舌本散舌下其支別者復從胃別上鬲注心中心脉出於手循臂故身體怠墯四支不欲動而不嗜食脾氣合土主中央鼻於面部亦居中故診在焉黄脾色也　新校正云按王注脾風不當引心脉出於手循臂七字於義無取脾主四支脾風則四支不欲動矣 腎風之狀。多汗惡風。面痝然浮腫。脊痛不能正立。其色炲。隱曲不利。診在肌上。其色黑。痝然言腫起也炲黑色也腎者陰也目下亦陰也故腎藏受風則面痝然而浮腫腎脉者起於足下上循腨内出膕内廉上股内後廉貫脊故脊痛不能正立也隱曲者謂隱蔽委曲之處也腎藏精外應交接今藏被風薄精氣内微故隱蔽委曲之事不通利所爲也陰陽應象大論曰氣歸精精食氣今精不足則氣内歸精氣不注皮故肌皮上黑也黑腎色也 胃風之狀。頸多汗惡風。食飲不下。鬲塞不通。腹善滿。失衣則䐜脹。食寒則泄。診形瘦而腹大。胃之脉支別者從頤後下廉過人迎循喉嚨入缺盆下鬲屬胃絡脾其直行者從缺盆下乳内廉下俠齊入氣街中其支別者起胃下口循腹裏至氣街中而合故頸多汗食飲不下鬲塞不通腹善滿也然失衣則外寒而中熱故腹䐜脹食寒則寒物薄胃而陽不内消故泄利胃合脾而主肉胃氣不足則肉不長故瘦也胃中風氣稸聚故腹大也　新校正云按孫思邈云新食竟取風爲胃風 首風之狀。頭面多汗惡風。當先風一日則病甚。頭痛不可以出内。至其風日則病少愈。頭者諸陽之會風客之則皮腠疎故頭面多汗也夫人陽氣外合於風故先當風一日則病甚以先風甚故亦先衰是以至其風日則病少愈内謂室屋之内也不可以出屋屋之内者以頭痛甚而不喜外風故也新校正云按孫思邈云新沐浴竟取風爲首風 漏風之狀。或多汗。常不可單衣。食則汗出。甚則身汗。喘息惡風。衣常濡。口乾善渴。不能勞事。脾胃風熱故不可單衣腠理開疎故食則汗出甚則風薄於肺故身汗喘息惡風衣裳濡口乾善渴也形勞則喘息故不能勞事　新校正云按孫思邈云因醉取風爲漏風其狀惡風多汗少氣口乾善渴近衣則身熱如火臨食則汗流如雨骨節懈墯不欲自勞 泄風之狀。多汗。汗出泄衣上。口中乾。上漬其風。不能勞事。身體盡痛則寒。上漬謂皮上濕如水漬也以多汗出故爾汗多則津液涸故口中乾形勞則汗出甚故不能勞事身體盡痛以其汗多汗多則亡陽故寒也　新校正云按孫思邈云新房室竟取風爲内風其狀惡風汗流沾衣裳疑此泄風乃内風也按本論前文先云漏風内風首風次言入中爲腸風在外爲泄風今有泄風而無内風孫思邈載内風乃此泄風之狀故疑此泄字内之誤也 帝曰。善。

痺論篇第四十三

新校正云按全元起本在第八卷

黄帝問曰。痺之安生。安猶何也言何以生 岐伯對曰。風寒濕三氣雜至。合而爲痺也。雖合而爲痺發起亦殊矣 其風氣勝者爲行痺。寒氣勝者爲痛痺。濕氣勝者爲著痺也。風則陽受之故爲痺行寒則陰受之故爲痺痛濕則皮肉筋脉受之故爲痺著而不去也故乃痺從風寒濕之所生也 帝曰。其有五者何也。言風寒濕氣各異則三痺生有五何氣之勝也 岐伯曰。以冬遇此者爲骨痺。以春遇此者爲筋痺。以夏遇此者爲脉痺。以至陰遇此者爲肌痺。以秋遇此者爲皮痺。冬主骨春主筋夏主脉秋主皮至陰主肌肉故各爲其痺也至陰謂戊巳月及土寄王月也 帝曰。内舍五藏六府。何氣使然。言皮肉筋脉痺以五時之外遇然内居藏府何以致之 岐伯曰。五藏皆有合病久而不去者。內舍於其合也。肝合筋心合脉脾合肉肺合皮腎合骨久病不去則入於是 故骨痺不已。復感於邪。內舍於腎。筋痺不已。復感於邪。內舍於肝。脉痺不已。復感於邪。內舍於心。肌痺不已。復感於邪。內舍於脾。皮痺不已。復感於邪。內舍於肺。所謂痺者。各以其時重感於風寒濕之氣也。時謂氣王之月也肝王春心王夏肺王秋腎王冬脾王四季之月感謂感應也 凡痺之客五藏者。肺痺者。煩滿喘而嘔。以藏氣應息又其脉還循胃口故使煩滿喘而嘔 心痺者。脉不通。煩則心下鼓。暴上氣而喘。嗌乾善噫。厥氣上則恐。心合脉受邪則脉不通利也邪氣內擾故煩也手心主心包之脉起於胷中出屬心包下鬲手少陰心脉起於心中出屬心系下鬲絡小腸其支別者從心系上俠咽喉其直者復從心系却上肺故煩則心下鼓滿暴上氣而喘嗌乾也心主爲噫以下鼓滿故噫之以出氣也若是逆氣上乘於心則恐畏也神懼凌弱故爾 肝痺者。夜臥則驚。多飲數小便。上爲引如懷。肝主驚駭氣相應故中夜臥則驚也肝之脉循股陰入髦中環陰器抵少腹俠胃屬肝絡膽上貫鬲布脇肋循喉嚨之後上入頏顙故多飲水數小便上引少腹如懷妊之狀 腎痺者。善脹。尻以代踵。脊以代頭。腎者胃之關關不利則胃氣不轉故善脹也尻以代踵謂足攣急也脊以代頭謂身踡屈也踵足跟也腎之脉起於足小指之下斜趣足心出於然骨之下循內踝之後別入跟中以上腨內出膕內廉上股內後廉貫脊屬腎絡膀胱其直行者從腎上貫肝鬲入肺中氣不足而受邪故不伸展　新校正云詳然骨一作然谷 脾痺者。四支解墯。發欬嘔汁。上爲大塞。土王四季外主四支故四支解墮又以其脉起於足循腨胻上膝股也然脾脉入腹屬脾絡胃上鬲俠咽故發欬嘔汁脾氣養肺胃復連咽故上爲大塞也 腸痺者。數飲而出不得。中氣喘爭。時發飧泄。大腸之脉入缺盆絡肺下鬲屬大腸小腸之脉又入缺盆絡心循咽下鬲抵胃屬小腸今小腸有邪則脉不下鬲脉不下鬲則腸不行化而胃氣蓄熱故多飲水而不得下出也腸胃中陽氣與邪氣奔喘交爭得時通利以腸氣不化故時或得通則爲飧泄 胞痺者。少腹膀胱按之內痛。若沃以湯。濇於小便。上爲清涕。膀胱爲津液之府胞內居之少腹處關元之中內藏胞器然膀胱之脉起於目內眥上額交巔上入絡腦還出別下項循肩髆內俠脊抵腰中入循膂絡腎屬膀胱其支別者從腰中下貫臀入膕中今胞受風寒濕氣則膀胱太陽之脉不得下流於足故少腹膀胱按之內痛若沃以湯濇於小便也小便既濇太陽之脉不得下行故上爍其腦而爲清涕出於鼻竅矣沃猶灌也　新校正云按全元起本內痛二字作兩髀 陰氣者。靜則神藏。躁則消亡。陰謂五神藏也所以說神藏與消亡者言人安靜不涉邪氣則神氣寧以內藏人躁動觸冒邪氣則神被害而離散藏無所守故曰消亡此言五藏受邪之爲痺也 飲食自倍。腸胃乃傷。藏以躁動致傷府以飲食見損皆謂過用越性則受其邪此言六府受邪之爲痺也 淫氣喘息。痺聚在肺。淫氣憂思。痺聚在心。淫氣遺溺。痺聚在腎。淫氣乏竭。痺聚在肝。淫氣肌絕。痺聚在脾。淫氣謂氣之妄行者各隨藏之所主而入爲痺也　新校正云詳從上凡痺之客五藏者至此全元起本在陰陽別論中此王氏之所移也 諸痺不已。亦益內也。從外不去則益深至於身內 其風氣勝者。其人易已也。帝曰。痺。其時有死者。或疼久者。或易已者。其故何也。岐伯曰。其入藏者死。其留連筋骨間者疼久。其留皮膚間者易已。入藏者死以神去也筋骨疼久以其定也皮膚易已以浮淺也由斯深淺故有是不同 帝曰。其客於六府者何也。岐伯曰。此亦其食飲居處。爲其病本也。四方雖土地溫涼高下不同物性剛柔食居不異但動過其分則六府致傷陰陽應象大論曰水穀之寒熱感則害六府　新校正云按傷寒論曰物性剛柔食居亦異 六府亦各有俞。風寒濕氣中其俞。而食飲應之。循俞而入。各舍其府也。六府俞亦謂背俞也膽俞在十椎之傍胃俞在十二椎之傍三焦俞在十三椎之傍大腸俞在十六椎之傍小腸俞在十八椎之傍膀胱俞在十九椎之傍隨形分長短而取之如是各去脊同身寸之一寸五分並足太陽脉氣之所發也　新校正云詳六府俞並在本椎下兩傍此注言在椎之傍者文略也 帝曰。以鍼治之奈何。岐伯曰。五藏有俞。六府有合。循脉之分。各有所發。各隨其過。新校正云按甲乙經隨作治 則病瘳也。肝之俞曰太衝心之俞曰太陵脾之俞曰太白肺之俞曰太淵腎之俞曰太谿皆經脉之所注也太衝在足大指間本節後二寸陷者中　新校正云按刺腰痛注云太衝在足大指本節後内間二寸陷者中動脉應手刺可入同身寸之三分留十呼若灸者可灸三壯太陵在手掌後骨兩筋間陷者中刺可入同身寸之六分留七呼若灸者可灸三壯太白在足内側核骨下陷者中刺可入同身寸之三分留七呼若灸者可灸三壯太淵在手掌後陷者中刺可入同身寸之二分留二呼若灸者可灸三壯太谿在足内踝後跟骨上動脉陷者中刺可入同身寸之三分留七呼若灸者可灸三壯也胃合入于三里膽合入于陽陵泉大腸合入于曲池小腸合入于小海三焦合入于委陽膀胱合入于委中三里在膝下三寸骱外廉兩筋間刺可入同身寸之一寸留七呼若灸者可灸三壯陽陵泉在膝下一寸骱外廉陷者中刺可入同身寸之六分留十呼若灸者可灸三壯小海在肘内大骨外去肘端五分陷者中屈肘乃得之刺可入同身寸之二分留七呼若灸者可灸五壯曲池在肘外輔屈肘曲骨之中刺可入同身寸之五分留七呼若灸者可灸三壯委陽在足膕中外廉兩筋間刺可入同身寸之七分留五呼若灸者可灸三壯屈伸而取之委中在膕中央約文中動脉刺可入同身寸之五分留七呼若灸者可灸三壯　新校正云按刺熱注委中在足膝後屈處餘並同此　故經言循脉之分各有所發各隨其過則病瘳也過謂脉所經過處　新校正云詳王氏以委陽爲三焦之合按甲乙經云委陽三焦下輔俞也足太陽之别絡三焦之合自在手少陽經天井穴爲少陽脉之所入爲合詳此六府之合俱引本經所入之穴獨三焦不引本經所入之穴者王氏之誤也王氏但見甲乙經云三焦合于委陽彼説自異彼又以大腸合于巨虚上廉小腸合于下廉此以曲池小海易之故知當以天井穴爲合也

帝曰榮衛之氣亦令人痺乎歧伯曰榮者水穀之精氣也和調於五藏灑陳於六府乃能入於脉也正理論曰穀入於胃脉道乃行水入於經其血乃成又靈樞經曰榮氣之道内穀爲寶　新校正云按别本寶作實穀入於胃氣傳與肺精專者上行經隧由此故水穀精氣合榮氣運行而入於脉也故循脉上下貫五藏絡六府也榮行脉内故無所不至衛者水穀之悍氣也其氣慓疾滑利不能入於脉也悍氣謂浮盛之氣也以其浮盛之氣故慓疾滑利不能入於脉中也故循皮膚之中分肉之間熏於肓膜散於胷腹皮膚之中分肉之間謂脉外也肓膜謂五藏之間鬲中膜也以其浮盛故能布散於胷腹之中空虚之處熏其肓膜令氣宣通也逆其氣則病從其氣則愈不與風寒濕氣合故不爲痺帝曰善痺或痛或不痛或不仁或寒或熱或燥或濕其故何也歧伯曰痛者寒氣多也有寒故痛也風寒濕氣

客於肉分之間迫切而爲沫得寒則聚聚則排分肉肉裂則痛故有寒則痛也其不痛不仁者病久入深榮衛之行濇經絡時踈故不通新校正云按甲乙經不通作不痛詳甲乙經此條論不痛與不仁兩事後言不痛是再明不痛之爲重也皮膚不營故爲不仁不仁者皮頑不知有無也其寒者陽氣少陰氣多與病相益故寒也病本生於風寒濕氣故陰氣益之也其熱者陽氣多陰氣少病氣勝陽遭陰故爲痺熱遭遇也言遇於陰氣陰氣不勝故爲熱　新校正云按甲乙經遭作乘其多汗而濡者此其逢濕甚也陽氣少陰氣盛兩氣相感故汗出而濡也中表相應則相感也帝曰夫痺之爲病不痛何也歧伯曰痺在於骨則重在於脉則血凝而不流在於筋則屈不伸在於肉則不仁在於皮則寒故具此五者則不痛也凡痺之類逢寒則蟲逢熱則縱蟲謂皮中如蟲行縱謂縱緩不相就　新校正云按甲乙經蟲作急帝曰善

痿論篇第四十四

新校正云按全元起本在第四卷

黄帝問曰五藏使人痿何也痿謂痿弱無力以運動歧伯對曰肺主身之皮毛心主身之血脉肝主身之筋膜新校正云按全元起本云膜者人皮下肉上筋膜也脾主身之肌肉腎主身之骨髓所主不同痿生亦各歸其所主故肺熱葉焦則皮毛虚弱急薄著則生痿躄也躄謂攣躄足不得伸以行也肺熱則腎受熱氣故爾心氣熱則下脉厥而上上則下脉虚虚則生脉痿樞折挈脛縱而不任地也心熱盛則火獨光火獨光則内炎上腎之脉常下行今火盛而上炎用事故腎脉亦隨火炎爍而逆上行也陰氣厥逆火復内燔陰上隔陽下不守位心氣通脉故生脉痿腎氣主足故膝腕樞紐如折去而不相提挈脛筋縱緩而不能任用於地也肝氣熱則膽泄口苦筋膜乾筋膜乾則筋急而攣

發爲筋痿。膽約肝葉而汁味至苦故肝熱則膽液滲泄膽病則口苦今膽液滲泄故口苦也肝主筋膜故熱則筋膜乾而攣急發爲筋痿也八十一難經曰膽在肝短葉間下脾氣熱。則胃乾而渴。肌肉不仁。發爲肉痿。脾與胃以膜相連脾氣熱則胃液滲泄故乾而且渴也脾主肌肉今熱薄於內故肌肉不仁而發爲肉痿腎氣熱。則腰脊不舉。骨枯而髓減。發爲骨痿。腰爲腎府又腎脈上股內貫脊屬腎故腎氣熱則腰脊不舉也腎主骨髓故熱則骨枯而髓減發則爲骨痿帝曰。何以得之。岐伯曰。肺者。藏之長也。爲心之蓋也。位高而布葉於胸中是故爲藏之長心之蓋有所失亡。所求不得。則發肺鳴。鳴則肺熱葉焦。志苦不暢氣鬱故也肺藏氣氣鬱不利故喘息有聲而肺熱葉焦也故曰。五藏因肺熱葉焦發爲痿躄。此之謂也。肺者所以行榮衛治陰陽故引曰五藏因肺熱而發爲痿躄也悲哀太甚。則胞絡絕。胞絡絕則陽氣內動。發則心下崩。數溲血也。悲則心系急肺布葉舉而上焦不通榮衛不散熱氣在中故胞絡絕而陽氣內鼓動發則心下崩數溲血也心下崩謂心包內崩而下血也溲謂溺也　新校正云按楊上善云胞絡者心上胞絡之脈也詳經注中胞字俱當作包全本胞又作肌也故本病曰。大經空虛。發爲肌痹。傳爲脈痿。本病古經論篇名也大經謂大經脈也以心崩溲血故大經空虛脈空則熱內薄衛氣盛榮氣微故發爲肌痹也先見肌痹後漸脈痿故曰傳爲脈痿也思想無窮。所願不得。意淫於外。入房太甚。宗筋弛縱。發爲筋痿。及爲白淫。思想所願爲祈欲也施寫勞損故爲筋痿及白淫也白淫謂白物淫衍如精之狀男子因溲而下女子陰器中綿綿而下也故下經曰。筋痿者。生於肝使內也。下經上古之經名也使內謂勞役陰力費竭精氣也有漸於濕。以水爲事。若有所留。居處相濕。肌肉濡漬。痹而不仁。發爲肉痿。業惟近濕居處澤下皆水爲事也平者久而猶怠感之者尤甚矣肉屬於脾脾氣惡濕濕著於內則衛氣不榮故肉爲痿也故下經曰。肉痿者。得之濕地也。陰陽應象大論曰地之濕氣感則害皮肉筋脈此之謂害肉也有所遠行勞倦。逢大熱而渴。渴則陽氣內伐。內伐則熱舍

於腎。腎者水藏也。今水不勝火。則骨枯而髓虛。故足不任身。發爲骨痿。陽氣內伐謂伐腹中之陰氣也水不勝火以熱舍於腎中也故下經曰。骨痿者。生於大熱也。腎性惡燥熱反居中熱薄骨乾故骨痿無力也帝曰。何以別之。岐伯曰。肺熱者。色白而毛敗。心熱者。色赤而絡脈溢。肝熱者。色蒼而爪枯。脾熱者。色黃而肉蠕動。腎熱者。色黑而齒槁。各求藏色及所主養而命之則其應也帝曰。如夫子言可矣。論言治痿者。獨取陽明何也。岐伯曰。陽明者。五藏六府之海。陽明胃脉也胃爲水穀之海也主閏宗筋。宗筋主束骨而利機關也。宗筋謂陰髦中橫骨上下之竪筋也上絡胸腹下貫髖尻又經於背腹上頭項故云宗筋主束骨而利機關也然腰者身之大關節所以司屈伸故曰機關衝脉者。經脉之海也。靈樞經曰衝脉者十二經之海主滲灌谿谷。與陽明合於宗筋。尋此則橫骨上下齊兩傍竪筋正宗筋也衝脉循腹俠齊傍各同身寸之五分而上陽明脉亦俠齊傍各同身寸之一寸五分而上宗筋脉於中故云與陽明合於宗筋也以爲十二經海故主滲灌谿谷也肉之大會爲谷小會爲谿　新校正云詳宗筋脉於中一作宗筋縱於中陰陽揔宗筋之會。會於氣街。而陽明爲之長。皆屬於帶脉。而絡於督脉。宗筋聚會會於橫骨之中從上而下故云陰陽揔宗筋之會也宗筋俠齊下合於橫骨陽明輔其外衝脉居其中故云會於氣街而陽明爲之長也氣街則陰髦兩傍脉動處也帶脉者起於季脇回身一周而絡於督脉也督脉者起於關元上下循腹故云皆屬於帶脉而絡於督脉也督脉任脉衝脉三脉者同起而異行故經文或參差而引之故陽明虛則宗筋縱。帶脉不引。故足痿不用也。陽明之脉從缺盆下乳內廉下俠齊至氣街中其支別者起胃下口循腹裏下至氣街中而合以下髀抵伏兔下入膝髕中下循䯒外廉下足跗入中指內間其支別者下膝三寸而別以下入中指外間故陽明虛則宗筋縱緩帶脉不引而足痿弱不可用也引謂牽引帝曰。治之柰何。岐伯曰。各補其滎而通其俞。調其虛實。和其逆順。筋脉骨肉。各以其時受月。則病已矣。帝曰。善。時受月謂受氣

時月也如肝王甲乙心王丙丁脾王戊巳肺王庚辛腎王壬癸皆王氣法也時受月則正謂五常受氣月也

厥論篇第四十五

新校正云按全元起本在第五卷

黄帝問曰厥之寒熱者何也 厥謂氣逆上也世謬傳爲脚氣廣飾方論焉 岐伯對曰陽氣衰於下則爲寒厥陰氣衰於下則爲熱厥 陽謂足之三陽脉陰謂足之三陰脉下謂足也 帝曰熱厥之爲熱也必起於足下者何也 陽主外而厥在内故問之 岐伯曰陽氣起於足五指之表陰脉者集於足下而聚於足心故陽氣勝則足下熱也 大約而言之足太陽脉出於足小指之端外側足少陽脉出於足小指次指之端足陽明脉出於足中指及大指之端並循足陽而上肝脾腎脉集於足下聚於足心陰弱故足下熱也　新校正云按甲乙經陽氣起於足作走於足起當作走 帝曰寒厥之爲寒也必從五指而上於膝者何也 陰主内而厥在外故問之 岐伯曰陰氣起於五指之裏集於膝下而聚於膝上故陰氣勝則從五指至膝上寒其寒也不從外皆從内也 亦大約而言之也足太陰脉起於足大指之端内側足厥陰脉起於足大指之端三毛中足少陰脉起於足小指之下斜趣足心並循足陰而上循股陰入腹故云集於膝下而聚於膝之上也 帝曰寒厥何失而然也岐伯曰前陰者宗筋之所聚太陰陽明之所合也 宗筋俠齊下合於陰器故云前陰者宗筋之所聚也太陰者脾脉陽明者胃脉脾胃之脉皆輔近宗筋故云太陰陽明之所合　新校正云按甲乙經前陰者宗筋之所聚作厥陰者衆筋之所聚全元起云前陰者厥陰也與王注義異亦自一説 春夏則陽氣多而陰氣少秋冬則陰氣盛而陽氣衰 此乃天之當道 此人者質壯以秋冬奪於所用下氣上爭不能復精氣溢下邪氣因從之而上也 質謂形質也奪於所用謂多欲而奪其精氣也 氣因於中 新校正云按甲乙經氣因於中作所中 陽氣衰不能滲營其經絡陽氣日損陰氣獨在故手足爲之寒也帝曰熱厥何如而然也 源其所由爾 岐伯曰酒入於胃則絡脉滿而經脉虚脾主爲胃行其津液者也陰氣虚則陽氣入陽氣入則胃不和胃不和則精氣竭精氣竭則不營其四支也 前陰爲太陰陽明之所合故胃不和則精氣竭也内精不足故四支無氣以營之 此人必數醉若飽以入房氣聚於脾中不得散酒氣與穀氣相薄熱盛於中故熱徧於身内熱而溺赤也夫酒氣盛而慓悍腎氣有衰陽氣獨勝故手足爲之熱也 醉飽入房内亡精氣中虚熱入由是腎衰陽盛陰虚故熱生於手足也 帝曰厥或令人腹滿或令人暴不知人或至半日遠至一日乃知人者何也 暴猶卒也言卒然冒悶不醒覺也不知人謂悶甚不知識人也或謂尸厥 岐伯曰陰氣盛於上則下虚下虚則腹脹滿陽氣盛於上則下氣重上而邪氣逆逆則陽氣亂陽氣亂則不知人也 陰謂足太陰氣也　新校正云按甲乙經陽氣盛於上五字作腹滿二字當從甲乙經之説何以言之别按甲乙經云陽脉下墜陰脉上爭發尸厥焉有陰氣盛於上而又言陽氣盛於上又按張仲景云少陰脉不至腎氣微少精血奔氣促迫上入胷鬲宗氣反聚血結心下陽氣退下熱歸陰股與陰相動令身不仁此爲尸厥仲景言陽氣退下則是陽氣不得盛於上故知當從甲乙經也又王注陰謂足太陰亦爲未盡按繆刺論云邪客於手足少陰太陰足陽明之絡此五絡皆會於耳中上絡左角五絡俱竭令人身脉皆動而形無知其狀若尸或曰尸厥焉得專解陰爲太陰也 帝曰善願聞六經脉之厥狀病能也 爲前問解故請備聞諸經厥也 岐伯曰巨陽之厥則腫首頭重足不能行發爲眴仆 巨陽太陽也足太陽脉起於目内眥上額交巔上其支别者從巔至耳上角其直行者從巔入絡腦還出别下項循肩髆内俠脊抵腰中入循膂絡腎屬膀胱其支别者從腰中下貫臀入膕中其支别者從髆内左右别下貫胂過髀樞循髀外後廉下合膕中以下貫腨内出外踝之後循京骨至小指之端外側由是厥逆外形斯證也腫或作踵非 陽明之厥則癲疾欲

走呼。腹滿不得卧。面赤而熱。妄見而妄言。足陽明脉起於鼻交頞中下循鼻外入上齒中還出俠口環脣下交承漿却循頤後下廉出大迎循頰車上耳前過客主人循髮際至額顱其支別者從大迎前下人迎循喉嚨入缺盆下鬲屬胃絡脾其直行者從缺盆下乳內廉下俠齊入氣街中其支別者起胃下口循腹裏下至氣街中而合以下髀抵伏兔下入膝髕中下循䯒外廉下足跗入中指內間其支別者下膝三寸而別以下入中指外間其支別者跗上入大指間出其端故厥如是也顱一為巔非　少陽之厥。則暴聾頰腫而熱。脇痛。䯒不可以運。足少陽脉起於目銳眥上抵頭角下耳後循頸行手少陽之前至肩上交出手少陽之後入缺盆其支別者從耳後入耳中出走耳前至目銳眥後其支別者目銳眥下大迎合手少陽於䪼下加頰車下頸合缺盆以下胷中貫鬲絡肝屬膽循脇裏出氣街遶髦際橫入髀厭中其直行者從缺盆下掖循胷過季脇下合髀厭中以下循髀陽出膝外廉下入外輔骨之前直下抵絶骨之端下出外踝之前循足跗出小指次指之端故厥如是　太陰之厥。則腹滿䐜脹。後不利。不欲食。食則嘔。不得卧。足太陰脉起於大指之端上膝股內前廉入腹屬脾絡胃上鬲俠咽連舌本散舌下其支別者復從胃別上鬲注心中故厥如是　少陰之厥。則口乾溺赤。腹滿心痛。足少陰脉上股內後廉貫脊屬腎絡膀胱其直行者從腎上貫肝鬲入肺中循喉嚨俠舌本其支別者從肺出絡心注胷中故厥如是　厥陰之厥。則少腹腫痛。腹脹涇溲不利。好卧屈膝。陰縮腫。䯒內熱。足厥陰脉去內踝一寸上踝八寸交出太陰之後上膕內廉循股陰入髦中下環陰器抵少腹俠胃屬肝絡膽上貫鬲故厥如是矣䯒內熱一本云䯒外熱傳寫行書內外誤也　盛則寫之。虛則補之。不盛不虛。以經取之。不盛不虛謂邪氣未盛真氣未虛如是則以穴俞經法留呼多少而取之　太陰厥逆。䯒急攣。心痛引腹。治主病者。足太陰脉起於大指之端循指內側上內踝前廉上腨內循䯒骨後上膝股內前廉入腹其支別者復從胃別上鬲注心中故䯒急攣心痛引腹也太陰之脉行有左右候其有過者當發取之故言治主病者　新校正云詳從太陰厥逆至篇末全元起本在第九卷王氏移於此　少陰厥逆。虛滿嘔變。下泄清。治主病者。以其脉從腎上貫肝鬲入肺中循喉嚨故如是　厥陰厥逆。攣腰痛。虛滿前閉。譫言。新校正云按全元起云譫言者氣虛獨言也　治主病者。以其脉循股陰入髦中環陰器復上循喉嚨之後絡舌本故如是　新校正云按甲乙經厥陰之經不絡舌本王氏注刺熱篇刺腰痛篇并比三注俱云絡舌本又注風論痺論各不云絡舌本王注自有異同當以甲乙經為正　三陰俱逆。不得前後。使人手足寒。三日死。三陰絕故三日死　太陽厥逆。僵仆嘔血善衄。治主病者。以其脉起目內眥又循脊絡腦故如是　少陽厥逆。機關不利。機關不利者。腰不可以行。項不可以顧。以其脉循頸下繞髦際橫入髀厭中故如是　發腸癰不可治。驚者死。足少陽脉貫鬲絡肝屬膽循脇裏出氣街發腸癰則經氣絕故不可治驚者死也　陽明厥逆。喘欬身熱。善驚衄嘔血。以其脉循喉嚨入缺盆下鬲屬胃絡脾故如是　手太陰厥逆。虛滿而欬。善嘔沫。治主病者。手太陰脉起於中焦下絡大腸還循胃口上鬲屬肺故如是　手心主少陰厥逆。心痛引喉。身熱。死不可治。手心主脉起於胷中出屬心包手少陰脉其支別者從心系上俠咽喉故如是　手太陽厥逆。耳聾泣出。項不可以顧。腰不可以俛仰。治主病者。手太陽脉支別者從缺盆循頸上頰至目銳眥却入耳中其支別者從頰上頗抵鼻至目內眥故耳聾泣出項不可以顧也腰不可以俛仰脉不相應恐古錯簡文　手陽明少陽厥逆。發喉痺。嗌腫。痓。治主病者。手陽明脉支別者從缺盆上頸手少陽脉支別者從膻中上出缺盆上項故如是　新校正云按全元起本痓作痙

重廣補注黄帝内經素問卷第十二

風論　癘音利　潰胡對切　腦奴皓切　痺論　肓音荒　痿論　躄必亦切　髖音寬　尻枯熬切　摠音揔　臏音牝　厥論　䪼於交切凹也　讝音儼　僵居良切　仆音赴　髦音毛

重廣補注黃帝內經素問卷第十三

啓玄子次注林億孫奇高保衡等奉敕校正孫兆重改誤

病能論　奇病論
大奇論　脉解篇

病能論篇第四十六 新校正云按全元起本在第五卷

黃帝問曰。人病胃脘癰者。診當何如。岐伯對曰。診此者。當候胃脉。其脉當沈細。沈細者氣逆。胃者水穀之海其血盛氣壯今反脉沈細者是逆常平也　新校正云按甲乙經沈細作沈濇太素作沈細 逆者。人迎甚盛。甚盛則熱。沈細爲寒寒氣格陽故人迎脉盛人迎者陽明之脉故盛則熱也人迎謂結喉傍脉動應手者 人迎者。胃脉也。胃脉循喉嚨而入缺盆故云人迎者胃脉也 逆而盛。則熱聚於胃口而不行。故胃脘爲癰也。血氣壯盛而熱內薄之兩氣合熱故結爲癰也

帝曰。善。人有臥而有所不安者。何也。岐伯曰。藏有所傷。及精有所之寄則安。故人不能懸其病也。五藏有所傷損及之水穀精氣有所之寄扶其下則臥安以傷及於藏故人不能懸其病處於空中也　新校正云按甲乙經精有所之寄則安作情有所倚則臥不安太素作精有所倚則不安 帝曰。人之不得偃臥者。何也。謂不得仰臥也 岐伯曰。肺者。藏之蓋也。居高布葉四藏下之故言肺者藏之蓋也 肺氣盛則脉大。脉大則不得偃臥。肺氣盛滿偃臥則氣促喘奔故不得偃臥也 論在奇恒陰陽中。奇恒陰陽上古經篇名世本闕

帝曰。有病厥者。診右脉沈而緊。左脉浮而遲。不然。病主安在。不然言不沈也　新校正云按甲乙經不然作不知 岐伯曰。冬診之。右脉固當沈緊。此應四時。左脉浮而遲。此逆四時。在左當主病在腎。頗關在肺。當腰痛也。以冬左脉浮而遲浮爲肺脉故言頗關在肺也腰者腎之府故腎受病則腰中痛也 帝曰。何以言之。岐伯曰。少陰脉貫腎絡肺。今得肺脉。腎爲之病。故腎爲腰痛之病也。左脉浮遲非肺來見以左腎不足而脉不能沈故得肺脉腎爲病也

帝曰。善。有病頸癰者。或石治之。或鍼灸治之。而皆已。其眞安在。言所攻則異所愈則同欲聞眞法何所在也 岐伯曰。此同名異等者也。言雖同曰頸癰然其皮中別異不一等也故下云 夫癰氣之息者。宜以鍼開除去之。夫氣盛血聚者。宜石而瀉之。此所謂同病異治也。息瘜也死肉也石砭石也可以破大癰出膿今以鈹鍼代之

帝曰。有病怒狂者。新校正云按太素怒狂作善怒 此病安生。岐伯曰。生於陽也。帝曰。陽何以使人狂。怒不慮禍故謂之狂 岐伯曰。陽氣者。因暴折而難決。故善怒也。病名曰陽厥。言陽氣被折鬱不散也此人多怒亦曾因暴折而心不疏暢故爾如是者皆陽逆躁極所生故病名陽厥 帝曰。何以知之。岐伯曰。陽明者常動。巨陽少陽不動。不動而動大疾。此其候也。言頸項之脉皆動不止也陽明常動者動於結喉傍是謂人迎氣舍之分位也若少陽之動動於曲頰下是謂天窻天牖之分位也若巨陽之動動於項兩傍大筋前陷者中是謂天柱天容之分位也不應常動而反動甚者動當病也　新校正云詳王注以天窻爲少陽之分位天容爲太陽之分位按甲乙經天窻乃太陽脉氣所發天容乃少陽脉氣所發二位交互當以甲乙經爲正也 帝曰。治之柰何。岐伯曰。奪其食即已。夫食入於陰。長氣於陽。故奪其食即已。食少則氣衰故節去其食即病自止　新校正云按甲乙經奪作衰太素同也 使之服以生鐵洛爲飲。新校正云按甲乙經鐵洛作鐵落爲飲作爲後飯 夫生鐵洛者。下氣疾也。之或爲人傳文誤也鐵洛味辛微溫平主治下氣方俗或呼爲鐵漿非是生鐵液也

帝曰。善。有病身熱解墮。汗出如浴。惡風少氣。此爲何病。岐伯曰。病名曰酒風。飲酒中風者也風論曰飲酒中風則爲漏風是亦名漏風也夫極飲

者陽氣盛而腠理踈玄府開發陽盛則筋痿弱故身體解惰也腠理踈則風內攻玄府發則氣外泄故汗出如浴也風氣外薄膚腠復開汗多內虛癉熱熏肺故惡風少氣也因酒而病故曰酒風

帝曰。治之奈何。岐伯曰。以澤瀉、朮各十分。麋銜五分。合以三指撮為後飯。朮味苦溫平主治大風止汗麋銜味苦寒平主治風濕筋痿澤瀉味甘寒平主治風濕益氣由此功用方故先之飯後藥先謂之後飯

所謂深之細者。其中手如鍼也。摩之切之。聚者堅也。博者大也。上經者。言氣之通天也。下經者。言病之變化也。金匱者。決死生也。揆度者。切度之也。奇恒者。言奇病也。所謂奇者。使奇病不得以四時死也。恒者。得以四時死也。新校正云按楊上善云得病傳之至於勝時而死此為恒中生喜怒令病次傳者此為奇 所謂揆者。方切求之也。言切求其脈理也。度者。得其病處。以四時度之也。凡言所謂者皆釋未了義今此所謂尋前後經文悉不與此篇義相接似今數句少成文義者終是別釋經文世本既闕第七二篇應彼闕經錯簡文也古文斷裂繆續於此

奇病論篇第四十七

新校正云按全元起本在第五卷

黃帝問曰。人有重身。九月而瘖。此為何也。重身謂身中有身則懷姙者也瘖謂不得言語也姙娠九月足少陰脈養胎約氣斷則瘖不能言也 岐伯對曰。胞之絡脈絕也。絕謂脈斷絕而不通流而不能言非天真之氣斷絕也 帝曰。何以言之。岐伯曰。胞絡者繫於腎。少陰之脈。貫腎繫舌本。故不能言。少陰腎脈也氣不營養故舌不能言 帝曰。治之奈何。岐伯曰。無治也。當十月復。十月胎去胞絡復通腎脈上營故復舊而言也 刺法曰。無損不足。益有餘。以成其疹。疹謂久病也反法而治則胎死不去遂成久固之疹病也 然後調之。新校正云按甲乙經及太素無此四字按全元起注云所謂不治者其身九月而瘖身重不得為治須十月滿生後復如常也然後調之則此四字本全元起注文誤書於此當刪去之 所謂無損不足者。身羸瘦。無用鑱石也。姙娠九月筋骨瘦勞力少身重又拒於穀故身形羸瘦不可以鑱石傷也 無益其有餘者。腹中有形而泄之。泄之則精出而病獨擅中。故曰疹成也。胎約胞絡腎氣不通因而泄之腎精隨出精液內竭胎則不全胎死腹中著而不去由此獨擅故疹成焉

帝曰。病脇下滿氣逆。二三歲不已。是為何病。岐伯曰。病名曰息積。此不妨於食。不可灸刺。積為導引服藥。藥不能獨治也。腹中無形脇下逆滿頻歲不愈息且形之氣逆息難故名息積也氣不在胃故不妨於食也灸之則火熱內爍氣化為風刺之則必寫其經轉成虛敗故不可灸刺是可積為導引使氣流行久以藥攻內消瘀稸則可矣若獨憑其藥而不積為導引則藥亦不能獨治之也

帝曰。人有身體髀股䯒皆腫。環齊而痛。是為何病。岐伯曰。病名曰伏梁。以衝脈病故名曰伏梁然衝脈者與足少陰之絡起於腎下出於氣街循陰股內廉斜入膕中循䯒骨內廉並足少陰經下入內踝之後入足下其上行者出齊下同身寸之三寸關元之分俠齊直上循腹各行會於咽喉故身體髀䯒皆腫繞齊而痛名曰伏梁環謂圓繞如環也 此風根也。其氣溢於大腸。而著於肓。肓之原在齊下。故環齊而痛也。大腸廣腸也經說大腸當言迴腸也何者靈樞經曰迴腸當齊右環迴周葉積而下廣腸附脊以受迴腸左環葉積上下辟大尋此則是迴腸非應言大腸也然大腸迴腸俱與肺合從合而命故通曰大腸也 不可動之。動之為水溺濇之病也。以衝脈起於腎下出於氣街其上行者起於胞中上出齊下關元之分故動之則為水而溺濇也動謂齊其毒藥而擊動之使其大下也此一問答之義與腹中論同以為奇病故重出於此

帝曰。人有尺脈數甚。筋急而見。此為何病。筋急謂掌後尺中兩筋急也脈要精微論曰尺外以候腎尺裏以候腹中今尺脈數急脈數為熱熱當筋緩反尺中筋急而見腹中筋當急故問為病乎靈樞經曰熱即筋緩寒則筋急 岐伯曰。此所謂疹筋。是人腹必急。白色黑色見。則病甚。腹急謂俠齊腎筋俱急以尺裏候腹中故見尺中筋急則必腹中拘急矣色見謂見於面部也夫相五色者白為寒黑為寒故二色見病彌甚也

帝曰。人有病頭痛。以數歲不已。此安得之。名為何病。頭痛之疾不當踰月數年不愈故怪而問之也

岐伯曰當有所犯大寒內至骨髓髓者以腦爲主腦逆故令頭痛齒亦痛（夫腦爲髓主齒是骨餘腦逆反寒骨亦寒入故令頭痛齒亦痛）病名曰厥逆帝曰善（全注人先生於腦緣有腦則有骨髓齒者骨之本也）

帝曰有病口甘者病名爲何何以得之岐伯曰此五氣之溢也名曰脾癉（癉謂熱也脾熱則四藏同稟故五氣上溢也生因脾熱故曰脾癉）夫五味入口藏於胃脾爲之行其精氣津液在脾故令人口甘也（脾熱內滲津液在脾胃穀化餘精氣隨溢口通脾氣故口甘津液在脾是脾之濕）此肥美之所發也（新校正云按太素發作致）此人必數食甘美而多肥也肥者令人內熱甘者令人中滿故其氣上溢轉爲消渴（食肥則腠理密陽氣不得外泄故肥令人內熱甘者性氣和緩而發散逆故甘令人中滿然內熱則陽氣炎上炎上則欲飲而嗌乾中滿則陳氣有餘有餘則脾氣上溢故曰其氣上溢轉爲消渴也陰陽應象大論曰辛甘發散爲陽靈樞經曰甘多食之令人悶然從中滿以生之　新校正云按甲乙經消渴作消癉）治之以蘭除陳氣也（蘭謂蘭草也神農曰蘭草味辛熱平利水道辟不祥胷中痰澼也除謂去也陳謂久也言蘭除陳久甘肥不化之氣者以辛能發散故也藏氣法時論曰辛者散也　新校正云按本草蘭平不言熱也）

帝曰有病口苦取陽陵泉口苦者病名爲何何以得之岐伯曰病名曰膽癉（亦謂熱也膽汁味苦故口苦　新校正云按全元起本及太素無口苦取陽陵泉六字詳前後文勢疑此爲誤）夫肝者中之將也取決於膽咽爲之使（靈蘭祕典論曰肝者將軍之官謀慮出焉膽者中正之官決斷出焉肝與膽合氣性相通故諸謀慮取決於膽咽膽相應故咽爲使焉　新校正云按甲乙經曰膽者中精之府五藏取決於膽咽爲之使疑此文誤）此人者數謀慮不決故膽虛氣上溢而口爲之苦治之以膽募俞（胷腹曰募背脊曰俞膽募在乳下二肋外期門下同身寸之五分俞在脊第十椎下兩傍相去各同身寸之一寸半）治在陰陽十二官相使中（言治法具於彼篇今經已亡）

帝曰有癃者一日數十溲此不足也身熱如炭頸膺如格人迎躁盛喘息氣逆此有餘也（是陽氣太盛於外陰氣不足故有餘也　新校正云詳此十五字舊作文寫按甲乙經太素並無此文再詳乃是全元起注後人誤書於此今作注書）太陰脈微細如髮者此不足也其病安在名爲何病（癃小便不得也溲小便也頸膺如格言頸與胷膺如相格拒不順應也人迎躁盛謂結喉兩傍脈動盛滿急數非常躁速也胃脈也太陰脈微細如髮者謂手大指後同身寸之一寸骨高脈動處脈則肺脈也此正手太陰脈氣之所流可以候五藏也）岐伯曰病在太陰其盛在胃頗在肺病名曰厥死不治（病癃數溲身熱如炭頸膺如格息氣逆者皆手太陰脈當洪大而數今太陰脈反微細如髮者是病與脈相反也何以致之肺氣逆陵於胃而爲是上使人迎躁盛也故曰病在太陰其盛在胃也以喘息氣逆故云頗亦在肺也病因氣逆證不相應故病名曰厥死不治也）此所謂得五有餘二不足也帝曰何謂五有餘二不足岐伯曰所謂五有餘者五病之氣有餘也二不足者亦病氣之不足也今外得五有餘內得二不足此其身不表不裏亦正死明矣（外五有餘者一身熱如炭二頸膺如格三人迎躁盛四喘息五氣逆也內二不足者一病癃一日數十溲二太陰脈微細如髮夫如是者謂其病在表則內有二不足謂其病在裏則外得五有餘表裏既不可憑補寫固難爲法故曰此其身不表不裏亦正死明矣）

帝曰人生而有病巔疾者病名曰何安所得之（夫百病者皆生於風雨寒暑陰陽喜怒也然始生有形未犯邪氣已有巔疾豈邪氣素傷邪故問之巔謂上巔則頭首也）岐伯曰病名爲胎病此得之在母腹中時其母有所大驚氣上而不下精氣并居故令子發爲巔疾也（精氣謂陽之精氣也）

帝曰有病痝然如有水狀切其脈大緊身無痛者形不瘦不能食食少名爲何病（痝然謂面目浮起而色雜也大緊謂如弓弦也大即爲氣緊即爲寒寒氣內薄而反無痛與衆別異常故問之也）岐伯曰病生在腎名爲腎風（脈如弓弦大而且緊勞氣內稿寒復內爭勞氣薄寒故化爲風風勝於腎故曰腎風）腎風而不能食善

驚驚已。心氣痿者死。腎水受風心火痿弱火水俱困故必死 帝曰。善。

大奇論篇第四十八 新校正云按全元起本在第九卷

肝滿腎滿肺滿皆實。即為腫。滿謂脈氣滿實也腫謂癰腫也藏氣滿乃如是 肺之雍。喘而兩胠滿。肺藏氣而外主息其脈支別者從肺系橫出腋下故喘而兩胠滿也　新校正云詳肺雍肝雍腎雍甲乙經俱作癰 肝雍。兩胠滿。臥則驚。不得小便。肝之脈循股陰入髦中環陰器抵少腹上貫肝鬲布脇肋故胠滿不得小便也肝主驚駭故臥則驚 腎雍。腳下至少腹滿。新校正云按甲乙經腳下作胠下腳當作胠不得言腳下至少腹也 脛有大小。髀骭大跛。易偏枯。衝脈者經脈之海與少陰之絡俱起於腎下出於氣街循陰股內廉斜入膕中循骭骨內廉並少陰之經下入內踝之後入足下其上行者出齊下同身寸之三寸故如是若血氣變易為偏枯也 心脈滿大。癇瘛筋攣。心脈滿大則肝氣下流熱氣內薄筋乾血涸故癇瘛而筋攣 肝脈小急。癇瘛筋攣。肝養筋內藏血肝氣受寒故癇瘛而筋攣脈小急者寒也 肝脈騖暴。有所驚駭。騖謂馳騖言其迅急也陽氣內薄故發為驚也 脈不至若瘖。不治自已。肝氣若厥厥則脈不通厥退則脈復通矣又其脈布脇肋循喉嚨之後故脈不至若瘖不治亦自已 腎脈小急。肝脈小急。心脈小急。不鼓皆為瘕。小急為寒甚不鼓則血不流血不流而寒薄故血內凝而為瘕也 腎肝并沈為石水。肝脈入陰內貫小腹腎脈貫脊中絡膀胱兩藏并藏氣熏衝脈自腎下絡於胞今水不行化故堅而結然腎主水水冬冰水宗於腎腎象水而沈故氣并而沈名為石水　新校正云詳腎肝並沈至下并小弦欲驚全元起本在厥論中王氏移於此 并浮為風水。脈浮為風下焦主水風薄於下故名風水 并虛為死。腎為五藏之根肝為發生之主二者不足是生主俱微故死 并小弦欲驚。脈小弦為肝腎不足故爾 腎脈大急沈。肝脈大急沈。皆為疝。疝者寒氣結聚之所為也夫脈沈為實脈急為痛氣實寒薄聚故為絞痛為疝 心脈搏滑急為心疝。肺脈沈搏為肺疝。皆寒薄於藏故也 三陽急為瘕。三陰急為疝。太陽受寒血凝為瘕太陰受寒氣聚為疝 二陰急為癇厥。二陽急為驚。二陰少陰也二陽陽明也　新校正云詳二陽急為瘕至此全元起本在厥論王氏移於此 脾脈

外鼓沈為腸澼。久自已。外鼓謂鼓動於臂外也 肝脈小緩為腸澼易治。肝脈小緩為脾乘肝故易治 腎脈小搏沈為腸澼下血。小為陰氣不足搏為陽氣乘之熱在下焦故下血也 血溫身熱者死。血溫身熱是陰氣喪敗故死 心肝澼亦下血。肝藏血心養血故澼皆下血也 二藏同病者可治。心火肝木木火相生故可治之 其脈小沈濇為腸澼。心肝脈小而沈濇者澼也 其身熱者死。熱見七日死。腸澼下血而身熱者是火氣內絕去心而歸於外也故死火成數七故七日死 胃脈沈鼓濇。胃外鼓大。心脈小堅急。皆鬲偏枯。外鼓謂不當尺寸而鼓擊於臂外側也 男子發左。女子發右。陽主左陰主右故爾陰陽應象大論曰左右者陰陽之道路此其義也 不瘖舌轉。可治。三十日起。偏枯之病瘖不能言腎與胞脈內絕也胞脈繫於腎腎之脈從腎上貫肝鬲入肺中循喉嚨俠舌本故氣內絕則瘖不能言也 其從者瘖。三歲起。從謂男子發左女子發右也病順左右而瘖不能言三歲治之乃能起 年不滿二十者。三歲死。以其五藏始定血氣方剛藏始定則易傷氣方剛則甚費易傷甚費故三歲死也 脈至而搏。血衄身熱者死。血衄為虛脈不應搏今反脈搏是氣極乃然故死 脈來懸鉤浮為常脈。以其為血衄者之常脈也 脈至如喘。名曰暴厥。喘謂卒來盛急去而便衰如人之喘狀也 暴厥者。不知與人言。所謂暴厥之候如此 脈至如數。使人暴驚。脈數為熱熱則內動肝心故驚 三四日自已。數為心脈木被火干病非肝生不與邪合故三日後四日自除所以爾者木生數三也 脈至浮合。如浮波之合後至者凌前速疾而動無常候也 浮合如數。一息十至以上。是經氣予不足也。微見九十日死。脈至如火薪然。是心精之予奪也。草乾而死。薪然之火燄瞥瞥不定其形而便絕也 脈至如散葉。是肝氣予虛也。木葉落而死。如散葉之隨風不常其狀　新校正云按甲乙經散葉作叢棘 脈至如省客。省客者。脈塞而鼓。是腎氣予不足也。懸去棗華而死。脈塞而鼓謂纔見不行旋復去也懸謂如懸物物動而絕去也

脉至如丸泥是胃精予不足也榆莢落而死 如珠之轉是謂丸泥 脉至如横格是膽氣予不足也禾熟而死 脉長而堅如横木之在指下也 脉至如弦縷是胞精予不足也病善言下霜而死不言可治 胞之脉繫於腎腎之脉俠舌本人氣不足者則當不能言今反善言是真氣内絶去腎外歸於舌也故死 脉至如交漆交漆者左右傍至也微見三十日死 左右傍至言如瀝漆之交左右反戾　新校正云按甲乙經交漆作交棘 脉至如涌泉浮鼓肌中太陽氣予不足也少氣味韭英而死 如水泉之動但出而不入 脉至如頹土之狀按之不得是肌氣予不足也五色先見黑白壘發死 頹土之狀謂浮之大而虚耎按之則無　新校正云按甲乙經頹土作委土 脉至如懸雍懸雍者浮揣切之益大是十二俞之予不足也水凝而死 如顙中之懸雍也　新校正云按全元起本懸雍作懸離元起注云懸離者言脉與肉不相得也 脉至如偃刀偃刀者浮之小急按之堅大急五藏菀熟寒熱獨并於腎也如此其人不得坐立春而死 菀積也熟熱也 脉至如丸滑不直手不直手者按之不可得也是大腸氣予不足也棗葉生而死 脉至如華者令人善恐不欲坐卧行立常聽是小腸氣予不足也季秋而死 脉至如華謂似華虚弱不可正取也小腸之脉上入耳中故常聽也

脉解篇第四十九

新校正云按全元起本在第九卷

太陽所謂腫腰脽痛者正月太陽寅寅太陽也 脽謂臀肉也正月三陽生主建寅三陽謂之太陽故曰寅太陽也 正月陽氣出在上而陰氣盛陽未得自次也 正月雖三陽生而天氣尚寒以其尚寒故曰陰氣盛陽未得自次次謂立王之次也 故腫腰脽痛也 以其脉抵腰中入貫臀過髀樞故爾 病偏虚爲跛者正月陽氣凍解地氣而出也所謂偏虚者冬寒頗有不足者故偏虚爲跛也 以其脉循股内後廉合膕中下循腨過外踝之後循京骨至小指外側故也　新校正云詳王氏云其脉循股内殊非按甲乙經太陽流注不到股内股内乃髀外之誤當云髀外後廉 所謂強上引背者陽氣大上而争故強上也 強上謂頸項禁強也甚則引背矣所以爾者以其脉從腦出別下項背故也 所謂耳鳴者陽氣萬物盛上而躍故耳鳴也 以其脉支別者從巔至耳上角故爾 所謂甚則狂巔疾者陽盡在上而陰氣從下下虚上實故狂巔疾也 以其脉上額交巔上入絡腦還出其支別者從巔至耳上角故狂巔疾也項上曰巔 所謂浮爲聾者皆在氣也 亦以其脉至耳故也 所謂入中爲瘖者陽盛已衰故爲瘖也 陽氣盛入中而薄於胞腎則胞絡腎絡氣不通故瘖也胞之脉繫於腎腎之脉俠舌本故瘖不能言也 内奪而厥則爲瘖俳此腎虚也 俳廢也腎之脉與衝脉並出於氣街循陰股内廉斜入膕中循骭骨内廉及内踝之後入足下故腎氣内奪而不順則舌瘖足廢故云此腎虚也　新校正云詳王注云腎之脉與衝脉並出按甲乙經是腎之絡非腎之脉況王注痿論并奇病論大奇論並云腎之絡則此脉字當爲絡 少陰不至者厥也 少陰腎脉也若腎氣内脱則少陰脉不至也少陰之脉不至是則太陰之氣逆上而行也 少陽所謂心脇痛者言少陽盛也盛者心之所表也 心氣逆則少陽盛心氣宜木外鑠肺金故盛者心之所表也 九月陽氣盡而陰氣盛故心脇痛也 足少陽脉循脇裏出氣街心主脉循胷出脇故爾火墓於戌故九月陽氣盡而陰氣盛也 所謂不可反側者陰氣藏物也物藏則不動故不可反側也所謂甚則躍者 躍謂跳躍也 九月萬物盡衰草木畢落而墮則氣去陽而之陰氣盛而陽之下長故謂躍 亦以其脉循髀陽出膝外廉下入外輔之前直下抵絶骨之端下出外踝之前循足跗故氣盛則令人跳躍也 陽明所謂洒洒振寒者陽明

者午也五月盛陽之陰也陽盛以明故云午也五月夏至一陰氣上陽氣降下故云盛陽之陰也陽盛而陰氣加之故洒洒振寒也陽氣下陰氣升故云陽盛而陰氣加之也所謂脛腫而股不收者是五月盛陽之陰也陽者衰於五月而一陰氣上與陽始爭故脛腫而股不收也以其脉下髀抵伏兔下入膝臏中下循骱外廉下足跗入中指內間又其支別者下膝三寸而別以下入中指外間故爾所謂上喘而爲水者陰氣下而復上上則邪客於藏府間故爲水也藏脾也府胃也足太陰脉從足走腹足陽明脉從頭走足今陰氣微下而太陰上行故云陰氣下而復上也復上則所下之陰氣不散客於脾胃之間化爲水也所謂胷痛少氣者水氣在藏府也水者陰氣也陰氣在中故胷痛少氣也水停於下則氣欝於上氣欝於上則肺滿故胷痛少氣也所謂甚則厥惡人與火聞木音則惕然而驚者陽氣與陰氣相薄水火相惡故惕然而驚也所謂欲獨閉戶牖而處者陰陽相薄也陽盡而陰盛故欲獨閉戶牖而居惡喧故爾所謂病至則欲乘高而歌棄衣而走者陰陽復爭而外并於陽故使之棄衣而走也新校正云詳所謂甚則厥至此與前陽明脉解論相通所謂客孫脉則頭痛鼻鼽腹腫者陽明并於上上者則其孫絡太陰也故頭痛鼻鼽腹腫也太陰所謂病脹者太陰子也十一月萬物氣皆藏於中故曰病脹陰氣大盛太陰始於子故云子也以其脉入腹屬脾絡胃故病脹也所謂上走心爲噫者陰盛而上走於陽明陽明絡屬心故曰上走心爲噫也按靈樞經說足陽明流注並無至心者太陰脉說云其支別者復從胃別上膈注心中法應以此絡爲陽明絡也　新校正云詳王氏以足陽明流注並無至心者按甲乙經陽明之脉上通於心循咽出於口宜其經言陽明絡屬心爲噫王氏安得謂之無所謂食則嘔者物盛滿而上溢故嘔也以其脉屬脾絡胃上鬲俠咽故也所謂得後與氣則快然如衰者十二月陰氣下衰而陽氣且出故曰得後與氣則快然如衰也少陰所謂腰痛者少陰者腎也十月萬物陽氣皆傷故腰痛也少陰者腎脉也腰爲腎府故腰痛也所謂嘔欬上氣喘者陰氣在下陽氣在上諸陽氣浮無所依從故嘔欬上氣喘也以其脉從腎上貫肝鬲入肺中故病如是也所謂色色新校正云詳色色字疑誤不能久立久坐起則目䀮䀮無所見者萬物陰陽不定未有主也秋氣始至微霜始下而方殺萬物陰陽內奪故目䀮䀮無所見也所謂少氣善怒者陽氣不治陽氣不治則陽氣不得出肝氣當治而未得故善怒善怒者名曰煎厥所謂恐如人將捕之者秋氣萬物未有畢去陰氣少陽氣入陰陽相薄故恐也所謂惡聞食臭者胃無氣故惡聞食臭也所謂面黑如地色者秋氣內奪故變於色也所謂欬則有血者陽脉傷也陽氣未盛於上而脉滿滿則欬故血見於鼻也厥陰所謂癩疝婦人少腹腫者厥陰者辰也三月陽中之陰邪在中故曰癩疝少腹腫也以其脉循股陰入髦中環陰器抵少腹故爾所謂腰脊痛不可以俛仰者三月一振榮華萬物一俛而不仰也所謂癩癃疝膚脹者曰陰亦

盛而脈脹不通，故曰癲㿉疝也。所謂甚則嗌乾熱中者。陰陽相薄而熱，故嗌乾也。此一篇殊與前後經文不相連接，別釋經脈發病之源，與靈樞經流注略同，所指殊異。新校正云：詳此篇所解多甲乙經是動所生之病，雖復少有異處，大槩則不殊矣。

重廣補注黃帝內經素問卷第十三

病能論　解音介　墯徒卧切　撮子括切　奇病論　鑱鋤銜切　疢丑刃切

稸音畜　大奇論　睒弋念切　瞥蒲滅切　揣初委切　脈解論　雎音蛆

重廣補注黃帝內經素問卷第十四

啓玄子次注林億孫奇高保衡等奉敕校正孫兆重改誤

刺要論　刺齊論

刺禁論　刺志論

鍼解　長刺節論

刺要論篇第五十

新校正云：按全元起本在第六卷刺齊篇中。

黃帝問曰：願聞刺要。岐伯對曰：病有浮沈，刺有淺深，各至其理，無過其道。道，謂氣所行之道也。過之則內傷，不及則生外壅，壅則邪從之。過之內傷，以太深也。不及外壅，以妄益他分之氣也。氣益而外壅，故邪氣隨虛而從之也。淺深不得，反爲大賊，內動五藏，後生大病。賊，謂私害。動，謂動亂。然不及則外壅，過之則內傷。既且外壅內傷，是爲大病之階漸爾，故曰後生大病也。故曰：病有在毫毛腠理者，有在皮膚者，有在肌肉者，有在脈者，有在筋者，有在骨者，有在髓者。毛之長者曰毫，皮之文理曰腠理。然二者皆皮之可見者也。是故刺毫毛腠理無傷皮，皮傷則內動肺，肺動則秋病溫瘧，泝泝然寒慄。鍼經曰：凡刺有五，以應五藏。一曰半刺。半刺者，淺內而疾發鍼，令鍼傷多，如拔髮狀，以取皮氣，此肺之應也。然此其淺，以應於肺，腠理毫毛猶應更淺，當取髮根淺深之半爾。肺之合皮，王於秋氣，故肺動則秋病溫瘧，泝泝然寒慄也。刺皮無傷肉，肉傷則內動脾，脾動則七十二日四季之月，病腹脹煩，不嗜食。脾之合肉，寄王四季，又其脈從股內前廉入腹，屬脾絡胃，上鬲俠咽，連舌本，散舌下；其支別者，復從胃別上鬲，注心中，故傷肉則動脾，脾動則四季之月腹脹煩而不嗜食也。七十二日四季之月者，謂三月、六月、九月、十二月各十二日後，土寄王十八日也。刺肉無傷脈，脈傷則內動心，心動則夏病心痛。心之合脈，王於夏氣。眞心少陰之脈，起於心中，出屬心系；心包心主之脈，起於胷中，出屬心包。平人氣象論曰藏眞通於心故脉傷則動心心動則夏病心痛 刺脉。無傷筋。筋傷則内動肝。肝動則春病熱而筋弛。肝之合筋王於春氣鍼經曰熱則筋緩故筋傷則動肝肝動則春病熱而筋弛緩弛猶縱緩也 刺筋。無傷骨。骨傷則内動腎。腎動則冬病脹腰痛。腎亦合骨王於冬氣腎爲腎府故骨傷則動腎腎動則冬病腰痛也腎之脉直行者從腎上貫肝鬲故脹也 刺骨。無傷髓。髓傷則銷鑠胻酸。體解㑊然不去矣。髓者骨之充鍼經曰髓海不足則腦轉耳鳴胻酸眩冒故髓傷則腦髓銷鑠胻酸體解㑊然不去也銷鑠謂髓腦銷鑠解㑊謂強不強弱不弱熱不熱寒不寒解解㑊㑊然不可名之也腦髓銷鑠骨空之所致也

刺齊論篇第五十一 新校正云按全元起本在第六卷

黄帝問曰。願聞刺淺深之分。謂皮肉筋脉骨之分位也 岐伯對曰。刺骨者無傷筋。刺筋者無傷肉。刺肉者無傷脉。刺脉者無傷皮。刺皮者無傷肉。刺肉者無傷筋。刺筋者無傷骨。

帝曰。余未知其所謂。願聞其解。岐伯曰。刺骨無傷筋者。鍼至筋而去。不及骨也。刺筋無傷肉者。至肉而去。不及筋也。刺肉無傷脉者。至脉而去。不及肉也。刺脉無傷皮者。至皮而去。不及脉也。是皆謂遣邪也然筋有寒邪肉有風邪脉有濕邪皮有熱邪則如是遣之所謂邪者皆言其非順正氣而相干犯也 新校正云詳此謂刺淺不至所當刺之處也下文則誡其太深也 所謂刺皮無傷肉者。病在皮中。鍼入皮中。無傷肉也。刺肉無傷筋者。過肉中筋也。刺筋無傷骨者。過筋中骨也。此之謂反也。此則誡過分太深也 新校正云按全元起云刺如此者是謂傷此皆過過必損其血氣是謂逆也邪必因而入也

刺禁論篇第五十二 新校正云按全元起本在第六卷

黄帝問曰。願聞禁數。岐伯對曰。藏有要害。不可不察。肝生於左。肝象木王於春春陽發生故生於左也 肺藏於右。肺象金王於秋秋陰收殺故藏於右也 新校正云按楊上善云肝爲少陽陽長之始故曰生肺爲少陰陰藏之初故曰藏 心部於表。陽氣主外心象火也 腎治於裏。陰氣主内腎象水也 新校正云按楊上善云心爲五藏部主故得稱部腎間動氣内治五藏故曰治 脾爲之使。營動不已糟粕水穀故使者也 胃爲之市。水穀所歸五味皆入如市雜故爲市也 鬲肓之上中有父母。鬲肓之上氣海居中氣者生之原生者命之主故氣海爲人之父母也 新校正云按楊上善云心下鬲上爲肓心爲陽父也肺爲陰母也肺主於氣心主於血共營衛於身故爲父母 七節之傍中有小心。小心謂眞心神靈之宫室 新校正云按太素小心作志心楊上善云脊有三七二十一節腎在下七節之傍腎神曰志五藏之靈皆名爲神神之所以任得名爲志者心之神也 從之有福逆之有咎。從謂隨順也八者人之所以生形之所以成故順之則福延逆之則咎至 刺中心。一日死。其動爲噫。心在氣爲噫 刺中肝。五日死。其動爲語。肝在氣爲語 新校正云按全元起本并甲乙經語作欠元起云腎傷則欠子母相感也王氏改欠作語 刺中腎。六日死。其動爲嚏。腎在氣爲嚏 新校正云按全元起本及甲乙經六日作三日 刺中肺。三日死。其動爲欬。肺在氣爲欬 刺中脾。十日死。其動爲吞。脾在氣爲吞 新校正云按全元起本及甲乙經十日作十五日刺中五藏與診要經終論并四時刺逆從論相重此叙五藏相次之法以所生爲次甲乙經以心肺肝脾腎爲次是以所剋爲次全元起本舊文則錯亂無次矣 刺中膽。一日半死。其動爲嘔。膽氣勇故爲嘔 新校正云按診要經終論刺中膽下又云刺中鬲者爲傷中其病雖愈不過一歲而死 刺跗上中大脉。血出不止死。跗爲足跗大脉動而不止者則胃之大經也胃爲水穀之海然血出不止則胃氣將傾海竭氣亡故死 刺面中溜脉。不幸爲盲。面中溜脉者手太陽任脉之交會手太陽脉自顴而斜行至目内眥任脉自鼻鼽兩傍上行至瞳子下故刺面中溜脉不幸爲盲 刺頭中腦戶。入腦立死。腦戶穴名也在枕骨上通於腦中然腦爲髓之海眞氣之所聚鍼入腦則眞氣泄故立死 刺舌下中脉太過。血出不止爲瘖。舌下脉脾之脉也脾脉者俠咽連舌本散舌下血出不止則脾氣不能營運於舌故瘖不能言語 刺足下布絡中脉。血不出爲腫。布絡謂當内踝前足下空處布散之絡正當然谷穴分也絡中脉則衝脉也衝脉者並少陰之經下入内踝之後入足下也然刺之而血不出則腎脉與衝脉氣并歸於然谷之中故爲腫 刺郄

中大脈令人仆脫色尋此經郄中主治與中誥流注經委中穴正同應郄中者以經穴爲名委中處所爲名亦猶寸口脈口氣口皆同一處爾然郄中大脈者足太陽經脈也足太陽之脈起於目內眥合手太陽手太陽脈自目內眥斜絡於顴足太陽脈上頭下項又循於足故刺之過禁則令人仆倒而面色如脫去也刺氣街中脈血不出爲腫鼠僕氣街之中膽胃脈也膽之脈循脇裏出氣街胃之脈俠齊入氣街中其支別者起胃下口循腹裏至氣街中而合今刺之而血不出則血脈氣并聚於中故內結爲腫如伏鼠之形也氣街在腹下俠齊兩傍相去四寸鼠僕上一寸動脈應手也　新校正云按別本僕一作鼷氣府論注氣街在齊下橫骨兩端鼠鼷上一寸也刺脊閒中髓爲傴傴謂傴僂身踡屈也脊閒謂脊骨節閒也刺中髓則骨精氣泄故傴僂也刺乳上中乳房爲腫根蝕乳之上下皆足陽明之脈也乳房之中乳液滲泄胷中氣血皆外湊之然刺中乳房則氣更交湊故爲大腫中有膿根內蝕肌膚化爲膿水而久不愈刺缺盆中內陷氣泄令人喘欬逆五藏者肺爲之蓋缺盆爲之道肺藏氣而主息又在氣爲欬刺缺盆中內陷則肺氣外泄故令人喘欬逆也刺手魚腹內陷爲腫手魚腹內肺脈所流故刺之內陷則爲腫也　新校正云按甲乙經肺脈所流當作留字無刺大醉令人氣亂脈數過度故因刺而亂也　新校正云按

靈樞經氣亂當作脈亂無刺大怒令人氣逆怒者氣逆故刺之益甚無刺大勞人經氣越也無刺新飽人氣盛滿也無刺大饑人氣不足也無刺大渴人血脈乾也無刺大驚人神蕩越而氣不治也　新校正云詳無刺大醉至此七條與靈樞經相出入靈樞經云新內無刺已刺無內大怒無刺已刺無怒大勞無刺已刺無勞大醉無刺已刺無醉大飽無刺已刺無飽大飢無刺已刺無飢大渴無刺已刺無渴大驚大恐必定其氣乃刺之也刺陰股中大脈血出不止死陰股之中脾之脈也脾者中土孤藏以灌四傍今血出不止脾氣將竭故死　新校正云按刺陰股中大脈條皇甫士安移在前刺跗上中大脈下相續自後篇末逐條與前條相間也刺客主人內陷中脈爲內漏爲聾客主人穴名也今名上關在耳前上廉起骨開口有空手少陽足陽明脈交會於中陷脈言刺太深也刺太深則交脈破決故爲耳內之漏脈內漏則氣不營故聾　新校正云詳客主人穴與氣穴論注同按甲乙經及氣穴府論注云手足少陽足陽明三脈之會疑此脫足少陽一脈也刺膝髕出液爲跛膝爲筋府筋會於中液出筋乾故跛刺臂太陰脈出血多立死臂太陰者肺脈也肺者主行榮衛陰陽治節由之血出多則榮衛絕故立死也刺足少陰脈重虛出血

爲舌難以言足少陰腎脈也足少陰脈貫腎絡肺繫舌本故重虛出血則舌難言也刺膺中陷中肺爲喘逆仰息肺氣上泄逆所致也刺肘中內陷氣歸之爲不屈伸肘中謂肘屈折之中尺澤穴中也刺過陷脈惡氣歸之氣固關節故不屈伸也刺陰股下三寸內陷令人遺溺股下三寸腎之絡也衝脈與少陰之絡皆起於腎下出於氣街並循於陰股其上行者出胞中故刺陷脈則令人遺溺也刺掖下脇間內陷令人欬掖下肺脈也肺之脈從肺系橫出掖下眞心藏脈直行者從心系却上掖下刺陷脈則心肺俱動故欬也刺少腹中膀胱溺出令人少腹滿胞氣外泄穀氣歸之故少腹滿也少腹謂齊下也刺腨腸內陷爲腫腨腸之中足太陽脈也太陽氣泄故爲腫刺匡上陷骨中脈爲漏爲盲匡目匡也骨中謂目匡骨中也匡骨中脈目之系肝之脈也刺內陷則眼系絕故爲目漏目盲刺關節中液出不得屈伸諸筋者皆屬於節津液滲潤之液出則筋膜乾故不得屈伸也

刺志論篇第五十三

新校正云按全元起本在第六卷

黃帝問曰願聞虛實之要岐伯對曰氣實形實氣虛形虛此其常也反此者病陰陽應象大論曰形歸氣由是故虛實同焉反謂不相合應失常平之候也形氣相反故病生氣謂脈氣形謂身形也穀盛氣盛穀虛氣虛此其常也反此者病靈樞經曰榮氣之道內穀爲實穀入於胃氣傳與肺精專者上行經隧由是故穀氣虛實占必同焉候不相應則爲病也　新校正云按甲乙經實作寶脈實血實脈虛血虛此其常也反此者病脈者血之府故虛實同焉反不相應則爲病也帝曰如何而反岐伯曰氣虛身熱此謂反也氣虛爲陽氣不足陽氣不足當身寒反身熱者脈氣當盛脈不盛而身熱證不相符故謂反也　新校正云按甲乙經云氣盛身寒氣虛身熱此謂反也當補此四字穀入多而氣少此謂反也胃之所出者穀氣而布於經脈也穀入於胃脈道乃散今穀入多而氣少者是胃氣不散故謂反也穀不入而氣多此謂反也胃氣外散肺并之也脈盛血少此謂反也脈少血多此謂反也經脈行氣絡脈受血經氣入絡絡受經氣候不相合故皆反常也氣

盛身寒。得之傷寒。氣虛身熱。得之傷暑。傷謂觸冒也寒傷形故氣盛身寒熱傷氣故氣虛身熱　穀入多而氣少者。得之有所脫血。濕居下也。脫血則血虛血虛則氣盛內鬱化成津液流入下焦故云濕居下也　穀入少而氣多者。邪在胃及與肺也。胃氣不足肺氣下流於胃中故邪在胃然肺氣入胃則肺氣不自守氣不自守則邪氣從之故云邪在胃及與肺也　脈小血多者。飲中熱也。飲謂留飲也飲留脾胃之中則脾氣溢脾氣溢則發熱中　脈大血少者。脈有風氣。水漿不入。此之謂也。風氣盛滿則水漿不入於脈　夫實者。氣入也。虛者。氣出也。入爲陽出爲陰陰生於內故出陽生於外故入　氣實者。熱也。氣虛者。寒也。陽盛而陰內拒故熱陰盛而陽外微故寒　入實者。左手開鍼空也。入虛者。左手閉鍼空也。言用鍼之補寫也右手持鍼左手捻穴故實者左手開鍼空以寫之虛者左手閉鍼空以補之也

鍼解篇第五十四

新校正云按全元起本在第六卷

黃帝問曰。願聞九鍼之解。虛實之道。岐伯對曰。刺虛則實之者。鍼下熱也。氣實乃熱也。滿而泄之者。鍼下寒也。氣虛乃寒也。菀陳則除之者。出惡血也。菀積也陳久也除去也言絡脈之中血積而久者鍼刺而除去之也　邪勝則虛之者。出鍼勿按。邪者不正之目非本經氣是則謂邪非言鬼毒精邪之所勝也出鍼勿按穴俞且開故得經虛邪氣發泄也　徐而疾則實者。徐出鍼而疾按之。徐出謂得經氣已久乃出之疾按謂鍼出穴已速疾按之則真氣不泄經脈氣全故徐而疾乃實也疾出鍼謂鍼入穴已至於經脈即疾出之徐按謂鍼出穴已徐緩按之則邪氣得泄精氣復固故疾而徐乃虛也　疾而徐則虛者。疾出鍼而徐按之。言實與虛者。寒溫氣多少也。寒溫謂經脈陰陽之氣也　若無若有者。疾不可知也。言其冥昧不可即而知也夫不可即知故若無慧然神悟故若有也　察後與先者。知病先後也。知病先後乃補寫之　爲虛與實者。工勿失其法。鍼經曰經氣已至愼守勿失此之謂也

新校正云按甲乙經云若存若亡爲虛與實　若得若失者。離其法也。妄爲補寫離亂大經誤補實者轉令若得誤寫虛者轉令若失故曰若得若失也鍼經曰無實實無虛虛此其誡也　新校正云詳自篇首至此與太素九鍼解篇經同而解異二經互相發明也　虛實之要。九鍼最妙者。爲其各有所宜也。熱在頭身宜鑱鍼肉分氣滿宜員鍼脈氣虛少宜鍉鍼寫熱出血發泄固病宜鋒鍼破癰腫出膿血宜錍鍼調陰陽去暴痺宜員利鍼治經絡中痛痺宜毫鍼痺深居骨解腰脊節腠之間者宜長鍼虛風舍於骨解皮膚之間宜大鍼此之謂各有所宜也　新校正云按別本錍一作鈹　補寫之時者。與氣開闔相合也。氣當時刻謂之開已過未至謂之闔時刻者然水下一刻人氣在太陽水下二刻人氣在少陽水下三刻人氣在陽明水下四刻人氣在陰分水下不已氣行不已如是則當刻者謂之開過刻及未至者謂之闔也鍼經曰謹候其氣之所在而刺之是謂逢時此所謂補寫之時也　新校正云詳自篇首至此文出靈樞經素問解之互相發明也甲乙經云補寫之時以鍼爲之者此脫此四字也　九鍼之名。各不同形者。鍼窮其所當補寫也。各不同形謂長短鋒頴不等窮其補寫謂各隨其療而用之也　新校正云按九鍼之形今具甲乙經　刺實須其虛者。留鍼陰氣隆至。乃去鍼也。刺虛須其實者。陽氣隆至。鍼下熱乃去鍼也。言要以氣至而有効也　經氣已至。愼守勿失者。勿變更也。變謂變易更謂改更皆變法也言得氣至必宜謹守无變其法反招損也　深淺在志者。知病之內外也。志一爲意志意皆行鍼之用也　近遠如一者。深淺其候等也。言氣雖近遠不同然其測候皆以氣至而有効也　如臨深淵者。不敢墮也。言氣候補寫如臨深淵不敢墯慢失補寫之法也　手如握虎者。欲其壯也。壯謂持鍼堅定也鍼經曰持鍼之道堅者爲實則其義也　新校正云按甲乙經實字作寶　神無營於衆物者。靜志觀病人。無左右視也。目絕妄視心專一務則用之必中无惑誤也　新校正云詳從刺實須其虛至此又見寶命全形論此又爲之解亦互相發明也　義無邪下者。欲端以正也。正指直刺鍼无左右　必正其神者。欲瞻病人目制其神。令氣易行也。檢彼精神令无散越則氣爲神使中外易調也　所謂三里者。下膝三寸也。所謂跗之者。新校正云按全元起本跗之作低胻太素作付之按骨空論跗之疑作跗

上舉膝分易見也。三里穴名正在膝下三寸骱外兩筋肉分間極重按之則足跗上動脉止矣故曰舉膝分易見巨虛者蹻足骱獨陷者。巨虛穴名也蹻謂舉也取巨虛下廉當舉足取之則骱外兩筋之間陷下也下廉者陷下者也。欲知下廉穴者骱外兩筋之間獨陷下者則其處也帝曰。余聞九鍼上應天地四時陰陽。願聞其方。令可傳於後世以爲常也。岐伯曰。夫一天二地三人四時五音六律七星八風九野。身形亦應之。鍼各有所宜。故曰九鍼。新校正云詳此文與靈樞經相出入人皮應天。覆蓋於物天之象也人肉應地。柔厚安靜地之象也人脉應人。盛衰變易人之象也人筋應時。堅固真定時之象也人聲應音。備五音故人陰陽合氣應律。交會氣通相生无替則律之象新校正云按別本氣一作度人齒面目應星。人面應七星者所謂面有七孔應之也新校正云詳此注乃全元起之辭也人出入氣應風。動出往來風之象也人九竅三百六十五絡應野。身形之外野之象也故一鍼皮。二鍼肉。三鍼脉。四鍼筋。五鍼骨。六鍼調陰陽。七鍼益精。八鍼除風。九鍼通九竅。除三百六十五節氣。此之謂各有所主也。一鑱鍼二員鍼三鍉鍼四鋒鍼五鈚鍼六員利鍼七毫鍼八長鍼九大鍼新校正云按別本鈚一作鈹人心意應八風。動靜不形風之象也人氣應天。運行不息天之象也人髮齒耳目五聲應五音六律。髮齒生長耳目清通五聲應同故應五音及六律也人陰陽脉血氣應地。人陰陽有交會生成脉血氣有虛盈盛衰故應地也人肝目應之九。肝氣通目木生數三三而三之則應之九也九竅三百六十五。新校正云按全元起本无此七字人一以觀動靜天二以候五色七星應之以候髮毋澤五音一以候宮商角徵羽六律有餘不足應之二地一以候高下有餘九野一節俞應之以候閉節三人變一分人候齒泄多血少十分角之變五分以候緩急六分不足三分寒關節第九分四時人寒溫燥濕四時一應之以候相反一四方各作解此一百二十四字。蠹簡爛文。義理殘缺。莫可尋究。而上古書。故且載之。以佇後之具本也。新校正云詳王氏云一百二十四字今有一百二十三字又亡一字

長刺節論篇第五十五

新校正云按全元起本在第三卷

刺家不診。聽病者言。在頭。頭疾痛。爲藏鍼之。藏猶深也言深刺之故下文曰新校正云按全元起本云爲鍼之無藏字刺至骨。病已上。無傷骨肉及皮。皮者道也。皮者鍼之道故刺骨無傷骨肉及皮也陰刺。入一傍四處。治寒熱。頭有寒熱則用陰刺法治之陰刺謂卒刺之如此數也新校正云按別本卒刺一作平刺按甲乙經陽刺者正內一傍內四陰刺者左右卒刺之此陰刺疑是陽刺也深專者。刺大藏。寒熱病氣深專攻中者當刺五藏以拒之迫藏刺背。背俞也。迫近也漸近於藏則刺背五藏之俞也刺之迫藏。藏會。言刺近於藏者何也以是藏氣之會發也腹中寒熱去而止。言刺背俞者無問其數要以寒熱去乃止鍼與刺之要。發鍼而淺出血。若與諸俞刺之則如此治腐腫者刺腐上。視癰小大深淺刺。腐腫謂腫中肉腐敗爲膿血者癰小者淺刺之癰大者深刺之新校正云按全元起本及甲乙經腐作癰刺大者多血。小者深之。必端內鍼爲故止。癰之大者多出血癰之小者但直鍼之而已新校正云按甲乙經云刺大者多而深之必端內鍼爲故正也此文云小者深之疑此誤病在少腹有積。刺皮髓以下。至少腹而止。刺俠脊兩傍四椎間。刺兩髂髎季脇肋間。導腹中氣熱下已。少腹積謂寒熱之氣結積也皮髓謂齊下同身寸之五寸橫約文審刺而勿過深之刺禁論曰刺少腹中膀胱溺出令人少腹滿由此故不可深之矣俠脊四椎之間據經无俞恐當云五椎間五椎之下兩傍正心之俞心應少腹故當言椎間也髂爲腰骨髎一爲髀字形相近之誤也髎謂居髎腰側穴也季脇肋間當是刺季肋之間京門穴也新校正云按釋音皮髓作皮骺苦末反是骺誤作髓也及遍尋篇韻中無髓字只有骺字骺骨端也皮骺者蓋謂齊下橫骨之端也全元起本作皮髓元起注云齊傍埵起也亦未爲得病在少腹。腹痛不得大小便。病名

曰疝，得之寒，刺少腹兩股間，刺腰髁骨間，刺而多之，盡炅病已。 厥陰之脉環陰器抵少腹衝脉與少陰之絡皆起於腎下出於氣街循陰股其後行者自少腹以下骨中央女子入繫廷孔其絡循陰器合篡間繞篡後別繞臀至少陰與巨陽中絡者合少陰上股內後廉貫脊屬腎其男子循莖下至篡與女子等故刺少腹及兩股間又刺腰髁骨間也腰髁骨者腰房俠脊平立陷者中按之有骨處也疝爲寒生故多刺之少腹盡熱乃止鍼炅熱也　新校正云按別本篡一作基

病在筋，筋攣節痛，不可以行，名曰筋痹，刺筋上爲故，刺分肉間，不可中骨也。 分謂肉分間有筋維絡處也刺筋无傷骨故不可中骨也 病起筋炅病已止。 筋寒痹生故得筋熱病已乃止

病在肌膚，肌膚盡痛，名曰肌痹，傷於寒濕，刺大分小分，多發鍼而深之，以熱爲故。 大分謂大肉之分小分謂小肉之分 無傷筋骨，傷筋骨，癰發若變。 鍼經曰病淺鍼深內傷良肉皮膚爲癰又曰鍼太深則邪氣反沈病益甚傷筋骨則針太深故癰發若變也 諸分盡熱病已止。 熱可消寒故病已則止

病在骨，骨重不可舉，骨髓酸痛，寒氣至，名曰骨痹，深者刺無傷脉肉爲故，其道大分小分，骨熱病已止。 骨痹刺無傷脉肉者何自刺其氣通肉之大小分中也

病在諸陽脉，且寒且熱，諸分且寒且熱，名曰狂。 氣狂亂也 刺之虛脉，視分盡熱病已止。病初發，歲一發，不治月一發，不治月四五發，名曰癲病。刺諸分諸脉，其無寒者以鍼調之，病止。 新校正云按甲乙經云刺諸分其脉尤寒以鍼補之

病風且寒且熱，炅汗出，一日數過，先刺諸分理絡脉，汗出且寒且熱，三日一刺，百日而已。病大風，骨節重，鬚眉墮，名曰大風，刺肌肉爲故，汗出百日， 泄衛氣之怫熱 刺骨髓，汗出百日， 泄榮氣之怫熱 凡二百日，鬚眉生而止鍼。 怫熱屏退陰氣內復故多汗出鬚眉生也

重廣補注黃帝內經素問卷第十四

刺要論 泝素音 弛施是切 鑠詩若切 眩縣音 刺齊論 解胡買切 刺禁論 髕牝音 刺志論 脫上活切 捻涅音 鍼解論 鍉低音 長刺節論 骷光抹切 篡初患切

重廣補注黄帝内經素問卷第十五

啓玄子次注林億孫奇高保衡等奉敕校正孫兆重改誤

皮部論篇第五十六（新校正云按全元起本在第二卷）

黄帝問曰余聞皮有分部脉有經紀筋有結絡骨有度量其所生病各異别其分部左右上下陰陽所在病之始終願聞其道岐伯對曰欲知皮部以經脉爲紀者諸經皆然（循經脉行止所主則皮部可知諸經謂十二經脉也十二經脉皆同）陽明之陽名曰害蜚（蜚生化也害殺氣也殺氣行則生化弭故曰害蜚）上下同法視其部中有浮絡者皆陽明之絡也（上謂手陽明下謂足陽明也）其色多青則痛多黒則痺黄赤則熱多白則寒五色皆見則寒熱也絡盛則入客於經陽主外陰主内（陽謂陽絡陰謂陰絡此通言之也手足身分所見經絡皆然）少陽之陽名曰樞持（樞謂樞要持謂執持）上下同法視其部中有浮絡者皆少陽之絡也絡盛則入客於經故在陽者主内在陰者主出以滲於内諸經皆然太陽之陽名曰關樞（關司外動以靜鎭爲事如樞之運則氣和平也）上下同法視其部中有浮絡者皆太陽之絡也絡盛則入客於經少陰之陰名曰樞儒（儒順也守要而順陰陽開闔之用也　新校正云按甲乙經儒作檽）上下同法視其部中有浮絡者皆少陰之絡也絡盛則入客於經其入經也從陽部注於經其出者從陰内注於骨心主之陰名曰害肩（心主脉入掖下氣不和則妨害肩掖之動運）上下同法視其部中有浮絡者皆心主之絡也絡盛則入客於經太陰之陰名曰關蟄（關閉蟄類使順行藏　新校正云按甲乙經蟄作執）上下同法視其部中有浮絡者皆太陰之絡也絡盛則入客於經（部皆謂本經絡之所部分浮謂浮息也）凡十二經絡脉者皮之部也（列陰陽位部主於皮故曰皮之部也）是故百病之始生也必先於皮毛邪中之則腠理開開則入客於絡脉留而不去傳入於經留而不去傳入於府廩於腸胃（廩積也聚也）邪之始入於皮也泝然起毫毛開腠理（泝然惡寒也起謂毛起竪也腠理皆謂皮空及文理也）其入於絡也則絡脉盛色變（盛謂盛滿變謂易其常也）其入客於經也則感虚乃陷下（經虚邪入故曰感虚脉虚氣少故陷下也）其留於筋骨之間寒多則筋攣骨痛熱多則筋弛骨消肉爍䐃破毛直而敗（攣急也弛緩也爍消爍也鍼經曰寒則筋急熱則筋緩寒勝爲痛熱勝爲氣消䐃者肉之標故肉消則䐃破毛直而敗也）帝曰夫子言皮之十二部其生病皆何如岐伯曰皮者脉之部也（脉氣留行各有陰陽氣隨經所過而部主之故云脉之部）邪客於皮則腠理開開則邪入客於絡脉絡脉滿則注於經脉經脉滿則入舍於府藏也故皮者有分部不與而生大病也（脉行皮中各有部分脉受邪氣隨則病生非由皮氣而能生也　新校正云按甲乙經不與作不愈全元起本作不與元起云氣不與經脉和調則氣傷於外邪流入於内必生大病也）帝曰善

經絡論篇第五十七（新校正云按全元起本在皮部論末王氏分）

黄帝問曰夫絡脉之見也其五色各異青黄赤白黒

不同。其故何也。岐伯對曰。經有常色。而絡無常變也。經行氣故色見常應於時絡主血故受邪則變而不一矣帝曰。經之常色何如。岐伯曰。心赤。肺白。肝青。脾黄。腎黒。皆亦應其經脉之色也。帝曰。絡之陰陽。亦應其經乎。岐伯曰。陰絡之色應其經。陽絡之色變無常。隨四時而行也。順四時氣化之行止寒多則凝泣。凝泣則青黒。熱多則淖澤。淖澤則黄赤。此皆常色。謂之無病。五色具見者。謂之寒熱。淖濕也澤潤液也謂微濕潤也帝曰。善。

氣穴論篇第五十八

新校正云按全元起本在第二卷

黄帝問曰。余聞氣穴三百六十五。以應一歲。未知其所。願卒聞之。岐伯稽首再拜對曰。窘乎哉問也。其非聖帝。孰能窮其道焉。因請溢意盡言其處。孰誰也帝捧手逡巡而却曰。夫子之開余道也。目未見其處。耳未聞其數。而目以明。耳以聰矣。目以明耳以聰言心志通明迥如意也岐伯曰。此所謂聖人易語。良馬易御也。帝曰。余非聖人之易語也。世言眞數開人意。今余所訪問者眞數。發蒙解惑。未足以論也。開氣穴眞數庶將解彼蒙昧之疑惑未足以論述深微之意也然余願聞夫子溢志盡言其處。令解其意。請藏之金匱。不敢復出。言其處謂穴俞處所岐伯再拜而起曰。臣請言之。背與心相控而痛。所治天突與十椎及上紀。天突在頸結喉下同身寸之四寸中央宛宛中陰維任脉之會低鍼取之刺可入同身寸之一寸留七呼若灸者可灸三壯按今甲乙經經脉流注孔穴圖經當脊十椎下並无穴目恐是七椎也此則督脉氣所主之上紀之處欠如下說　新校正云按甲乙經天突在結喉下五寸上紀者。胃脘也。謂中脘也中脘者胃募也在上脘下同身寸之一寸居心蔽骨與齊之中手太陽少陽足陽明三脉所生任脉氣所發也刺可入同身寸之一寸二分若灸者可灸七壯　新校正云按甲乙經云任脉之會也下紀者。關元也。開元者少陽募也在齊下同身寸之三寸足三陰任脉之會刺可入同身寸之二寸留七呼若灸者可灸七壯背胷邪繫陰陽左右。如此其病前後痛濇。胷脇痛而不得息。不得卧。上氣短氣偏痛。新校正云按別本偏一作滿脉滿起。斜出尻脉。絡胷脇。支心貫鬲。上肩加天突。斜下肩交十椎下。尋此支絡脉流注病形證悉是督脉支絡自尾骶出各上行斜絡脇支心貫鬲上加天突斜之肩而下交於七椎　新校正云詳自背與心相控而痛至此疑是骨空論文簡脫誤於此

藏俞五十穴。藏謂五藏肝心脾肺腎非兼四形藏也俞謂井滎俞經合非背俞也然井滎俞經合者肝之井也大敦也滎行間也俞太衝也經中封也合曲泉也大敦在足大指端去爪甲角如韭葉及三毛之中足厥陰脉之所出也刺可入同身寸之三分留十呼若灸者可灸三壯行間在足大指之間脉動應手陥者中足厥陰脉之所流也　新校正云按甲乙經留作流餘所流並作留　刺可入同身寸之六分留十呼若灸者可灸三壯太衝在足大指本節後同身寸之二寸陥者中　新校正云按刺腰痛注云本節後内間同身寸之二寸陥者中動脉應手　足厥陰脉之所注也刺可入同身寸之三分留十呼若灸者可灸三壯中封在足内踝前同身寸之一寸半　新校正云按甲乙經云一寸　陥者中仰足而取之伸足乃得之足厥陰脉之所行也刺可入同身寸之四分留七呼若灸者可灸三壯曲泉在膝内輔骨下大筋上小筋下陥者中屈膝而得之足厥陰脉之所入也刺可入同身寸之六分留十呼若灸者可灸三壯心包之井者中衝也滎勞宮也俞太陵也經間使也合曲澤也中衝在手中指之端去爪甲角如韭葉陥者中手心主脉之所出也刺可入同身寸之一分留三呼若灸者可灸一壯勞宮在掌中央動脉手心主脉之所流也刺可入同身寸之三分留六呼若灸者可灸三壯太陵在掌後骨兩筋間陥者中手心主脉之所注也刺可入同身寸之六分留七呼若灸者可灸三壯間使在掌後同身寸之三寸兩筋間陥者中手心主脉之所行也刺可入同身寸之六分留七呼若灸者可灸七壯　新校正云按甲乙經云灸三壯　曲澤在肘内廉下陥者中屈肘而得之手心主脉之所入也刺可入同身寸之三分留七呼若灸者可灸三壯脾之井者隱白也滎大都也俞太白也經商丘也合陰陵泉也隱白在足大指之端内側去爪甲角如韭葉足太陰脉之所出也刺可入同身寸之一分留三呼若灸者可灸三壯大都在足大指本節後陥者中足太陰脉之所流也刺可入同身寸之三分留七呼若灸者可灸三壯太白在足内側核骨下陥者中足太陰脉之所注也刺可入同身寸之三分留七呼若灸者可灸三壯商丘在足内踝下微前陥者中足太陰脉之所行也刺可入

同身寸之四分留七呼若灸者可灸三壯陰陵泉在膝下内側輔骨下陷者中伸足乃得之足太陰脉之所入也刺可入同身寸之五分留七呼若灸者可灸三壯肺之井者少商也滎魚際也俞太淵也經經渠也合尺澤也少商在手大指之端内側去爪甲角如韭葉手太陰脉所出也刺可入同身寸之一分留一呼若灸者可灸三壯　新校正云按甲乙經作一壯　魚際在手大指本節後内側散脉手太陰脉之所流也刺可入同身寸之二分留三呼若灸者可灸三壯太淵在掌後陷者中手太陰脉之所注也刺可入同身寸之二分留二呼若灸者可灸三壯經渠在寸口陷者中手太陰脉之所行也刺可入同身寸之三分留三呼不可灸傷人神明尺澤在肘中約上動脉手太陰脉之所入也刺可入同身寸之三分留三呼若灸者可灸三壯腎之井者涌泉也滎然谷也俞大谿也經復溜也　新校正云按甲乙經溜作留餘復溜字並同　合陰谷也涌泉在足心陷者中屈足捲指宛宛中足少陰脉之所出也刺可入同身寸之三分留三呼若灸者可灸三壯然谷在足内踝前起大骨下陷者中足少陰脉之所流也刺可入同身寸之三分留三呼若灸者可灸三壯刺此多見血令人立饑欲食太谿在足内踝後跟骨上動脉陷者中足少陰脉之所注也刺可入同身寸之三分留七呼若灸者可灸三壯復溜在足内踝上同身寸之二寸陷者中　新校正云按刺腰痛篇注云在内踝後上二寸動脉　足少陰脉之所行也刺可入同身寸之三分留三呼若灸者可灸五壯陰谷在膝下内輔骨之後大筋之下小筋之上按之應手屈膝而得之足少陰脉之所入也刺可入同身寸之四分若灸者可灸三壯如是五藏之俞藏各五穴則二十五俞以左右脉具而言之則五十穴

府俞七十二穴

府謂六府非兼九形府也俞亦謂井滎俞原經合非背俞也肝之府膽膽之井者竅陰也滎俠谿也俞臨泣也原丘虛也經陽輔也合陽陵泉也竅陰在足小指次指之端去爪甲角如韭葉足少陽脉之所出也刺可入同身寸之一分留一呼　新校正云按甲乙經作三呼　若灸者可灸三壯俠谿在足小指次指岐骨間本節前陷者中足少陽脉之所流刺可入同身寸之三分留三呼若灸者可灸三壯臨泣在足小指次指本節後間陷者中去俠谿同身寸之一寸半足少陽脉之所注也刺可入同身寸之三分　新校正云按甲乙經作二分　留五呼若灸者可灸三壯丘虛在足外踝下如前陷者中去臨泣同身寸之三寸足少陽脉之所過也刺可入同身寸之五分留七呼若灸者可灸三壯陽輔在足外踝上　新校正云按甲乙經云外踝上四寸輔骨前絶骨之端如前同身寸之三分所去丘虛同身寸之七寸足少陽脉之所行也刺可入同身寸之五分留七呼若灸者可灸三壯陽陵泉在膝下同身寸之一寸䯒外廉陷者中足少陽脉之所入也刺可入同身寸之六分留十呼若灸者可灸三壯脾之府胃胃之井者厲兌也滎内庭也俞陷谷也原衝陽也經解谿也合三里也厲兌在足大指次指之端去爪甲角如韭葉足陽明脉之所出也刺可入同身寸之一分留一呼若灸者可灸一壯内庭在足大指次指外間陷者中足陽明脉之所流也刺可入同身寸之三分留十呼　新校正云按甲乙經云作二十呼　若灸者可灸三壯陷谷在足大指次指外間本節後陷者中去内庭同身寸之二寸足陽明脉之所注也刺可入同身寸之五分留七呼若灸者可灸三壯衝陽在足跗上同身寸之五寸骨間動脉上去陷谷同身寸之三寸足陽明脉之所過也刺可入同身寸之三分留十呼若灸者可灸三壯解谿在衝陽後同身寸之二寸半　新校正云按甲乙經作一寸半刺瘧注作三寸半素問二注不同當從甲乙經之說　腕上陷者中足陽明脉之所行也刺可入同身寸之五分留五呼若灸者可灸三壯三里在膝下同身寸之三寸䯒骨外廉兩筋肉分間足陽明脉之所入也刺可入同身寸之一寸留七呼若灸者可灸三壯肺之府大腸大腸之井者商陽也滎二間也俞三間也原合谷也經陽谿也合曲池也商陽在手大指次指内側去爪甲角如韭葉手陽明脉之所出也刺可入同身寸之一分留一呼若灸者可灸三壯二間在手大指次指本節前内側陷者中手陽明脉之所流也刺可入同身寸之三分留六呼若灸者可灸三壯三間在手大指次指本節後内側陷者中手陽明脉之所注也刺可入同身寸之三分留三呼若灸者可灸三壯合谷在手大指次指岐骨之間手陽明脉之所過也刺可入同身寸之三分留六呼若灸者可灸三壯陽谿在腕中上側兩筋間陷者中手陽明脉之所行也刺可入同身寸之三分留七呼若灸者可灸三壯曲池在肘外輔屈肘兩骨之中手陽明脉之所入也以手拱胷取之刺可入同身寸之五分留七呼若灸者可灸三壯心之府小腸小腸之井者少澤也滎前谷也俞後谿也原腕骨也經陽谷也合少海也少澤在手小指之端去爪甲下同身寸之一分陷者中手太陽脉之所出也刺可入同身寸之一分留二呼若灸者可灸一壯前谷在手小指外側本節前陷者中手太陽脉之所流也刺可入同身寸之一分留三呼若灸者可灸三壯後谿在手小指外側本節後陷者中手太陽脉之所注也刺可入同身寸之一分留二呼若灸者可灸一壯腕骨在手外側腕前起骨下陷者中手太陽脉之所過也刺可入同身寸之二分留三呼若灸者可灸三壯陽谷在手外側腕中鋭骨之下陷者中手太陽脉之所行也刺可入同身寸之二分留三呼　新校正云按甲乙經作二呼　若灸者可灸三壯少海在肘内大骨外去肘端同身寸之五分陷者中屈肘乃得之手太陽脉之所入也刺可入同身寸之二分留七呼若灸者可灸五壯心包之府三焦三焦之井者關衝也滎液門也俞中渚也原陽池也經支溝也合天井也關衝在手小指次指之端去爪甲角如韭葉手少陽脉之所出也刺可入同身寸之一分留三呼若灸者可灸三壯液門在手小指次指間陷者中手少陽脉之所流也刺可入同身寸之二分若灸者可灸三壯中渚在手小指次指本節後間陷者中手少陽脉之所注也刺可入同身寸之二分留三呼若灸者可灸三壯陽池在手表腕上陷者中手少陽脉之所過也刺可入同身寸之二分留六呼若灸者可灸三壯支溝在腕後同身寸之三寸兩骨之間陷者中手少陽脉之所行也刺可入同身寸之二分留七呼若灸者可灸三壯天井在肘外大骨之後同身寸之一寸兩筋間陷者中屈肘得之手少陽脉之所入也刺可入同身寸之一寸留七呼若灸者可灸三壯腎之府膀胱膀胱之井者至陰也滎通谷也俞束骨也原京骨也經崑崙也合委中也至陰在足小指外側去爪甲角如韭葉足大陽脉之所出也刺可入同身寸之一分留五呼若灸者可灸三壯通谷在足小指外側本節前陷者中太陽脉之所流也刺可入同身寸之二分留五呼若灸者可灸三壯束骨在足小指外側本節後赤白肉際陷者中足太陽脉之所注

也刺可入同身寸之三分留三呼若灸者可灸三壯京骨在足外側大骨下赤白肉際陷者中按而得之足太陽脉之所過也刺可入同身寸之三分留七呼若灸者可灸三壯崑崙在足外踝後跟骨上陷者中細脉動應手足太陽脉之所行也刺可入同身寸之五分留十呼若灸者可灸三壯委中在膕中央約文中動脉　新校正云詳委中穴與甲乙經及刺瘧篇注瘧論注同又骨空論云在膝解之後曲脚之中背面取之又熱穴論注刺熱篇注云在足膝後屈處足太陽脉之所入刺可入同身寸之五分留七呼若灸者可灸三壯如是六府之俞府各六穴則三十六俞以左右脉具而言之則七十二穴**熱俞五十九穴。水俞五十七穴。**並具水熱論中　新校正云按熱俞又見刺熱篇注**頭上五行行五。五五二十五穴。**此亦熱俞之五十九穴也**中膂兩傍各五。凡十穴。**謂五藏之背俞也肺俞在第三椎下兩傍心俞在第五椎下兩傍肝俞在第九椎下兩傍脾俞在第十一椎下兩傍腎俞在第十四椎下兩傍此五藏俞者各俠脊相去同身寸之一寸半並足太陽脉之會刺可入同身寸之三分肝俞留六呼餘並留七呼若灸者可灸三壯俠脊數之則十穴也**大椎上兩傍各一。凡二穴。**今甲乙經經脉流注孔穴圖經並不載未詳何俞也　新校正云按大椎上傍無穴大椎下傍穴名大杼後有故王氏云未詳**目瞳子浮白二穴。**瞳子髎在目外去眥同身寸之五分手太陽手足少陽三脉之會刺可入同身寸之三分若灸者

可灸三壯浮白在耳後入髮際同身寸之一寸足太陽少陽二脉之會刺可入同身寸之三分若灸者可灸三壯左右言之各二爲四也**兩髀厭分中二穴。**謂環銚穴也在髀樞後足少陽太陽二脉之會刺可入同身寸之一寸留二十呼若灸者可灸三壯　新校正云按王氏云在髀樞後按甲乙經云在髀樞中後當作中灸三壯甲乙經作五壯**犢鼻二穴。**在膝髕下骭上俠解大筋中足陽明脉氣所發刺可入同身寸之六分若灸者可灸三壯**耳中多所聞二穴。**聽宮穴也在耳中珠子大如赤小豆手足少陽手太陽三脉之會刺可入同身寸之一分若灸者可灸三壯　新校正云按甲乙經云刺可入三分**眉本二穴。**攢竹穴也在眉頭陷者中足太陽脉氣所發刺可入同身寸之三分留六呼若灸者可灸三壯**完骨二穴。**在耳後入髮際同身寸之四分足太陽少陽之會刺可入同身寸之三分留七呼若灸者可灸三壯　新校正云按甲乙經云刺可入二分灸七壯**項中央一穴。**風府穴也在頂上入髮際同身寸之一寸大筋內宛宛中督脉陽維二經之會疾言其肉立起言休其肉立下刺可入同身寸之四分留三呼灸之不幸使人瘖**枕骨二穴。**竅陰穴也在完骨上枕骨下摇動應手足太陽少陰之會刺可入同身寸之三分若灸者可灸三壯　新校正云按甲乙經云刺可入四分灸可五壯**上關二穴。**鍼經所謂刺之則欬不能欠者也在耳前上廉起骨關口有空手少陽足陽明之會刺可入同身寸之三分留七呼若灸者可灸三壯刺深令人耳無所聞**大迎**

二穴。在曲頷前同身寸之一寸三分骨陷者中動脉足陽明脉氣所發刺可入同身寸之三分留七呼若灸者可灸三壯**下關二穴。**鍼經所謂刺之則欠不能欬者也在上關下耳前動脉下廉合口有空張口而閉足陽明少陽二脉之會刺可入同身寸之三分留七呼若灸者可灸三壯耳中有乾擿之不得灸也　新校正云按甲乙經擿之作擿抵**天柱二穴。**在俠項後髮際大筋外廉陷者中足太陽脉氣所發刺可入同身寸之二分留六呼若灸者可灸三壯**巨虛上下廉四穴。**上廉足陽明與大腸合也在膝犢鼻下骭外廉同身寸之六寸足陽明脉氣所發刺可入同身寸之八分若灸者可灸三壯下廉足陽明與小腸合也在上廉下同身寸之三寸足陽明脉氣所發刺可入同身寸之三分若灸者可灸三壯　新校正云按甲乙經并刺熱篇注水熱穴注上廉在三里下三寸此云犢鼻下六寸者蓋三里在犢鼻下三寸上廉又在三里下三寸故云六寸也**曲牙二穴。**頰車穴也在耳下曲頰端陷者中開口有空足陽明脉氣所發刺可入同身寸之三分若灸者可灸三壯也**天突一穴。**已前釋也**天府二穴。**在腋下同身寸之三寸臂臑內廉動脉手太陰脉氣所發禁不可灸刺可入同身寸之四分留三呼**天牖二穴。**在頸筋間缺盆上天容後天柱前完骨下髮際上手少陽脉氣所發刺可入同身寸之一寸留七呼若灸者可灸三壯**扶突二穴。**在頸當曲頰下同身寸之一寸人迎後手陽明脉氣所發仰而取之刺可入同身寸之四分若灸者可灸三壯**天窗二穴。**

在曲頰下扶突後動脉應手陷者中手太陽脉氣所發刺可入同身寸之六分若灸者可灸三壯**肩解二穴。**謂肩井也在肩上陷解中缺盆上大骨前手足少陽陽維之會刺可入同身寸之五分若灸者可灸三壯　新校正云按甲乙經灸五壯**關元一穴。**新校正云詳此已前釋舊當篇再注今去之**委陽二穴。**三焦下輔俞也在膕中外廉兩筋間此足太陽之別絡刺可入同身寸之七分留五呼若灸者可灸三壯屈身而取之**肩貞二穴。**在肩曲甲下兩骨解間肩髃後陷者中手太陽脉氣所發刺可入同身寸之八分若灸者可灸三壯**瘖門一穴。**在項髮際宛宛中入係舌本督脉陽維二經之會仰頭取之刺可入同身寸之四分不可灸灸之令人瘖　新校正云按氣府注云去風府一寸**齊一穴。**齊中也禁不可刺刺之使人齊中惡瘍潰矢出者死不可治若灸者可灸三壯**胷俞十二穴。**謂俞府或中神藏靈墟神封步廊左右則十二穴也俞府在巨骨下俠任脉兩傍橫去任脉各同身寸之二寸陷者中下五穴遞相去同身寸之一寸六分陷者中並足少陰脉氣所發仰而取之刺可入同身寸之四分若灸者可灸五壯**背俞二穴。**大杼穴也在脊第一椎下兩傍相去各同身寸之一寸半陷者中督脉別絡手足太陽三脉氣之會刺可入同身寸之三分留七呼若灸者可灸七壯**膺俞十二穴。**謂雲門中府周榮胷鄉天谿食竇左右則十二穴也　新校正云按甲乙經作周榮胷鄉　雲門在巨骨下俠任脉傍橫去任脉各同身寸之六寸　新校正云按水熱穴注作胷中行兩傍與此文雖異處

所無別　陷者中動脉應手雲門中府相去同身寸之一寸餘五穴遞相去同身寸之一寸六分陷者中並手太陰脉氣所發雲門食竇舉臂取之餘並仰而取之雲門刺可入同身寸之七分太深令人逆息中府刺可入同身寸之三分留五呼餘刺可入同身寸之四分若灸者可灸五壯　新校正云詳王氏以此十二穴并手太陰按甲乙經雲門乃手太陰中府乃手足太陰之會周榮已下乃足太陰非十二穴並手太陰也　**分肉二穴**。在足外踝上絶骨之端同身寸之三分筋肉分間陽維脉氣所發刺可入同身寸之三分留七呼若灸者可灸三壯　新校正云按甲乙經無分肉穴詳處所疑是陽輔在足外踝上輔骨前絶骨端如前三分所又按刺腰痛注作絶骨之端如後二分刺入五分留十呼與此注小異　**踝上横二穴**。內踝上者交信穴也交信去內踝上同身寸之二寸少陰前太陰後筋骨間足陰蹻之郄刺可入同身寸之四分留五呼若灸者可灸三壯外踝上附陽穴也附陽去外踝上同身寸之三寸太陽前少陰後筋骨間陽蹻之郄刺可入同身寸之六分留七呼若灸者可灸三壯　新校正云按甲乙經附陽作付陽　**陰陽蹻四穴**。陰蹻穴在足內踝下是謂照海陰蹻所生刺可入同身寸之四分留六呼若灸者可灸三壯陽蹻穴是謂申脉陽蹻所生在外踝下陷者中　新校正云按刺腰痛篇注作在外踝下五分繆刺論注云外踝下半寸　容爪甲刺可入同身寸之二分留七呼若灸者可灸三壯　新校正云按甲乙經留七呼作六呼刺腰痛篇注作十呼　**水俞在諸分**。分謂肉之分理問治水取之　**熱俞在氣穴**。寫熱則取之

寒熱俞在兩骸厭中二穴。骸厭謂膝外俠膝之骨厭中也　**大禁二十五在天府下五寸**。謂五里穴也所以謂之大禁者謂其禁不可刺也鍼經曰迎之五里中道而上五五至而已五注而藏之氣盡矣故五五二十五而竭其俞矣蓋謂此也又曰五里者尺澤之後五里與此文同　**凡三百六十五穴鍼之所由行也**。新校正云詳自藏俞五十至此并重複共得三百六十穴通前天突十椎上紀下紀共三百六十五穴除重複實有三百一十三穴　**帝曰余已知氣穴之處遊鍼之居願聞孫絡谿谷亦有所應乎**。孫絡小絡也謂絡之支別者　**岐伯曰孫絡三百六十五穴會亦以應一歲以溢奇邪以通榮衛榮衛稽留衛散榮溢氣竭血著外爲發熱內爲少氣疾寫無怠以通榮衛見而寫之無問所會**。榮積衛留內外相薄者見其血絡當即寫之亦無問其脉之俞會　**帝曰善願聞谿谷之會也岐伯曰肉之大會爲谷肉之小會爲谿肉分之間谿谷之會以行榮衛以會大氣**。新校正云按甲乙經作以舍大氣　**邪溢氣壅脉熱肉敗榮衛不行必將爲膿內銷骨髓外破大膕**。熱過故致是　**留於節湊必將爲敗**。若留於骨節之間津液所湊之處則骨節之間髓液皆潰爲膿故必敗爛筋骨而不得屈伸矣　**積寒留舍榮衛不居卷肉縮筋**。新校正云按全元起本作寒肉縮筋　**肋肘不得伸內爲骨痺外爲不仁命曰不足大寒留於谿谷也**。邪氣盛甚眞氣不榮髓溢內消故爲是也不足謂陽氣不足也寒邪外薄久積淹留陽不外勝內消筋髓故曰不足大寒留於谿谷之中也　**谿谷三百六十五穴會亦應一歲其小痺淫溢循脉往來微鍼所及與法相同**。若小寒之氣流行淫溢隨脉往來爲痺病用鍼調者與常法相同爾　**帝乃辟左右而起再拜曰今日發蒙解惑藏之金匱不敢復出乃藏之金蘭之室署曰氣穴所在岐伯曰孫絡之脉別經者其血盛而當寫者亦三百六十五脉並注於絡傳注十二絡脉非獨十四絡脉也**。十四絡者謂十二經絡兼任脉督脉之絡也脾之大絡起自於脾故不并言之也　**內解寫於中者十脉**。解謂骨解之中經絡也雖則別行然所受邪亦隨注寫於五藏之脉左右各五故十脉也

氣府論篇第五十九

新校正云按全元起本在第二卷

足太陽脉氣所發者七十八穴。兼氣浮薄相通者言之當言九十三穴非七十八穴也正經脉會發者七十八穴浮薄相通者一十五穴則其數也　**兩眉頭各一**。謂攢竹穴也所在刺灸分壯與氣穴同法　**入髮至項三寸半傍五相去三寸**。謂大杼風門各二穴也所在刺灸分壯與氣穴同法　新校正云按別本云入髮至項三寸又注云寸同身寸也諸寸同法與此注全別此注謂大杼風門各二穴所在灸刺分壯與此氣穴同法今氣穴篇中無風門穴而注言與同法此注之非可見此非王氏之誤誤在後人詳此入髮至項三寸半傍五相去三寸蓋是說下文浮氣之在皮中五行行五之穴故王都不解釋直云寸爲同身寸也但以項誤作頂剩半字耳所以言入髮至頂者自入髮顖會穴至頂百會凡三寸自百會後至後頂又三寸故云入髮至頂三寸傍五者爲兼四行傍數有五行也相去三寸者蓋謂自百會頂中數左右前後各三寸有五行行五共二十五穴也後人誤認將頂爲項以爲大杼風門此甚誤也況大杼在第一椎下兩傍風門又在

第二椎下上云髮際非止三寸半也其誤甚明**其浮氣在皮中者凡五行。行五。五五二十五。**浮氣謂氣浮而通之可以去熱者也五行謂頭上自髮際中同身寸之二寸後至項之後者也二十五者其中行則顖會前頂百會後頂強間五督脉氣也次俠傍兩行則五處承光通天絡却玉枕各五本經氣也又次傍兩行則臨泣目窻正營承靈腦空各五足少陽氣也兩傍四行各五則二十穴中行五則二十五也其刺灸分壯與水熱穴同法**項中大筋兩傍各一。**謂天柱二穴也所在刺灸分壯與氣穴同法**風府兩傍各一。**謂風池二穴也刺灸分壯與氣穴同法　新校正云按甲乙經風池足少陽陽維之會非太陽之所發也經言風府兩傍乃天柱穴之分位此亦復明上項中大筋兩傍穴也此注剩出風池二穴於九十三數外更剩前大杼風門及此風池六穴也**俠背以下至尻尾二十一節十五間各一。**十五間各一者今中誥孔穴圖經所存者十三穴左右共二十六謂附分魄戶神堂譩譆鬲關魂門陽綱意舍胃倉肓門志室胞肓秩邊十三也附分在第二椎下附項內廉兩傍各相去俠脊同身寸之三寸足太陽之會刺可入同身寸之八分若灸者可灸五壯魄戶在第三椎下兩傍上直附分足太陽脉氣所發下十二穴並同正坐取之刺可入同身寸之五分若灸者如附分法神堂在第五椎下兩傍上直魄戶刺可入同身寸之三分灸同附分法譩譆在第六椎下兩傍上直神堂　新校正云按骨空論注云以手厭之令病人呼譩譆之聲則指下動矣　刺可入同身寸之六分留七呼灸如附分法鬲關在第七椎下兩傍上直譩譆正坐開肩取之刺可入同身寸之五分若灸者可灸三壯　新校正云按甲乙經可灸五壯　魂門在第九椎下兩傍上直鬲關正坐取之刺灸分壯如鬲關法陽綱在第十椎下兩傍上直魂門正坐取之刺灸分壯如魂門法意舍在第十一椎下兩傍上直陽綱正坐取之刺灸分壯如陽綱法胃倉在第十二椎下兩傍上直意舍刺灸分壯如意舍法肓門在第十三椎下兩傍上直胃倉刺同胃倉可灸三十壯　新校正云按肓門灸三十壯與甲乙經同水穴注作灸三壯志室在第十四椎下兩傍上直肓門正坐取之刺灸分壯如魄戶法胞肓在第十九椎下兩傍上直志室伏而取之刺灸分壯如魄戶法　新校正云按志室胞肓灸如魄戶五壯甲乙經作三壯水穴注亦作三壯熱穴法志室亦作三壯秩邊在第二十一椎下兩傍上直胞肓伏而取之刺灸分壯如魄戶法**五藏之俞各五。六府之俞各六。**肺俞在第三椎下兩傍俠脊相去各同身寸之一寸半刺可入同身寸之三分留七呼若灸者可灸三壯心俞在第五椎下兩傍相去及如肺俞法留七呼肝俞在第九椎下兩傍相去及刺如心俞法留六呼脾俞在第十一椎下兩傍相去及刺如肝俞法留七呼腎俞在第十四椎下兩傍相去及刺如脾俞法留七呼膽俞在第十椎下兩傍相去如肺俞法正坐取之刺可入同身寸之五分留七呼胃俞在第十二椎下兩傍相去及刺如脾俞法留七呼三焦俞在第十三椎下兩傍相去及刺如膽俞法大腸俞在第十六椎下兩傍相去及刺如肺俞法留六呼小腸俞在第十八椎下兩傍相去及刺如心俞法留六呼膀胱俞在第十九椎下兩傍相去及刺如腎俞法留六呼五藏六府之俞若灸者並可灸三壯　新校正云詳或者疑經中各五各六以各字爲誤者非也所以言各者謂左右各五各六非謂每藏府而各五各六也**委中以下至足小指傍各六俞。**謂委中崑崙京骨束骨通谷至陰六穴也左右言之則十二俞也其所在刺灸如氣穴法經言脉氣所發者七十八穴今此所有兼亡者九十三穴由此則大數差錯傳寫有誤也　新校正云詳王氏云兼亡者九十三穴今兼大杼風門風池爲九十九穴以此王氏揔數計之明知此三穴後之妄增也

足少陽脉氣所發者六十二穴。兩角上各二。謂天衝曲鬢左右各二也天衝在耳上如前同身寸之三分足太陽少陽二脉之會刺可入同身寸之三分若灸者可灸五壯曲鬢在耳上入髮際曲陽陷者中鼓頷有空足太陽少陽二脉之會刺灸分壯如天衝法**直目上髮際內各五。**謂臨泣目窻正營承靈腦空左右是也臨泣在直目上入髮際同身寸之五分足太陽少陽陽維三脉之會留七呼目窻在臨泣後同身寸之一寸正營在目窻後同身寸之一寸承靈在正營後同身寸之一寸半腦空在承靈後同身寸之一寸半俠枕骨後枕骨上並足少陽陽維二脉之會刺可入同身寸之四分餘並刺可入同身寸之三分若灸者並可灸五壯　新校正云按腦空在枕骨後枕骨上甲乙經作玉枕骨下**耳前角上各一。**謂頷厭二穴也在曲角下顳顬之上上廉手足少陽足陽明三脉之會刺可入同身寸之七分留七呼若灸者可灸三壯刺深令人耳無所聞**耳前角下各一。**謂懸釐二穴也在曲角上顳顬之下廉手足少陽陽明四脉之交會刺可入同身寸之三分留七呼若灸者可灸三壯　新校正云按後手少陽中云角上此云角下必有一誤**銳髮下各一。**謂和髎二穴也在耳前銳髮下橫動脉手足少陽二脉之會刺可入同身寸之三分若灸者可灸三壯　新校正云按甲乙經云手足少陽手太陽之會**客主人各一。**客主人穴名也在耳前上廉起骨開口有空手足少陽足陽明三脉之會刺可入同身寸之三分留七呼若灸者可灸三壯　新校正云按甲乙經及氣穴注刺禁注並云手少陽足陽明之會與此異**耳後陷中各一。**謂翳風二穴也在耳後陷者中按之引耳中手足少陽二脉之會刺可入同身寸之三分若灸者可灸三壯**下關各一。**下關穴名也所在刺灸氣穴同法**耳下牙車之後各一。**謂頰車一穴也刺灸分壯氣穴同法**鈌盆各一。**鈌盆穴名也在肩上橫骨陷者中足陽明脉氣所發刺可入同身寸之二分留七呼若灸者可灸三壯太深令人逆息　新校正云按骨空注作手陽明**掖下三寸脇下至胠八間各一。**掖下三寸同身寸也掖下謂淵掖輒筋天池脇下至胠則日月章門帶脉五樞維道居髎九穴也左右共十八穴也淵掖在掖下同身寸之三寸足少陽脉氣所發舉臂得之刺可入同身寸之三分禁不可灸輒筋在掖下同身寸之三寸復前行同身寸之一寸搓脇　新校正云按甲乙經搓作著下同　足少陽脉氣所發刺可入

同身寸之六分若灸者可灸三壯天池在乳後同身寸之二寸　新校正云按甲乙經作一寸掖下三寸搓脇直掖撅肋間手心主足少陽二脉之會刺可入同身寸之三分　新校正云按甲乙經作七分　若灸者可灸三壯日月膽募也在第三肋端横直心蔽骨傍各同身寸之二寸五分上直兩乳　新校正云按甲乙經云日月在期門下五分　足太陰少陽二脉之會刺可入同身寸之七分若灸者可灸五壯章門脾募也在季肋端足厥陰少陽二脉之會側卧屈上足伸下足舉臂取之刺可入同身寸之八分留六呼若灸者可灸三壯帶脉在季肋下同身寸之一寸八分足少陽帶脉二經之會刺可入同身寸之六分若灸者可灸五壯五樞在帶脉下同身寸之三寸足少陽帶脉二經之會刺可入同身寸之一寸若灸者可灸五壯維道在章門下同身寸之五寸三分足少陽帶脉二經之會刺灸分壯如章門法居髎在章門下同身寸之四寸三分髂骨上　新校正云按甲乙經作監骨　陷者中陽蹻足少陽二脉之會刺灸分壯如維道法所以謂之八間者自掖下三寸至季肋凡八肋骨 **髀樞中傍各一。**謂環銚二穴也刺灸分壯氣穴同法　新校正云按氣穴論云兩髀厭分中王注為環銚穴又甲乙經注環銚在髀樞中今云髀樞中傍各一者蓋謂此穴在髀樞中也傍各一者謂左右各一穴也非謂環銚在髀樞中傍也 **膝以下至足小指次指各六俞。**謂陽陵泉陽輔丘虛臨泣俠谿竅陰六穴也左右言之則十二俞也其所在刺灸分壯氣穴同法 **足陽明脉氣所發者六十八穴。額顱髮際傍各三。**謂懸顱陽白頭維左右共六穴也正面髮際横行數之懸顱在曲角上顳顬之中足陽明脉氣所發刺入同身寸之三分留三呼若灸者可灸三壯陽白在眉上同身寸之一寸直瞳子足陽明陰維二脉之會刺可入同身寸之三分灸三壯頭維在額角髮際俠本神兩傍各同身寸之一寸五分足少陽陽明二脉之交會刺可入同身寸之五分禁不可灸　新校正云按甲乙經陽白足少陽陽維之會今王氏注云足陽明陰維之會詳此在足陽明脉氣所發中則足陽明近是然陽明經不到此又不與陰維會疑王注非甲乙經為得矣 **面鼽骨空各一。**謂四白穴也在目下同身寸之一寸足陽明脉氣所發刺可入同身寸之四分不可灸　新校正云按甲乙經刺入三分灸七壯 **大迎之骨空各一。**大迎穴名也在曲頷前同身寸之一寸三分骨陷者中動脉足陽明脉氣所發刺可入同身寸之三分留七呼若灸者可灸三壯 **人迎各一。**人迎穴名也在頸俠結喉傍大脉動應手足陽明脉氣所發刺可入同身寸之四分過深殺人禁不可灸 **缺盆外骨空各一。**謂天髎二穴也在肩缺盆中上伏骨之陬陷者中手足少陽陽維三脉之會刺可入同身寸之八分若灸者可灸三壯　新校正云按甲乙經伏骨作毖骨 **膺中骨間各一。**謂膺窻等六穴也膺窻在胷兩傍俠中行各相去同身寸之四寸巨骨下同身寸之四寸八分陷者中足陽明脉氣所發仰而取之刺可入同身寸之四分若灸者可灸五壯此穴之上又有氣戶庫房屋翳下又有乳中乳根氣戶在巨骨下下直膺窻去膺窻上同身寸之四寸八分庫房在氣戶下同身寸之一寸六分屋翳在氣戶下同身寸之三寸二分下即膺窻也膺窻之下即乳中也乳中穴下同身寸之一寸六分陷者中則乳根穴也並足陽明脉氣所發仰而取之乳中禁不可灸刺灸刺之不幸生蝕瘡瘡中有清汁膿血者可治瘡中有瘜肉若蝕瘡者死餘五穴並刺可入同身寸之四分若灸者可灸三壯　新校正云按甲乙經灸五壯 **俠鳩尾之外當乳下三寸。俠胃脘各五。**謂不容承滿梁門關門太一五穴也左右共一十穴也俠腹中行兩傍相去各同身寸之四寸　新校正云按甲乙經云各二寸疑此注剩各字不容在第四肋端下至太一各上下相去同身寸之一寸並足陽明脉氣所發刺可入同身寸之八分若灸者可灸五壯　新校正云按甲乙經不容刺入五分此云並入八分疑此注誤 **俠齊廣三寸各三。**廣謂去齊横廣也廣三寸者各如太一之遠近也各三者謂滑肉門天樞外陵也滑肉門在太一下同身寸之一寸天樞在滑肉門下同身寸之一寸正當於齊外陵在天樞下同身寸之一寸並足陽明脉氣所發天樞刺可入同身寸之五分留七呼滑肉門外陵各刺可入同身寸之八分若灸者並可灸三壯　新校正云按甲乙經天樞在齊傍各二寸上曰滑肉門下曰外陵是三穴者去齊各二寸也今此經注云廣三寸素問甲乙經不同然甲乙經分寸與諸書同特此經為異也 **下齊二寸俠之各三。**下齊二寸則外陵下同身寸之一寸大巨穴也各三者謂大巨水道歸來也大巨在外陵下同身寸之一寸足陽明脉氣所發刺可入同身寸之八分若灸者可灸五壯水道在大巨下同身寸之三寸足陽明脉氣所發刺可入同身寸之二寸半若灸者可灸五壯歸來在水道下同身寸之二寸刺可入同身寸之八分若灸者可灸五壯也 **氣街動脉各一。**氣街穴名也在歸來下鼠鼷上同身寸之一寸脉動應手足陽明脉氣所發刺可入同身寸之三分留七呼若灸者可灸三壯　新校正云詳此注與甲乙經同刺熱注及熱穴注云氣街在腹臍下横骨兩端鼠鼷上刺禁論注在腹下俠齊兩傍相去四寸鼠僕上骨空注云在毛際兩傍鼠鼷上諸注不同今備錄之 **伏菟上各一。**謂髀關二穴也在膝上伏菟後交分中刺可入同身寸之六分若灸者可灸三壯 **三里以下至足中指各八俞。分之所在穴空。**謂三里上廉下廉解谿衝陽陷谷內庭厲兌八穴也左右言之則十六俞也其所在刺灸分壯與氣穴同法所謂分之所在穴空者足陽明脉自三里穴分而下行其直者循䯒過跗入中指出其端則厲兌也其支者與直俱行至足跗上入中指次間故云分之所在穴空也之往也言分而各行往指間穴空處也 **手太陽脉氣所發者三十六穴。目內眥各一。**謂睛明二穴也在目內眥手足太陽足陽明陰蹻陽蹻五脉之會刺可入同身寸之一分留六呼若灸者可灸三壯諸穴有云數脉會發而不於所會刺脉下言之者出從其正者也 **目外各一。**謂瞳子髎二穴也在目外去眥同身寸之五分手太陽手足少陽三脉之會刺可入同身寸之三分若灸者可灸三壯 顴骨下各一。謂顴髎二穴也顴頄也頄面顴也在面頄骨下陷者中手太陽少陽二脈之會刺可入同身寸之三分 耳郭上各一。謂角孫二穴也在耳上郭表之中間上髮際之下開口有空手太陽手足少陽三脈之會刺可入同身寸之三分若灸者可灸三壯　新校正云按甲乙經手太陽作手陽明 耳中各一。謂聽宮二穴也所在刺灸分壯與氣穴同法 巨骨穴各一。巨骨穴名也在肩端上行兩叉骨間陷者中手陽明蹻脈二經之會刺可入同身寸之一寸半若灸者可灸三壯　新校正云按甲乙經作五壯 曲掖上骨穴各一。謂臑俞二穴也在肩臑後大骨下胛上廉陷者中手太陽陽維蹻脈三經之會舉臂取之刺可入同身寸之八分若灸者可灸三壯　新校正云按甲乙經作手足太陽 柱骨上陷者各一。謂肩井二穴也在肩上陷解中缺盆上大骨前手足少陽陽維三脈之會刺可入同身寸之五分若灸者可灸三壯 上天窻四寸各一。謂天窻竅陰四穴也所在刺灸分壯與氣穴同法 肩解各一。謂秉風二穴也在肩上小髃骨後舉臂有空手太陽陽明手足少陽四脈之會舉臂取之刺可入同身寸之五分若灸者可灸三壯　新校正云按甲乙經灸五壯 肩解下三寸各一。謂天宗二穴也在秉風後大骨下陷者中手太陽脈氣所發刺可入同身寸之五分留六呼若灸者可灸三壯 肘以下至手小指本各六俞。六俞所起於指端經言至小指本則以端爲本言上之本也下文陽明少陽同也六俞謂小海陽谷腕骨後谿前谷少澤六穴也左右言之則十二俞也其所在刺灸分壯氣穴同法　新校正云後此手太陽陽明少陽三經各言至手其指本王注以端爲本者非也詳手三陽之井穴盡出手其指之端爪甲下際此言本者是遂指爪甲之本也安得以端爲本哉 手陽明脈氣所發者二十二穴。鼻空外廉項上各二。謂迎香扶突各二穴也迎香在鼻下孔傍手足陽明二脈之會刺可入同身寸之三分扶突在曲頰下同身寸之一寸人迎後手陽明脈氣所發仰而取之刺可入同身寸之四分若灸者可灸三壯 大迎骨空各一。大迎穴名也在曲頷前同身寸之一寸三分骨陷者中動脈足陽明脈氣所發刺可入同身寸之三分留七呼若灸者可灸三壯　新校正云詳大迎穴已見前足陽明經中今又見於此王氏不注所以當如顴髎穴兩出之義 柱骨之會各一。謂天鼎二穴也在頸缺盆上直扶突氣舍後同身寸之半手陽明脈氣所發刺可入同身寸之四分若灸者可灸三壯　新校正云按甲乙經作一寸半 髃骨之會各一。謂肩髃二穴也所在刺灸分壯與氣穴同法　新校正云按髃骨氣穴注中無刺熱注水熱穴注骨空論注中有之 肘以下至手大指次指本各六俞。謂三里陽谿合谷三間二間商陽六穴也左右言之則十二俞也所在刺灸分壯與氣穴同法　新校正云按氣穴論注有曲池而無三里曲池手陽明之合也此誤出三里而遺曲池也

手少陽脈氣所發者三十二穴。顴骨下各一。謂顴髎二穴也所在刺灸分壯與手太陽脈同法此穴中手少陽太陽脈氣俱會於中等無優劣故重說於此下有者同 眉後各一。謂絲竹空二穴也在眉後陷者中手少陽脈氣所發刺可入同身寸之三分留六呼不可灸灸之不幸使人目小及盲　新校正云按甲乙經手少陽作足少陽留六呼作三呼 角上各一。謂懸顱二穴也此與足少陽脈中同以是二脈之會也　新校正云按足少陽脈中言角下此云角上疑此誤 下完骨後各一。謂天牖二穴也所在刺灸分壯與氣穴同法 項中足太陽之前各一。謂風池二穴也在耳後陷者中按之引於耳中手足少陽脈之會刺可入同身寸之四分若灸者可灸三壯　新校正云按甲乙經在顳顬後髮際足少陽陽維之會刺可入三分 俠扶突各一。謂天窻二穴也在曲頰下扶突後動脈應手陷者中手太陽脈氣所發刺可入同身寸之六分若灸者可灸三壯 肩貞各一。肩貞穴名也在肩曲胛下兩骨解間肩髃後陷者中手太陽脈氣所發刺可入同身寸之八分若灸者可灸三壯 肩貞下三寸分間各一。謂肩髎臑會消濼各二穴也其穴各在肉分間也肩髎在肩端臑上斜舉臂取之手少陽脈氣所發刺可入同身寸之七分若灸者可灸三壯臑會在臂前廉去肩端同身寸之三寸手陽明少陽二絡氣之會刺可入同身寸之五分灸者可灸五壯消濼在肩下臂外開腋斜肘分下行間手少陽脈之會刺可入同身寸之五分若灸者可灸三壯 肘以下至手小指次指本各六俞。謂天井支溝陽池中渚液門關衝六穴也左右言之則十二俞也所在刺灸分壯與氣穴同法 督脈氣所發者二十八穴。今少一穴　新校正云按會陽二穴爲二十九穴乃剩一穴非少也少當作剩 項中央二。是謂風府瘖門二穴也悉在項中餘一穴今亡風府在項上入髮際同身寸之一寸大筋內宛宛中督脈陽維之會刺可入同身寸之四分留三呼不可妄灸灸之不幸令人瘖瘖門在項髮際宛宛中去風府同身寸之一寸督脈陽維二經之會仰頭取之刺可入同身寸之四分禁不可灸灸之令人瘖　新校正云按王氏云風府瘖門悉在項中餘一穴今亡者非謂此二十八穴中亡其一穴也王氏蓋見氣穴論大椎上兩傍各一穴亦在項之穴也今亡故云餘一穴今亡也 髮際後中八。謂神庭上星顖會前頂百會後頂強間腦戶八穴也其正髮際之中也神庭在髮際直鼻督脈足太陽陽明脈三經之會禁不可刺若刺之令人巔疾目失睛若灸者可灸三壯上星在顱上直鼻中央入髮際同身寸之一寸陷者中容豆顖會在上星後同身寸之一寸陷者中前頂在顖會後同身寸之一寸五分骨間陷者中百會在前頂後同身寸之一寸五分頂中央旋毛中陷容指督脈足太陽之交會後頂在百會後同身寸之一寸五分強間在後頂後同身寸之一寸五分腦戶在強間後同身寸之一寸五分督脈足太陽之會不可灸此八者並督脈氣所發

也上星百會強間腦戶各刺可入同身寸之三分上星留六呼腦戶留三呼餘並刺可入同身寸之四分若灸者可灸五壯　新校正云按甲乙經腦戶不可灸骨空論注云不可妄灸　**面中三**。謂素髎水溝齗交三穴也素髎在鼻柱上端督脈氣所發刺可入同身寸之三分水溝在鼻柱下人中直脣取之督脈手陽明之會刺可入同身寸之二分留六呼若灸者可灸三壯齗交在脣內齒上齗縫督脈任脈二經之會可逆刺之入同身寸之三分若灸者可灸三壯此三者正居面左右之中也　**大椎以下至尻尾及傍十五穴**。脊椎之間有大椎陶道身柱神道靈臺至陽筋縮中樞脊中懸樞命門陽關腰俞長強會陽十五俞也大椎在第一椎上陷者中三陽督脈之會陶道在項大椎節下間督脈足太陽之會俛而取之身柱在第三椎節下間俛而取之神道在第五椎節下間俛而取之靈臺在第六椎節下間俛而取之至陽在第七椎節下間俛而取之筋縮在第九椎節下間俛而取之中樞在第十椎節下間俛而取之脊中在第十一椎節下間俛而取之禁不可灸令人僂懸樞在第十三椎節下間伏而取之命門在第十四椎節下間伏而取之陽關在第十六椎節下間坐而取之腰俞在第二十一椎節下間長強在脊骶端督脈別絡少陰二脈所結會陽穴在陰尾骨兩傍凡此十五者並督脈氣所發腰俞長強各刺可入同身寸之二分　新校正云按甲乙經作二寸水穴論注作二分腰俞穴繆刺論注作二寸熱穴注作二寸刺熱注作二分諸注不同雖甲乙經作二寸疑大深與其失之深不若失之淺宜從二分之說　留七呼懸樞刺可入同身寸之三分會陽刺可入同身寸之八分餘並刺可入同身寸之五分陶道神道各留五呼陶道身柱神道筋縮可灸五壯大椎可九壯餘並可三壯　新校正云按甲乙經無靈臺中樞陽關三穴　**至骶下凡二十一節**。**脊椎法也**。通項骨三節即二十四節　**任脈之氣所發者二十八穴**。今少一穴　**喉中央二**。謂廉泉天突二穴也廉泉在頷下結喉上舌本下陰維任脈之會刺可入同身寸之三分留三呼若灸者可灸三壯天突在頸結喉下同身寸之四寸中央宛宛中陰維任脈之會低鍼取之刺可入同身寸之一寸留七呼若灸者可灸三壯　**膺中骨陷中各一**。謂旋機華蓋紫宮玉堂膻中中庭六穴也旋機在天突下同身寸之一寸華蓋在旋機下同身寸之一寸紫宮玉堂膻中中庭各相去同身寸之一寸六分陷者中並任脈氣所發仰而取之各刺可入同身寸之三分若灸者可灸五壯　**鳩尾下三寸胃脘五寸胃脘以下至橫骨六寸半一**。新校正云詳一字疑誤　**腹脈法也**。鳩尾心前穴名也其正當心蔽骨之端言其骨垂下如鳩鳥尾形故以為名也鳩尾下有鳩尾巨闕上脘中脘建里下脘水分臍中陰交脖胦丹田關元中極曲骨十四俞也鳩尾在臆前蔽骨下同身寸之五分任脈之別不可灸刺人無蔽骨者從歧骨際下行同身寸之一寸　新校正云按甲乙經云一寸半為鳩尾處也下次巨闕上脘中脘建里下脘水分遞相去同身寸之一寸上脘則足陽明手太陽之會中脘則手太陽少陽足陽明三脈所生也臍中禁不可刺若刺之使人臍中惡瘍潰矢出者死不治陰交在臍下同身寸之一寸任脈陰衝之會脖胦在臍下同身寸之一寸丹田三焦募也在臍下同身寸之二寸關元小腸募也在臍下同身寸之三寸足三陰任脈之會也中極在關元下一寸足三陰之會也曲骨在橫骨上中極下同身寸之一寸足厥陰之會凡此十四者並任脈氣所發建里丹田並刺可入同身寸之六分留七呼　新校正云按甲乙經作五分十呼　上脘陰交並刺可入同身寸之八分下脘水分並刺可入同身寸之一寸中脘脖胦並刺可入同身寸之一寸二分曲骨刺可入同身寸之一寸半留七呼餘並刺可入同身寸之一寸二分若灸者關元中脘各可灸七壯臍中中極曲骨各三壯餘並可五壯自鳩尾下至陰間並任脈主之腹脈法也　新校正云據此注云餘並刺入一寸一分關元在中與甲乙經及氣穴骨空注刺入二寸不同當從甲乙經之寸數　**下陰別一**。謂會陰一穴也自曲骨下至陰陰之下兩陰之間則此穴也是任脈別絡俠督脈者衝脈之會故曰下陰別一也刺可入同身寸之二寸留七呼若灸者可灸三壯　新校正云按甲乙經七呼作留三呼　**目下各一**。謂承泣二穴也在目下同身寸之七分上直瞳子陽蹻任脈足陽明三經之會刺可入同身寸之三分不可灸　**下脣一**。謂承漿穴也在頤前下脣之下足陽明脈任脈之會開口取之刺可入同身寸之二分留五呼若灸者可灸三壯　新校正云按甲乙經作留六呼　**齗交一**。齗交穴名也所在刺灸分壯與脈同法　**衝脈氣所發者二十二穴**。**俠鳩尾外各半寸至臍寸一**。謂幽門通谷陰都石關商曲腎俞六穴左右則十二穴也幽門俠巨闕兩傍相去各同身寸之半寸陷者中下五穴各相去同身寸之一寸並衝脈足少陰二經之會各刺可入同身寸之一寸若灸者可灸五壯　新校正云按此云各刺入一寸按甲乙經云幽門通谷刺入五分　**俠臍下傍各五分至橫骨寸一**。**腹脈法也**。謂中注髓府胞門陰關下極五穴左右則十穴也中注在肓俞下同身寸之五分上直幽門下四穴各相去同身寸之一寸並衝脈足少陰二經之會各刺可入同身寸之一寸若灸者可灸五壯　**足少陰舌下厥陰毛中急脈各一**。足少陰舌下二穴在人迎前陷中動脈前是曰月本左右二也足少陰脈氣所發刺可入同身寸之四分急脈在陰髦中陰上兩傍相去同身寸之二寸半按之隱指堅然甚按則痛引上下也其左者中寒則上引少腹下引陰丸善為痛為少腹急中寒此兩脈皆厥陰之大絡通行其中故曰厥陰急脈即睾之系也可灸而不可刺病疝少腹痛即可灸　新校正云詳舌下毛中之穴甲乙經無　**手少陰各一**。謂手少陰郄穴也在腕後同身寸之半寸手少陰郄也刺可入同身寸之三分若灸者可灸三壯左右二也　**陰陽蹻各一**。陰蹻一謂交信穴也交信在足內踝上同身寸之二寸少陰前太陰後筋骨間陰蹻之郄刺可入同身寸之四分留五呼若灸者可灸三壯陽蹻一謂附陽穴也附陽在足外踝上同身寸之三寸太陽前少陽後筋骨間謹取之陽蹻之郄刺可入同身寸之六分留七呼若灸者可灸三壯左右四也手足諸魚際脉氣所發者凡三百六十五穴也。經之所存者多凡一十九穴此所謂氣府也然散穴俞諸經脉部分皆有之故經或不言而甲乙經經脉流注多少不同者以此

重廣補注黃帝內經素問卷第十五

皮部論蜚扶沸切　䐃渠殞切　氣穴論蔽必寐切　擿音摘　臑奴到切

氣府論顖音信　譩譆上音衣下音喜　顳顬上如輭切下汝車切　頌音松　頄音仇

重廣補注黃帝內經素問卷第十六

啓玄子次注林億孫奇高保衡等奉敕校正孫兆重改誤

骨空論　水熱穴論

骨空論篇第六十

新校正云按全元起本在第二卷自灸寒熱之法已下在第六卷刺齊篇末

黃帝問曰余聞風者百病之始也以鍼治之奈何。始初也

岐伯對曰風從外入令人振寒汗出頭痛身重惡寒。風中身形則腠理閉密陽氣內拒寒復外勝勝拒相薄榮衛失所故如是治在風府。風府穴也在項上入髮際同身寸之一寸宛宛中督脉足太陽之會刺可入同身寸之四分若灸者可灸五壯　新校正云按風府注氣穴論氣府論中各已注與甲乙經同此注云督脉足太陽之會可灸五壯者乃是風門熱府穴也當云督脉陽維之會留三呼不可灸乃是調其陰陽不足則補有餘則寫。用鍼之道必法天常盛寫虛補此其常也大風頸項痛刺風府風府在上椎。上椎謂大椎上入髮際同身寸之一寸大風汗出灸譩譆譩譆在背下俠脊傍三寸所。厭之令病者呼譩譆譩譆應手。譩譆穴也在肩髆內廉俠第六椎下兩傍各同身寸之三寸以手厭之令病人呼譩譆之聲則指下動矣足太陽脉氣所發刺可入同身寸之六分留七呼若灸者可灸五壯譩譆者因取爲名爾從風憎風。刺眉頭。謂攢竹穴也在眉頭陷者中脉動應手足太陽脉氣所發刺可入同身寸之三分若灸者可灸三壯失枕在肩上橫骨間。謂缺盆穴也在肩上橫骨陷者中手陽明脉氣所發刺可入同身寸之二分留七呼若灸者可灸三壯刺入深令人逆息　新校正云按氣府注作足陽明此云手陽明詳二經俱發於此故王注兩言之折使揄臂齊肘正灸脊中。揄讀爲搖搖謂搖動也然失枕非獨取肩上橫骨間乃當正形灸脊中也欲而驗之則使搖動其臂屈折其肘自項之下橫齊肘端當其中間則其處也是曰陽關在第十六椎節下間督脉氣所發刺可入同身寸之五分若灸者可灸三壯　新校正云詳陽關穴甲乙經無䏚絡季脇引少腹而痛脹。刺譩譆。䏚謂俠脊兩傍空軟處也少腹齊下也腰痛不可以轉搖急引陰卵刺八髎與痛上。八髎在腰尻分間。八或爲九驗眞骨及中誥孔穴

經正有八髎無九髎也分謂腰尻筋肉分間陷下處鼠瘻寒熱。還刺寒府。寒府在附膝外解營。膝外骨間也屈伸之處寒氣喜中故名寒府也解謂骨解營謂深刺而必中其營也取膝上外者使之拜。拜而取者使膝穴空開也取足心者使之跪。跪而取之者令足心宛宛處深定也任脉者。起於中極之下。以上毛際循腹裏上關元至咽喉。上頤循面入目。新校正云按難經甲乙經無上頤循面入目六字衝脉者。起於氣街並少陰之經。新校正云按難經甲乙經作陽明俠齊上行。至胷中而散。任脉衝脉皆奇經也任脉當齊中而上行衝脉俠齊兩傍而上行然中極者謂齊下同身寸之四寸也言中極之下者言中極從少腹之內上行而外出於毛際而上非謂本起於此也關元者謂齊下同身寸之三寸也氣街者穴名也在毛際兩傍鼠鼷上同身寸之一寸也言衝脉起於氣街者亦從少腹之內與任脉並行而至於是乃循腹也何以言之鍼經曰衝脉者十二經之海與少陰之絡起於腎下出於氣街又曰衝脉任脉者皆起於胞中上循脊裏爲經絡之海其浮而外者循腹各行會於咽喉別而絡脣口血氣盛則皮膚熱血獨盛則滲灌皮膚生毫毛由此言之則任脉衝脉從少腹之內上行至中極之下氣街之內明矣　新校正云按氣街與氣府論刺熱篇水熱穴篇刺禁論等注重文雖不同處所無別備注氣府論中任脉爲病。男子内結七疝。女子帶下瘕聚。衝脉爲病。逆氣裏急。督脉爲病。脊強反折。督脉亦奇經也然任脉衝脉督脉者一源而三岐也故經或謂衝脉爲督脉也何以明之今甲乙及古經脉流注圖經以任脉循背者謂之督脉自少腹直上者謂之任脉亦謂之督脉是則以背腹陰陽別爲各目爾以任脉自胞上過帶脉貫齊而上故男子爲病内結七疝女子爲病則帶下瘕聚也以衝脉俠齊而上並少陰之經上至胷中故衝脉爲病則逆氣裏急也以督脉上循脊裏故督脉爲病則脊強反折也督脉者。起於少腹以下骨中央。女子入繫廷孔。起非初起亦猶任脉衝脉起於胞中也其實乃起於腎下至於少腹則下行於腰橫骨圍之中央也繫廷孔者謂窈漏近所謂前陰穴也以其陰廷繫屬於中故名之其孔。溺孔之端也。孔則窈漏也窈漏之中其上有溺孔焉端謂陰廷在此溺孔之上端也而督脉自骨圍中央則至於是其絡循陰器合篡間繞篡後。督脉別絡自溺孔之端分而各行下循陰器乃合篡間也所謂間者謂在前陰後陰之兩間也自兩間之後已復分而行繞篡之後別繞臀至少陰。與巨陽中絡者合。少陰上股内後廉。貫脊屬腎。別謂別絡分而各行之於焦也足少陰之絡者自股内後廉貫脊屬腎足太陽絡之外行者循滑樞絡股陽而下其中行者下貫臀至膕中與外行絡合故言至少陰與巨陽中絡合少陰上股内後廉貫脊屬腎也　新校正云詳各行於焦疑焦字誤與太陽起於目内眥。上額交巔上。入絡腦。還出別下項循肩髆。内俠脊抵腰中入循膂絡腎。接繞臀而上行也其男子循莖下至篡。與女子等。其少腹直上者貫齊中央。上貫心入喉。上頤環脣。上繫兩目之下中央。自與太陽起於目内眥下至女子等並督脉之別絡也其直行者自尻上循脊裏而至於鼻人也自其少腹直上至兩目之下中央並任脉之行而云是督脉所繫由此言之則任脉衝脉督脉名異而同體也此生病從少腹上衝心。而痛不得前後。爲衝疝。尋此生病正是任脉經云爲衝疝者正明督脉以別主而異目也何者若一脉一氣而無陰陽之異主則此生病者當心背俱痛豈獨衝心而爲疝乎其女子不孕。癃痔遺溺嗌乾。亦以衝脉任脉並自少腹上至於咽喉又以督脉循陰器合篡間繞篡後別繞臀故不孕癃痔遺溺嗌乾也所以謂之任脉者女子得之以任養也故經云此病其女子不孕也所以謂之衝脉者以其氣上衝也故經云此生病從少腹上衝心而痛也所以謂之督脉者以其督領經脉之海也由此三用故一源三岐經或通呼似相謬引故下文曰督脉生病治督脉。治在骨上。甚者在齊下營。此亦正任脉之分也衝任督三脉異名同體亦明矣骨上謂腰橫骨上毛際中曲骨穴也任脉足厥陰之會刺可入同身寸之一寸半若灸者可灸三壯齊下謂齊直下同身寸之一寸陰交穴任脉陰衝之會刺可入同身寸之八分若灸者可灸五壯其上氣有音者治其喉中央。在缺盆中者。中謂缺盆兩間之中天突穴在頸結喉下同身寸之四寸中央宛宛中陰維任脉之會低鍼取之刺可入同身寸之一寸留七呼若灸者可灸三壯其病上衝喉者治其漸。漸者上俠頤也。陽明之脉漸上頤而環脣故以俠頤名爲漸也是謂大迎大迎在曲頷前骨同身寸之一寸三分陷中動脉足陽明脉氣所發刺可入同身寸之三分留七呼若灸者可灸三壯蹇膝伸不屈治其楗。蹇膝謂膝痛屈伸蹇難也楗謂髀輔骨上橫骨下股外之中側立搖動取之筋動應手坐而膝痛治其機。髖骨兩傍相接處立而暑解。治其骸關。暑熱也若膝痛立而膝骨解中熱者治其骸關骸關謂膝解也一經云起而引解言膝痛起立痛引膝骨解之中也暑引二字其義則異起立二字其意頗同 膝痛痛及拇指治其膕。膕謂膝解之後曲脚之中委中穴背面取之脉動應手足太陽脉之所入刺可入同身寸之五分留七呼若灸者可灸三壯 坐而膝痛如物隱者治其關。關在膕上當楗之後背立按之以動摇筋應手 膝痛不可屈伸治其背内。謂大杼穴也所在灸刺分壯與氣穴同法 連骭若折治陽明中俞髎。若膝痛不可屈伸連骭痛如折者則鍼陽明脉中俞髎也是則正取三里穴也 若别治巨陽少陰滎。若痛而膝如别離者則治足太陽少陰之滎也足太陽滎通谷也在足小指外側本節前陷者中刺可入同身寸之二分留五呼若灸者可灸三壯足少陰滎然谷也在足内踝前起大骨下陷者中刺可入同身寸之三分留三呼若灸者可灸三壯 淫濼脛痠不能久立治少陽之維。新校正云按甲乙經外踝上五寸乃足少陽之絡此云維者字之誤也 在外上五寸。淫濼謂似酸痛而無力也三寸一云四寸中誥圖經外踝上四寸無穴五寸是光明穴也足少陽之絡刺可入同身寸之七分留十呼若灸者可灸五壯 新校正云按甲乙經云刺入六分留七呼 輔骨上横骨下爲楗。俠髖爲機。膝解爲骸關。俠膝之骨爲連骸。骸下爲輔。輔上爲膕。膕上爲關。頭横骨爲枕。由是則謂膝輔骨上腰髖骨下爲楗楗上爲機膝外爲骸關楗後爲關關下爲膕膕下爲輔骨輔骨上爲連骸連骸者是骸骨相連接處也頭上之横骨爲枕骨 水俞五十七穴者。尻上五行。行五。伏菟上兩行。行五。左右各一行。行五。踝上各一行。行六穴。所在刺灸分壯具水熱穴論中此皆是骨空故氣穴篇内與此重言爾 髓空在腦後三分。在顱際鋭骨之下。是謂風府通腦中也 一在齗基下。當頤下骨陷中有穴容豆中誥名下頤 一在項後中復骨下。謂瘖門穴也在項髮際宛宛中入系舌本督脉陽維之會仰頭取之刺可入同身寸之四分禁不可灸 一在脊骨上空在風府上。上謂腦戸穴也在枕骨上大羽後同身寸之一寸五分宛宛中督脉足太陽之會此别腦之戸不可妄灸灸之不幸令人瘖刺可入同身寸之三分留三呼 新校正云按甲乙經大羽者強間之别名氣府注云若灸者可灸五壯 脊骨下空在尻骨下空。不應主療經闕其名 新校正云按甲乙經長強在脊骶端正在尻骨下王氏云不應主療經闕其名得非誤乎 數髓空在面俠鼻。謂顴髎等穴經不一指陳其處小小者爾

或骨空在口下當兩肩。謂大迎穴也所在刺灸分壯與前俠頄同法 兩髆骨空在髆中之陽。近肩髃穴經無名 臂骨空在臂陽去踝四寸兩骨空之間。在支溝上同身寸之一寸是謂通間 新校正云按甲乙經支溝上一寸名三陽絡通間豈其别名歟 股骨上空在股陽出上膝四寸。在陰市上伏菟穴下在承楗也 骭骨空在輔骨之上端。謂犢鼻穴也在膝髕下骭骨上俠解大筋中足陽明脉氣所發刺可入同身寸之六分若灸者可灸三壯耳 股際骨空在毛中動下。經闕其名 尻骨空在髀骨之後相去四寸。是謂尻骨八髎穴也 扁骨有滲理湊無髓孔易髓無空。扁骨謂尻間扁戾骨也其骨上有滲灌文理歸湊之無别髓孔也易亦也骨有孔則髓有孔骨若無孔髓亦無孔也 灸寒熱之法先灸項大椎。以年爲壯數。如患人之年數 次灸橛骨以年爲壯數。尾窮謂之橛骨 視背俞陷者灸之。背胛骨際有陷處也 舉臂肩上陷者灸之。肩髃穴也在肩端兩骨間手陽明蹻脉之會刺可入同身寸之六分留六呼若灸者可灸三壯 兩季脇之間灸之。京門穴腎募也在髂骨與腰中季脇本俠脊刺可入同身寸之三分留七呼若灸者可灸三壯 外踝上絶骨之端灸之。陽輔穴也在足外踝上輔骨前絶骨之端如前同身寸之三分所去丘虚七寸足少陽脉之所行也刺可入同身寸之五分留七呼若灸者可灸三壯 新校正云按甲乙經云在外踝上四寸 足小指次指間灸之。俠谿穴也在足小指次指歧骨間本節前陷者中足少陽脉之所流也刺可入同身寸之三分留三呼若灸者可灸三壯 新校正云按甲乙經流當作留字 腨下陷脉灸之。承筋穴也在腨中央陷者中足太陽脉氣所發也禁不可刺若灸者可灸三壯 新校正云按刺腰痛篇注云腨中央如外陷者中 外踝後灸之。崑崙穴也在足外踝後跟骨上陷者中細脉動應手足太陽脉之所行也刺可入同身寸之五分留十呼若灸者可灸三壯 缺盆骨上切之堅痛如筋者灸之。經闕其名當隨其所有而灸之 膺中陷骨間灸之。天突穴也所在灸刺分壯與前缺盆中者同法 掌束骨下灸之。陽池穴也在手表腕上陷者中手少陽脉之所過也刺可入同身寸之二分留六呼若灸者可灸三壯 齊下關元三寸灸之。正在齊下同身寸之三寸也足三陰任脉之會刺可入同身寸之二寸留七呼若灸者可灸七壯 新校正云按氣府注云刺可入一寸二分者非 毛際動脉灸之。

以脉動應手爲處即氣街穴也膝下三寸分間灸之三里穴也在膝下同身寸之三寸䯒骨外廉兩筋肉分間足陽明脉之所入也刺可入同身寸之一寸留七呼若灸者可灸三壯足陽明跗上動脉灸之衝陽穴也在足跗上同身寸之五寸骨間動脉足陽明脉之所過也刺可入同身寸之三分留十呼若灸者可灸三壯　新校正云按甲乙經及全元起本足陽明下有灸之二字并跗上動脉是二穴今王氏去灸之二字則見二穴今於注中却存灸之二字以闕疑之巔上一灸之百會穴也在頂中央旋毛中陷容指督脉足太陽脉之交會刺可入同身寸之三分若灸者可灸五壯犬所齧之處灸之三壯即以犬傷病法灸之犬傷而發寒熱者即以犬傷法三壯灸之凡當灸二十九處傷食灸之傷食爲病亦發寒熱故灸　新校正云詳足陽明不別灸則有二十八處疑王氏去上文灸之二字者非不已者必視其經之過於陽者數刺其俞而藥之

水熱穴論篇第六十一

新校正云按全元起本在第八卷

黄帝問曰少陰何以主腎腎何以主水岐伯對曰腎者至陰也至陰者盛水也肺者太陰也少陰者冬脉也故其本在腎其末在肺皆積水也陰者謂寒也冬月至寒腎氣合應故云腎者至陰也水王於冬故云至陰者盛水也腎少陰脉從腎上貫肝鬲入肺中故云其本在腎其末在肺也腎氣上逆則水氣客於肺中故云皆積水也帝曰腎何以能聚水而生病岐伯曰腎者胃之關也關門不利故聚水而從其類也關者所以司出入也腎主下焦膀胱爲府主其分注關竅二陰故腎氣化則二陰通二陰閟則胃填滿故云腎者胃之關也關閉則水積水積則氣停氣停則水生水生　則氣溢氣水同類故云關閉不利聚水而從其類也靈樞經曰下焦溢爲水此之謂也上下溢於皮膚故爲胕腫胕腫者聚水而生病也上謂肺下謂腎肺腎俱溢故聚水於腹中而生病也帝曰諸水皆生於腎乎岐伯曰腎者牝藏也牝陰也亦主陰位故云牝藏地氣上者屬於腎而生水液也故曰至陰勇而勞甚則腎汗出腎汗出逢於風内不得入於藏府外不得越於皮膚客於玄府行於皮裏傳爲胕腫本之於腎名曰風水勇而勞甚謂力房也勞勇汗出則玄府開汗出逢風則玄府復閉玄府閉已則餘汗未出内伏皮膚傳化爲水從風而水故名風水所謂玄府者汗空也汗液色玄從空而出以汗聚於裏故謂之玄府府聚也帝曰水俞五十七處者是何主也岐伯曰腎俞五十七穴積陰之所聚也水所從出入也尻上五行行五者此腎俞背部之俞凡有五行當其中者督脉氣所發次兩傍四行皆足太陽脉氣也故水病下爲胕腫大腹上爲喘呼水下居於腎則腹至足而胕腫上入於肺則喘息賁急而大呼也不得卧者標本俱病標本者肺爲標腎爲本如此者是肺腎俱水爲病也故肺爲喘呼腎爲水腫肺爲逆不得卧肺爲喘呼氣逆不得卧者以其主呼吸故也腎爲水腫者以其主水故也分爲相輸俱受者水氣之所留也分其居處以名之則是氣相輸應本其俱受病氣則皆是水所留也伏菟上各二行行五者此腎之街也街謂道也腹部正俞凡有五行俠齊兩傍則腎藏足少陰脉及衝脉氣所發次兩傍則胃府足陽明脉氣所發此四行穴則伏菟之上也三陰之所交結於脚也踝上各一行行六者此腎脉之下行也名曰太衝腎脉與衝脉並下行循足合而盛大故曰太衝凡五十七穴者皆藏之陰絡水之所客也經所謂五十七者然尻上五行行五則背脊當中行督脉氣所發者脊中懸樞命門腰俞長強當其處也次俠督脉兩傍足太陽脉氣所發者有大腸俞小腸俞膀胱俞中䏶内俞白環俞當其處也又次外俠兩傍足太陽脉氣所發者有胃倉肓門志室胞肓秩邊當其處也伏菟上各二行行五者腹部正俞俠中行任脉兩傍衝脉足少陰之會者有中注四滿氣穴大赫横骨當其處也次俠衝脉足少陰兩傍足陽明脉氣所發者有外陵大巨水道歸來氣街當其處也踝上各一行行六者足内踝之上有足少陰陰蹻脉並循腨上行足少陰脉有太衝復溜陰谷三穴陰蹻脉有照海交信築賓三穴陰蹻既足少陰脉之别亦可通而主之兼此數之猶少一穴脊中在第十一椎節下間俛而取之刺可入同身寸之五分不可灸令人僂懸樞在第十三椎節下間伏而取之刺可入同身寸之三分若灸者可灸三壯命門在第十四椎節下間伏而取之刺可入同身寸之五分若灸者可灸三壯腰俞在第二十一椎節下間刺可入同身寸之二分　新校正云按甲乙經及繆

刺論注并熱穴注俱云剌入二寸而刺熱注氣府注并此注作二分宜從二分之説　留七呼若灸者可灸三壯長强在脊骶端督脉别絡少陰所結刺可入同身寸之二分留七呼若灸者可灸三壯此五穴者並督脉氣所發也　新校正云詳王氏云少一穴按氣府論注十二椎節下有陽關一穴若通數陽關則不少矣　次俠督脉兩傍大腸俞在第十六椎下俠督脉兩傍去督脉各同身寸之一寸半刺可入同身寸之三分留六呼若灸者可灸三壯小腸俞在第十八椎下兩傍相去及刺灸分壯法如大腸俞膀胱俞在第十九椎下兩傍相去及刺灸分壯法如大腸俞中膂内俞在第二十椎下兩傍相去及刺灸分壯法如大腸俞俠脊胂起肉留十呼白環俞在第二十一椎下兩傍相去如大腸俞伏而取之刺可入同身寸之五分若灸者可灸三壯　新校正云按甲乙經云刺可入八分不可灸此五穴者並足太陽脉氣所發所謂腎俞者則此也又次外兩傍胃倉在第十二椎下兩傍相去各同身寸之三寸刺可入同身寸之五分若灸者可灸三壯肓門在第十三椎下兩傍相去及刺灸分壯法如胃倉志室在第十四椎下兩傍相去及刺灸分壯法如胃倉正坐取之胞肓在第十九椎下兩傍相去及刺灸分壯法如胃倉伏而取之秩邊在第二十一椎下兩傍相去及刺灸分壯法如胃倉伏而取之此五穴者並足太陽脉氣所發也次伏菟上兩行中注在齊下同身寸之五分兩傍相去任脉各同身寸之五分　新校正云按甲乙經同氣府注云俠中行方一寸文異而義同　四滿在中注下同身寸之一寸氣穴在四滿下同身寸之一寸大赫在氣穴下同身寸之一寸横骨在大赫下同身寸之一寸各横相去同身寸之一寸並衝脉足少陰之會刺可入同身寸之一寸若灸者可灸五壯次外兩傍穴外陵在齊下同身寸之一寸　新校正云按氣府論注云外陵在天樞下一寸與此正同　兩傍去衝脉各同身寸之一寸半大巨在外陵下同身寸之一寸水道在大巨下同身寸之三寸歸來在水道下同身寸之三寸氣街在歸來下　新校正云按氣府注刺熱注熱穴注云在腹齊下横骨兩端鼠鼷上一寸刺禁注云在腹下俠齊兩傍相去四寸鼠僕上一寸動脉應手骨空注云在毛際兩傍鼠鼷上諸注不同今備録之　鼠鼷上同身寸之一寸各横相去同身寸之二寸此五穴者並足陽明脉氣所發水道刺可入同身寸之二寸半若灸者可灸五壯氣街刺可入同身寸之三分留七呼若灸者可灸三壯餘三穴並刺可入同身寸之八分若灸者並可五壯所謂腎之街者則此也踝上各一行行六者太鍾在足内踝後街中　新校正云按甲乙經云跟後衝中刺瘧注刺腰痛注作跟後街中動脉此云内踝後此注非　足少陰絡别走太陽者刺可入同身寸之二分留三呼若灸者可灸三壯復溜在内踝上同身寸之二寸陷者中足少陰脉之所行也刺可入同身寸之三分留三呼若灸者可灸五壯照海在内踝下刺可入同身寸之四分留六呼若灸者可灸三壯交信在内踝上同身寸之二寸少陰前太陰後筋骨間陰蹻之郄刺可入同身寸之四分留五呼若灸者可灸三壯築賓在内踝上腨分中陰維之郄刺可入同身寸之三分若灸者可灸五壯陰谷在膝下内輔骨之後大筋之下小筋之上按之應手屈膝而得之足少陰脉之所入也刺可入同身寸之四分若灸者可灸三壯所謂腎經之下行名曰太衝者則此也　**帝曰。春取絡脉分肉何也。岐伯曰。春者木始治。肝氣始生。肝氣急。其風疾。經脉常深。其氣少。不能深入。故取絡脉分肉間。帝曰。夏取盛經分腠。何也。岐伯曰。夏者火始治。心氣始長。脉瘦氣弱。陽氣留溢。**新校正云按别本留一作流　**熱熏分腠。内至於經。故取盛經分腠。絶膚而病去者。邪居淺也。**絶謂絶破令病得出也　**所謂盛經者。陽脉也。帝曰。秋取經俞。何也。岐伯曰。秋者金始治。肺將收殺。**三陰已升故漸將收殺　**金將勝火。陽氣在合。**金王火衰故云金將勝火　**陰氣初勝。濕氣及體。**以漸於雨濕霧露故云濕氣及體　**陰氣未盛。未能深入。故取俞以寫陰邪。取合以虚陽邪。陽氣始衰。故取於合。**新校正云按皇甫士安云是謂始秋之治變　**帝曰。冬取井滎。何也。岐伯曰。冬者。水始治。腎方閉。陽氣衰少。陰氣堅盛。巨陽伏沈。陽脉乃去。**去謂下去　**故取井以下陰逆。取滎以實陽氣。**新校正云按全元起本實作遣甲乙經千金方作通　**故曰。冬取井滎。春不鼽衄。**新校正云按皇甫士安云是謂末冬之治變　**此之謂也。**新校正云按此與四時刺逆從論及診要經終論義頗不同與九卷之義相通　**帝曰。夫子言治熱病五十九俞。余論其意。未能領別其處。願聞其處。因聞其意。岐伯曰。頭上五行行五者。以越諸陽之熱逆也。**頭上五行者當中行謂上星顖會前頂百會後頂次兩傍謂五處承光通天絡却玉枕又次兩傍謂臨泣目窻正營承靈腦空也上星在顱上直鼻中央入髮際同身寸之一寸陷者中容豆刺可入同身寸之三分顖會在上星後同身寸之一寸陷者中刺可入同身寸之四分前頂在顖會後同身寸之一寸五分骨間陷者中刺如顖會法百會在前頂後同身寸之一寸五分頂中央旋毛中陷容指督脉足太陽脉之交會刺如上星法後頂在百會後同身寸之一寸五分枕骨上刺如顖會法然是五者皆督脉氣所發也上星留六呼若灸者並可灸五壯次兩傍穴五處在上星兩傍同身寸之一寸五分承光在五處後同身寸之一寸通天在承光後同身寸之一寸五分絡却在通天後同身寸之一寸五分玉枕在絡却後同身寸之七分然是五者並足太陽脉氣所發刺可入同身寸之三分五處通天各留七呼絡却留五呼玉枕留三呼若灸者可灸三壯　新校正云按甲乙經承光不灸玉枕刺入二分又刺兩傍臨泣在頭直目上入髮際同身寸之五分足太陽少陽陽維三脉之會目窻正營遞相去同身寸之一寸承靈腦空遞相去同身寸之一寸五分然是五者並足少陽陽維二脉之會腦空一穴刺可入同身寸之四分餘並可刺入同身寸之三分臨泣留七呼若灸者可灸五壯

大杼膺俞缺盆背俞此八者。以寫胷中之熱也。大杼在項第一椎下兩傍相去各同身寸之一寸半陷者中督脉別絡手足太陽三脉氣之會刺可入同身寸之三分留七呼若灸者可灸五壯　新校正云按甲乙經并氣穴注作七壯刺瘧注刺熱注作五壯　膺俞者膺中之俞也正名中府在胷中行兩傍相去同身寸之六寸雲門下一寸乳上三肋間動脉應手陷者中仰而取之手足太陰脉之會刺可入同身寸之三分留五呼若灸者可灸五壯缺盆在肩上橫骨陷者中手陽明脉氣所發刺可入同身寸之二分留七呼若灸者可灸三壯背俞即風門熱府俞也在第二椎下兩傍各同身寸之一寸三分督脉足太陽之會刺可入同身寸之五分留七呼若灸者可灸五壯今中誥孔穴圖經雖不名之既曰風門熱府即治熱之背俞也　新校正云按王氏注刺熱論云背俞未詳何處注此指名風門熱府注氣穴論以大杼爲背俞三經不同者蓋亦疑之者也

氣街三里巨虛上下廉此八者。以寫胃中之熱也。氣街在腹齊下橫骨兩端鼠鼷上同身寸之一寸動脉應手足陽明脉氣所發刺可入同身寸之三分留七呼若灸者可灸三壯　新校正云按氣街諸注不同具前水穴注中　三里在膝下同身寸之三寸䯒外廉兩筋肉分間足陽明脉之所入也刺可入同身寸之一寸留七呼若灸者可灸三壯巨虛上廉足陽明與大腸合在三里下同身寸之三寸足陽明脉氣所發刺可入同身寸之八分若灸者可灸三壯巨虛下廉足陽明與小腸合在上廉下同身寸之三寸足陽明脉氣所發刺可入同身寸之三分若灸者可灸三壯也

雲門髃骨委中髓空此八者。以寫四支之熱也。雲門在巨骨下胷中行兩傍相去同身寸之六寸動脉應手足太陰脉氣所發　新校正云按甲乙經同氣穴注作手太陰刺熱注亦作手太陰　舉臂取之刺可入同身寸之七分若灸者可灸五壯驗今中誥孔穴圖經無髃骨穴有肩髃穴穴在肩端兩骨間手陽明蹻脉之會刺可入同身寸之六分留六呼若灸者可灸三壯委中在足膝後屈處膕中央約文中動脉足太陽脉之所入也刺可入同身寸之五分留七呼若灸者可灸三壯按今中誥孔穴圖經云腰俞穴一名髓空在脊中第二十一椎節下主汗不出足清不仁督脉氣所發也刺可入同身寸之二寸留七呼若灸者可灸三壯　新校正云詳腰俞刺入二寸當作二分以具前水穴注中

五藏俞傍五此十者。以寫五藏之熱也。俞傍五者謂魄戶神堂魂門意舍志室五穴俠脊兩傍各相去同身寸之三寸並足太陽脉氣所發也魄戶在第三椎下兩傍正坐取之刺可入同身寸之五分若灸者可灸五壯神堂在第五椎下兩傍刺可入同身寸之三分若灸者可灸五壯魂門在第九椎下兩傍正坐取之刺可入同身寸之五分若灸者可灸三壯意舍在第十一椎下兩傍正坐取之刺可入同身寸之五分若灸者可灸三壯志室在第十四椎下兩傍正坐取之刺可入同身寸之五分若灸者可灸五壯也

凡此五十九穴者。皆熱之左右也。帝曰。人傷於寒而傳爲熱何也。岐伯曰。夫寒盛則生熱也。寒氣外凝陽氣內鬱腠理堅緻元府閉封緻則氣不宣通封則濕氣內結中外相薄寒盛熱生故人傷於寒轉而爲熱汗之而愈則外凝內鬱之理可知斯乃新病數日者也

重廣補注黃帝內經素問卷第十六

骨空論　膊音博　楗音健　齧若結切　水熱穴論　菟音兎　閟音秘
溜力救切　鼷音奚　緻馳二切

重廣補注黄帝内經素問卷第十七

啓玄子次注林億孫奇高保衡等奉敕校正孫兆重改誤

調經論篇第六十二 新校正云按全元起本在第一卷

黄帝問曰余聞刺法言有餘寫之不足補之何謂有餘何謂不足岐伯對曰有餘有五不足亦有五帝欲何問帝曰願盡聞之岐伯曰神有餘有不足氣有餘有不足血有餘有不足形有餘有不足志有餘有不足凡此十者其氣不等也 神屬心氣屬肺血屬肝形屬脾志屬腎以各有所宗故不等也 帝曰人有精氣津液四支九竅五藏十六部三百六十五節乃生百病百病之生皆有虚實今夫子乃言有餘有五不足亦有五何以生之乎 鍼經曰兩神相薄合而成形常先身生是謂精上焦開發宣五穀味熏膚充身澤毛若霧露之溉是謂氣腠理發泄汗出湊理是謂津液之滲於空竅留而不行者爲液也十六部者謂手足二九竅九五藏五合爲十六部也三百六十五節者非謂骨節是神氣出入之處也鍼經曰所謂節之交三百六十五會皆神氣出入遊行之所非骨節也言人身所有則多所舉則少病生之數何以論之 岐伯曰皆生於五藏也 謂五神藏也 夫心藏神肺藏氣肝藏血脾藏肉腎藏志而此成形 言所以病皆生於五藏者何哉以内藏五神而成形也 志意通内連骨髓而成身形五藏 志意者通言五神之大凡也骨髓者通言表裏之成化也言五神通泰骨髓化成身形既立乃五藏互相爲有矣 新校正云按甲乙經無五藏二字 五藏之道皆出於經隧以行血氣血氣不和百病乃變化而生是故守經隧焉 隧潛道也經脉伏行而不見故謂之經隧焉血氣者人之神邪侵之則血氣不正血氣不正故變化而百病乃生矣然經脉者所以決死生處百病調虚實故守經隧焉 新校正云按甲乙經經隧作經渠義各通 帝曰神有餘不足何如岐伯曰神有餘則笑不休神不足則悲 心之藏也鍼經曰心藏脉脉舍神心氣虚則悲實則笑不休也悲一爲憂誤也 新校正云詳王注云悲一爲憂誤也按甲乙經及太素并全元起注本並作憂皇甫士安云心虚則悲悲則憂心實則笑笑則喜夫心之與肺脾之與心互相成也故喜發於心而成於肺思發於脾而成於心一過其節則二藏俱傷楊上善云脾之憂在心變動也肺之憂在肺之志是則肺主秋憂爲正也心主於夏變而生憂也 血氣未并五藏安定邪客於形洒淅起於毫毛未入於經絡也故命曰神之微 并謂并合也未與邪合故曰未并也洒淅寒皃也始起於毫毛尚在於小絡神之微病故命曰神之微也 新校正云按甲乙經洒淅作悽厥太素作洫泝楊上善云洫毛孔也水逆流曰泝謂邪氣入於腠理如水逆流於洫 帝曰補寫奈何岐伯曰神有餘則寫其小絡之血出血勿之深斥無中其大經神氣乃平 邪入小絡故可寫其小絡之脉出其血勿深推鍼鍼深則傷肉也以邪居小絡故不欲令鍼中大經也絡血既出神氣自平斥推也小絡孫絡也鍼經曰經脉爲裏支而横者爲絡絡之别者爲孫絡平謂平調也 新校正云詳此注引鍼經曰與三部九候論注兩引之在彼云靈樞而此曰鍼經則王氏之意指靈樞爲鍼經也按今素問注中引鍼經者多靈樞之文但以靈樞今不全故未得盡知也 神不足者視其虚絡按而致之刺而利之無出其血無泄其氣以通其經神氣乃平 但通經脉令其和利抑按虚絡令其氣致以神不足故不欲出血及泄氣也 新校正云按甲乙經按作切利作和 帝曰刺微奈何 覆前初起於毫毛未入於經絡者 岐伯曰按摩勿釋著鍼勿斥移氣於不足神氣乃得復 按摩其病處手不釋散著鍼於病處亦不推之使其人神氣内朝於鍼移其人神氣令自充足則微病自去神氣乃得復常 新校正云按甲乙經及太素云移氣於足無不字楊上善云按摩使氣至於踵也 帝曰善有餘不足奈何岐伯曰氣有餘則喘欬上氣不足則息利少氣 肺之藏也肺藏氣息不利則喘鍼經曰肺氣虚則鼻息利少氣實則喘喝胷憑仰息也 血氣未并五藏安定皮膚微病命曰白氣微泄 肺合皮其色白故皮膚微病命曰白氣微泄 帝曰補寫奈何岐伯曰氣有餘則寫其經隧無傷其經無出其血無泄其氣不足則

補其經隧。無出其氣。氣謂榮氣也鍼寫若傷其經則血出而榮氣泄脫故不欲出血泄氣但寫其衛氣而已鍼補則又且謹閉穴俞然其衛氣亦不欲泄之　新校正云按楊上善云經隧者手太陰之別從手太陰走手陽明乃是手太陰向手陽明之道欲道藏府陰陽故補寫皆從正經別走之絡寫其陰經別走之路不得傷其正經也 帝曰。刺微柰何。覆前曰氣微泄者 岐伯曰。按摩勿釋。出鍼視之。曰我將深之。適人必革。精氣自伏。邪氣散亂。無所休息。氣泄腠理。真氣乃相得。亦謂按摩其病處也革皮也我將深之適人必革者謂其深而淺刺之也如是脇從則人懷懼色故精氣潛伏也以其調適於皮精氣潛伏邪無所據故亂散而無所休息發泄於腠理也邪氣既泄真氣乃與皮腠相得矣　新校正云按楊上善云革改也夫人聞樂至則身心忻悅聞痛及體情必改異忻悅則百體俱縱改革則情志必拒拒則邪氣消伏 帝曰。善。血有餘不足柰何。岐伯曰。血有餘則怒。不足則恐。肝之藏也鍼經曰肝藏血肝氣虛則恐實則怒　新校正云按全元起本恐作悲甲乙經及太素並同 血氣未并。五藏安定。孫絡水溢。則經有留血。絡有邪盛則入於經故云孫絡水溢則經有留血

帝曰。補寫柰何。岐伯曰。血有餘。則寫其盛經出其血。不足。則視其虛經內鍼其脉中。久留而視。新校正云按甲乙經云久留之血至太素同 脉大疾出其鍼。無令血泄。脉盛滿則血有餘故出之經氣虛則血不足故無令血泄也久留疾出是謂補之鍼解論曰徐而疾則實義與此同 帝曰。刺留血柰何。岐伯曰。視其血絡。刺出其血。無令惡血得入於經。以成其疾。血絡滿者刺按出之則惡色之血不得入於經脉 帝曰。善。形有餘不足柰何。岐伯曰。形有餘則腹脹涇溲不利。不足則四支不用。脾之藏也鍼經曰脾氣虛則四支不用五藏不安實則腹脹涇溲不利涇大便溲小便也　新校正云按楊上善云涇作經婦人月經也 血氣未并。五藏安定。肌肉蠕動。命曰微風。邪薄肉分衛氣不通陽氣內鼓故肉蠕動　新校正云按全元起本及甲乙經蠕作溢太素作濡 帝曰。補寫柰何。岐伯曰。形有餘則寫其陽經。不足則補其陽絡。並胃之經絡

帝曰。刺微柰何。岐伯曰。取分肉間。無中其經。無傷其絡。衛氣得復。邪氣乃索。衛氣者所以溫分肉而充皮膚肥腠理而司開闔故肉蠕動即取分肉間但開肉分以出其邪故無中其經無傷其絡衛氣復舊而邪氣盡索散盡也 帝曰。善。志有餘不足柰何。岐伯曰。志有餘則腹脹飧泄。不足則厥。腎之藏也鍼經曰腎藏精精舍志腎氣虛則厥實則脹脹謂脹起厥謂逆行上衝也足少陰脉下行令氣不足故隨衝脉逆行而上衝也 血氣未并。五藏安定。骨節有動。腎合骨故骨有邪薄則骨節鼓動或骨節之中如有物鼓動之也 帝曰。補寫柰何。岐伯曰。志有餘則寫然筋血者。新校正云按甲乙經及太素云寫然筋血者出其血楊上善云然筋當是然谷下筋再詳諸處引然谷者多云然骨之前血者疑少骨之二字前字誤作筋字 不足則補其復溜。然謂然谷足少陰滎也在內踝之前大骨之下陷者中血絡盛則泄之其刺可入同身寸之三分留三呼若灸者可灸三壯復溜足少陰經也在內踝上同身寸之二寸陷者中刺可入同身寸之三分留三呼若灸者可灸五壯 帝曰。刺未并柰何。岐伯曰。即取之。無中其經。

邪所乃能立虛。不求穴俞而直取居邪之處故云即取之　新校正云按甲乙經邪所作以去其邪 帝曰。善。余已聞虛實之形。不知其何以生。岐伯曰。氣血以并。陰陽相傾。氣亂於衛。血逆於經。血氣離居。一實一虛。衛行脉外故氣亂於衛血行經內故血逆於經血氣不和故一虛一實 血并於陰。氣并於陽。故為驚狂。氣并於陽則陽氣外盛故為驚狂 血并於陽。氣并於陰。乃為炅中。氣并於陰則陽氣內盛故為熱中炅熱也 血并於上。氣并於下。心煩惋善怒。血并於下。氣并於上。亂而喜忘。上謂鬲上下謂鬲下 帝曰。血并於陰。氣并於陽。如是血氣離居。何者為實。何者為虛。岐伯曰。血氣者。喜溫而惡寒。寒則泣不能流。溫則消而去之。泣謂如雪在水中凝住而不行去也 是故氣之所并為血虛。血之所并為氣虛。氣并於血則血少故血虛血并

於氣則氣少故氣虛帝曰人之所有者血與氣耳今夫子乃言血并為虛氣并為虛是無實乎岐伯曰有者為實無者為虛氣并於血則血无血并於氣則氣无故氣并則無血血并則無氣今血與氣相失故為虛焉氣并於血則血失其氣血并於氣則氣失其血故曰血與氣相失絡之與孫脉俱輸於經血與氣并則為實焉血之與氣并走於上則為大厥厥則暴死氣復反則生不反則死帝曰實者何道從來虛者何道從去虛實之要願聞其故岐伯曰夫陰與陽皆有俞會陽注於陰陰滿之外陰陽勻平以充其形九候若一命曰平人平人謂平和之人夫邪之生也或生於陰或生於陽其生於陽者得之風雨寒暑其生於陰者得之飲食居處陰陽喜怒帝曰風雨之傷人奈何岐伯曰風雨之傷人也先客於皮膚傳入於孫脉孫脉滿則傳入於絡脉絡脉滿則輸於大經脉血氣與邪并客於分腠之間其脉堅大故曰實實者外堅充滿不可按之按之則痛帝曰寒濕之傷人奈何岐伯曰寒濕之中人也皮膚不收新校正云按全元起云不收不仁也甲乙經及太素云皮膚收無不字肌肉堅緊榮血泣衛氣去故曰虛虛者聶辟氣不足按之則氣足以溫之故快然而不痛聶謂聶皺辟謂辟疊也　新校正云按甲乙經作攝辟太素作攝辟帝曰善陰之生實奈何實謂邪氣盛也岐伯曰喜怒不節則陰氣上逆上逆則下虛下虛則陽氣走之故曰實矣新校正云按經云喜怒不節則陰氣上逆疑剩喜字帝曰陰之生虛奈何虛謂精氣奪也岐伯曰喜則氣下悲則氣消消則脉虛空因寒飲食寒氣熏滿新校正云按甲乙經作動藏則血泣氣去故曰虛矣帝曰經言陽虛則外寒陰虛則內熱陽盛則外熱陰盛則內寒余已聞之矣不知其所由然也經言謂上古經言也岐伯曰陽受氣於上焦以溫皮膚分肉之間令寒氣在外則上焦不通上焦不通則寒氣獨留於外故寒慄慄謂振慄也帝曰陰虛生內熱奈何岐伯曰有所勞倦形氣衰少穀氣不盛上焦不行下脘不通新校正云按甲乙經作下焦不通胃氣熱熱氣熏胸中故內熱甚用其力致勞倦也貪役不食故穀氣不盛也帝曰陽盛生外熱奈何岐伯曰上焦不通利則皮膚緻密腠理閉塞玄府不通新校正云按甲乙經及太素无玄府二字衛氣不得泄越故外熱外傷寒毒內薄諸陽寒外盛則皮膚收皮膚收則腠理密故衛氣稸聚无所流行矣寒氣外薄陽氣內爭積火內燔故生外熱也帝曰陰盛生內寒奈何岐伯曰厥氣上逆寒氣積於胸中而不寫不寫則溫氣去寒獨留則血凝泣凝則脉不通新校正云按甲乙經作腠理不通其脉盛大以濇故中寒溫氣謂陽氣也陰逆內滿則陽氣去於皮外也帝曰陰與陽并血氣以并病形以成刺之奈何岐伯曰刺此者取之經隧取血於營取氣於衛用形哉因四時多少高下營主血陰氣也衛主氣陽氣也夫行鍼之道必先知形之長短骨之廣狹循三備法通計身形以施分寸故曰用形也四時多少高下具在下篇帝曰血氣以并病形以成陰陽相傾補寫奈何岐伯

曰。寫實者氣盛乃内。鍼與氣俱内。以開其門。如利其戶。鍼與氣俱出。精氣不傷。邪氣乃下。外門不閉。以出其疾。摇大其道。如利其路。是謂大寫。必切而出。大氣乃屈。言欲開其穴而泄其氣也切謂急也言急出其鍼也鍼解論曰疾而徐則虚者疾出鍼而徐按之也大氣謂大邪氣也屈謂退屈也 帝曰。補虚柰何。岐伯曰。持鍼勿置。以定其意。候呼内鍼。氣出鍼入。鍼空四塞。精無從去。方實而疾出鍼。氣入鍼出。熱不得還。閉塞其門。邪氣布散。精氣乃得存。動氣候時。新校正云按甲乙經作動無後時 近氣不失。遠氣乃來。是謂追之。言但密閉穴俞勿令其氣散泄也近氣謂已至之氣遠氣謂未至之氣也欲動經氣而爲補補者皆必候水刻氣之所在而刺之是謂得時而調之追言補也鍼經曰追而濟之安得無實則此謂也 帝曰。夫子言虚實者有十。生於五藏。五藏五脉耳。夫十二經脉。皆生其病。新校正云按甲乙經云皆生百病太素同 今夫子獨言五藏。夫十二經脉者。皆絡三百六十五節。節有病。必被經脉。經脉之病。皆有虚實。何以合之。岐伯曰。五藏者。故得六府與爲表裏。經絡支節。各生虚實。其病所居。隨而調之。從其左右經氣支節而調之 病在脉。調之血。脉者血之府脉實血實脉虚血虚由此脉病而調之血也　新校正云按全元起本及甲乙經云病在血調之脉 病在血。調之絡。血病則絡脉易故調之於絡也 病在氣。調之衛。衛主氣故氣病而調之衛也 病在肉。調之分肉。候寒熱而取之 病在筋。調之筋。適緩急而刺熨之 病在骨。調之骨。察輕重而調之 燔鍼劫刺其下及與急者。調筋法也筋急則燒鍼而劫刺之 病在骨。焠鍼藥熨。調骨法也焠鍼火鍼也 病不知所痛。兩蹻爲上。兩蹻謂陰陽蹻脉陰蹻之脉出於照海陽蹻之脉出於申脉申脉在足外踝下陷者中容爪甲　新校正云按刺腰痛注云在踝下五分　刺可入同身寸之三分留六呼若灸者可灸三壯照海在足内踝下刺可入同身寸之四分留六呼若灸者可灸三壯 身形有痛。九候莫病。則繆刺之。莫病謂無病也繆刺者刺絡脉左痛刺右右痛刺左 痛在於左而右脉病者。巨刺之。巨刺者刺經脉左痛刺右右痛刺左 必謹察其九候。鍼道備矣。

重廣補注黄帝内經素問卷第十七

調經論　隧音遂　飧音孫　燔音煩

重廣補注黃帝内經素問卷第十八

啓玄子次注林億孫奇高保衡等奉敕校正孫兆重改誤

繆刺論　四時刺逆從論

標本病傳論

繆刺論篇第六十三 新校正云按全元起本在第二卷

黃帝問曰：余聞繆刺，未得其意，何謂繆刺？繆刺言所刺之穴應用如紕繆綱紀也 歧伯對曰：夫邪之客於形也，必先舍於皮毛，留而不去，入舍於孫脉，留而不去，入舍於絡脉，留而不去，入舍於經脉，内連五藏，散於腸胃，陰陽俱感，五藏乃傷，此邪之從皮毛而入，極於五藏之次也，如此則治其經焉。今邪客於皮毛，入舍於孫絡，留而不去，閉塞不通，不得入於經，流溢於大絡，而生奇病也。病在血絡是謂奇邪 新校正云按全元起云大絡十五絡也 夫邪客大絡者，左注右，右注左，上下左右與經相干，而布於四末，其氣無常處，不入於經俞，命曰繆刺。四末謂四支也 帝曰：願聞繆刺，以左取右，以右取左，柰何？其與巨刺，何以別之？歧伯曰：邪客於經，左盛則右病，右盛則左病，亦有移易者，新校正云按甲乙經作病易且移 左痛未已而右脉先病，如此者，必巨刺之，必中其經，非絡脉也。先病者謂彼痛未止而此先病以承之 故絡病者，其痛與經脉繆處，故命曰繆刺。絡謂正經之傍支非正別也亦兼公孫飛揚等之別絡也 新校正云按王氏云非正別也按本論邪客足太陰絡令人腰痛注引從髀合陽明上絡嗌貫舌中乃太陰之正也亦是兼脉之正安得謂之作正別也

帝曰：願聞繆刺柰何？取之何如？歧伯曰：邪客於足少陰之絡，令人卒心痛，暴脹，胷脇支滿，以其絡支別者並正經從腎上貫肝鬲走於心包故邪客之則病如是 無積者，刺然骨之前出血，如食頃而已。然骨之前然谷穴也在足内踝前起大骨下陷者中足少陰滎也刺可入同身寸之三分留三呼若灸者可灸三壯刺此多見血令人立飢欲食 不已，左取右，右取左。言痛在左取之右痛在右取之左餘如此例 病新發者，取五日已。素有此病而新發先刺之五日乃盡已

邪客於手少陽之絡，令人喉痺舌卷，口乾心煩，臂外廉痛，手不及頭，以其脉循手表出臂外上肩入缺盆布膻中散絡心包其支者從膻中上出缺盆上項又心主其舌故病如是 刺手中指次指爪甲上，去端如韭葉，各一痏。謂關衝穴少陽之井也刺可入同身寸之一分留三呼若灸者可灸三壯左右手皆刺之故言各一痏痏瘡也 新校正云按甲乙經關衝穴出手小指次指之端今言中指者誤也 壯者立已，老者有頃已，左取右，右取左。此新病數日已。

邪客於足厥陰之絡，令人卒疝暴痛，以其絡去内踝上同身寸之五寸別走少陽其支別者循脛上睪結於莖故令人卒疝暴痛睪陰丸也 刺足大指爪甲上與肉交者各一痏，謂大敦穴足大指之端去爪甲角如韭葉厥陰之井也刺可入同身寸之三分留十呼若灸者可灸三壯 男子立已，女子有頃已，左取右，右取左。

邪客於足太陽之絡，令人頭項肩痛，以其經之正者從腦出別下項支別者從髆内左右別下又其絡自足上行循背上頭故項頭肩痛也 新校正云按甲乙經云其支者從巔入絡腦還出別下項王氏云經之正者正當作支 刺足小指爪甲上與肉交者各一痏，立已，謂至陰穴太陽之井也刺可入同身寸之一分留五呼若灸者可灸三壯 新校正云按甲乙經云在足小指外側去爪甲角如韭葉 不已，刺外踝下三痏，左取右，右取左，如食頃已。謂金門穴足太陽郄也在外踝下刺可入同身寸之三分若灸者可灸三壯

邪客於手陽明之絡，令人氣滿胷中，喘息而支胠，胷中熱，以其經自肩端入缺盆絡肺其支別者從缺盆中直

而上頸故病如是 刺手大指次指爪甲上去端如韭葉各一痏左取右右取左如食頃已 謂商陽穴手陽明之井也刺可入同身寸之一分留一呼若灸者可灸一壯 新校正云按甲乙經云商陽在手大指次指內側去爪甲角如韭葉 邪客於臂掌之間不可得屈刺其踝後 新校正云按全元起云去是人手之本節踝也 先以指按之痛乃刺之以月死生爲數月生一日一痏二日二痏十五日十五痏十六日十四痏 隨日數也月半已前謂之生月半以後謂之死虧滿而異也 邪客於足陽蹻之脈令人目痛從內眥始 以其脈起於足上行至頭而屬目內眥故病令人目痛從內眥始也何以明之八十一難經曰陽蹻脈者起於跟中循外踝上行入風池鍼經曰陰蹻脈入鼽屬目內眥合於太陽陽蹻而上行尋此則至於目內眥也 刺外踝之下半寸所各二痏 謂申脈穴陽蹻之所生也在外踝下陷者中容爪甲刺可入同身寸之三分留六呼若灸者可灸三壯 新校正云詳血脈痛注云外踝下五分 左刺右右刺左如行十里頃而已人有所墮墜惡血留內腹中滿脹不得前後先飲利藥此上傷厥陰之脈下傷少陰之絡刺足內踝之下然骨之前血脈出血 此少陰之絡也 新校正云詳血脈出血脈字疑是絡字 刺足跗上動脈 謂衝陽穴胃之原也刺可入同身寸之三分留十呼若灸者可灸三壯主腹大不嗜食以腹脹滿故爾取之 不已刺三毛上各一痏見血立已左刺右右刺左 謂大敦穴厥陰之井也 善悲驚不樂刺如右方 善悲驚不樂亦如上法刺之 邪客於手陽明之絡令人耳聾時不聞音 以其經支者從缺盆上頸貫頰又其絡支別者入耳會於宗脈故病令人耳聾時不聞聲 刺手大指次指爪甲上去端如韭葉各一痏立聞 亦同前商陽穴 不已刺中指爪甲上與肉交者立聞 謂中衝穴手心主之井也在手中指之端去爪甲如韭葉陷者中刺可入同身寸之一分留三呼若灸者可灸三壯古經脫簡無絡可尋之恐是刺小指爪甲上與肉交者也何以言之下文云手少陰絡會於耳中也若小指之端是謂少衝手少陰之井刺可入同身寸之一分留一呼若灸者可灸一壯 新校正云按王氏云恐是小指爪甲上少衝穴按甲乙經手心主之正上循喉嚨出耳後合少陽完骨之下如是則安得不刺中衝而疑爲少衝也 其不時聞者不可刺也 不時聞者絡氣已絕故不可刺 耳中生風者亦刺之如此數左刺右右刺左凡痺往來行無常處者在分肉間痛而刺之以月死生爲數用鍼者隨氣盛衰以爲痏數鍼過其日數則脫氣不及日數則氣不寫左刺右右刺左病已止不已復刺之如法 言所以約月死生爲數者何以隨氣之盛衰也 月生一日一痏二日二痏漸多之十五日十五痏十六日十四痏漸少之 如是刺之則無過數無不及也 邪客於足陽明之經令人鼽衄上齒寒 以其脈起於鼻交頞中下循鼻外入上齒中還出俠口環脣下交承漿却循頤後下廉出大迎循頰車上耳前故病令人鼽衄上齒寒也復以其脈左右交於面部故舉經脈之病以明繆處之類故下文云 新校正云按全元起本與甲乙經陽明之經作陽明之絡 刺足中指次指爪甲上與肉交者各一痏左刺右右刺左 中當爲大亦傳寫中大之誤也據靈樞經孔穴圖經中指次指爪甲上無穴當言刺大指次指爪甲上乃厲兌穴陽明之井不當更有次指二字也厲兌者刺可入同身寸之一分留一呼若灸者可灸一壯 新校正云按甲乙經云刺足中指爪甲上無次指二字蓋以大指次指爲中指義與王注同下文云足陽明中指爪甲上亦謂此穴也厲兌在足大指次指之端去爪甲角如韭葉 邪客於足少陽之絡令人脇痛不得息欬而汗出 以其脈支別者從目銳眥下大迎合手少陽於䪼下加頰車下頸合缺盆以下胷中貫鬲絡肝膽循脇故令人脇痛欬而汗出 刺足小指次指爪甲上與肉交者各一痏 謂竅陰穴少陽之井也刺可入同身寸之一分留一呼若灸者可灸三壯 新校正云按甲乙經竅陰在足小指次指之端去爪甲角如韭葉 不得息立已汗出立止欬者溫衣飲食一日已左刺右右刺左病立已不已復刺如法邪客於足少陰之絡令人嗌痛不可內食無故善怒氣上走賁

上。以其經支別者從肺出絡心注胸中又其正經從腎上貫肝鬲入肺中循喉嚨俠舌本故病令人嗌乾痛不可内食無故善怒氣上走賁上也賁謂氣奔也新校正云詳王注以賁上爲氣奔者非按難經胃爲賁門楊玄操云賁鬲也是氣上走鬲上也經既云氣上走安得更以賁爲奔上之解邪刺足下中央之脉各三痏。凡六刺。立已。左刺右。右刺左。謂勇泉穴少陰之井也在足心陷者中屈足踡指宛宛中刺可入同身寸之三分留三呼若灸者可灸三壯嗌中腫。不能内唾。時不能出唾者。刺然骨之前。出血立已。左刺右。右刺左。亦足少陰之絡也以其絡並大經循喉嚨故爾刺之此二十九字本錯簡在邪客手足少陰太陰足陽明之絡前今遷於此　新校正云詳王注以其絡並大經循喉嚨差互按甲乙經足少陰之絡並經上走心包少陰之經循喉嚨今王氏之注經與絡交互當以甲乙經爲正也邪客於足太陰之絡。令人腰痛引少腹控䏚。不可以仰息。足太陰之絡從髀合陽明上貫尻骨中與厥陰少陽結於下髎而循尻骨内入腹上絡嗌貫舌中故腰痛則引少腹控於䏚中也䏚謂季脇下之空軟處也受邪氣則絡拘急故不可以仰伸而喘息也刺腰痛篇中無息字　新校正云詳王注云足太陰之絡按甲乙經乃太陰之正非絡也王氏謂之絡者未詳其旨刺腰尻之

解兩胂之上是腰俞。以月死生爲痏數。發鍼立已。左刺右。右刺左。腰脊尻骨間曰解當中有腰俞刺可入同身寸之二寸　新校正云按氣府論注作二分刺熱論注作二分水穴篇注作二分熱穴篇注作二寸甲乙經作二寸　留七呼主與經同中誥孔穴經去左取右右取左穴當中不應爾也次腰下俠尻有骨空各四皆主腰痛下髎主與經同是足太陰厥陰少陽所結刺可入同身寸之二寸留十呼若灸者可灸三壯胂謂兩髁胂也腰俞髁胂皆當取之也　新校正云按此邪客足太陰之絡并刺法一項已見刺腰痛篇中彼注甚詳此特多是腰俞三字耳別按全元起本舊無此三字王氏頗知腰俞無左右取之理而注之而不知全元起本舊無邪客於足太陽之絡。令人拘攣背急。引脇而痛。以其經從踝内左右別下貫胂合膕中故病令人拘攣背急引脇而痛　新校正云按全元起本及甲乙經引脇而痛下更云内引心而痛刺之從項始數脊椎俠脊。疾按之應手如痛。刺之傍三痏。立已。從項始數脊椎者謂從大椎數之至第二椎兩傍各同身寸之一寸五分内循脊兩傍按之有痛應手則邪客之處也隨痛應手深淺即而刺之邪客在脊骨兩傍故言刺之傍也邪客於足少陽之絡。令人留於樞中痛。髀不可

舉。以其經出氣街繞髦際橫入髀厭中故痛令人留於髀樞後痛解不可舉也樞謂髀樞也刺樞中以毫鍼。寒則久留鍼。以月死生爲數。立已。髀樞之後則環銚穴也正在髀樞後故言刺髀樞後也環銚者足少陽脉氣所發刺可入同身寸之一寸留二十呼若灸者可灸三壯毫鍼者第七鍼也新校正云按甲乙經環銚在髀樞中氣穴論云在兩髀厭分中此經云刺樞中而王氏以謂髀樞之後者誤也治諸經刺之所過者不病。則繆刺之。王言也經不病則邪在絡故繆刺之若經所過有病是則經病不當繆刺矣耳聾。刺手陽明。不已。刺其通脉出耳前者。手陽明謂前手大指次指去端如韭葉者也是謂商陽據中誥孔穴圖經手陽明脉中商陽合谷陽谿徧歷四穴並主耳聾今經所指謂前商陽不謂此合谷等穴也耳前通脉手陽明脉正當聽會之分刺入同身寸之四分若灸者可灸三壯齒齲。刺手陽明。不已。刺其脉入齒中。立已。據甲乙流注圖經手陽明脉中商陽二間三間合谷陽谿徧歷溫留七穴並主齒痛手陽明脉貫頰入下齒中足陽明脉循鼻外入上齒中也邪客於五藏之間。其病也。脉引而痛。時來時止。視其病。繆刺之於手足爪甲上。各刺其井左取

右右取左視其脉。出其血。間日一刺。一刺不已。五刺已。有血脉者則刺之如此數繆傳引上齒。齒脣寒痛。視其手背脉血者去之。若病繆傳而引上齒齒脣寒痛者刺手背陽明絡也足陽明中指爪甲上一痏。手大指次指爪甲上各一痏。立已。左取右。右取左。謂第二指厲兊穴也手大指次指謂商陽穴手陽明井也鍼經曰齒痛不惡清飲取足陽明惡清飲取手陽明　新校正云詳前文邪客足陽明刺中指次指爪甲上是誤剩次指二字當如此只言中指爪甲上乃是也邪客於手足少陰太陰足陽明之絡。此五絡皆會於耳中。上絡左角。手少陰眞心脉足少陰腎脉手太陰肺脉足太陰脾脉足陽明胃脉此五絡皆會於耳中而出絡左額角也五絡俱竭。令人身脉皆動。而形無知也。其狀若尸。或曰尸厥。言其卒冒悶而如死尸身脉猶如常人而動也然陰氣盛於上則下氣熏上而邪氣逆邪氣逆則陽氣亂陽氣亂則五絡閉結而不通故其狀若尸也以是從厥而生故或曰尸厥刺其足大指内側爪甲上。去端如韭葉。謂隱白穴

足太陰之井也刺可入同身寸之一分留三呼若灸者可灸三壯後刺足心。謂涌泉穴足少陰之井也刺同前取涌泉穴法後刺足中指爪甲上各一痏。謂第二指足陽明之井也刺同前取厲兌穴法後刺手大指內側去端如韭葉。謂少商穴手太陰之井也刺可入同身寸之一分留三呼若灸者可灸三壯後刺手心主。謂中衝穴手心主之井也刺可入同身寸之一分留三呼若灸者可灸一壯　新校正云按甲乙經不刺手心主詳此五絡之數亦不及手心主而此刺之是有六絡未會王氷相隨注之不爲明辨之旨也少陰銳骨之端各一痏立已。謂神門穴在掌後銳骨之端陷者中手少陰之俞也刺可入同身寸之三分留三呼若灸者可灸三壯不已以竹管吹其兩耳。言使氣入耳中內助五絡令氣復通也當內管入耳以手密擫之勿令氣泄而極吹之氣蹷然從絡脈通也　新校正云按陶隱居云吹其左耳極三度復吹其右耳三度也鬄其左角之髮方一寸燔治飲以美酒一杯不能飲者灌之立已。左角之髮是五絡血之餘故鬄之燔治飲之以美酒也酒者所以行藥勢又炎上而內走於心心主脈故以美酒服之凡刺之數先視其經脈切而從之審其虛實而調之不調者經刺之有痛而經不病者繆刺之因視其皮部有血絡者盡取之此繆刺之數也

四時刺逆從論篇第六十四

新校正云按厥陰有餘至筋急目痛全元起本在第六卷春氣在經脈至篇末全元起本在第一卷

厥陰有餘病陰痺。痺謂痛也陰謂寒也有餘謂厥陰氣盛滿故陰發於外而爲寒痺　新校正云詳王氏以痺爲痛未通不足病生熱痺。陰不足則陽有餘故爲熱痺滑則病狐疝風濇則病少腹積氣。厥陰脈循股陰入髦中環陰器抵少腹又其絡支別者循脛上睾結於莖故爲狐疝少腹積氣也　新校正云按楊上善云狐夜不得尿日出方得人之所病與狐同故曰狐疝一曰孤疝謂三焦孤府爲疝故曰孤疝少陰有餘病皮痺隱軫不足病肺痺。腎水逆連於肺母故也足少陰脈從腎上貫肝鬲入肺中故有餘病皮痺隱軫不足病肺痺也滑則病肺風疝濇則病積溲血。以其正經入肺貫腎絡膀胱故爲肺疝及積溲血也太陰有餘病肉痺寒中不足病脾痺。脾主肉故如是滑則病脾風疝濇則病積心腹時滿。太陰之脈入腹屬脾絡胃其支別者復從胃別上鬲注心中故爲脾疝心腹時滿也陽明有餘病脈痺身時熱不足病心痺。胃有餘則上歸於心不足則心下痺故爲是滑則病心風疝濇則病積時善驚。心主之脈起於胷中出屬心包下鬲歷絡三焦故爲心疝時善驚太陽有餘病骨痺身重不足病腎痺。太陽與少陰爲表裏故有餘不足皆病歸於腎也滑則病腎風疝濇則病積善時巔疾。太陽之脈交於巔上入絡腦下循膂絡腎故爲腎風及巔病也少陽有餘病筋痺脇滿不足病肝痺。少陽與厥陰爲表裏故病歸於肝滑則病肝風疝濇則病積時筋急目痛。肝主筋故時筋急厥陰之脈上出額與督脈會於巔其支別者從目系下頰裏故目痛是故春氣在經脈夏氣在孫絡長夏氣在肌肉秋氣在皮膚冬氣在骨髓中帝曰余願聞其故岐伯曰春者天氣始開地氣始泄凍解冰釋水行經通故人氣在脈夏者經滿氣溢入孫絡受血皮膚充實長夏者經絡皆盛內溢肌中秋者天氣始收腠理閉塞皮膚引急。引謂牽引以縮急也冬者蓋藏血氣在中內著骨髓通於五藏是故邪氣者常隨四時之氣血而入客也至其變化不可爲度然必從其經氣辟除其邪除其邪則亂氣不生。得氣而調故不亂帝曰逆四時而生亂氣柰何岐伯曰春刺絡脈血氣外溢令人少氣。血氣溢於外則中不足故少氣　新校正云按自春刺絡脈至令人目不明與診要經終論義同文異彼注甚詳於此彼分四時此分五時然此有長夏刺肌肉之分而逐時各闕刺秋分之事疑此肌肉之分即彼秋皮膚之分也春刺肌肉血氣環逆令人上氣。血逆氣上故上氣　新校正云按經闕春刺秋分春

刺筋骨。血氣內著。令人腹脹。內著不散故脹夏刺經脈。血氣乃竭。令人解㑊。血氣竭少故解㑊然不可名之也解㑊謂寒不寒熱不熱壯不壯弱不弱故不可名之也夏刺肌肉。血氣內却。令人善恐。却閉也血氣內閉則陽氣不通故善恐夏刺筋骨。血氣上逆。令人善怒。血氣上逆則怒氣相應故善怒新校正云按經闕夏刺秋分秋刺經脈。血氣上逆。令人善忘。血氣上逆滿於肺中故善忘秋刺絡脈。氣不外行。新校正云按別本作血氣不行全元起本作氣不衞外太素同令人卧不欲動。以虛甚故　新校正云按經闕秋刺長夏分秋刺筋骨。血氣內散。令人寒慄。血氣內散則中氣虛故寒慄冬刺經脈。血氣皆脫。令人目不明。以血氣無所營故也冬刺絡脈。內氣外泄。留爲大痺。冬刺肌肉。陽氣竭絕。令人善忘。陽氣不壯至春而竭故善忘新校正云按經闕冬刺秋分凡此四時刺者。大逆之病。新校正云按全元起本作六經之病不可不從也。反之。則生亂氣相淫病焉。淫不次也不次而行如浸淫相染而生病也故刺不知四時之經。病之所生。以從爲逆。正氣內亂。與精相薄。必審九候。正氣不亂。精氣不轉。不轉謂不逆轉也帝曰。善。刺五藏。中心一日死。其動爲噫。診要經終論曰中心者環死刺禁論曰一日死其動爲噫中肝五日死。其動爲語。診要經終論闕而不論刺禁論曰中肝五日死其動爲語　新校正云按甲乙經語作欠中肺三日死。其動爲欬。診要經終論曰中肺五日死刺禁論曰中肺三日死其動爲欬中腎六日死。新校正云按甲乙經作三日死其動爲嚏欠。診要經終論曰中腎七日死刺禁論曰中腎六日死其動爲嚏　新校正云按甲乙經無欠字中脾十日死。新校正云按甲乙經作十五日其動爲吞。診要經終論曰中脾五日死刺禁論曰中脾十日死其動爲吞然此三論皆岐伯之言而死日動變不同傳之誤也刺傷人五藏。必死。其動。則依其藏之所變候知其死也。變謂氣動變也中心下至此並爲逆從重文也

標本病傳論篇第六十五

新校正云按全元起本在第二卷皮部論篇前

黄帝問曰。病有標本。刺有逆從。柰何。岐伯對曰。凡刺之方。必別陰陽。前後相應。逆從得施。標本相移。故曰。有其在標而求之於標。有其在本而求之於本。有其在本而求之於標。有其在標而求之於本。故治有取標而得者。有取本而得者。有逆取而得者。有從取而得者。得病之情知治大體則逆從皆可施必中焉故知逆與從。正行無問。知標本者。萬舉萬當。道不疑惑識既深明則無問於人正行皆當不知標本。是謂妄行。識猶褊淺道未高深舉且見違故行多妄夫陰陽逆從。標本之爲道也。小而大。言一而知百病之害。著之至也言別陰陽知逆順法明著見精微觀其所舉則小尋其所利則大以斯明著故言一而知百病之害少而多。淺而博。可以言一而知百也。言少可以貫多舉淺可以料大者何法之明故非聖人之道孰能至於是耶故學之者猶可以言一而知百病也博大也以淺而知深。察近而知遠。言標與本。易而勿及。雖事極深玄人非咫尺略以淺近而悉貫之然標本之道雖易可爲言而世人識見無能及者治反爲逆。治得爲從。先病而後逆者。治其本。先逆而後病者。治其本。先寒而後生病者。治其本。先病而後生寒者。治其本。先熱而後生病者。治其本。先熱而後生中滿者。治其標。先病而後泄者。治其本。先泄而後生他病者。治其本。必且調之。乃治其他病。先病而後先中滿者。治其標。先中滿而後煩心者。治其本。人有客氣有同氣。新校正云按全元起本同作固小大不利。治其標。小大利。治其本。本先病標

後病必謹察之　病發而有餘。本而標之。先治其本。後治其標。病發而不足。標而本之。先治其標。後治其本。本而標之謂有先病復有後病也以其有餘故先治其本後治其標也標而本之謂先發輕微緩者後發重大急者以其不足故先治其標後治其本也　謹察間甚。以意調之。間謂多也甚謂少也多謂多形證而輕易少謂少形證而重難也以意調之謂審量標本不足有餘非謂捨法而以意妄爲也　間者并行。甚者獨行。先小大不利而後生病者治其本。并謂他脉共受邪氣而合病也獨爲一經受病而无異氣相參也并其則相傳傳急則亦死　夫病傳者。心病先心痛。藏真通於心故心先痛　一日而欬。心火勝金傳於肺也肺在變動爲欬故爾　三日脇支痛。肺金勝木傳於肝也以其脉循脇肋故如是　五日閉塞不通。身痛體重。肝木勝土傳於脾也脾性安鎮木氣乘之故閉塞不通身痛體重　三日不已死。以勝相伐唯弱是從五藏四傷豈其能久故爲即死　冬夜半。夏日中。謂正子午之時也或言冬夏有異非也晝夜之半事甚昭然　新校正云按靈樞經夫氣入藏病先發於心一日而之肺三日而之肝五日而之脾三日不已死冬夜半夏日中甲乙經曰病先發於心心痛一日之肺而欬五日之肝肋支痛五日之脾閉塞不通身病躰重三日不已死冬夜半夏日中詳素問言其病靈樞言其藏甲乙經及并素問靈樞二經之文而病與藏兼舉之　肺病喘欬。藏真高於肺而主息故喘欬也　三日而脇支滿痛。肺傳於肝　一日身重體痛。肝傳於脾　五日而脹。自傳於府　十日不已死。冬日入。夏日出。孟冬之中日入於申之八刻三分仲冬之中日入於申之七刻三分季冬之中日入於申與孟月等孟夏之中日出於寅之八刻一分仲夏之中日出於寅十刻三分季夏之中日出於寅與孟月等也　肝病頭目眩脇支滿。藏真散於肝脉內連目脇故如是　三日體重身痛。肝傳於肺　五日而脹。自傳於府　三日腰脊少腹痛脛痠。謂胃傳於腎以其脉起於足循腨內出膕內廉上股內後廉貫脊屬腎絡膀胱故如是也腰爲腎之府故腰痛　三日不已死。冬日入。新校正云按甲乙經作日中　夏早食。日入早晏如冬法也早食謂早於食時則卯正之時也　脾病身痛體重。藏真濡於脾而主肌肉故爾　一日而脹。自傳於府　二日少腹腰脊痛脛痠。胃傳於腎　三日背䏚筋痛小便閉。自傳於府及之䏚也　十日不已死。冬人定。夏晏食。人定謂申後二十五刻晏食謂寅後二十五刻　腎病少腹腰脊痛䯒痠。藏真下於腎故如是　三日背䏚筋痛小便閉。自傳於府　新校正云按靈樞經云之䏚膀胱是自傳於府及之䏚也　三日腹脹。膀胱傳於小腸　新校正云按甲乙經云三日上之心心脹　三日兩脇支痛。府傳於藏　新校正云按靈樞經云三日之小腸三日上之心今云兩脇支痛是小腸府傳心藏而發痛也　三日不已死。冬大晨。夏晏晡。大晨謂寅後九刻大明之時也晏晡謂申後九刻向昏之時也　胃病脹滿。以其脉循腹故如是　五日少腹腰脊痛䯒痠。胃傳於腎　三日背䏚筋痛小便閉。自傳於府及之䏚也　五日身體重。膀胱水府傳於脾也　新校正云按靈樞經　及甲乙經各云五日上之心是膀胱傳心爲相勝而身體重今王氏言傳脾者誤也　六日不已死。冬夜半後。夏日昳。夜半後謂子後八刻丑正時也日昳謂午後八刻未正時也　膀胱病小便閉。以其爲津液之府故爾　五日少腹脹腰脊痛䯒痠。自歸於藏　一日腹脹。腎復傳於小腸　一日身體痛。小腸傳於脾　新校正云按靈樞經云一日上之心是府傳於藏也甲乙經作之脾與王注同　二日不已死。冬雞鳴。夏下晡。雞鳴謂早雞鳴丑正之分也下晡謂日下於晡時申之後五刻也　諸病以次是相傳。如是者。皆有死期。不可刺。五藏相移皆如此有緩傳者有急傳者緩者或一歲二歲三歲而死其次或三月若六月而死急者一日二日三日四日或五六日而死則此類也𡨥此病傳之法皆五行之氣考其日數理不相應夫以五行爲紀以不勝之數傳於所勝者謂火傳於金當云一日金傳於木當云二日木傳於土當云四日土傳於水當云三日水傳於火當云五日也若以已勝之數傳於不勝者則木三日傳於土土五日傳於水水一日傳於火火二日傳於金金四日傳於水經之傳日似法三陰三陽之氣玉機真藏論曰五藏相通移皆有次不治三月若六月若三日若六日傳而當死此與同也雖爾猶當臨病詳視日數方悉是非爾　間一藏止。新校正云按甲乙經无止字　及至三四藏者。乃可刺也。間一藏止者謂隔過前一藏而不更傳也則謂木傳土土傳水水傳火火傳金金傳木而止皆間隔一藏也及至三四藏者皆謂至前第三第四藏也諸至三藏者皆是其已不勝之氣也至四藏者皆至已所生之父母也不勝則不能爲害於彼所生則父子無剋伐之期氣順以行故刺之可矣

重廣補注黄帝内經素問卷第十八

重廣補注黃帝内經素問卷第十九

啓玄子次注林億孫奇高保衡等奉敕校正孫兆重改誤

天元紀大論　五運行大論

六微旨大論

天元紀大論篇第六十六

黃帝問曰天有五行御五位以生寒暑燥濕風人有五藏化五氣以生喜怒思憂恐御謂臨御化謂生化也天真之氣無所不周器象雖殊參應一也　新校正云按陰陽應象大論云喜怒悲憂恐二論不同者思者脾也四藏皆受成焉悲者勝怒也二論所以互相成也論言五運相襲而皆治之終朞之日周而復始余已知之矣願聞其與三陰三陽之候奈何合之論謂六節藏象論也運謂五行應天之五運各周三百六十五日而爲紀者也故曰終朞之日周而復始也以六合五數未參同故問之也

鬼臾區稽首再拜對曰昭乎哉問也夫五運陰陽者天地之道也萬物之綱紀變化之父母生殺之本始神明之府也可不通乎道謂化生之道綱紀謂生長化成收藏之綱紀也父母謂萬物形之先也本始謂生殺皆因而有之也夫有形稟氣而不爲五運陰陽之所攝者未之有也所以造化不極能爲萬物生化之元始者何哉以其是神明之府故也然合散不測生化無窮非神明運爲無能爾也　新校正云詳陰陽者至神明之府也與陰陽應象大論同而兩論之注頗異故物生謂之化物極謂之變陰陽不測謂之神神用無方謂之聖所謂化變聖神之道也化施化也變散易也神無期也聖無思也氣之施化故曰生氣之散易故曰極無期稟候故曰神無思測量故曰聖由化與變故萬物無能逃五運陰陽由聖與神故衆妙無能出幽玄之理深乎妙用不可得而稱之　新校正云按六微旨大論云物之生從於化物之極由乎變變化之相薄成敗之所由也又五常政大論云氣始而生化氣散而有形氣布而蕃育氣終而象變其致一也夫變化之爲用也應萬化之用也在天爲玄玄遠也天道玄遠變化無窮傳曰天道遠人道邇在人爲道道謂妙用之道也經術政化非道不成在地爲化化謂生化也生萬物者地非土氣孕育則形質不成化生五味金石草木根葉華實酸苦甘淡辛鹹皆化氣所生隨時而有道生智智通妙用唯道所生玄生神玄遠幽深故生神也神之爲用觸遇玄通契物化成無不應也神在天爲風風者教之始天之使也天之號令也在地爲木東方之化在天爲熱應火爲用在地爲火南方之化在天爲濕應土爲用在地爲土中央之化在天爲燥應金爲用在地爲金西方之化在天爲寒應水爲用在地爲水北方之化神之爲用如上五化木爲風所生火爲熱所熾金爲燥所發水爲寒所資土爲濕所全蓋初因而成立也雖初因之以化成卒因之以敗散爾豈五行之獨有是哉凡因所因而成立者悉因所因而散落爾　新校正云詳在天爲玄至此則與陰陽應象大論及五運行大論文重注頗異故在天爲氣在地成形氣謂風熱濕燥寒形謂木火土金水形氣相感而化生萬物矣此造化生成之大紀然天地者萬物之上下也天覆地載上下相臨萬物化生無遺略也由是故萬物自生自長自化自成自盈自虛自復自變也夫變者何謂生之氣極本而更始化也孔子曰曲成萬物而不遺左右者陰陽之道路也天有六氣御下地有五行奉上當歲者爲上主司天承歲者爲下主司地不當歲者二氣居右北行轉之二氣居左南行轉之金木水火運北面正之常左爲右右爲左則左者南行右者北行而反也　新校正云詳上下左右之說義具五運行大論中水火者陰陽之徵兆也徵信也驗也兆先也以水火之寒熱彰信陰陽之先兆也金木者生成之終始也木主發生應春春爲生化之始金主收斂應秋秋爲成實之終終始不息其化常行故萬物生長化成收藏自久　新校正云按陰陽應象大論曰天地者萬物之上下也陰陽者血氣之男女左右者陰陽之道路水火者陰陽之徵兆陰陽者萬物之能始也與此論相出入也氣有多少形有盛衰上下相召而損益彰矣氣有多少謂天之陰陽三等多少不同秩也形有盛衰謂五運之氣有太過不及也由是少多衰盛天地相召而陰陽損益昭然彰著可見也　新校正云詳陰陽三等之義具下文注中

帝曰願聞五運之主時也何如時四時也鬼臾區曰五氣運行各終朞日非獨主時也一運之日終三百六十五日四分度之一乃易之非主一時當其王相囚死而爲絶法也氣交之内迢然而別有之也

帝曰請聞其所謂也鬼臾區曰臣積考太始天元

冊文曰。天元冊所以記天眞元氣運行之紀也自神農之世鬼臾區十世祖始誦而行之此太古占候靈文洎乎伏羲之時已鐫諸王版命曰冊文太古靈文故命曰太始天元冊也　新校正云詳今世有天元玉冊或者以謂即此太始天元冊文非是 太虛寥廓肇基化元。太虛謂空玄之境眞氣之所充神明之宮府也眞氣精微無遠不至故能爲生化之本始運氣之眞元矣肇始也基本也 萬物資始五運終天。五運謂木火土金水運也終天謂一歲三百六十五日四分度之一也終始更代周而復始也言五運更統於太虛四時隨部而遷復六氣分居而異主萬物因之以化生非曰自然其誰能始故曰萬物資始易曰大哉乾元萬物資始乃統天雲行雨施品物流形孔子曰天何言哉四時行焉百物生焉此其義也 布氣眞靈揔統坤元。太虛眞氣無所不至也氣齊生有故禀氣含靈者抱眞氣以生焉揔統坤元言天元氣常司地氣化生之道也易曰至哉坤元萬物資生乃順承天也 九星懸朗七曜周旋。九星上古之時也上古世質人淳歸眞反朴九星懸朗五運齊宣中古道德稍衰標星藏曜故計星之見者七焉九星謂天蓬天內天衝天輔天禽天心天任天柱天英此蓋從標而爲始遁甲式法今猶用焉七曜謂日月五星今外蕃具以此曆爲舉動吉凶之信也周謂周天之度旋謂左循天度而行五星之行猶各有進退高下小大矣 曰陰曰陽曰柔曰剛。陰陽天道也柔剛地道也天以陽生陰長地以柔化剛成也易曰立天之道曰陰與陽立地之道曰柔與剛此之謂也 幽顯既位寒暑弛張。幽顯既位言人神各得其序寒暑弛張言陰陽不失其宜也人神各守所居無相干犯陰陽不失其序物得其宜天地之道且然人神之理亦猶也　新校正云按至眞要大論云幽明何如岐伯曰兩陰交盡故曰幽兩陽合明故曰明幽明之配寒暑之異也 生生化化品物咸章。上生謂生之有情有識之類也下生謂生之無情無識之類也上化謂形容彰顯者也下化謂蔽匿形容者也有情有識彰顯形容天氣主之無情無識蔽匿形質地氣主之禀元靈氣之所化育爾易曰天地絪縕萬物化醇斯之謂歟 臣斯十世此之謂也。傳習斯文至鬼臾區十世于茲不敢失墜 帝曰善何謂氣有多少形有盛衰鬼臾區曰陰陽之氣各有多少故曰三陰三陽也。由氣有多少故隨其升降分爲三別也　新校正云按至眞要大論云陰陽之三也何謂岐伯曰氣有多少異用王冰云太陰爲正陰太陽爲正陽次少者爲少陰次少者爲少陽又次爲陽明又次爲厥陰 形有盛衰謂五行之治各有太過不及也。太過有餘也不及不足也氣至不足太過迎之氣至太過不足隨之天地之氣虧盈如此故云形有盛衰也 故其始也有餘而往不足隨之不足而往有餘從之知迎知隨氣可與期。言虧盈無常互有勝負始謂甲子歲也六微旨大論曰天氣始於甲地氣始於子子甲相合命曰歲立此之謂也則始甲子之歲三百六十五日所禀之氣當不足也次而推之終六甲也故有餘已則不足不足已則有餘亦有歲運非有餘非不足者蓋以同天地之化也若餘已復餘少已復少則天地之道變常而災害作苛疾生矣　新校正云按六微旨大論云木運臨卯火運臨午土運臨四季金運臨酉水運臨子所謂歲會氣之平也又按五常政大論云委和之紀上角與正角同上商與正商同上宮與正宮同伏明之紀上商與正商同卑監之紀上宮與正宮同上角與正角同從革之紀上商與正商同上角與正角同涸流之紀上宮與正宮同赫曦之紀上羽與正徵同堅成之紀上徵與正商同又六元正紀大論云不及而加同歲會已前諸歲並爲正歲氣之平也今王注以同天之化爲非有餘不足者非也 應天爲天符。承歲爲歲直。三合爲治。應天謂木運之歲上見厥陰火運之歲上見少陽少陰土運之歲上見太陰金運之歲上見陽明水運之歲上見太陽此五者天氣下降如合符運故曰應天爲天符也承歲謂木運之歲歲當于卯火運之歲歲當于午土運之歲歲當辰戌丑未金運之歲歲當于酉　水運之歲歲當于子此五者歲之所直故曰承歲爲歲直也三合謂火運之歲上見少陰年辰臨午土運之歲上見太陰年辰臨丑未金運之歲上見陽明年辰臨酉此三者天氣運氣與年辰俱會故云三合爲治也歲直亦曰歲位三合亦爲天符六微旨大論曰天符歲會曰太一天符謂天運與歲俱會也　新校正云按天符歲會之詳具六微旨大論中又詳火運上少陰年辰臨午即戊午歲也土運上太陰年辰臨丑未即己丑己未歲也金運上陽明年辰臨酉即乙酉歲也 帝曰上下相召奈何鬼臾區曰寒暑燥濕風火天之陰陽也三陰三陽上奉之。太陽爲寒少陽爲暑陽明爲燥太陰爲濕厥陰爲風少陰爲火皆其元在天故曰天之陰陽也 木火土金水火地之陰陽也生長化收藏下應之。木初氣也火二氣也相火三氣也土四氣也金五氣也水終氣也以其在地應天故云下應也氣在地故曰地之陰陽也　新校正云按六微旨大論曰地理之應六節氣位何如岐伯曰顯明之右君火之位退行一步相火治之復行一步土氣治之復行一步金氣治之復行一步水氣治之復行一步木氣治之此即木火土金水火地之陰陽之義也 天以陽生陰長地以陽殺陰藏。生長者天之道藏殺者地之道天陽主生故以陽生陰長地陰主殺故以陽殺陰藏天地雖高下不同而各有陰陽之運用也　新校正云詳此經與陰陽應象大論文重注頗異 天有陰陽地亦有陰陽。天有陰故能下降地有陽故能上騰是以各有陰陽也陰陽交泰故化變由之成也 木火土金水火地之陰陽也生長化收藏故陽中有陰陰中有陽陰陽之氣極則過亢故各兼之陰陽應象大論曰寒極生熱熱極生寒又曰重陰必陽重陽必陰言氣極則變也故陽中兼陰陰中兼陽易之卦離中虚坎中實此其義象也所以欲知天地之陰陽者應天之氣動而不息故五歲而右遷應地之氣靜而守位故六朞而環會天有六氣地有五位天以六氣臨地地以五位承天蓋以天氣不加君火故也以六加五則五歲而餘一氣故遷一位若以五承六則常六歲乃備盡天元之氣故六年而環會所謂周而復始也地氣左行往而不返天氣東轉常自火運數五歲已其次氣正當君火氣之上法不加臨則右遷君火氣上以臨相火之上故曰五歲而右遷也由斯動靜上下相臨而天地萬物之情變化之機可見矣動靜相召上下相臨陰陽相錯而變由生也天地之道變化之微其由是矣孔子曰天地設位而易行乎其中此之謂也

帝曰上下周紀其有數乎鬼臾區曰天以六爲節地以五爲制新校正云按五運行大論云上下相遘寒暑相臨氣相得則和不相得則病又云上者右行下者左行左右周天餘而復會周天氣者六朞爲一備終地紀者五歲爲一周六節謂六氣之分五制謂五位之分位應一歲氣統一年故五歲爲一周六年爲一備備謂備歷天氣周謂周行地位所以地位六而言五者天氣不臨君火故也君火以明相火以位君火在相火之右但立名於君位不立歲氣故天之六氣不偶其氣以行君火之政守位而奉天之命以宣行火令爾以名奉天故曰君火以名守位禀命故云相火以位五六相合而七百二十氣爲一紀凡三十歲千四百四十氣凡六十歲而爲一周不及太過斯皆見矣歷法一氣十五日因而乘之積七百二十氣即三十年積千四百四十氣即六十年也經云有餘而往不足隨之不足而往有餘從之故六十年中不及太過斯皆見矣　新校正云按六節藏象論云五日謂之候三候謂之氣六氣謂之時四時謂之歲而各從其主治焉五運相襲而皆治之終朞之日周而復始時立氣布如環無端候亦同法故曰不知年之所加氣之盛衰虚實之所起不可爲工矣

帝曰夫子之言上終天氣下畢地紀可謂悉矣余願聞而藏之上以治民下以治身使百姓昭著上下和親德澤下流子孫無憂傳之後世無有終時可得聞乎安不忘危存不忘亡大聖之至教也求民之瘼恤民之隱大聖之深仁也鬼臾區曰至數之機迫迮以微其來可見其往可追敬之者昌慢之者亡無道行私必得天殃謂傳非其人授於情押及寄求名利者也謹奉天道請言眞要申誓戒於君王乃明言天道至眞之要旨也

帝曰善言始者必會於終善言近者必知其遠數術明著應用不差故遠近於言始終無謬是則至數極而道不惑所謂明矣願夫子推而次之令有條理簡而不匱久而不絶易用難忘爲之綱紀至數之要願盡聞之簡省要也匱乏也久遠也要樞紐也鬼臾區曰昭乎哉問明乎哉道如鼓之應桴響之應聲也桴鼓椎也響應聲也臣聞之甲己之歲土運統之乙庚之歲金運統之丙辛之歲水運統之丁壬之歲木運統之戊癸之歲火運統之太始天地初分之時陰陽析位之際天分五氣地列五行五行定位布政於四方五氣分流散支於十干當是黃氣横於甲己白氣横於乙庚黑氣横於丙辛青氣横於丁壬赤氣横於戊癸故甲己應土運乙庚應金運丙辛應水運丁壬應木運戊癸應火運大古聖人望氣以書天冊賢者謹奉以紀天元下論文義備矣　新校正云詳運有太過不及平氣甲庚丙壬戊主太過乙辛丁癸己主不及大法如此取平氣之法其說不一具如諸篇

帝曰其於三陰三陽合之柰何鬼臾區曰子午之歲上見少陰丑未之歲上見太陰寅申之歲上見少陽卯酉之歲上見陽明辰戌之歲上見太陽巳亥之歲上見厥陰少陰所謂標也厥陰所謂終也標謂上首也終謂當三甲六甲之終　新校正云詳午未寅酉戌亥之歲爲正化正司化令之實子丑申卯辰巳之歲爲對化對司化令之虚此其大法也厥陰之上風氣主之少陰之上熱氣主之太陰之上濕氣主之少陽之上相火主之陽明之上燥氣主之太陽之上

寒氣主之。所謂本也。是謂六元。 三陰三陽爲標寒暑燥濕風火爲本故云所謂本也天眞元氣分爲六化以統坤元生成之用徵其應用則六化不同本其所生則正是眞元之一氣故曰六元也 新校正云按別本六元作天元也 帝曰。光乎哉道。明乎哉論。請著之玉版。藏之金匱。署曰天元紀。

五運行大論篇第六十七

黃帝坐明堂。始正天綱。臨觀八極。考建五常。 明堂布政宮也八極八方目極之所也考謂考校建謂建立也五常謂五氣行天地之中者也端居正氣以候天和 請天師而問之曰。論言天地之動靜。神明爲之紀。陰陽之升降。寒暑彰其兆。 新校正云詳論謂陰陽應象大論及氣交變大論文彼云陰陽之往復寒暑彰其兆 余聞五運之數於夫子。夫子之所言。正五氣之各主歲爾。首甲定運。余因論之。鬼臾區曰。土主甲己。金主乙庚。水主丙辛。木主丁壬。火主戊癸。子午之上。少陰主之。丑未之上。太陰主之。寅申之上。少陽主之。卯酉之上。陽明主之。辰戌之上。太陽主之。巳亥之上。厥陰主之。不合陰陽。其故何也。 首甲謂六甲之初則甲子年也 岐伯曰。是明道也。此天地之陰陽也。 上古聖人仰觀天象以正陰陽夫陰陽之道非不昭然而人昧宗源述其本始則百端疑議從是而生黃帝恐至理眞宗便因誣廢慾念黎庶故啓問曰天師知道出從眞必非謬述故對上曰是明道也此天地之陰陽也陰陽法曰甲己合乙庚合丙辛合丁壬合戊癸合蓋取聖人仰觀天象之義不然則十干之位各在一方徵其離合事亦寥闊嗚呼遠哉百姓日用而不知爾故太上立言曰吾言甚易知甚易行天下莫能知莫能行此其類也 新校正云詳金主乙庚者乙者庚之柔庚者乙之剛大而言之陰與陽小而言之夫與婦是剛柔之事也餘並如此 夫數之可數者。人中之陰陽也。然所合。數之可得者也。夫陰陽者。數之可十。推之可百。數之可千。推之可萬。天地陰陽者。不以數推以象之謂也。 言智識偏淺不見原由雖所指彌遠其知彌近得其元始桴鼓非遙 帝曰。願聞其所始也。岐伯曰。昭乎哉問也。臣覽太始天元冊文。丹天之氣經于牛女戊分。𪏰天之氣經于心尾己分。蒼天之氣經于危室柳鬼。素天之氣經于亢氐昴畢。玄天之氣經于張翼婁胃。所謂戊己分者。奎壁角軫。則天地之門戶也。 戊土屬乾己土屬巽遁甲經曰六戊爲天門六己爲地戶晨暮占雨以西北東南義取此雨爲土用濕氣生之故此占焉 夫候之所始。道之所生。不可不通也。帝曰。善。論言天地者。萬物之上下。左右者。陰陽之道路。未知其所謂也。 論謂天元紀及陰陽應象論也 岐伯曰。所謂上下者。歲上下見陰陽之所在也。左右者。諸上見厥陰。左少陰。右太陽。見少陰。左太陰。右厥陰。見太陰。左少陽。右少陰。見少陽。左陽明。右太陰。見陽明。左太陽。右少陽。見太陽。左厥陰。右陽明。所謂面北而命其位。言其見也。 面向北而言之也上南也下北也左西也右東也 帝曰。何謂下。岐伯曰。厥陰在上則少陽在下。左陽明。右太陰。少陰在上則陽明在下。左太陽。右少陽。太陰在上則太陽在下。左厥陰。右陽明。少陽在上則厥陰在下。左少陰。右太陽。陽明在上則少陰在下。左太陰。右厥陰。太陽在上則太陰在下。左少陽。右少陰。所謂面南而命其位。言其見也。 主歲者位在南故面北而言其左右在下者位在北故面南而言其左右也上天位也下地位也面南左東也右西也上下異而左右殊也 上下相遘。寒暑相臨。氣相得則和。不相得則病。木火相臨金水相臨水木相臨火土相臨土金相臨爲相得也土木相臨土水相臨水火相臨火金相臨金木相臨爲不相得也上臨下爲順下臨上爲逆逆亦鬱抑而病生土臨相火君火之類者也帝曰氣相得而病者何也岐伯曰以下臨上不當位也。六位相臨假令土臨火火臨木木臨水水臨金金臨土皆爲以下臨上不當位也父子之義子爲下父爲上以子臨父不亦逆乎帝曰動靜何如。言天地之行左右也岐伯曰上者右行下者左行左右周天餘而復會也。上天也下地也周天謂天周地五行之位也天垂六氣地布五行天順地而左迴地承天而東轉木運之後天氣常餘餘氣不加於君火却退一步加臨相火之上是以每五歲已退一位而右遷故曰左右周天餘而復會會遇也合也言天地之道常五歲畢則以餘氣遷加復與五行座位再相會合而爲歲法也周天謂天周地位非周天之六氣也帝曰余聞鬼臾區曰應地者靜今夫子乃言下者左行不知其所謂也願聞何以生之乎。詰異也　新校正云按鬼臾區言應地者靜見天元紀大論中岐伯曰天地動靜五行遷復雖鬼臾區其上候而已猶不能徧明。不能徧明無求備也夫變化之用天垂象地成形七曜緯虛五行麗地地者所以載生成之形類也虛者所以列應天之精氣也形精之動猶根本之與枝葉也仰觀其象雖遠可知也。觀五星之東轉則地體左行之理昭然可知也麗著也有形之物未有不依據物而得全者也帝曰地之爲下否乎。言轉不居爲下乎爲否乎岐伯曰地爲人之下太虛之中者也。言人之所居可謂下矣徵其至理則是太虛之中一物爾易曰坤厚載物德合無疆此之謂也帝曰馮乎。言太虛無礙地體何馮而止住岐伯曰大氣舉之也。大氣謂造化之氣任持太虛者也所以太虛不屈地久天長者蓋由造化之氣任持之也氣化而變不任持之則太虛之器亦敗壞矣夫落葉飛空不疾而下爲其乘氣故勢不得速焉凡之有形處地之上者皆有生化之氣任持之也然器有大小不同壞有遲速之異及至氣不任持則大小之壞一也燥以乾之暑以蒸之風以動之濕以潤之寒以堅之火以温之故風寒在下燥熱在上濕氣在中火遊行其閒寒暑六入故令虛而生化也。地體之中凡有六入一曰燥二曰暑三曰風四曰濕五曰寒六曰火受燥故乾性生焉受暑故蒸性生焉受風故動性生焉受濕故潤性生焉受寒故堅性生焉受火故温性生焉此謂天之六氣也故燥勝則地乾暑勝則地熱風勝則地動濕勝則地泥寒勝則地裂火勝則地固矣。六氣之用帝曰天地之氣何以候之岐伯曰天地之氣勝復之作不形於診也。言平氣及勝復皆以形證觀察不以診知也脉法曰天地之變無以脉診此之謂也。天地以氣不以位故不當以脉知之帝曰閒氣何如岐伯曰隨氣所在期於左右。於左右尺寸四部分位承之以知應與不應過與不過帝曰期之柰何岐伯曰從其氣則和違其氣則病。謂當沈不沈當浮不浮當濇不濇當鉤不鉤當弦不弦當大不大之類也　新校正云按至眞要大論云厥陰之至其脉弦少陰之至其脉鉤太陰之至其脉沈少陽之至大而浮陽明之至短而濇太陽之至太而長至而和則平至而甚則病至而反則病至而不至者病未至而至者病陰陽易者危不當其位者病。見於他位也迭移其位者病。謂左見右脉右見左脉氣差錯故爾失守其位者危。已見於他鄉本宮見賊殺之氣故病危尺寸反者死。子午卯酉四歲有之反謂歲當陰在寸脉而反見於尺歲當陽在尺而脉反見於寸尺寸俱乃謂反也若尺獨然或寸獨然是不應氣非反也陰陽交者死。寅申巳亥丑未辰戌八年有之交謂歲當陰在右脉反見左歲當陽在左脉反見右左右交見是謂交若左獨然或右獨然是不應氣非交也先立其年以知其氣左右應見然後乃可以言死生之逆順。經言歲氣備矣　新校正云詳此備六元正紀大論中帝曰寒暑燥濕風火在人合之柰何其於萬物何以生化。合謂中外相應生謂承化而生化謂成立衆象也岐伯曰東方生風。東者日之初風者教之始天之使也所以發號施令故生自東方也景霽山昏蒼埃際合崖谷若一巖岫之風也黃白昏埃晚空如堵獨見天垂川澤之風也加以黃黑白埃承下山澤之猛風也風生木陽升風鼓草木敷榮故曰風生木也此和氣之生化也若風氣施化則飄揚敷折其爲變極則木拔草除也運乘丁卯丁丑丁亥丁酉丁未丁巳之歲則風化不足若乘壬申壬午壬辰壬寅壬子壬戌之歲則風化有餘於萬物也　新校正云詳王注以丁壬分運之有餘不足或者以丁卯丁亥丁巳壬申壬寅五歲爲天符同天符正歲會非有餘不足爲平木運以王注爲非是不知大統也必欲細分雖除此五歲亦未爲盡下文火土金水運等並同此　木生酸。萬物味酸者皆始自木氣之生化也　酸生肝。酸味入胃生養於肝藏　肝生筋。酸味入肝自肝藏布化生成於筋膜也　筋生心。酸氣榮養筋膜畢已自筋流化入乃於心　其在天爲玄。玄謂玄冥也丑之終東方白寅之初天色反黑太虛皆闇在天爲玄象可見　新校正云詳在天爲玄至化生氣七句通言六氣五行生化之大法非東方獨有之也而王注玄謂丑之終寅之初天色黑則專言在東方不兼諸方此注未通　在人爲道。正理之道生養之政化也　在地爲化。化生化也有生化而後有萬物萬物無非化氣以生成者也　化生五味。金玉土石草木菜果根莖枝葉花殼實核無識之類皆地化生也　道生智。智正知也慮遠也知正則不疑於事慮遠則不涉於危以道處之理符於智靈樞經曰因慮而處物謂之智　玄生神。神用無方深微莫測迹見形隱物鮮能期由是則玄冥之中神明棲據隱而不見玄生神明也　化生氣。飛走蚑行鱗介毛倮羽五類變化內屬神機雖爲五味所該然其生稟則異故又曰化生氣也此上七句通言六氣五行生化之大法非東方獨有之也新校正云按陰陽應象大論及天元紀大論無化生氣一句　神在天爲風。鳴紊啓坼風之化也振拉摧拔風之用也歲屬厥陰在上則風化於天厥陰在下則風行於地　在地爲木。長短曲直木之體也幹舉機發木之用也　在體爲筋。維結束絡筋之體也繻縱卷舒筋之用也　在氣爲柔。木化宣發風化所行則物體柔耎　在藏爲肝。肝有二布葉一小葉如木甲拆之象也各有支絡脉遊中以宣發陽和之氣魂之宮也爲將軍之官謀慮出焉乘丁歲則肝藏及經絡先受邪而爲病也膽府同　其性爲暄。暄溫也肝木之性也　其德爲和。敷布和氣於萬物木之德也　新校正云按氣交變大論云其德敷和　其用爲動。風摇而動無風則萬類皆靜　新校正云按木之用爲動火太過之政亦爲動蓋火木之主暴速故俱爲動　其色爲蒼。有形之類乘木之化則外色皆見薄青之色今東方之地草木之上色皆蒼遇丁歲則蒼物兼白及黃色不純也　其化爲榮。榮美色也四時之中物見華榮顏色鮮麗者皆木化之所生也　新校正云按氣交變大論云其化生榮　其蟲毛。萬物發生如毛在皮　其政爲散。發散生氣於萬物　新校正云按氣交變大論云其政舒啓詳木之政散平木之政發散木太過之政散土不及之氣散金之用散落木之災散落所以爲散散之異有六而散之義惟二一謂發散之散是木之氣也二謂散落之散是金之氣所爲也　其令宣發。陽和之氣舒而散也　其變摧拉。摧拔成者也　新校正云按氣交變大論云其變振發　其眚爲隕。隕墜也大風暴起草泯木墜　新校正云按氣交變大論云其災散落　其味爲酸。夫物之化之變而有酸味者皆木氣之所成敗也今東方之野生味多酸　其志爲怒。怒直聲也怒所以威物　怒傷肝。凡物之用極皆自傷也怒發於肝而反傷肝藏　悲勝怒。悲發而怒止勝之信也　新校正云詳五志悲當爲憂蓋憂傷意悲傷魂故云悲勝怒也　風傷肝。亦猶風之折木也風生於木而反折之用極而舒　新校正云按陰陽應象大論云風傷筋　燥勝風。風自木生燥爲金化風餘則制之以燥肝盛則治之以涼涼清所行金之氣也　酸傷筋。酸寫肝氣寫甚則傷其氣靈樞經曰酸走筋筋病無多食酸以此爾走筋謂宣行其氣速疾也氣血肉骨同　新校正云詳注云靈樞經云乃是素問宣明五氣篇文按甲乙經以此爲素問王云靈樞經者誤也　辛勝酸。辛金味故勝木之酸酸餘則勝之以辛也　南方生熱。陽盛所生相火君火之政也太虛昏翳其若輕塵山川悉然熱之氣也大明不彰其色如丹鬱熱之氣也若行雲暴升嵸然葉積乍盈乍縮崖谷之熱也　熱生火。熱甚之氣火運盛明故曰熱生火火者盛陽之生化也熱氣施化則炎暑鬱燠其爲變極則燔灼銷融運乘癸酉癸未癸巳癸卯癸丑癸亥歲則熱化不足若乘戊辰戊寅戊子戊戌戊申戊午歲則熱化有餘火有君火相火故曰熱生火又云火也　火生苦。物之味苦者皆始自火之生化也甘物遇火體焦則苦苦從火化其可徵也　苦生心。苦物入胃化入於心故諸癸歲則苦化少諸戊歲則苦化多　心生血。苦味自心化已則布化生血脉　血生脾。苦味營血已自血流化生養脾也　其在天爲熱。亦神化氣也暄暑鬱蒸熱之化也炎赫沸騰熱之用也歲屬少陰少陽在上則熱化於天在下則熱行於地　在地爲火。光顯炳明火之體也燔燎焦然火之用也　在體爲脉。流行血氣脉之體也壅泄虛實脉之用也絡脉同　在氣爲息。息長也　在藏爲心。心形如未敷蓮花中有九空以道引天真之氣神之宇也爲君主之官神明出焉乘癸歲則心與經絡受邪而爲病小腸府亦然　其性爲暑。暑熱也心之氣性也　其德爲顯。明顯見象定而可取火之德也　新校正云按氣交變大論云其德彰顯　其用爲躁。火性躁動不專定也　其色爲赤。生化之物乘火化者悉表備赭丹之色今南方之地草木之上皆兼赤色乘癸歲則赤色之物兼黑及白也　其化爲茂。茂蕃盛也　新校正云按氣交變大論云其化蕃茂　其蟲羽。參差長短象火之形　其政爲明。明曜彰見無所蔽匿火之政也　新校正云按氣交變大論云其政明曜又按火之政明水之氣明水火異而明同者火之明明于外水之明明于內明雖同而實異也　其令鬱蒸。鬱盛也蒸熱也言盛熱氣如蒸也　新校正云詳注謂鬱爲盛其義未安按王冰注五常政大論云鬱謂鬱燠不舒暢也當如此解　其變炎爍。熱甚炎赫爍石流金火之極變也　新校正云按氣交變大論云其變銷爍　其眚燔焫。燔焫山川旋及屋宇火之災也　新校正云按氣交變大論云其災燔焫其味爲苦。物之化之變而有若味者皆火氣之所合散也今南方之野生物多苦其志爲喜。喜悅樂也悅以和志喜傷心。言其過也喜發於心而反傷心亦由風之折木也過則氣竭故見傷也恐勝喜。恐至則喜樂皆泯勝喜之理目擊道存恐則水之氣也熱傷氣。天熱則氣伏不見人熱則氣促喘急熱之傷氣理亦可徵此皆謂大熱也小熱之氣猶生諸氣也陰陽應象大論曰壯火散氣少火生氣此其義也寒勝熱。寒勝則熱退陰盛則陽衰制熱以寒是求勝也苦傷氣。大凡如此尔苦之傷氣以其燥也苦加以熱則傷尤甚也何以明之飲酒氣促多則喘急此其信也苦寒之物偏服歲久益火滋甚亦傷氣也暫以方治乃同少火反生氣也　新校正云詳此論所傷之旨有三東方曰風傷肝酸傷筋中央曰濕傷肉甘傷脾西方曰辛傷皮毛是自傷者也南方曰熱傷氣苦傷氣北方曰寒傷血鹹傷血是傷己所勝也西方曰熱傷皮毛是被勝傷己也凡此五方所傷之例有三若太素則俱云自傷焉鹹勝苦。酒得鹹而解物理昭然火苦之勝制以水鹹中央生濕。中央土也高山土濕泉出地中水源山隈雲生巖谷則其象也夫性內蘊動而爲用則雨降雲騰中央生濕不遠信矣故歷候記土潤溽暑於六月謂是也濕生土。濕氣內蘊土體乃全濕則土生乾則土死死則庶類凋喪生則萬物滋榮此濕氣之化爾濕氣施化則土宅而雲騰雨降其爲變極則驟注土崩也運乘己巳己卯己丑己亥己酉己未之歲則濕化不足乘甲子甲戌甲申甲午甲辰甲寅之歲則濕化有餘也

土生甘。物之味甘者皆始自土之生化也甘生脾。甘物入胃先入於脾故諸己歲則甘少化諸甲歲甘多化脾生肉。甘味入脾自脾藏布化長生脂肉肉生肺。甘氣營肉已自肉流化乃生養肺藏也其在天爲濕。言神化也柔潤重澤濕之化也埃鬱雲雨濕之用也歲屬太陰在上則濕化於天太陰在下則濕化於地在地爲土。敦靜安鎮聚散復形群品以生土之體也含垢匿穢靜而下民爲變化母土之德也　新校正云詳注云靜而下民爲土之德下民之義恐字誤也在體爲肉。覆裹筋骨氣發其間肉之用也蹝密不時中外否閉肉之動也在氣爲充。土氣施化則萬象盈在藏爲脾。形象馬蹄內包胃脘象土形也經絡之氣交歸於中以營運眞靈之氣意之舍也爲倉廩之官化物出焉乘己歲則脾及經絡受邪而爲病　新校正云詳肝心肺腎四藏注各言府同獨此注不言胃府同者闕文也其性靜兼。兼謂兼寒熱暄涼之氣也白虎通曰脾之爲言并也謂四氣并之也其德爲濡。津濕潤澤土之德也　新校正云按氣交變大論云其德溽蒸其用爲化。化謂兼諸四化并己爲五化所謂風化熱化燥化寒化周萬物而爲生長化成收藏也其色爲黃。物乘土化則表見黅黃之色今中央之地草木之上皆兼黃色乘己歲則黃色之物兼蒼及黑其化爲盈。盈滿也土化所及則萬物盈滿　新校正云按氣交變大論云其化豐備其蟲倮。倮露皮革無毛介也其政爲謐。謐靜也土性安靜　新校正云按氣交變大論云其政安靜詳土之政謐水太過其政謐者蓋水太過而土下承之故其政亦謐其令雲雨。濕氣布化之所成其變動注。動反靜也地之動則土失性風摇不安注雨久下也久則垣岸復爲土矣　新校正云按氣交變大論云其變驟注其眚淫潰。淫久雨也潰土崩潰也　新校正云按氣交變大論云其災霖潰其味爲甘。物之化之變而有甘味者皆土化之所終始也今中原之地物味多甘淡其志爲思。思以成務　新校正云按靈樞經曰因志而存變謂之思傷脾。思勞於智過則傷脾怒勝思。怒則不思忿而忘禍則勝可知矣思甚不解以怒制之調性之道也濕傷肉。濕甚爲水水盈則腫水下去已形肉已消傷肉之驗近可知矣風勝濕。風木氣故勝土濕濕甚則制之以風甘傷脾。過節也　新校正云按陰陽應象大論云甘傷肉酸勝甘。甘餘則制之以酸所以救脾氣也西方生燥。陽氣已降陰氣復升氣爽風勁故生燥也夫巖谷青埃川源蒼翠煙浮草木遠望氤氳此金氣所生燥之化也夜起白朦輕如微霧遐邇一色星月皎如此萬物陰成亦金氣所生白露之氣也太虛埃昏氣鬱黃黑視不見遠無風自行從陰之陽如雲如霧此殺氣也亦金氣所生霜之氣也山谷川澤濁昏如霧氣鬱蓬勃慘然戚然咫尺不分此殺氣將用亦金氣所生運之氣也天雨大霽和氣西起雲卷陽曜太虛廓清燥生西方義可徵也若西風大起木偃雲騰是爲燥與濕爭氣不勝也故當復雨然西風雨晴天之常氣假有東風雨止必有西風復雨因雨而乃自晴觀是之爲則氣有往復動有燥濕變化之象不同其用矣由此則天地之氣以和爲勝暴發奔驟氣所不勝則多爲復也燥生金。氣勁風切金鳴聲遠燥生之信視聽可知此則燥化能令萬物堅定也燥之施化於物如是其爲變極則天地悽慘肅殺氣行人悉畏之草木凋落運乘乙丑乙卯乙巳乙未乙酉乙亥之歲則燥化不足乘庚子庚寅庚辰庚午庚申庚戌之歲則燥化有餘歲氣不同生化異也

金生辛。物之有辛味者皆始自金化之所成也辛生肺。辛物入胃先入於肺故諸乙歲則辛少化諸庚歲則辛多化肺生皮毛。辛味入肺自肺藏布化生養皮毛也皮毛生腎。辛氣自入皮毛乃流化生氣入腎藏也其在天爲燥。神化也霧露清勁燥之化也肅殺凋零燥之用也歲屬陽明在上則燥化於天陽明在下則燥行於地者也在地爲金。從革堅剛金之體也鋒劒銛束金之用也　新校正云按別本銛作括在體爲皮毛。柔韌包裹皮毛之體也滲泄津液皮毛之用也在氣爲成。物乘金化則堅成在藏爲肺。肺之形似人肩二布葉數小葉中有二十四空行列以分布諸藏清濁之氣主藏魄也爲相傳之官治節出焉乘乙歲則肺與經絡受邪而爲病也大腸府亦然其性爲涼。涼清也肺之性也其德爲清。金以清涼爲德化　新校正云按氣交變大論云其德清潔其用爲固。固堅定也其色爲白。物乘金化

則衣彰縞素之色今西方之野草木之上色皆兼白乘乙歲則白色之物兼赤及蒼也 其化爲斂。斂收也金化流行則物體堅斂 新校正云按氣交變大論云其化緊斂詳金之化爲斂而本不及之氣亦斂者盖木不及而金勝之故爲斂也 其蟲介。介甲也外被介甲金堅之象也 其政爲勁。勁前銳也 新校正云按氣交變大論云其政勁切 其令霧露。涼氣化生 其變肅殺。天地慘悽人所不喜則其氣也 其眚蒼落。青乾而凋落 其味爲辛。夫物之化之變而有辛味者皆金氣之所離合也今西方之野草木多辛 其志爲憂。憂慮也思也 新校正云詳王注以憂爲思有害於義按本論思爲脾之志憂爲肺之志是憂非思明矣又靈樞經曰愁憂則閉塞而不行又云愁憂而不解則傷意若是則憂者愁也非思也 憂傷肺。愁憂則氣閉塞而不行肺藏氣故憂傷肺 喜勝憂。神悅則喜故喜勝憂 熱傷皮毛。火有二別故此再舉熱傷之形證也火氣薄爍則物焦乾故熱氣盛則皮毛傷也 寒勝熱。以陰消陽故寒勝熱 新校正云按太素作燥傷皮毛熱勝燥 辛傷皮毛。過節也辛熱又甚焉 苦勝辛。苦火味故勝金之辛 北方生寒。陽氣伏陰氣升政布而大行故寒生也太虛澄淨黑氣浮空天色黯然高空之寒氣也若氣似散麻本末皆黑微見川澤之寒氣也太虛清白空猶雪映遐邇一色山谷之寒氣也太虛白昏火明不翳如霧雨氣遐邇肅然北望色玄凝雰夜落此水氣所生寒之化也太虛凝陰白埃昏翳天地一色遠視不分此寒濕凝結雪之將至也地裂水冰河渠乾涸枯澤浮鹹木斂土堅是土勝水水不得自清水所生寒之用也 寒生水。寒資陰化水所由生此寒氣之生化爾寒氣施化則水冰雪雰其爲變極則水涸冰堅運乘丙寅丙子丙戌丙申丙午丙辰之歲則寒化大行乘辛未辛巳辛卯辛丑辛亥辛酉之歲則寒化少 水生鹹。物之有鹹味者皆始自水化之所成結也水澤枯涸鹵鹹乃蕃滄海味鹹鹽從水化則鹹因水產其事炳然煎水味鹹近而可見 鹹生腎。鹹物入胃先歸於腎故諸丙歲鹹物多化諸辛歲鹹物少化 腎生骨髓。鹹味入腎自腎藏布化生養骨髓也 髓生肝。鹹氣自生骨髓乃流化生氣入肝藏也 其在天爲寒。神化也凝慘冰雪寒之化也凜冽霜雹寒之用也歲屬太陽在上則寒化於天太陽在下則寒行於地 在地爲水。陰氣布化流於地中則爲水泉澄澈流衍水之體也漂蕩沒溺水之用也 在體爲骨。強幹堅勁骨之體也包裹髓腦骨之用也 在氣爲堅。柔耎之物遇寒則堅寒之化也 在藏爲腎。腎藏有二形如豇豆相並而曲附於膂筋外有脂裹裹白表黑主藏精也爲作強之官伎巧出焉乘辛歲則腎藏及經絡受邪而爲病膀胱府同 其性爲凜。凜寒也腎之性也 其德爲寒。水以寒爲德化 新校正云按氣交變大論其德淒滄 其用爲本闕 其色爲黑。物稟水成則表被玄黑之色今北方之野草木之上色皆兼黑乘辛歲則黑色之物兼黃及赤也 其化爲肅。肅靜也 新校正云按氣交變大論云其化清謐詳水之化爲肅而金之政太過者爲肅平金之政勁肅金之變肅殺者何也蓋水之化肅者肅靜也金之政肅者肅殺也文雖同而事異者也 其蟲鱗。鱗謂魚蛇之族類 其政爲靜。水性澄澈而清靜 新校正云按氣交變大論云其政凝肅詳水之政爲靜而平土之政安靜土太過之政亦爲靜土不及之政亦爲靜定水土異而靜同者非同也水之靜清淨也土之靜安靜也 其令本闕 其變凝冽。寒甚故致是 新校正云按氣交變大論云其變凜冽 其眚冰雹。非時而有及暴過也 新校正云按氣交變大論云其災冰雪霜雹 其味爲鹹。夫物之化之變而有鹹味者皆水化之所凝散也今北方川澤地多鹹鹵 其志爲恐。恐以遠禍 恐傷腎。恐甚動中則傷腎靈樞經曰恐懼而不解則傷精腎藏精故精傷而傷及於腎也 思勝恐。思見禍機故無憂恐思一作憂非也 寒傷血。明勝心也寒甚血凝故傷血也 燥勝寒。寒化則水積燥用則物堅燥與寒兼故相勝也天地之化物理之常也 鹹傷血。味過於鹹則咽乾引飲傷血之義斷可知矣 甘勝鹹。渴飲甘泉咽乾自已甘爲土味故勝水鹹 新校正云詳自上岐伯曰至此與陰陽應象大論同小有增損而注頗異 五氣更立各有所先。當其歲時氣乃先也 非其位則邪當其位則正。先立運然後知非位與當位者也 帝曰病生之變何如。岐伯曰。氣相得則微。不相得則甚。木居火位火居土位土居金位金居水位水居木位木居君位如是者爲相得又木居水位水居金位金居土位土居火位火居木位如是者雖爲相得終以子僭居父母之位下陵其上猶爲小逆也木居金土位火居金水位土居水木位金居火木位水居火土位如是者爲不相得故病甚也皆先立運氣及司天之氣則氣之所在相得與不相得可知矣 帝曰。主歲何如。岐伯曰。氣有餘則制己所勝而侮所不勝。其不及則己所不勝侮而乘之。己所勝輕而侮之。木餘則制土輕忽於金以金氣不爭故木恃其餘而欺侮也又木少金勝土反侮木以木不及故土妄凌之也四氣率同侮謂而凌忽之也 侮反受邪。或以己強盛或遇彼衰微不度卑弱妄行凌忽雖侮而求勝故終必受邪 侮而受邪。寡於畏也。受邪各謂受己不勝之邪也然捨己宮觀適他鄉邦外雖中乾邪盛眞弱寡於敬畏由是納邪故曰寡於畏也 新校正云按六節藏象論曰未至而至此謂太過則薄所不勝而乘所勝命曰氣淫至而不至此謂不及則所勝妄行而所生受病所不勝而薄之命曰氣迫即此之義也 帝曰善。

六微旨大論篇第六十八

黃帝問曰：嗚呼遠哉！天之道也，如迎浮雲，若視深淵，視深淵尚可測，迎浮雲莫知其極。深淵靜瀅而澄澈，故視之可測其深淺；浮雲飄泊而合散，故迎之莫詣其邊涯。言蒼天之象如淵，可視乎鱗介；運化之道猶雲，莫測其去留。六氣深微，其於運化，當知是喻矣。新校正云：詳此文與疏五過論文重。夫子數言謹奉天道，余聞而藏之，心私異之，不知其所謂也。願夫子溢志盡言其事，令終不滅，久而不絕。天之道可得聞乎？運化生成之道也。岐伯稽首再拜對曰：明乎哉問天之道也！此因天之序，盛衰之時也。帝曰：願聞天道六六之節盛衰何也？六六之節，經已答問，天師未敷其旨，故重問之。岐伯曰：上下有位，左右有紀。上下謂司天地之氣二也，餘左右四氣在歲之左右也。故少陽之右，陽明治之；陽明之右，太陽治之；太陽之右，厥陰治之；厥陰之右，少陰治之；少陰之右，太陰治之；太陰之右，少陽治之；此所謂氣之標，蓋南面而待也。標末也。聖人南面而立，以閱氣之至也。故曰：因天之序，盛衰之時，移光定位，正立而待之，此之謂也。移光謂日移光，定位謂面南觀氣，正立觀歲，數氣之至，則氣可待之也。少陽之上，火氣治之，中見厥陰；少陽南方火，故上見火氣治之，與厥陰合，故中見厥陰也。陽明之上，燥氣治之，中見太陰；陽明西方金，故上燥氣治之，與太陰合，故燥氣之下中見太陰也。太陽之上，寒氣治之，中見少陰；太陽北方水，故上寒氣治之，與少陰合，故寒氣之下中見少陰也。新校正云：按六元正紀大論云：太陽所至為寒生，中為溫，與此義同。厥陰之上，風氣治之，中見少陽；厥陰東方木，故上風氣治之，與少陽合，故風氣之下中見少陽也。少陰之上，熱氣治之，中見太陽；少陰東南方君火，故上熱氣治之，與太陽合，故熱氣之下中見太陽也。新校正云：按六元正紀大論云：少陰所至為熱生，中為寒，與此義同。太陰之上，濕氣治之，中見陽明。太陰西南方土，故上濕氣治之，與陽明合，故濕氣之下中見陽明也。所謂本也。本之下，中之見也；見之下，氣之標也。本謂元氣也，氣則為主，則文言著矣。新校正云：詳注云文言著矣疑誤。本標不同，氣應異象。本者應之元，標者病之始，病生形用，求之標；方施其用，求之本。標本不同，求之中見，法萬全。新校正云：按至真要大論云：六氣標本不同，氣有從本者，有從標本者，有不從標本者。少陽太陰從本，少陰太陽從本從標，陽明厥陰不從標本，從乎中。故從本者化生於本，從標本者有標本之化，從中者以中氣為化。帝曰：其有至而至，有至而不至，有至而太過，何也？皆謂天之六氣也。初之氣起於立春前十五日，餘二三四五終氣次至，而分治六十日餘八十七刻半。岐伯曰：至而至者和；至而不至，來氣不及也；未至而至，來氣有餘也。時至而氣至，和平之應，此則為平歲也。假令甲子歲氣有餘，於癸亥歲未當至之期，先時而至也。乙丑歲氣不足，於甲子歲當至之期，後時而至也。故曰来氣不及，來氣有餘也。言初氣之至期如此，歲氣有餘，六氣之至皆先時；歲氣不及，六氣之至皆後時。先時後至，後時先至，各差十三日而應也。新校正云：按金匱要略云：有未至而至，有至而不至，有至而不去，有至而太過。冬至之後得甲子，夜半少陽起，少陰之時陽始生，天得溫和。以未得甲子，天因溫和，此為未至而至也。以得甲子而天未溫和，此為至而不至。以得甲子而天寒不解，此為至而不去。以得甲子而天溫如盛夏時，此為至而太過。此亦論氣應之一端也。帝曰：至而不至，未至而至如何？言太過不及歲，當至晚至早之時應也。岐伯曰：應則順，否則逆，逆則變生，變則病。當期為應，愆時為否。天地之氣生化不息，无止礙也。不應有而有，應有而不有，是造化之氣失常，失常則氣變，變常則氣血紛撓而為病也。天地變而失常，則萬物皆病。帝曰：善。請言其應。岐伯曰：物生其應也，氣脉其應也。物之生榮有常時，脉之至有常期，有餘歲早，不及歲晚，皆依期至也。帝曰：善。願聞地理之應六節氣位何如？岐伯曰：顯明之右，君火之位也；君火之右，退行一步，相火治之；日出謂之顯明，則卯地氣分春也。自春分後六十日有奇，斗建卯正至于巳正，君火位也。自斗建巳正至未之中，三之氣分，相火治之，所謂少陽也。君火之位，所謂少陰，熱之分也。天度至此，暄淑大行，居熱之分，不行炎暑，君之德也。少陽居之為僭逆，大熱早行，疫癘乃生。陽明居之為温涼不時太陽居之爲寒雨間熱厥陰居之爲風濕雨生羽蟲少陰居之爲天下疵疫以其得位君令宣行故也太陰居之爲時雨火有二位故以君火爲六氣之始也相火則夏至日前後各三十日也少陽之分火之位也天度至此炎熱大行少陽居之爲熱暴至草萎河乾炎亢濕化晚布陽明居之爲涼氣間發大陽居之爲寒氣間至熱爭冰雹厥陰居之爲風熱大行雨生羽蟲少陰居之爲大暑炎亢太陰居之爲雲雨雷電退謂南面視之在位之右也一步凡六十日又八十七刻半餘氣同法

復行一步，土氣治之。雨之分也即秋分前六十日而有奇斗建未正至酉之中四之氣也天度至此雲雨大行濕蒸乃作少陽居之爲炎熱沸騰雲雨雷雹陽明居之爲清雨霧露太陽居之爲寒雨害物厥陰居之爲暴風雨摧拉雨生倮蟲少陰居之爲寒熱氣反用山澤浮雲暴雨溽蒸太陰居之爲大雨霪霔

復行一步，金氣治之。燥之分也即秋分後六十日而有奇自斗建酉正至亥之中五之氣也天度至此萬物皆燥少陽居之爲温清更正萬物乃榮陽明居之爲大涼燥疾太陽居之爲早寒厥陰居之爲涼風大行雨生介蟲少陰居之爲秋濕熱病時行太陰居之爲時雨沈陰

復行一步，水氣治之。寒之分也即冬至日前後各三十日自斗建亥至丑之中六之氣也天度至此寒氣大行少陽居之爲冬温蟄蟲不藏流水不冰陽明居之爲燥寒勁切太陽居之爲大寒凝冽厥陰居之爲寒風摽揚雨生鱗蟲少陰居之爲蟄蟲出見流水不冰太陰居之爲凝陰寒雪地氣濕也

復行一步，木氣治之。風之分也即春分前六十日而有奇也自斗建丑正至卯之中初之氣也天度至此風氣乃行天地神明號令之始也天之使也少陽居之爲温疫至陽明居之爲清風霧露曚昧太陽居之爲寒風切冽霜雪水冰厥陰居之爲大風發榮雨生毛蟲少陰居之爲熱風傷人時氣流行太陰居之爲風雨凝陰不散

復行一步，君火治之。熱之分也復春分始也自斗建卯正至巳之中二之氣也凡此六位終紀一年六六三百六十日六八四百八十刻六七四十二刻其餘半刻積而爲三約終三百六十五度也餘奇細分率之可也

相火之下，水氣承之；熱盛水承條蔓柔弱湊潤衍溢水象可見　新校正云按六元正紀大論云少陽所至爲火生終爲蒸溽則水承之義可見又云少陽所至爲摽風燔燎霜凝亦下承之水氣也

水位之下，土氣承之；寒甚物堅水冰流涸土象斯見承下明矣　新校正云按六元正紀大論云太陽所至爲寒雪冰雹白埃則土氣承之之義也

土位之下，風氣承之；疾風之後時雨乃零是則濕爲風吹化而爲雨　新校正云按六元正紀大論云太陰所至爲濕生終爲注雨則土位之下風氣承之而爲雨也又去太陰所至爲雷霆驟注列風則風承之義也

風位之下，金氣承之；風動氣清萬物皆燥金承木下其象昭然　新校正云按六元正紀大論云厥陰所至爲風生終爲肅則金承之義可見又云厥陰所至飄怒大涼亦金承之義也

金位之下，火氣承之；鍛金生熱則火流金乘火之上理無妄也　新校正云按六元正紀大論云陽明所至爲散落温則火乘之義也

君火之下，陰精承之。君火之位大熱不行蓋爲陰精制承其下也諸以所勝之氣乘於下者皆折其摽盛此天地造化之大體爾　新校正云按六元正紀大論云少陰所至爲熱生中爲寒則陰承之義可知又去少陰所至爲大暄寒亦其義也又按六元正紀云水發而雹雪土發而飄驟木發而毀折金發而清明火發而曛昧何氣使然曰氣有多少發有微甚微者當其氣甚者兼其下徵其下氣而見可知也所謂徵其下者即此六承氣也

帝曰：何也？岐伯曰：亢則害，承迺制，制則生化，外列盛衰，害則敗亂，生化大病。亢過極也物惡其極

帝曰：盛衰何如？岐伯曰：非其位則邪，當其位則正，邪則變甚，正則微。帝曰：何謂當位？岐伯曰：木運臨卯，火運臨午，土運臨四季，金運臨酉，水運臨子，所謂歲會，氣之平也。非太過非不及是謂平運主歲也平歲之氣物生脉應皆必合期無先後也　新校正云詳木運臨卯丁卯歲也火運臨午戊午歲也土運臨四季甲辰甲戌己丑己未歲也金運臨酉乙酉歲也水運臨子丙子歲也内戊午己丑己未乙酉又爲太一天符

帝曰：非位何如？岐伯曰：歲不與會也。不與本辰相逢會也

帝曰：土運之歲，上見太陰；火運之歲，上見少陽、少陰；少陰少陽皆火氣**金運之歲，上見陽明；木運之歲，上見厥陰；水運之歲，上見太陽，柰何？岐伯曰：天之與會也。**天氣與運氣相逢會也　新校正云詳土運之歲上見太陰己丑己未也火運之歲上見少陽戊寅戊申也上見少陰戊子戊午也金運之歲上見陽明乙卯乙酉也木運之歲上見厥陰丁巳丁亥也水運之歲上見太陽丙辰丙戌内己丑己未戊午乙酉又爲太一天符按六元正紀大論云太過而同天化者三不及而同天化者亦三戊子戊午太徵上臨少陰戊寅戊申太徵上臨少陽丙辰丙戌太羽上臨太陽如是者三丁巳丁亥少角上臨厥陰乙卯乙酉少商上臨陽明己丑己未少宮上臨太陰如是者三臨者太過不及皆曰天符

故天元冊曰天符。天符歲會何如？岐伯曰：太一天符之會也。是謂三合一者天會二者歲會三者運會也天元紀大論曰三合爲治此之謂也　新校正云按太一天符之詳其天元紀大論注中

帝曰：其貴賤何如？岐伯曰：天符爲執法，歲位爲行令，太一天符爲貴人。執法猶相

輔行令猶方伯貴人猶君主帝曰。邪之中也柰何。岐伯曰。中執法者。其病速而危。執法官人之繩準自為邪僻故病速而危中行令者。其病徐而特。方伯无執法之權故無速害病但執持而已中貴人者。其病暴而死。義无凌犯故病則暴而死帝曰。位之易也何如。岐伯曰。君位臣則順。臣位君則逆。逆則其病近。其害速。順則其病遠。其害微。所謂二火也。相火居君火是臣位居君位故逆也君火居相火是君居臣位君臨臣位故順也遠謂里遠近謂里近也帝曰。善。願聞其步何如。岐伯曰。所謂步者。六十度而有奇。奇謂八十七刻又十分刻之五也故二十四步積盈百刻而成日也。此言天度之餘也夫言周天之度者三百六十五度四分度之一也二十四步正四歲也四分度之一二十五刻也四歲氣乘積已盈百刻故成一日度一日也帝曰。六氣應五行之變何如。岐伯曰。位有終始。氣有初中。上下不同。求之亦異也。位地位也氣天氣也氣與位互有差移故氣之初天用事氣之中地主之地主則氣流于地天用則氣騰於天初與中皆分天步而率刻爾初中各三十日餘四十三刻四分刻之三也帝曰。求之柰何。岐伯曰。天氣始於甲。地氣始於子。子甲相合。命曰歲立。謹候其時。氣可與期。子甲相合命曰歲立則甲子歲也謹候水刻早晏則六氣悉可與期爾帝曰。願聞其歲六氣始終早晏何如。岐伯曰。明乎哉問也。甲子之歲初之氣天數始於水下一刻。常起於平明寅初一刻艮中之南也　新校正云按戊辰壬申丙子庚辰甲申戊子壬辰丙申庚子甲辰戊申壬子丙辰庚申歲同此所謂辰申子歲氣會同陰陽法以是為三合終於八十七刻半。子正之中夜之半也外十二刻半入二氣之初諸餘刻同入也二之氣始於八十七刻六分。子中之左也終於七十五刻。戌之後四刻也外二十五刻入次三氣之初率三之氣始於七十六刻。亥初之一刻終於六十二刻半。酉正之中也外三十七刻半差入後四之氣始於六十二刻六分。酉中之北終於五十刻。

未後之四刻也外五十刻差入後五之氣始於五十一刻。申初之一刻終於三十七刻半。午正之中晝之半也外六十二刻半差入後六之氣始於三十七刻六分。午中之酉終於二十五刻。辰正之後四刻外七十五刻差入後所謂初六。天之數也。天地之數二十四氣乃大會而同故命此曰初六天數也乙丑歲初之氣天數始於二十六刻。巳初之一刻　新校正云按己巳癸酉丁丑辛巳乙酉己丑癸巳丁酉辛丑乙巳己酉癸丑丁巳辛酉歲同所謂巳酉丑歲氣會同也終於一十二刻半。卯正之中二之氣始於一十二刻六分。卯中之南終於水下百刻。丑後之四刻三之氣始於一刻。又寅初之一刻終於八十七刻半。子正之中四之氣始於八十七刻六分。子中正東終於七十五刻。戌後之四刻五之氣始於七十六刻。亥初之一刻終於六十二刻半。酉正之中六之氣始於六十二刻六分。酉中之北終於五十刻。未後之四刻所謂六二。天之數也。一六為初六二六為六二名次也丙寅歲初之氣天數始於五十一刻。申初之一刻　新校正云按庚午甲戌戊寅壬午丙戌庚寅甲午戊戌壬寅丙午庚戌甲寅戊午壬戌歲同此所謂寅午戌歲氣會同終於三十七刻半。午正之中二之氣始於三十七刻六分。午中之西終於二十五刻。辰後之四刻三之氣始於二十六刻。巳初之一刻終於一十二刻半。卯正之中四之氣始於一十二刻六分。卯中之南終於水下百刻。丑後之四刻五之氣始於一刻。寅初之一刻終於八十七刻半。子正之中六之氣始於八十七刻六分。子中之左終於七十五刻。戌後之四刻所謂六三。天之數也。丁卯歲初之氣天數始於七十六刻。亥初之一刻　新校正云按辛未乙亥己卯癸未丁亥辛卯乙未己亥癸卯丁未辛亥乙卯己未癸亥歲同此所謂卯未亥歲氣會同終於六十二刻半。酉正之中二之氣始於六十二刻六分。酉中之北終於五十刻。未後之四刻三之氣始於五十一刻。申初之二刻 終於三十七刻半。午正之中 四之氣始於三十七刻六分。午中之西 終於二十五刻。辰後之四刻 五之氣始於二十六刻。巳初之一刻 終於一十二刻半。卯正之中 六之氣始於一十二刻六分。卯中之南 終於水下百刻。丑後之四刻 所謂六四。天之數也。次戊辰歲初之氣復始於一刻。常如是無已。周而復始。始自甲子年終於癸亥歲常以四歲爲一小周一十五周爲一大周以辰命歲則氣可與期 帝曰。願聞其歲候何如。岐伯曰。悉乎哉問也。日行一周。天氣始於一刻。甲子歲也 日行再周。天氣始於二十六刻。乙丑歲也 日行三周。天氣始於五十一刻。丙寅歲也 日行四周。天氣始於七十六刻。丁卯歲也 日行五周。天氣復始於一刻。戊辰歲也餘五十五歲循環周而復始矣 所謂一紀也。法以四年爲一紀循環不已餘三歲一會同故有三合也 是故寅午戌歲氣會同。卯未亥歲氣會同。辰申子歲氣會同。巳酉丑歲氣會同。終而復始。陰陽法以是爲三合者緣其氣會同也不爾則各在一方義無由合 帝曰。願聞其用也。岐伯曰。言天者求之本。言地者求之位。言人者求之氣交。本謂天六氣寒暑燥濕風火也三陰三陽由是生化故云本所謂六元者也位謂金木火土水君火也天地之氣上下相交人之所處者也 帝曰。何謂氣交。岐伯曰。上下之位。氣交之中。人之居也。自天之下地之上則二氣交合之分也人居地上故氣交合之中人之居也是以化生變易皆在氣交之中也 故曰。天樞之上。天氣主之。天樞之下。地氣主之。氣交之分。人氣從之。萬物由之。此之謂也。天樞當齊之兩傍也所謂身半矣伸臂指天則天樞正當身之半也三分折之上分應天下分應地中分應氣交天地之氣交合之際所遇寒暑燥濕風火勝復之變之化故人氣從之萬物生化悉由而合散也 帝曰。何謂初中。岐伯曰。初凡三十度而有奇。中氣同法。奇謂三十日餘四十三刻又四十分刻之三十也初中相合則六十日餘八十七刻半也以各餘四十分刻之三十故云中氣同法也 帝曰。初中何也。岐伯曰。所以分天地也。以是知氣高下生人病主之也 帝曰。願卒聞之。岐伯曰。初者地氣也。中者天氣也。氣之初天用事天用事則地氣上騰於太虛之內氣之中地氣主之地氣主則天氣下降於有質之中 帝曰。其升降何如。岐伯曰。氣之升降。天地之更用也。升謂上升降謂下降升極則降降極則升升降不已故彰天地之更用也 帝曰。願聞其用何如。岐伯曰。升已而降。降者謂天。降已而升。升者謂地。氣之初地氣升氣之中天氣降升已而降以下彰天氣之下流降已而升以上表地氣之上應天氣下降地氣上騰天地交合泰之象也易曰天地交泰是以天地之氣升降常以三十日半下上下上不已故萬物生化無有休息而各得其所也 天氣下降。氣流于地。地氣上升。氣騰于天。故高下相召。升降相因。而變作矣。氣有勝復故變生也 新校正云按六元正紀大論云天地之氣盈虛何如曰天氣不足地氣隨之地氣不足天氣從之運居其中而常先也惡所不勝歸所和同隨運歸從而生其病也故上勝則天氣降而下下勝則地氣遷而上多少而差其分微者小差甚者大差甚則位易氣交易則大變生而病作矣 帝曰。善。寒濕相遘。燥熱相臨。風火相值。其有聞乎。岐伯曰。氣有勝復。勝復之作。有德有化。有用有變。變則邪氣居之。夫撫掌成聲沃火生沸物之交合象出其間萬類交合亦由是矣天地交合則八風鼓拆六氣交馳於其間故氣不能正者反成邪氣 帝曰。何謂邪乎。邪者不正之目也天地勝復則寒暑燥濕風火六氣互爲邪也 岐伯曰。夫物之生從於化。物之極由乎變。變化之相薄。成敗之所由也。夫氣之有生化也不見其形不知其情莫測其所起莫究其所止而萬物自生自化近成無極是謂天和見其象彰其動震烈剛暴飄泊驟卒拉堅摧殘摺拆鼓慄是謂邪氣故物之生也靜而化成其毀也躁而變革是以生從於化極由乎變變化不息則成敗之由常在生有涯分者言有終始爾 新校正云按天元紀大論云物生謂之化物極謂之變也 故氣有往復。用有遲速。四者之有。而化而變。風之來也。天地易位寒暑移方水火易處當動用時氣之遲速往復故不常在雖不可究識意端然微甚之用而爲化爲變風所由來也人氣不勝因而感之故病生焉風匪求勝於人也帝曰。遲速往復。風所由生。而化而變。故因盛衰之變耳。成敗倚伏遊乎中。何也。夫倚伏者禍福之萌也有禍者福之所倚也有福者禍之所伏也由是故禍福互爲倚伏物盛則衰樂極則哀是福之極故爲禍所倚否極之泰未濟之濟是禍之極故爲福所伏然吉凶成敗目擊道存不可以終自然之理故無尤也岐伯曰。成敗倚伏生乎動。動而不已。則變作矣。動靜之理氣有常運其微也爲物之化其甚也爲物之變化流於物故物得之以生變行於物故物得之以死由是成敗倚伏生於動之微甚遲速爾豈唯氣獨有是哉人在氣中養生之道進退之用當皆然也　新校正云按至眞要大論云陰陽之氣清靜則化生治動則苛疾起此之謂也帝曰。有期乎。岐伯曰。不生不化靜之期也。人之期可見者二也天地之期不可見也夫二可見者一曰生之終也其二曰變易與土同體然後捨小生化歸於大化以死後猶化變未已故可見者二也天地終極人壽有分長短不相及故人見之者鮮矣帝曰。不生化乎。言亦有不生不化者乎岐伯曰。出入廢則神機化滅。升降息則氣立孤危。出入謂喘息也升降謂化氣也夫毛羽倮鱗介及飛走蚑行皆生氣根於身中以神爲動靜之主故曰神機也然金玉土石鎔埏草木皆生氣根於外假氣以成立主特故曰氣立也五常政大論曰根于中者命曰神機神去則機息根于外者命曰氣立氣止則化絕此之謂也故無是四者則神機與氣立者生死皆絕　新校正云按易云本乎天者親上本乎地者親下周禮大宗伯有天產地產大司徒云動物植物即此神機氣立之謂也故非出入則無以生長壯老已。非升降。則無以生長化收藏。夫自東自西自南自北者假出入息以爲化主因物以全質者陰陽升降之氣以作生源若非此道則無能致是十者也是以升降出入無器不有。包藏生氣者皆謂生化之器觸物然矣夫竅横者皆有出入去來之氣竅豎者皆有陰陽升降之氣往復於中何以明之則壁窻戶牖兩面伺之皆承來氣衝擊於人是則出入氣也夫陽升則井寒陰升則水煖以物投井及葉墜空中翩翩不疾皆升氣所礙也虛管溉滿捻上懸之水固不泄爲無升氣而不能降也空瓶小口頓溉不入爲氣不出而不能入也由是觀之升無所不降降無所不升無出則不入無入則不出夫群品之中皆出入升降不失常守而云非化者未之有也有識無識有情無情去出入已升降而云存者未之有也故曰升降出入無器不有故器者生化之宇。器散則分之。生化息矣。器謂天地及諸身也宇謂屋宇也以其身形包藏府藏受納神靈與天地同故皆名器也諸身者小生化之器宇太虛者廣生化之器宇也生化之器自有小大無不散也夫小大器皆生有涯分散有遠近也故無不出入無不升降。眞生假立形器者無不有此二者化有小大。期有近遠。近者不見遠謂遠者無涯遠者無常見近而嘆有其涯矣既近遠不同期合散殊時節即有無交競異見常乖及至分散之時則近遠同歸於一變四者之有。而貴常守。四者謂出入升降也有出入升降則爲常守有出無入有入無出有升無降有降無升則非生之氣也若非胎息道成居常而生則未之有屏出入息泯升降氣而能存其生化者故貴常守反常則災害至矣。出入升降生化之元主故不可無之反常之道則神去其室生之微絕非災害而何哉故曰無形無患。此之謂也。夫喜於遂悅於色畏於難懼於禍外惡風寒暑濕內繁飢飽愛欲皆以形無所隱故常嬰患累於人間也若便想慕滋蔓嗜慾無厭外附權門內豐情僞則動以牢網坐招燔焫欲思釋縛其可得乎是以身爲患階爾老子曰吾所以有大患者爲吾有身及吾無身吾有何患此之謂也夫身形與太虛釋然消散復未知生化之氣爲有而聚耶爲無而滅乎帝曰善。有不生不化乎。言人有逃陰陽免生化而不生不化無始無終同太虛自然者乎岐伯曰。悉乎哉問也。與道合同。惟眞人也。眞人之身隱見莫測出入天地內外順道至眞以生其爲小也入於無間其爲大也過虛空界不與道如一其孰能爾乎帝曰善。

重廣補注黃帝內經素問卷第十九

天元紀大論　鐫子泉切　五運行大論　憑扶冰切　礙音艾　倮音畫　眚所景切　嵸音揔　蹔慈濫切　溽音辱　黅音今　銛音括　疢音敕　六微旨大論　霪音淫　霔音注　涸胡各切　蚑音祁　埏式連切

重廣補注黃帝內經素問卷第二十

啟玄子次注林億孫奇高保衡等奉敕校正孫兆重改誤

氣交變大論　五常政大論

氣交變大論篇第六十九

新校正云詳此論專明氣交之變乃五運太過不及德化政令災變勝復爲病之事

黃帝問曰五運更治上應天朞陰陽往復寒暑迎隨真邪相薄內外分離六經波蕩五氣傾移太過不及專勝兼并願言其始而有常名可得聞乎 朞三百六十五日四分日之一也專勝謂五運主歲太過也兼并謂主歲之不及也常名謂布化於太虛人身參應病之形診也 新校正云按天元紀大論云五運相襲而皆治之終朞之日周而復始又云五氣運行各終朞日太始天元冊文曰萬物資始五運終天即五運更治上應天朞之義也 岐伯稽首再拜對曰昭乎哉問也是明道也此上帝所貴先師傳之臣雖不敏往聞其旨 言非己心之生知備聞先人往古受傳之遺旨也 帝曰余聞得其人不教是謂失道傳非其人慢泄天寶余誠菲德未足以受至道然而衆子哀其不終願夫子保於無窮流於無極余司其事則而行之柰何 至道者非傳之難非知之艱行之難聖人愍念蒼生同居永壽故屈身降志請受於天師太上貴德故後己先人苟非其人則道無虛授黃帝欲仁慈惠遠博愛流行尊道下身拯乎黎庶乃曰余司其事則而行之也 岐伯曰請遂言之也上經曰夫道者上知天文下知地理中知人事可以長久此之謂也 夫道者大無不包細無不入故天文地理人事咸通 新校正云詳夫道者一節與著至教論文重 帝曰何謂也岐伯曰本氣位也位天者天文也位地者地理也通於人氣之變化者人事也故太過者先天不及者後天所謂治化而人應之也 三陰三陽司天司地以表定陰陽生化之紀是謂位天位地也五運居中司人氣之變化故曰通於人氣也先天後天謂生化氣之變化所主時也太過歲化先時至不及歲化後時至 帝曰五運之化太過何如 太過謂歲氣有餘也 新校正云詳太過五化具五常政大論中 岐伯曰歲木太過風氣流行脾土受邪 木餘故土氣卑屈 民病飧泄食減體重煩冤腸鳴腹支滿 飧泄謂食不化而下出也脾虛故食減體重煩冤腸鳴腹支滿也 新校正云按藏氣法時論云脾虛則腹滿腸鳴飧泄食不化 上應歲星 歲木氣太盛歲星光明逆守星屬分皆災也 甚則忽忽善怒眩冒巔疾 凌犯太甚則遇於金故自病 新校正云按玉機真藏論云肝脉太過則令人喜怒忽忽眩冒巔疾爲肝實而然則此病不獨木太過遇金自病肝實亦自病也 化氣不政生氣獨治雲物飛動草木不寧甚而搖落反脅痛而吐甚衝陽絕者死不治上應太白星 諸壬歲也木餘土抑故不能布政於萬物也生氣木氣也太過故獨治而生化也風不務德非分而動則太虛之中雲物飛動草木不寧動而不止金則勝之故甚則草木搖落也脅反痛木乘土也衝陽胃脉也木氣勝而土氣乃絕故死也金復而太白逆守屬星者危也其災之發害於東方人之內應則先害於脾後傷肝也書曰滿招損此其類也 新校正云詳此太過五化言星之例有三木與土運先言歲鎮後言勝已之星火與金運先言熒惑太白次言勝已之星後再言熒惑太白水運先言辰星次言鎮星後再言辰星兼見已勝之星也 歲火太過炎暑流行金肺受邪 火不以德則邪害於金若以德行則政和平也 民病瘧少氣欬喘血溢血泄注下嗌燥耳聾中熱肩背熱上應熒惑星 少氣謂氣少不足以息也血泄謂血利便血也血溢謂血上出於七竅也注下謂水利也中熱謂胷心之中也背謂胷中之府肩接近之故胷心中及肩背熱也火氣太盛則熒惑光芒逆臨宿屬分皆災也 新校正云詳火盛而剋金寒熱交爭故爲瘧按藏氣法時論云肺病者欬喘肺虛者少氣不能報息耳聾嗌乾 甚則胷中痛脅支滿脅痛膺背肩胛間痛兩臂內痛 新校正云按藏氣法時論云心病者胷中痛脅支滿脅下痛膺背肩甲間痛兩臂內痛 身熱骨痛而爲浸淫 火無德令縱熱害金水爲復讎故火自病 新校正云按玉機真藏論云心脉太過則令人身熱而膚痛爲浸淫此云骨痛者誤也 收氣不行長氣獨明雨水霜寒 今詳水字當作冰 上應辰星 金氣退避火氣獨行水氣

折之故雨零冰雹及偏降霜寒而殺物也水復於火天象應之辰星逆凌乃寒災於物也占辰星者常在日之前後三十度其災發之當至南方在人之應則內先傷肺後反傷心　新校正云按五常政大論雨水霜寒作雨水霜雹上臨少陰少陽。火燔焫。冰泉涸。物焦槁。新校正云按五常政大論云赫曦之紀上徵而收氣後又六元正紀大論云戊子戊午太徵上臨少陰戊寅戊申太徵上臨少陽臨者太過不及皆曰天符病反譫妄狂越。欬喘息鳴。下甚血溢泄不已。太淵絶者死不治。上應熒惑星。諸戊歲也戊午戊子歲少陰上臨戊寅戊申歲少陽上臨是謂天符之歲也太淵肺脉也火勝而金絶故死火既太過又火熱上臨兩火相合故形斯候熒惑逆犯宿屬皆危　新校正云詳戊辰戊戌歲上見太陽是謂天刑運故當盛而不得盛則火化減半非太過又非不及也歲土太過。雨濕流行。腎水受邪。土無德乃爾民病腹痛。清厥意不樂。體重煩冤。上應鎮星。腹痛謂大腹小腹痛也清厥謂足逆冷也意不樂如有隱憂也土來刑水象應之鎮星逆犯宿屬則災　新校正云按藏氣法時論云腎病者身重腎虛者大腹小腹痛清厥意不樂甚則肌肉萎。足痿不收。行善瘈。脚下痛。飲發中滿食減。四支不舉。脾主肌肉外應四支又其脉起於足中指之端循核骨內側斜出絡跗故病如是　新校正云按藏氣法時論云脾病者身重善飢肉痿足不收行善瘈脚下痛又玉機真藏論云脾太過則令人四支不舉變生得位。新校正云詳太過五化獨此言變生得位者舉一而四氣可知也又以土王時月難知故此詳言之也藏氣伏。化氣獨治之。泉涌河衍。涸澤生魚。風雨大至。土崩潰。鱗見于陸。病腹滿溏泄腸鳴。反下甚而太谿絶者。死不治。上應歲星。諸甲歲也得位謂季月也藏水氣也化土氣也化太過故水藏伏匿而化氣獨治土勝木復故風雨大至水泉涌河渠溢乾澤生魚濕既甚矣風又鼓之故土崩潰土崩潰謂垣頹岸仆山落地入也河溢泉涌枯澤水滋鱗物豐盛故見于陸地也太谿腎脉也土勝而水絶故死木來折土天象逆臨加其宿屬正可憂也　新校正云按藏氣法時論云脾虛則腹滿腸鳴飧泄食不化也歲金太過。燥氣流行。肝木受邪。金暴虐乃爾民病兩脇下少腹痛。目赤痛。眥瘍。耳無所聞。兩脇謂兩乳之下脅之下也少腹謂齊下兩傍髎骨內也目赤謂白睛色赤也痛謂滲痛也眥謂四際瞼睫之本也肅殺而甚。則體重煩冤。

胷痛引背。兩脇滿且痛引少腹。上應太白星。金氣已過肅殺又甚木氣內畏感而病生金盛應天太白明大加臨宿屬心受災害　新校正云按藏氣法時論云肝病者兩脇下痛引少腹肝虛則目𥆨𥆨無所見耳無所聞又玉機真藏論云肝脉不及則令人胷痛引背下則兩脇胠滿也甚則喘欬逆氣。肩背痛。尻陰股膝髀腨䯒足皆病。上應熒惑星。火氣復之自生病也天象示應在熒惑逆加守宿屬則可憂也　新校正云按藏氣法時論云肺病者喘欬逆氣肩背痛汗出尻陰股膝髀腨䯒足皆痛收氣峻。生氣下。草木斂。蒼乾凋隕。病反暴痛。胠脇不可反側。新校正云詳此云反暴痛不言何所痛者按至真要大論云心脇暴痛不可反側則此乃心脇暴痛也欬逆甚而血溢。太衝絶者。死不治。上應太白星。諸庚歲也金氣峻虐木氣被刑火未來復則如是也斂謂已生枝葉斂附其身也太衝肝脉也金勝而木絶故死當是之候太白應之逆守星屬病皆危也　新校正云按庚子庚午庚寅庚申歲上見少陰少陽司天是謂天刑運金化減半故當盛而不得盛非太過又非不及也歲水太過。寒氣流行。邪害心火。水不務德暴虐乃然民病身熱煩心躁悸。陰厥上下中寒。譫妄心痛。寒氣早至。上應辰星。悸心跳動也譫亂語也妄妄見聞也天氣水盛辰星瑩明加其宿屬災乃至　新校正云按陰厥在後金不及復則陰厥有注甚則腹大脛腫。喘欬。寢汗出。憎風。新校正云按藏氣法時論云腎病者腹大脛腫喘欬身重寢汗出憎風再詳太過五化木言化氣不政生氣獨治火言收氣不行長氣獨明土言藏氣伏長氣獨治金言收氣峻生氣下水當言藏氣乃盛長氣失政今獨亡者闕文也大雨至。埃霧朦鬱。上應鎮星。水盛不已爲土所乘故彰斯候埃霧朦鬱土之氣腎之脉從足下上行入腹從腎上貫肝鬲入肺中循喉嚨故生是病腎爲陰故寢則汗出而憎風也卧寢汗出即其病也夫土氣勝折水之強故鎮星明盛昭其應也上臨太陽。雨冰雪霜不時降。濕氣變物。新校正云按五常政大論云流衍之紀上羽而長氣不化又六元正紀大論云丙辰丙戌太羽上臨太陽臨者太過不及皆曰天符病反腹滿腸鳴。溏泄食不化。新校正云按藏氣法時論云脾虛則腹滿腸鳴飧泄食不化渴而妄冒。神門絶者。死不治。上應熒惑辰星。諸丙歲也丙辰丙戌歲太陽上臨是謂天符之歲也寒氣太甚故雨化爲冰雪雨冰則雹也霜不時降彰其寒也土復其水則大雨霖霪濕氣內深故物皆濕變神門心脉也水勝而火絶故死水盛太甚則熒惑減曜辰星明瑩加以逆守宿屬則危云也　新校正云詳太過五獨記火水之上臨者火臨火水臨水爲天符故也火臨水爲逆水臨木爲順火臨土爲順水臨土爲運勝天火臨金爲天刑運水臨金爲逆更不詳出也又此獨言土應熒惑辰星舉此一例餘從而可知也

帝曰善。其不及何如。謂政化少也　新校正云詳不及五化具五常政大論中岐伯曰悉乎哉問也。歲木不及。燥迺大行。清冷時至加之薄寒是謂燥氣燥金氣也生氣失應。草木晚榮。後時之謂失應也肅殺而甚。則剛木辟著。悉萎蒼乾。上應太白星。天地淒滄日見朦昧謂雨非雨謂晴非晴人意慘然氣象凝斂是爲肅殺甚也剛勁硬也辟著謂辟著枝莖乾而不落也柔耎也蒼青也柔木之葉青色不變而乾卷也木氣不及金氣乘之太白之明光芒而照其空也民病中清。胠脇痛。少腹痛。腸鳴溏泄。涼雨時至。上應太白星。新校正云按不及五化民病證中上應之星皆言運星失色畏星加臨宿屬爲災此獨言畏星不言運星者經文闕也當云上應太白星歲星其穀蒼。金氣乘木肝之病也乘此氣者腸中自鳴而溏泄者即無胠脇少腹之痛疾也微者善之甚者止之遇夏之氣亦自止也遇秋之氣而復有之涼雨時至謂應時而至也金土齊化故涼雨俱行火氣來復則夏雨少金氣勝木太白臨之加其宿屬分皆災也金勝畢歲火氣不復則蒼色之穀不成實也　新校正云詳中清胠脇痛少腹痛爲金乘木肝病之狀腸鳴溏泄乃脾病之證蓋以木少脾土無畏侮反受邪之故也上臨陽明。生氣失政。草木再榮。化氣迺急。上應太白鎮星。其主蒼早。諸丁歲也丁卯丁酉歲陽明上臨是謂天刑之歲也金氣承天下勝於木故生氣失政草木再榮生氣失政故木華晚啓金氣抑木故秋夏始榮結實成熟以化氣急速故晚結成就也金氣勝木天應同之故太白之見光芒明盛木氣既少土氣無制故化氣生長急速木少金勝天氣應之故鎮星太白潤而明也蒼色之物又早凋落木少金乘故也　新校正云按不及五化獨紀木上臨陽明土上臨厥陰水上臨太陰不紀木上臨厥陰土上臨太陰金上臨陽明者經之旨各記其甚者也故於太過運中只言火臨火水臨水此不及運中只言木臨金土臨木水臨土故不言厥陰臨木太陰臨土陽明臨金也復則炎暑流火。濕性燥。柔脆草木焦槁。下體再生。華實齊化。病寒熱瘡瘍疿胗癰痤。上應熒惑太白。其穀白堅。火氣復金夏生大熱故萬物濕性時變爲燥流火爍物故柔脆草木及蔓延之類皆上乾死而下體再生若辛熱之草死不再生也小熱者死少大熱者死多火大復已土氣間至則涼雨降其酸苦甘鹹性寒之物乃再發生新開之與先結者齊承化而成熟火復其金太白減曜熒惑上應則益光芒加其宿屬則皆災也以火反復故曰白堅之穀秀而不實白露早降。收殺氣行。寒雨害物。蟲食甘黃。脾土受邪。赤氣後化。心氣晚治。上勝肺金。白氣迺屈。其穀不成。欬而鼽。上應熒惑太白星。陽明上臨金自用事故白露早降寒涼大至則收殺氣行以太陽居土濕之位寒濕相合故寒雨害物少於成實金行伐木假途於土子居母內蟲之象也故甘物黃物蟲蠹食之清氣先勝熱氣後復復已乃勝故火赤之氣後生化也赤後化謂草木赤華及赤實者皆後時而再榮秀也其五藏則心氣晚王勝於肺心勝於肺則金之白氣乃屈退也金穀稻也鼽鼻中水出也金爲火勝天象應同故太白芒減熒惑益明

歲火不及。寒迺大行。長政不用。物榮而下。凝慘而甚。則陽氣不化。迺折榮美。上應辰星。火少水勝故寒迺大行長政不用則物容卑下火氣既少水氣洪盛天象出見辰星益明民病胷中痛。脇支滿。兩脇痛。膺背肩胛間及兩臂內痛。新校正云詳此證與火太過甚則反病之狀同傍見藏氣法時論鬱冒朦昧。心痛暴瘖。胷腹大。脇下與要背相引而痛。新校正云按藏氣法時論云心虛則胷腹大脇下與腰背相引而痛甚則屈不能伸。髖髀如別。上應熒惑辰星。其穀丹。諸癸歲也患以其脉行於是也火氣不行寒氣禁固髖髀如別屈不得伸水行乘火故熒惑芒減丹穀不成辰星臨其宿屬之分則皆災也復則埃鬱。大雨且至。黑氣迺辱。病鶩溏腹滿。食飲不下。寒中腸鳴。泄注腹痛。暴攣痿痺。足不任身。上應鎮星辰星。玄穀不成。埃鬱雲雨土之用也復寒之氣必以濕濕氣內淫則生腹疾身重故如是也黑氣水氣也辱屈辱也鶩鴨也土復於水故鎮星明潤臨犯宿屬則民受病災矣

歲土不及。風迺大行。化氣不令。草木茂榮。飄揚而甚。秀而不實。上應歲星。木無德也木氣專行故化氣不令生氣獨擅故草木茂榮飄揚而甚是木不以德土氣薄少故物實不成不實謂粃惡也土不及木乘之故歲星之見潤而明也民病飧泄霍亂。體重腹痛。筋骨繇復。肌肉瞤酸。善怒。藏氣舉事。蟄

蟲早附。咸病寒中。上應歲星鎮星。其穀黅。諸已歲也風客於胃故病如是土氣不及水與齊化故藏氣舉事蟄蟲早附於陽氣之所人皆病中寒之疾也繇搖也筋骨搖動已復常則已繇復也土抑不伸若歲星臨宿屬則皆災也新校正云詳此文云筋骨繇復王氏雖注義不可解按至真要大論云筋骨繇併疑此復字併字之誤也復則收政嚴峻。名木蒼凋。胷脇暴痛。下引少腹。善大息。蟲食甘黃。氣客於脾。黅穀迺減。民食少失味。蒼穀迺損。金氣復木故名木蒼凋金入於土母懷子也故甘物黃物蟲食其中金入土中故氣客於脾金氣大來與土仇復故黅減實穀不成也上應太白歲星。太白芒盛歲減明也一經少此六字鈌文耳上臨厥陰。流水不冰。蟄蟲來見。藏氣不用。白迺不復。上應歲星。民迺康。已亥已巳歲厥陰上臨其歲少陽在泉火司于地故蟄蟲來見流水不冰也金不得復故歲星之象如常民康不病　新校正云詳木不及上臨陽明水不及上臨太陰俱後言復此先言復而後舉上臨之候者蓋白迺不復嫌於此年有復也歲金不及。炎火迺行。生氣迺用。長氣專勝。庶物以

茂。燥爍以行。上應熒惑星。火不務德而襲金危炎火既流則夏生大熱生氣舉用故庶物蕃茂燥爍氣至物不勝之爍勝之爍石流金涸泉焦草山澤燔燎雨乃不降炎火大盛天象應之熒惑之見而大明也民病肩背瞀重。鼽嚏血便注下。收氣迺後。上應太白星。其穀堅芒。諸乙歲也瞀謂悶也受熱邪故生是病收金氣也火先勝故收氣後火氣勝金金不能盛若熒惑逆守宿屬之分皆受病　新校正云詳其穀堅芒白色可見故不云其穀白也經云上應太白以前後例相照經脫熒惑二字及詳王注言熒惑逆守之事益知經中之闕也復則寒雨暴至。迺零冰雹霜雪殺物。陰厥且格。陽反上行。頭腦戶痛。延及囟頂發熱。上應辰星。新校正云詳不及之運剋我者行勝我者之子來復當來復之後勝星減曜復星明大此只言上應辰星而不言熒惑者闕文也當云上應辰星熒惑丹穀不成。民病口瘡。甚則心痛。寒氣折火則見冰雹霜雪冰雹先傷而霜雪後損皆寒氣之常也其災害迺傷於赤化也諸不及而爲勝所犯子氣復之者皆歸其方也陰厥謂寒逆也格至也亦拒也水行折火以救困金天象應之辰星明瑩赤色之穀爲霜雹損之歲水不及。濕迺大行。長氣反用。

其化迺速。暑雨數至。上應鎮星。濕大行謂數雨也化速謂物早成也火濕齊化故暑雨數至乘水不及而土勝之鎮星之象增益光明逆凌留犯其又甚矣民病腹滿身重。濡泄寒瘍流水。腰股痛發。膕腨股膝不便。煩寃。足痿清厥。脚下痛。甚則跗腫。藏氣不政。腎氣不衡。上應辰星。其穀秬。藏氣不能申其政令故腎氣不能內致和平衡平也辰星之應當減其明或遇鎮星臨屬宿者乃災　新校正云詳經云上應辰星注言鎮星以前後例相校此經闕鎮星二字上臨太陰。則大寒數舉。蟄蟲早藏。地積堅冰。陽光不治。民病寒疾於下。甚則腹滿浮腫。上應鎮星。新校正云詳木不及上臨陽明上應太白鎮星此獨言鎮星而不言熒惑者文闕也蓋水不及而又上臨太陰則鎮星明盛以應土氣專盛水既益弱則熒惑無畏而明大其主黅穀。諸辛歲也辛丑辛未歲上臨太陰太陽在泉故大寒數舉也土氣專盛故鎮星益明黅穀應天歲成也復則大風暴發。草偃木零。生長不鮮。面色時變。筋骨併辟。肉

瞤瘛。目視䀮䀮。物踈璺。肌肉胗發。氣并鬲中。痛於心腹。黃氣迺損。其穀不登。上應歲星。木復其土故黃氣反損而黅穀不登也謂實不成無以登祭器也木氣暴復歲星下臨宿屬分者災　新校正云詳此當云上應歲星鎮星爾帝曰。善。願聞其時也。岐伯曰。悉哉問也。木不及。春有鳴條律暢之化。則秋有霧露清涼之政。春有慘淒殘賊之勝。則夏有炎暑燔爍之復。其眚東。化和氣也勝金氣也復火氣也火復於金悉因其木故災眚之作皆在東方餘眚同　新校正云按木火不及先言春夏之化秋冬之政者先言木火之政化次言勝復之變也其藏肝。其病內舍胠脇。外在關節。東方用之主也火不及。夏有炳明光顯之化。則冬有嚴肅霜寒之政。夏有慘淒凝冽之勝。則不時有埃昏大雨之復。其眚南。化火德也勝水虐也復土變也南方火也其藏心。其病內舍膺脇。外

在經絡。南方心之主也土不及。四維有埃雲潤澤之化。則春有鳴條鼓拆之政。四維發振拉飄騰之變。則秋有肅殺霖霪之復。其眚四維。東南東北西南西北方也維隅也謂日在四隅月也　新校正云詳土不及亦先言政化次言勝復其藏脾。其病內舍心腹。外在肌肉四支。四維中央脾之主也金不及。夏有光顯鬱蒸之令。則冬有嚴凝整肅之應。夏有炎爍燔燎之變。則秋有冰雹霜雪之復。其眚西。其藏肺。其病內舍膺脇肩背。外在皮毛。西方肺之主也水不及。四維有湍潤埃雲之化。則不時有和風生發之應。四維發埃昬驟注之變。則不時有飄蕩振拉之復。其眚北。飄蕩振拉大風所作　新校正云詳金水不及先言火土之化令與應故不當秋冬而言也次言者火土勝復之變也與木火土之例不同者互文也其藏腎。其病內舍腰脊骨髓。外在谿谷踹膝。肉之大會爲谷肉之小會爲谿肉分之間谿谷之會以行榮衛以會大氣夫五運之政。猶權衡也。高者抑之。下者舉之。化者應之。變者復之。此生長化成收藏之理。氣之常也。失常則天地四塞矣。失常之理則天地四時之氣閉塞而無所運行故動必有靜勝必有復乃天地陰陽之道故曰。天地之動靜。神明爲之紀。陰陽之往復。寒暑彰其兆。此之謂也。新校正云按故曰已下與五運行大論同上兩句又與陰陽應象大論文重彼云陰陽之升降寒暑彰其兆也帝曰。夫子之言五氣之變。四時之應。可謂悉矣。夫氣之動亂。觸遇而作。發無常會。卒然災合。何以期之。岐伯曰。夫氣之動變。固不常在。而德化政令災變。不同其候也。帝曰。何謂也。岐伯曰。東方生風。風生木。其德敷和。

其化生榮。其政舒啓。其令風。其變振發。其災散落。敷布也和和氣也榮滋榮也舒展也啓開也振怒也發出也散謂物飄零而散落也　新校正云按五運行大論云其德爲和其化爲榮其政爲散其令宣發其變摧拉其眚爲隕義與此通南方生熱。熱生火。其德彰顯。其化蕃茂。其政明曜。其令熱。其變銷爍。其災燔焫。新校正云詳五運行大論云其德爲顯其化爲茂其政爲明其令鬱蒸其變炎爍其眚燔焫中央生濕。濕生土。其德溽蒸。其化豐備。其政安靜。其令濕。其變驟注。其災霖潰。溽濕也蒸熱也驟注急雨也霖久雨也潰爛泥也　新校正云按五運行大論云其德爲濡其化爲盈其政爲謐其令雲雨其變動注其眚淫潰西方生燥。燥生金。其德清潔。其化緊斂。其政勁切。其令燥。其變肅殺。其災蒼隕。緊縮也斂收也勁銳也切急也燥乾也肅殺謂風動草樹聲若乾也殺氣太甚則木青乾而落也　新校正云按五運行大論云其德爲清其化爲斂其政爲勁其令霧露其變肅殺其眚蒼落北方生寒。寒生水。其德淒滄。其化清謐。其政凝肅。其令寒。其變凓冽。其災冰雪霜雹。淒滄薄寒也謐靜也肅中列嚴整也凓冽甚寒也冰雪霜雹寒氣凝結所成水復火則非時而有也　新校正云按五運行大論云其德爲寒其化爲肅其政爲靜其變凝冽其眚冰雹是以察其動也。有德有化。有政有令。有變有災。而物由之。而人應之也。夫德化政令和氣也其動靜勝復施於萬物皆悉生成變與災殺氣也其出暴速其動驟急其行損傷雖皆天地自爲動靜之用然物有不勝其動者且損且病且死焉帝曰。夫子之言歲候。不及其太過。而上應五星。今夫德化政令。災眚變易。非常而有也。卒然而動。其亦爲之變乎。岐伯曰。承天而行之。故無妄動。無不應也。卒然而動者。氣之交變也。其不應焉。故曰。應常不應卒。此之謂也。德化政令氣之常也災眚變易氣卒交會而有勝負者也常謂歲四時之氣不差晷刻者不常不久也帝曰。其應柰何。岐伯曰。各從其氣化。

也。歲星之化以風應之熒惑之化以熱應之鎮星之化以濕應之太白之化以燥應之辰星之化以寒應之氣變則應故各從其氣化也上文言復勝皆上應之今經言應常不應卒所謂無大變易而不應然其勝復當色有枯燥潤澤之異無見小大以應之帝曰。其行之徐疾逆順何如。岐伯曰。以道留久。逆守而小。是謂省下。以道謂順行留久謂過應留之日數也省下謂察天下人君之有德有過者也以道而去。去而速來。曲而過之。是謂省遺過也。順行已去已去輒逆行而速委曲而經過是謂遺其過而輒省察之也行急行緩往多往少蓋謂罪之有大有小按其遺而斷之久留而環。或離或附。是謂議災與其德也。環謂如環之遶盤迴而不去也火議罪金議殺土木水議德也應近則小。應遠則大。近謂犯星常在遠謂犯星去久大小謂喜慶及罰罪事芒而大倍常之一。其化甚。大常之二。其眚即也。甚謂政令大行也發謂起也即至也金火有之小常之一。其化減。小常之二。是謂臨視。省下之過與其德也。省謂省察萬國人吏侯王有德有過者也故侯王人吏安可不深思誠慎邪德者福之。過者伐之。有德則天降福以應之有過者天降禍以淫之則知禍福無門惟人所召爾是以象之見也。高而遠則小。下而近則大。見物之理也故大則喜怒邇。小則禍福遠。象見高而小既未即禍亦未即福象見下而大福既不遠禍亦未遥但當脩德省過以候厥終苟未能慎禍而務求福祐豈有是者哉歲運太過則運星北越。火運火星木運木星之類也北越謂北而行也運氣相得則各行以道。無剋伐之嫌故守常而各行於中道故歲運太過。畏星失色而兼其母。木失色而兼火火失色而兼蒼土失色而兼赤金失色而兼黃水失色而兼白是謂兼其母也不及則色兼其所不勝。木兼白色火兼玄色土兼蒼色金兼赤色水兼黃色是謂兼不勝也肖者瞿瞿。莫知其妙。閔閔之當。孰者爲良。新校正云詳肖者至爲良與蘭靈祕典論重彼有注妄行無徵。示畏侯王。不識天意心私度之妄言災咎卒無徵驗適足以示畏之兆於侯王熒惑於庶民矣帝曰。其災應何如。岐伯曰。亦各從其化也。故時至有盛衰。淩犯有逆順。留守有多少。形

見有善惡。宿屬有勝負。徵應有吉凶矣。五星之至相王爲用盛囚死爲衰東行淩犯爲順災輕西行淩犯爲逆災重留守日多則災深留守日少則災淺星喜潤則爲見善星怒操憂喪則爲見惡宿屬謂所生月之屬二十八宿及十二辰相分所屬之位也命勝星不災不害不勝星爲災小重命與星相得雖災無害災者獄訟疾病之謂也雖五星淩犯之事時遇星之囚死時月雖災不成然火犯留守逆臨則有誣譖獄訟之憂金犯則有刑殺氣鬱之憂木犯則有震驚風鼓之憂土犯則有中滿下利跗腫之憂水犯則有寒氣衝稸之憂故曰徵應有吉凶也帝曰。其善惡何謂也。岐伯曰。有喜有怒。有憂有喪。有澤有燥。此象之常也。必謹察之。夫五星之見也從夜深見之人見之喜星之喜也見之畏星之怒也光色微曜乍明乍暗星之憂也光色迴然不彰不瑩不與衆同星之喪也光色圓明不盈不縮怡然瑩然星之喜也光色勃然臨人芒彩滿溢其象懍然星之怒也澤洪潤也燥乾枯也帝曰。六者高下異乎。岐伯曰。象見高下。其應一也。故人亦應之。觀象覩色則中外之應人天咸一矣帝曰。善。其德化政令之動靜損益皆何如。岐伯曰。夫德化政令災變。不能相加也。天地動靜陰陽往復以德報德以化報化政令災眚及動復亦然故曰不能相加也勝復盛衰。不能相多也。勝盛復盛勝微復微不應以盛報微以化報變故曰不能相多也往來小大。不能相過也。勝復日數多少皆同故曰不能相過也用之升降。不能相無也。木之勝金必報火土金水皆然未有勝而無報者故氣不能相使無也各從其動而復之耳。動必有復察動以言復也易曰吉凶悔吝者生乎動此之謂歟天雖高下可度地雖廣不可量以氣動復言之其猶視其掌矣帝曰。其病生何如。岐伯曰。德化者氣之祥。政令者氣之章。變易者復之紀。災眚者傷之始。氣相勝者和。不相勝者病。重感於邪則甚也。祥善應也章程也式也復紀謂報復之綱紀也重感謂年氣已不及天氣又見剋殺之氣是爲重感重謂重累也帝曰。善。所謂精光之論。大聖之業。宣明大道。通於無窮。究於無極也。余聞之。善言天者。必應於人。善言古者。必驗於今。善言氣者。必彰

於物善言應者同天地之化善言化言變者通神明之理非夫子孰能言至道歟太過不及歲化無窮氣交遷變流於無極然天垂象聖人則之以知吉凶何者歲太過而星大或明瑩歲不及而星小或失色故吉凶可指而見也吉凶者何謂物稟五常之氣以生成莫不上參應之有否有宜故曰吉凶斯至矣故曰善言天者必應於人也言古之道而今必應之故曰善言古者必驗於今也化氣生成萬物皆稟故言氣應者以物明之故曰善言應者必彰於物也彰明也氣化之應如四時行萬物備故善言應者必同天地之造化也物生謂之化物極謂之變言萬物化變終始必契於神明運爲故言化變者通於神明之理聖人智周萬物無所不通故言必有發動無不應之也迺擇良兆而藏之靈室每旦讀之靈室謂靈蘭室黃帝之書府也　新校正云詳此文與六元正紀大論末同命曰氣交變非齊戒不敢發慎傳也

五常政大論篇第七十

新校正云詳此篇統論五運有平氣不及太過之事次言地理有四方高下陰陽之異又言歲有不病而藏氣不應爲天氣制之而氣有所從之說仍言六氣五類相制勝而歲有胎孕不育之理而後明在泉六化五味有薄厚之異而以治法終之此篇之大概如此而專名五常政大論者舉其所先者言也

黃帝問曰太虛寥廓五運迴薄衰盛不同損益相從願聞平氣何如而名何如而紀也岐伯對曰昭乎哉問也木曰敷和敷布和氣物以生榮火曰升明火氣高明土曰備化廣被化氣於群品金曰審平金氣清審平而定水曰靜順水體清靜順於物也帝曰其不及奈何岐伯曰木曰委和陽和之氣委屈而少用也火曰伏明明曜之氣屈伏不申土曰卑監土雖卑少猶監萬物之生化也金曰從革從順革易堅成萬物水曰涸流水少故流注乾涸帝曰太過何謂岐伯曰木曰發生宣發生氣萬物以榮火曰赫曦盛明也土曰敦阜敦厚也阜高也土餘故高而厚金曰堅成氣爽風勁堅成庶物水曰流衍衍泮衍也溢也帝曰三氣之紀願聞其候岐伯曰悉乎哉問也新校正云按此論與五運行大論及陰陽應象大論金匱眞言論相通

敷和之紀木德周行陽舒陰布五化宣平自當其位不與物爭故五氣之化各布政令於四方无相干犯　新校正云按王注大過不及各紀年辰此平木運注不紀年辰者平氣之歲不可以定紀也或者欲補注云謂丁巳丁亥壬寅壬申歲者是未達也其氣端端直也其性隨順於物化其用曲直曲直材幹皆應用也其化生榮木化宣行則物生榮而美其類草木木體堅高草形卑下然各有堅脆剛柔蔓結條屈者其政發散春氣發散物稟以生木之化也其候溫和和春之氣也其令風木之令行以和風其藏肝五藏之氣與肝同肝其畏清清金令也木性暄故畏清五運行大論曰木其性暄又曰燥勝風其主目陽升明見其穀麻色蒼也　新校正云按金匱眞言論云其穀麥與此不同也其果李味酸也其實核中有堅核者其應春四時之中春化同其蟲毛木化宣行則毛蟲生其畜犬如草木之生无所避也　新校正云按金匱眞言論云其畜雞其色蒼木化宣行則物浮蒼翠其養筋酸入筋其病裏急支滿木氣所生　新校正云按金匱眞言論云是以知病之在筋也其味酸木化敷和則物酸味厚其音角調而直也其物中堅象土中之有木也其數八成數也

升明之紀正陽而治德施周普五化均衡均等也衡平也其氣高火炎上其性速火性躁疾其用燔灼灼燒也燔之與灼皆火之用其化蕃茂長氣盛故物火其類火五行之氣與火類同其政明曜德合高明火之政也其候炎暑氣之至也以是候之其令熱熱至乃令行其藏心心氣應之心其畏寒寒水令也心性暑熱故畏寒五運行大論曰心其性暑又曰寒勝熱其主舌火以燭幽舌申明也其穀麥色赤也　新校正云按金匱眞言論云其穀黍又藏氣法時論云麥也其果杏味苦也其實絡中有支絡者其應夏四時之氣夏氣同其蟲羽羽火象也火化宣行則羽蟲生其畜馬健決躁速火類同　新校正云按金匱眞言論云其畜羊其色赤色同又明其養血其病瞤瘛火之性動也　新校正云按金匱眞言論云是以知病之在脈也其味苦外明氣化則物苦味其音徵和而美其物脈中多支脈火之化也其數七成數也

備化之紀氣協天休德流四政五化齊脩土之德靜分助四方贊成金木水火之政土之氣厚應天休和之氣以生長收

藏終而復始故五化齊脩其氣平。土之生也平而正其性順。應順群品悉化成也其用高下。田土高下皆應用也其化豐滿。豐滿萬物非土化不可也其類土。五行之化土類同其政安靜。土體厚土德靜故政化亦然其候溽蒸。溽濕也蒸熱也其令濕。濕化不絕竭則土令延長其藏脾。脾氣同脾其畏風。風木令也脾性雖四氣兼并然其所主猶畏木也五運行大論云脾其性靜兼又曰風勝濕其主口。上體包容口主受納其穀稷。色黃也　新校正云按金匱真言論作稷藏氣法時論作粳其果棗。味甘也其實肉。中有肌肉者其應長夏。長夏謂　長養之夏　新校正云按王注藏氣法時論云夏爲土母土長于中以長而治故云長夏又注六節藏象論云所謂長夏者六月也土生於火長在夏中既長而王故云長夏其蟲倮。無毛羽鱗甲土形同其畜牛。成彼稼穡土之用也牛之應用其緩而和其色黃。土同也其養肉。所養者厚而靜其病否。土性擁礙　新校正云按金匱真言論云病在舌本是以知病之在肉也其味甘。備化氣豐則物味甘厚其音宮。大而重其物膚。物稟備化之氣則多肌肉其數五。生數也正土不虛加故也審平之紀。收而不爭。殺而無犯。五化宣明。

犯謂刑犯於物也收而不爭殺而無犯匪審平之德何以能爲是哉其氣潔。金氣以潔白瑩明爲事其性剛。性剛故摧缺於物其用散落。金用則萬物散落其化堅斂。收斂堅強金之化也其類金。審平之化金類同其政勁肅。化急速而整肅也勁銳也其候清切。清大涼也切急也風聲也其令燥。燥乾也其藏肺。肺氣之用同金化也肺其畏熱。熱火令也肺性涼故畏火熱五運行大論曰肺其性涼其主鼻。肺藏氣鼻通息也其穀稻。色白也　新校正云按金匱真言論作稻藏氣法時論作黃黍其果桃。味辛也其實殼。外有堅殼者其應秋。四時之化秋氣同其蟲介。外被堅甲者其畜雞。性善鬬傷象金用也　新校正云按金匱真言論云其畜馬其色白。色同也其養皮毛。堅同也其病欬。有聲之病金之應也　新校正云按金匱真言論云病在背是以知病之在皮毛也其味辛。審平化治則物辛味正其音商。和利而揚其物外堅。金化宣行則物體外堅其數九。成數也靜順之紀。藏而勿害。治而善下。五化咸整。治化也水之性下所以德全江海所以能爲百谷主者以其善下之也其氣明。清淨明昭水氣所主其性下。歸流於下其用沃

衍。用非淨事故沫生而流溢沃沫也衍溢也其化凝堅。藏氣布化則水物凝堅其類水。淨順之化水同類其政流演。井泉不竭河流不息則流演之義也其候凝肅。凝寒也肅靜也寒來之氣候其令寒。水令宣行則寒司物化其藏腎。腎藏之用同水化也腎其畏濕。濕土氣也腎性凜故畏土濕五運行大論曰腎其性凜其主二陰。流注應同　新校正云按金匱真言論曰北方黑色入通於腎開竅於二陰其穀豆。色黑也　新校正云按金匱真言論及藏氣法時論同其果栗。味鹹也其實濡。中有津液也其應冬。四時之化冬氣同其蟲鱗。鱗水化生其畜彘。善下也彘豕也其色黑。色同也其養骨髓。氣入也其病厥。厥氣逆也凌上也倒行不順也　新校正云按金匱真言論云病在谿是以知病之在骨也其味鹹。味同也其音羽。深而和也其物濡。水化豐洽庶物濡潤其數六。成數也故生而勿殺。長而勿罰。化而勿制。收而勿害。藏而勿抑。是謂平氣。生氣主歲收氣不能縱其殺長氣主歲藏氣不能縱其罰化氣主歲生氣不能縱其制收氣主歲長氣不能縱其害藏氣主歲化氣不能縱其抑夫如是者皆天氣平地氣正五化之氣不以勝剋爲用故謂曰平和氣也委和之紀。

是謂勝生。丁卯丁丑丁亥丁酉丁未丁巳之歲生氣不政。化氣迺揚。木少故生氣不政土寬故化氣迺揚長氣自平。收令迺早。火无忤犯故長氣自平木氣既少故收令迺早涼雨時降。風雲並興。涼金化也雨濕氣也風木化也雲濕氣也草木晚榮。蒼乾凋落。金氣有餘木不能勝故也　新校正云詳委和之紀木不及而金氣乘之故蒼乾凋落非金氣有餘木不能勝也蓋木不足而金勝之也物秀而實。膚肉內充。歲生雖晚成者滿實土化氣速故如是也其氣斂。收斂兼金氣故其用聚。不布散也其動緛戾拘緩。緛縮短也戾了戾也拘拘急也緩不收也其發驚駭。大屈卒伸驚駭象也其藏肝。內應肝其果棗李。棗土李木實也　新校正云詳李木實也按火土金水不及之果李當作桃　王注亦非其實核殼。核木殼金主其穀稷稻。金土穀也其味酸辛。味酸之物孰兼辛也其色白蒼。蒼色之物孰兼白也其畜犬雞。木從金畜其蟲毛介。毛從介其主霧露淒滄。金之化也其聲角商。角從商其病搖動注恐。木受邪也從金化也。木不自攻故化從金少角與判商同。少角木不及故半與商金化同

判半也　新校正云按火土金水之文判作少則此當云少角與少商同不云少商者蓋少角之運共有六年而丁巳丁亥上角與正角同丁卯丁酉上商與正商同丁未丁丑上宮與正宮同是六年者各有所同與火土金水之少運不同故不云同少商只大約而言半從商化也　上角與正角同。上見厥陰與敷和歲化同謂丁亥丁巳歲上之所見者也　上商與正商同。上見陽明則與平金歲化同丁卯丁酉歲　其病支廢癰腫瘡瘍。金刑木也　其甘蟲。子在母中　邪傷肝也。雖化悉與金同然其所傷則歸於肝木也　上宮與正宮同。土蓋其木與未出等也木未出土與無木同土自用事故與正土運歲化同也上見太陰是謂上宮丁丑丁未歲上見太陰司天化之也　蕭飋肅殺則炎赫沸騰。蕭飋肅殺金無德也炎赫沸騰火之復也　眚於三。火爲木復故其眚在東三東方也此言金之物勝也　新校正云按六元正紀大論云災三宮也　所謂復也。復報也　其主飛蠹蛆雉。飛羽蟲也蠹內生蟲也蛆蠅之生者此則物內自化爾雉鳥耗也　廼爲雷霆。雷謂大聲生於太虛雲暝之中也霆謂迅雷卒如火之爆者即霹靂也

伏明之紀是謂勝長。藏氣勝長也謂癸酉癸未癸巳癸卯癸丑癸亥之歲　長氣不宣藏氣反布。火之長氣不能施化故水之藏氣反布於時也　收氣自政化令廼衡。金土之義與歲氣素無干犯故金自行其政土自平其氣也　寒清數舉暑令廼薄。火氣不用故　承化物生生而不長。火令不振故承化生之物皆不長也　成實而稚遇化已老。物實成孰苗尚稚短及遇化氣未長極而氣已老矣　陽氣屈伏蟄蟲早藏。陽不用而陰勝也若上臨癸卯癸酉歲則蟄反不藏　新校正云詳癸巳癸亥之歲蟄亦不藏　其氣鬱。鬱燠不舒暢　其用暴。速也　其動彰伏變易。彰明也伏隱也變易謂不常其象見也　其發痛。痛由心所生　其藏心。歲運之氣通於心　其果栗桃。栗水桃金果也　其實絡濡。絡支脉也濡有汁也　其穀豆稻。豆水稻金穀也　其味苦鹹。苦兼鹹也　其色玄丹。色丹之物熟兼玄也　其畜馬彘。火從水畜　其蟲羽鱗。羽從鱗　其主冰雪霜寒。水之氣也　其聲徵羽。徵從羽　其病昏惑悲忘。火之躁動不拘常律陰冒陽火故昏惑不治心氣不足故喜悲善忘　從水化也。火弱水強故伏明之紀半從水之政化　少徵與少羽同。火少故半同水化　新校正云詳少徵運六年內癸卯癸酉同正商癸巳癸亥同歲會外癸未癸丑二年少徵與少羽同故不云判羽也　上商與正商同。歲上見陽明則與平金歲化同也癸卯及癸酉歲上見陽明　新校正云詳此不言上宮上角者蓋宮角於火無大剋罰故經不備云　邪傷心也。受病者心　凝慘凓冽則暴雨霖霪。凝慘凓冽水無德也暴雨霖霪土之復也　眚於九。九南方也　新校正云按六元正紀大論云災九宮　其主驟注雷霆震驚。天地氣爭而生是變氣交之內害及粢盛及傷鱗類　沈霒淫雨。沈陰淫雨濕變所生也霒音陰

卑監之紀是謂減化。謂化氣減少己巳己卯己丑己亥己酉己未之歲也　化氣不令生政獨彰。土少而木專其用　長氣整雨廼愆收氣平。不相干犯則平整化氣減故雨愆期　風寒並興草木榮美。風木也寒水也土少故寒氣得行生氣獨彰故草木敷榮而端美　秀而不實成而粃也。榮秀而美氣生於木化氣不滿故物實中空是以粃惡　其氣散。氣不安靜水且乘之從木之風故施散也　其用靜定。雖不能專政於時物然或舉用則終歸土德而靜定　其動瘍涌分潰癰腫。瘍瘡也涌嘔吐也分裂也潰爛也癰腫膿瘡也　其發濡滯。土性也濡濕也　其藏脾。主藏病　其果李栗。李木栗水果也　其實濡核。濡中有汁者核中堅者　新校正云詳前後濡實主水此濡字當作肉王注亦非　其穀豆麻。豆水麻木穀也　其味酸甘。甘味之物熟兼酸也　其色蒼黃。色黃之物外兼蒼也　其畜牛犬。土從木畜　其蟲倮毛。倮從毛　其主飄怒振發。木之氣用也　其聲宮角。宮從角　其病留滿否塞　從木化也。不勝故從佗化　少宮與少角同。土少故半從木化也　新校正云詳少宮之運六年內除己丑己未與正宮同己巳己亥與正角同外有己卯己酉二年少宮與少角同故不云判角也　上宮與正宮同。上見太陰則與平土運生化同也己丑己未其歲見也　上角與正角同。上見厥陰則悉是敷和之紀也己亥己巳其歲見也　其病飧泄。風之勝也　邪傷脾也。縱諸氣金病即自傷脾土與金無相剋罰故經不紀之也又注云縱諸氣金病即自傷脾也金字疑誤　振拉飄揚則蒼乾散落。振拉飄揚木無德也蒼乾散落金之復也　其眚四維。東南西南東北西北土之位也　新校正云按六元正紀大論云災五宮　其主敗折虎狼。虎狼猴狖豹鹿馬獐麂諸四足之獸害於粢盛及生命也　清氣廼用生政廼辱。金氣行則木氣屈

從革之紀是謂折收。火折金收之氣也謂乙丑乙亥乙酉乙未乙巳乙卯之歲也　收氣廼後生氣廼揚。後不及時也收氣不能以時而

行則生氣自應布揚而用之也長化合德。火政廼宣。庶類以蕃。火土之氣同生化也宣行也其氣揚。順火也其用躁切。少雖後用用則切急隨火躁也其動鏗禁瞀厥。鏗欬聲也禁謂二陰禁止也瞀悶也厥謂氣上逆也其發欬喘。欬金之有聲喘肺藏氣也其藏肺。主藏病其果李杏。李木杏火果也其實殼絡。外有殼內有支絡之實也其穀麻麥。麻木麥火穀也麥色赤也其味苦辛。苦味勝辛辛兼苦也其色白丹。赤加白也其畜雞羊。金從火土之兼化　新校正云詳火畜馬土畜牛今言羊故王注云從火土之兼化爲羊也或者當去注中之土字甚非其蟲介羽。介從羽其主明曜炎爍。火之勝也其聲商徵。商從徵其病嚏欬鼽衄。金之病也從火化也。火氣來勝故屈已以從之少商與少徵同。金少故半同火化也　新校正云詳少商運六年內除乙卯乙酉同正商乙巳乙亥同正角外乙未乙丑二年爲少商同少徵故不云判徵也上商與正商同。上見陽明則與平金運生化同乙卯乙酉其歲止見也上角與正角同。上見厥陰則與平木運生化同乙巳乙亥其歲上見也　新校正云詳金土無相勝剋故經不言上宮與正宮同也邪傷肺也。有邪之勝則歸肺炎光赫烈則冰雪霜雹。炎光赫烈火無德也冰雪霜雹水之復也水復之作雹形如半珠　新校正云詳注云雹形如半珠半字疑誤眚於七。七西方也　新校正云按六元正紀大論云災七宮其主鱗伏彘鼠。突戾潛伏歲主縱之以傷赤實及羽類也歲氣早至。廼生大寒。水之化也涸流之紀。是謂反陽。陰氣不及反爲陽氣代之謂辛未辛巳辛卯辛酉辛亥辛丑之歲也藏令不舉。化氣廼昌。少水而土盛長氣宣布。蟄蟲不藏。太陽在泉經文旨也厥陰陽明司天乃如經謂也土潤水泉減。草木條茂。榮秀滿盛。長化之氣豐而厚也其氣滯。從土也其用滲泄。不能流也其動堅止。謂便寫也水少不濡則乾而堅止藏氣不能固則注下而奔速其發燥槁。陰少而陽盛故爾其藏腎。主藏病也其果棗杏。棗土杏火果也其實濡肉。濡水肉土化也其穀黍稷。黍火稷土穀也　新校正云按本論上文麥爲火之穀今言黍者疑麥字誤爲黍也雖金匱眞言論作黍然本論作麥當從本篇之文也其味甘鹹。甘入於鹹鹹味甘美也其色黅玄。黃加黑也其畜彘牛。水從土畜其蟲鱗倮。鱗從倮其主埃鬱昏翳。土之勝也其聲羽宮。羽從宮其病痿厥堅下。水土參并故如是從土化也。不勝於土故從他化少羽與少宮同。水土各半化也　新校正云詳少羽之運六年內除辛丑辛未與正宮同外辛卯辛酉辛巳辛亥四歲爲同少宮故不言判宮也上宮與正宮同。上見太陰則與平土運生化同辛丑辛未歲上見之　新校正云詳此不言上角上商者蓋水於金木無相剋罰故也其病癃閟。癃小便不通閟大便乾澀不利也邪傷腎也。邪勝則歸腎埃昏驟雨則振拉摧拔。埃昏驟雨土之虐也振拉摧拔木之復也眚於一。一北方也諸謂方者國郡州縣境之方也　新校正云按六元正紀大論云災一宮其主毛顯狐狢。變化不藏。毛顯謂毛蟲麋鹿麞麂貒兔虎狼顯見傷於黃實兼害倮蟲之長也變化謂爲魅狐狸當之不藏謂害粢盛鼠猯兔狸狢當之所謂毛顯不藏也故乘危而行。不速而至。暴虐無德。災反及之。微者復微。甚者復甚。氣之常也。通言五行氣少而有勝復之大凡也乘彼孤危恃乎強盛不召而往專肆威刑怨禍自招又誰咎也假令木弱金氣來乘暴虐蒼卒是無德也木被金害火必讎之金受火燔則災及也夫如是者刑甚則復甚刑微則復微氣動之常固其宜也五行之理咸迭然乎　新校正云按五運不及之詳具氣交變大論中發生之紀。是謂啓敕。物乘木氣以發生而啓陳其容質也是謂壬申壬午壬辰壬寅壬子壬戌之六歲化也敕古陳字土踈泄。蒼氣達。生氣上發故土體踈泄木之專政故蒼氣上達達通也出也行也陽和布化。陰氣廼隨。少陽先生發於萬物之表厥陰次隨營運於萬象之中也生氣淳化。萬物以榮。歲木有餘金不來勝生令布化故物以舒榮其化生。其氣美。木化宣行則物容端美其政散。布散生榮無所不至其令條舒。條直也理也舒啓也端直舒啓萬物隨之發生之化無非順理者也其動掉眩巔疾。掉搖動也眩旋轉也巔上首也疾病氣也　新校正云詳王不解其動之義按後敦阜之紀其動濡積幷稸王注云動謂變動又堅成之紀其動暴折瘍疰王注云動以生病蓋謂氣既變因動以生病也則木火土金水之動義皆同也又按王注脉要精微論云巔疾上巔疾也又注奇病論云巔謂上巔則頭首也此注云巔上首也疾病氣也氣字爲衍其德鳴靡啓坼。風氣所生　新校正云按六元正紀大論云其化鳴紊啓坼其變振拉摧拔。振謂振怒拉謂中折摧謂仆落拔謂出本　新校正云按六元正紀大論同其穀麻稻。木化齊金其畜雞犬。齊雞孕也其果李桃。李齊桃實也其色青黃白。青加於黃白自正也其味酸甘辛。酸入於甘辛齊化也其象春。如春之氣布散陽和其經足厥陰少陽。厥陰肝脉少陽膽脉 其藏肝脾。肝勝脾 其蟲毛介。木餘故毛齊介育 其物中堅外堅。中堅有核之物齊等於皮殼之類也 其病怒。木餘故 太角與上商同。太過之木氣與金化齊等　新校正云按太過五運獨太角言與上商同餘四運並不言者疑此文爲衍 上徵則其氣逆其病吐利。上見少陰少陽則其氣逆行壬子壬午歲上見少陰壬寅壬申歲上見少陽木餘遇火故氣不順　新校正云按五運行大論云氣相得而病者以下臨上不當位也不云上羽者水臨木爲相得故也 不務其德則收氣復秋氣勁切甚則肅殺清氣大至草木凋零邪迺傷肝。恃己太過凌犯於土土氣屯極金爲復讎金行殺令故邪傷肝木也

赫曦之紀是謂蕃茂。物遇太陽則蕃而茂是謂戊辰戊寅戊子戊戌戊申戊午之歲也　新校正云按或者云注中太陽當作太徵詳木土金水之太過注俱不言角宮商羽等運而水太過注云陰氣大行此火太過是物遇太陽也安得謂之太徵乎 陰氣內化陽氣外榮。陰陽之氣得其序也 炎暑施化物得以昌。長氣多故爾 其化長其氣高。長化行則物容大高氣達則物色明 其政動。革易其象不常也 其令鳴顯。火之用而有聲火之燔而有焰象無所隱則其信也顯露也 其動炎灼妄擾。妄謬也擾撓也 其德暄暑鬱蒸。熱化所生長於物也　新校正云按六元正紀大論云其化暄囂鬱燠又作暄曜 其變炎烈沸騰。勝復之有極於是也 其穀麥豆。火齊水化也 其畜羊彘。齊孕育也　新校正云按本論上文馬爲火之畜今言羊者疑馬字誤爲羊金匱真言論及藏氣法時論俱作羊然本論作馬當從本論之文也 其果杏栗。等實也 其色赤白玄。赤色加白黑自正也 其味苦辛鹹。辛物兼苦與鹹化齊成也 其象夏。如夏氣之熱也 其經手少陰太陽。少陰心脉太陽小腸脉 手厥陰少陽。厥陰心包脉少陽三焦脉 其藏心肺。心勝肺 其蟲羽鱗。火餘故鱗羽齊化 其物脉濡。脉火物濡水物水火齊也　新校正云詳脉即絡也文雖殊而義同 其病笑瘧瘡瘍血流狂妄目赤。火盛故 上羽與正徵同。其收齊其病痓。上見太陽則天氣且制故太過之火反與平火運生化同也戊辰戊戌歲上見之若平火運同則五常之氣無相凌犯故金收之氣生化同等 上徵而收氣後也。上見少陰少陽則其生化自政金氣不能與之齊化戊子戊午歲上見少陰戊寅戊申歲上見少陽火盛故收氣後化　新校正云按氣交變大論云歲火太過上臨少陰少陽火燔焫水泉涸物焦槁 暴烈其政。藏氣迺復。時見凝慘。甚則雨水霜雹切寒邪傷心也。不務其德輕侮致之也　新校正云按氣交變大論云雨冰霜寒與此互文也

敦阜之紀。是謂廣化。土餘故化氣廣被於物也是謂甲子甲戌甲申甲午甲辰甲寅之歲也 厚德清靜順長以盈。土性順用無與物爭故德厚而不躁順火之長育使萬物化氣盈滿也 至陰內實物化充成。至陰土精氣也夫萬物所以化成者皆以至陰之靈氣生化於中也 煙埃朦鬱見於厚土。厚土山也煙埃土氣也 大雨時行。濕氣迺用。燥政迺辟。濕氣用則燥政辟自然之理爾 其化圓。其氣豐。化氣豐圓以其清靜故也 其政靜。靜而能久故政常存 其令周備。氣緩故周備 其動濡積并稸。動謂變動 其德柔潤重淖。靜而柔潤故厚德常存　新校正云按六元正紀大論云其化柔潤重澤 其變震驚飄驟崩潰。震驚雷霆之作也飄驟暴風雨至也大雨暴注則山崩土潰隨水流注 其穀稷麻。土木齊化 其畜牛犬。齊孕育也 其果棗李。土齊木化 其色黅玄蒼。黃色加黑蒼自正也 其味甘鹹酸。甘入於鹹酸齊化也 其象長夏。六月之氣生化同 其經足太陰陽明。太陰脾脉陽明胃脉 其藏脾腎。脾勝腎 其蟲倮毛。土餘故毛倮齊化 其物肌核。肌土核木化也 其病腹滿四支不舉。土性靜故病如是　新校正云詳此不云上羽上徵者徵羽不能虧盈於土故無他候也 大風迅至邪傷脾也。木盛怒故土脾傷

堅成之紀。是謂收引。引斂也陽氣收陰氣用故萬物收斂謂庚午庚辰庚寅庚子庚戌庚申之歲也 天氣潔地氣明。秋氣高潔金氣同 陽氣隨陰治化。陽順陰而生化 燥行其政物以司成。燥氣行化萬物專司其成熟無遺略也 收氣繁布化洽不終。收殺氣早土之化不得終其用也　新校正云詳繁字疑誤 其化成。其氣削。減削也 其政肅。肅清也靜也 其令銳切。氣用不屈勁而急 其動暴折瘍疰。動以病生 其德霧露蕭飋。燥之化也蕭飋風聲也靜爲霧露用則風生　新校正云按六元正紀大論德作化 其變肅殺凋零。隕墜於物 其穀稻黍。金火齊化也　新校正云按本論上文麥爲火之穀當言其穀稻麥 其畜雞馬。齊孕育也 其果桃杏。金火齊實 其色白青丹。白加於青丹自

正也其味辛酸苦。辛入酸苦齊化其象秋。氣爽清潔如秋之化其經手太陰陽明。太陰肺脉陽明大腸脉其藏肺肝。肺勝肝其蟲介羽。金餘故介羽齊育其物殼絡。殼金絡火化也其病喘喝胷憑仰息。金氣餘故上徵與正商同。其生齊其病欬。上見少陰少陽則天氣見抑故其生化與平金歲同庚子庚午歲上見少陰庚寅庚申歲上見少陽上火制金故生氣與之齊化火乘金肺故病欬　新校正云詳此不言上羽者水與金非相勝剋故也政暴變則名木不榮柔脆焦首長氣斯救大火流炎爍且至蔓將槁邪傷肺也。變謂太甚也政太甚則生氣抑故木不榮草首焦死政暴不已則火氣發怒故火流炎爍至柔條蔓草脆之類皆乾死也火乘金氣故肺傷也流衍之紀是謂封藏。陰氣大行則天地封藏之化也謂丙寅丙子丙戌丙申丙午丙辰之歲寒司物化天地嚴凝。陰之氣也藏政以布長令不揚。藏氣用則長化止故令不發揚其化凜其氣堅。寒氣及物則堅定其政謐。謐靜也其令流注。水之象也其動漂泄沃涌。沃沫也涌溢也其德凝慘寒雰。寒之化也　新校正云按六元正紀大論作其化凝慘慄冽其變冰雪霜雹。非時而有其穀豆稷。水齊土化其畜彘牛。齊孕育也其果栗棗。水土齊實其色黑丹黅。黑加於丹黃自正也其味鹹苦甘。鹹入於苦甘化齊焉其象冬。氣序凝肅似冬之化其經足少陰太陽。少陰腎脉太陽膀胱脉也其藏腎心。腎勝心其蟲鱗倮。水餘故鱗倮齊育其物濡滿。濡水滿土化也　新校正云按土不及作肉土太過作肌此作滿互相成也其病脹。水餘也上羽而長氣不化也。上見太陽則火不能布化以長養也丙辰丙戌之歲上見天符水運也　新校正云按氣交變大論云上臨太陽則雨冰雪霜不時降濕氣變物不云上羽者運所勝也政過則化氣大舉而埃昏氣交大雨時降邪傷腎也。暴寒數舉是謂政過火被水凌土來仇復故天地昏翳土水氣交大雨斯降而邪傷腎也故曰不恒其德則所勝來復。政恒其理則所勝同化此之謂也。不恒謂恃已有餘凌犯不勝恒謂守常之化不肆威刑如是則剋巳之氣歲同治化也　新校正云詳五運太過之說具氣交變大論中帝曰天不足西北左寒而右涼。地不滿東南右熱而左溫。其故何也。面巽言也岐伯曰陰陽之氣高下之理太少之異也。高下謂地形太少謂陰陽之氣盛衰之異今中原地形西北方高東南方下西方涼北方寒東方溫南方熱氣化猶然矣東南方陽也陽者其精降於下故右熱而左溫。陽精下降故地以溫而知之於下矣陽氣生於東而盛於南故東方溫而南方熱氣之多少明矣西北方陰也陰者其精奉於上故左寒而右涼。陰精奉上故地以寒而知之於上矣陰氣生於西而盛於北故西方涼北方寒君面巽而言臣面乾而對也　新校正云詳天地不足陰陽之說亦具陰陽氣象大論中是以地有高下氣有溫涼高者氣寒下者氣熱。新校正云按六元正紀大論云至高之地冬氣常在至下之地春氣常在故適寒涼者脹之溫熱者瘡下之則脹已汗之則瘡已此湊理開閉之常太少之異耳。西北東南言其太也夫以氣候驗之中原地形所居者悉以居高則寒處下則熱嘗試觀之高山多雪平川多雨高山多寒平川多熱則高下寒熱可徵見矣中華之地凡有高下之大者東西南北各三分也其一者自漢蜀江南至海也二者自漢江北至平遥縣也三者自平遥北山北至蕃界北海也故南分大熱中分寒熱兼半北分大寒南北分外寒熱尤極大熱之分其寒微大寒之分其熱微然其登涉極高山頂則南面北面寒熱懸殊榮枯倍異也又東西高下之别亦三矣其一者自汧源縣西至沙州二者自開封縣西至汧源縣三者自開封縣東至滄海也故東分大溫中分溫涼兼半西分大涼大溫之分其寒五分之二大涼之分其熱五分之二溫涼分外溫涼尤極變爲大暄大寒也約其大凡如此然九分之地寒極於東北熱極於西南九分之地其中有高下不同地高處則濕下處則燥此一方之中小異也若大而言之是則高下之有一也何者中原地形西高北高東下南下今百川滿湊東之滄海則東南西北高下可知一爲地形高下故寒熱不同二則陰陽之氣有少有多故表溫涼之異爾今以氣候驗之乃春氣西行秋氣東行冬氣南行夏氣北行以中分校之自開封至汧源氣候正與曆候同以東行校之自開封至滄海每一百里秋氣至晚一日春氣發早一日西行校之自汧源縣西至蕃界磧石其以南向及西北東南者每四十里春氣發晚一日秋氣至早一日北向及東北西南者每一十五里春氣發晚一日秋氣至早一日南行校之川形有北向及東北西南者每五百里　新校正云按别本作十五里陽氣行晚一日陰氣行早一日南向及東南西北川每一十五里熱氣至早一日寒氣至晚一日廣平之地則每五十里陽氣發早一日寒氣至晚一日北行校之川形有南向及東南西北者每二十五里陽氣行晚一日陰氣行早一日北向及東北西南川每一十五里寒氣至早一日熱氣至晚一日廣平之地則每二十里熱氣行晚一日寒氣至早一日大率如此然高處峻處冬氣常在平處下處夏氣常在觀其雪零草茂則可知矣然地土固有弓形川蛇行川月形川地勢不同生殺榮枯地同而天異凡此之類有離向丙向巽向乙向震向處則春氣早至秋氣晚至晚校十五日有丁向坤向庚向兑向辛向乾向坎向艮向處則秋氣早至春氣晚至早晚亦校二十日是所謂帶山之地也審觀向背氣候可知寒涼之地湊理開少而閉多閉多則陽氣不散故適寒涼腹必脹也濕熱之地湊理開多而閉少開多則陽發散故往溫熱皮必瘡也下之則中氣不餘故脹已汗之則陽氣外泄故瘡愈帝曰。其於壽夭何如。言土地居人之壽夭歧伯曰。陰精所奉其人壽。陽精所降其人夭。陰精所奉高之地也陽精所降下之地也陰方之地陽不妄泄寒氣外持邪不數中而正氣堅守故壽延陽方之地陽氣耗散發泄無度風濕數中眞氣傾竭故夭折即事驗之今中原之境西北方衆人壽東南方衆人夭其中猶各有微甚爾此壽夭之大異也方者審之乎帝曰。善。其病也治之柰何。歧伯曰。西北之氣散而寒之。東南之氣收而溫之。所謂同病異治也。西方北方人皮膚腠理密人皆食熱故宜散宜寒東方南方人皮膚踈腠理開人皆食冷故宜收宜溫散謂溫浴使中外條達收謂溫中不解表也今土俗皆反之依而療之則反甚矣　新校正云詳分方爲治亦具異法方宜論中故曰。氣寒氣涼。治以寒涼。行水漬之。氣溫氣熱。治以溫熱。強其內守。必同其氣。可使平也。假者反之。寒方以寒熱方以熱溫方以溫涼方以涼是正法也是同氣也行水漬之是湯漫漬也平謂平調也若西方北方有冷病假熱方溫方以除之東方南方有熱疾須涼方寒方以療者則反上正法以取之帝曰。善。一州之氣生化壽夭不同。其故何也。歧伯曰。高下之理。地勢使然也。崇高則陰氣治之。污下則陽氣治之。陽勝者先天。陰勝者後天。先天謂先天時也後天謂後天時也悉言土地生榮枯落之先後也物既有之人亦如然此地理之常。生化之道也。帝曰。其有壽夭乎。歧伯曰。高者其氣壽。下者其氣夭。地之小大異也。小者小異。大者大異。大謂東南西北相遠萬里許也小謂居所高下相近二十三十里或百里許也地形高下懸倍不相計者以近爲小則十里二十里高下平慢氣相接者以遠爲小則三百里二百里地氣不同乃異也故治病者。必明天道地理。陰陽更勝。氣之先後。人之壽夭。生化之期。乃可以知人之形氣矣。不明天地之氣又昧陰陽之候則以壽爲夭以夭爲壽雖盡上聖救生之道畢經脉藥石之妙猶未免世中之誣斥也帝曰。善。其歲有不病。而藏氣不應不用者。何也。歧伯曰。天氣制之。氣有所從也。從謂從事於彼不及營於私應用之帝曰。願卒聞之。歧伯曰。少陽司天。火氣下臨。肺氣上從。白起金用。草木眚。火見燔焫。革金且耗。大暑以行。欬嚏鼽衄鼻窒。曰瘍。寒熱胕腫。寅申之歲候也臨謂御於下從謂從事於上起謂價高於市用謂用行刑罰也臨從起用同之革謂皮革亦謂革易也金謂器屬也耗謂費用也火氣燔灼故曰生瘡瘡身瘡也瘍頭瘡也寒熱謂先寒而後熱則瘧疾也肺爲熱害水且救之水守肺中故爲胕腫胕腫謂腫滿按之不起此天氣之所生也　新校正云詳注云故曰生瘡瘡身瘡也瘍頭瘡也今經只言曰瘍疑經脫一瘡字別本曰字作口風行于地。塵沙飛揚。心痛胃脘痛。厥逆鬲不通。其主暴速。厥陰在泉故風行于地風淫所勝故是病生焉少陽厥陰其化急速故病氣起發疾速而爲故云其主暴速此也氣不順而生是也　新校正云詳厥陰與少陽在泉言其主暴速其發機速故不言甚則某病也陽明司天。燥氣下臨。肝氣上從。蒼起木用而立。土廼眚。淒滄數至。木伐草萎。脇痛目赤。掉振鼓慄。筋痿不能久立。卯酉之歲候也木用亦謂木功也淒滄大涼也此病之起天氣生焉暴熱至土廼暑。陽氣鬱發。小便變。寒熱如瘧。甚則心痛。火行于槁。流水不冰。蟄蟲廼見。少陰在泉熱監于地而爲是也病之所有地氣生焉太陽司天。寒氣下臨。心氣上從。而火且明。新校正云詳火且明三字當作火用二字丹起金廼眚。寒淸時舉。勝則水冰。火氣高明。心熱煩。嗌乾善渴。鼽嚏。喜悲數欠。熱氣妄行。寒廼復。霜不時降。善忘。甚則心痛。辰戌之歲候也寒淸時舉太陽之令也火氣高明謂燔焫於物也不時謂太早及偏害不循時令不普及於物也病之所起天氣生焉 土廼潤水豐衍寒客至沈陰化濕氣變物水飲内稸中滿不食皮𤸷肉苛筋脉不利甚則胕腫身後癰。太陰在泉濕監于地而爲是也病之源始地氣生焉　新校正云詳身後癰當作身後難 厥陰司天風氣下臨脾氣上從而土且隆黃起水廼眚土用革體重肌肉萎食減口爽風行太虛雲物摇動目轉耳鳴。巳亥之歲候也土隆土用革謂土氣有用而革易其體亦謂土功土也云物摇動是謂風高此病所生天之氣也 火縱其暴地廼暑大熱消爍赤沃下蟄蟲數見流水不冰。少陽在泉火監于地而爲是也病之宗兆地氣生焉 其發機速。少陽厥陰之氣變化卒急其爲疾病速若發機故曰其發機速 少陰司天熱氣下臨肺氣上從白起金用草木眚喘嘔寒熱嚏鼽衄鼻窒大暑流行。子午之歲候也熱司天氣故是病生天氣之作也 甚則瘡瘍燔灼金爍石流地廼燥清淒滄數至脇痛善太息肅殺行草木變。天之交也變謂變易容質也脇痛太息地氣生也 太陰司天濕氣下臨腎氣上從黑起水變。新校正云詳前後文此少火廼眚三字 埃冒雲雨胷中不利陰痿氣大衰而不起不用。新校正云詳不用二字當作水用 當其時反腰脽痛動轉不便也厥逆。丑未之歲候也水變謂甘泉變鹹也埃土霧也冒不分遠也雲雨土化也脽謂臀肉也病之有者天氣生焉　新校正云詳厥逆二字疑當連上文 地廼藏陰大寒且至蟄蟲早附心下否痛地裂冰堅少腹痛時害於食乘金則止水增味廼鹹行水減也。止水井泉也行水河渠流注者也止水雖長廼變常甘美而爲鹹味也病之有者地氣生焉　新校正云詳太陰司天之化不言甚則病某而云當其時又云乘金則云云者與前條互相發明也 帝曰歲有胎孕不育治之不全何氣使然。岐伯曰六氣五類有相勝制也同者盛之異者衰之

此天地之道生化之常也故厥陰司天毛蟲靜羽蟲育介蟲不成。謂乙巳丁巳己巳辛巳癸巳乙亥丁亥己亥辛亥癸亥之歲也靜無聲也亦謂靜退不先用事也羽爲火蟲氣同地也火制金化故介蟲不成謂白色有甲之蟲少孕育也 在泉毛蟲育倮蟲耗羽蟲不育。地氣制土黃倮耗損歲乘木運其又甚也羽蟲不育少陽自抑之是則五寅五申歲也凡稱不育不成皆謂少非悉無也 少陰司天羽蟲靜介蟲育毛蟲不成。謂甲子丙子戊子庚子壬子甲午丙午戊午庚午壬午之歲也靜謂胡越鷰百舌鳥之類也是歲黑色毛蟲孕育少成 在泉羽蟲育介蟲耗不育。地氣制金白介蟲不育歲乘火運斯復甚焉是則五卯五酉歲也　新校正云詳介蟲耗以少陰在泉火剋金也介蟲不育以陽明在天自抑之也 太陰司天倮蟲靜鱗蟲育羽蟲不成。謂乙丑丁丑己丑辛丑癸丑乙未丁未己未辛未癸未之歲也倮蟲謂人及蝦蟇之類也羽蟲謂青緑色者則鸚鵡鴷鳥翠碧鳥之類諸青緑色之有羽者也歲乘金運其復甚焉 在泉倮蟲育鱗蟲 新校正云詳此少一耗字 不成。地氣制水黑鱗不育歲乘土運而又甚乎是則五辰五戌歲也 少陽司天羽蟲靜毛蟲育倮蟲不成。謂甲寅丙寅戊寅庚寅壬寅甲申丙申戊申庚申壬申之歲也倮蟲謂青緑色者也羽蟲謂黑色諸有羽翼者則越鷰百舌鳥之類是也 在泉羽蟲育介蟲耗毛蟲不育。地氣制金白介耗損歲乘火運其又甚也毛蟲不育天氣制之是則五巳五亥歲也 陽明司天介蟲靜羽蟲育介蟲不成。謂乙卯丁卯己卯辛卯癸卯乙酉丁酉己酉辛酉癸酉歲也羽爲火蟲故蕃育也介蟲諸有赤色甲殼者也赤介不育天氣制之也 在泉介蟲育毛蟲耗羽蟲不成。地氣制木黑毛蟲耗歲乘金運損復甚焉是則五子五午歲也羽蟲不就以上見少陰也 太陽司天鱗蟲靜倮蟲育。謂甲辰丙辰戊辰庚辰壬辰甲戌丙戌戊戌庚戌壬戌之歲也倮蟲育地氣同也鱗蟲靜謂黃鱗不用也是歲雷霆少舉以天氣抑之也　新校正云詳此當云鱗蟲不成 在泉鱗蟲耗倮蟲不育。天氣制勝黃黑鱗耗是則五丑五未歲也　新校正云詳此當爲鱗蟲育羽蟲耗倮蟲不育注中鱗字亦當作羽 諸乘所不成之運則甚也。乘水之運倮蟲不成乘火之運介蟲不成乘土之運鱗蟲不成乘金之運毛蟲不成乘水之運羽蟲不成當是歲者與上文同悉少能孕育也斯並運與氣同者運乘其勝復遇天符及歲會者十孕不全一二也 故氣主有所制歲立有所生地氣制己勝天氣制

勝巳。天制色地制形。天氣隨巳不勝者制之謂制其色也地氣隨巳所勝者制之謂制其形也故又曰天制色地制形焉是以天地之間五類生化互有所勝互有所化互有所生互有所制矣 五類衰盛各隨其氣之所宜也。宜則蕃息 故有胎孕不育治之不全。此氣之常也。天地之間有生之物凡此五類也五謂毛羽倮鱗介也故曰毛蟲三百六十麟爲之長羽蟲三百六十鳳爲之長倮蟲三百六十人爲之長鱗蟲三百六十龍爲之長介蟲三百六十龜爲之長凡諸有形跂行飛走喘息胎息大小高下青黄赤白黒身被毛羽鱗介者通而言之皆謂之蟲矣不具是四者皆爲倮蟲凡此五物皆有胎生卵生濕生化生也因人致問言及五類也 所謂中根也。生氣之根本發自身形之中中根也非是五類則生氣根系悉因外物以成立去之則生氣絶矣 根于外者亦五。謂五味五色類也然木火土金水之形類悉假外物色藏乃能生化外物既去則生氣離絶故皆是根于外也 新校正云詳注中色藏二字當作巳成 故生化之别。有五氣五味五色五類五宜也。然是二十五者根中根外悉有之五氣謂臊焦香腥腐也五味謂酸苦辛鹹甘也五色謂青黄赤白黒也五類有二矣其一者謂毛羽倮鱗介其二者謂燥濕液堅耎也夫如是等於萬物之中互有所宜 帝曰。何謂也。岐伯曰。根于中者。命曰神機。神去則機息。根于外者。命曰氣立。氣止則化絶。諸有形之類根於中者生源繫天其所動靜皆神氣爲機發之主故其所爲也物莫之知是以神捨去則機發動用之道息矣根于外者生源繫地故其所生長化成收藏皆爲造化之氣所成立故其所出也亦物莫之知是以氣止息則生化結成之道絶滅矣其木火土金水燥濕液堅柔雖常性不易及乎外物去生氣離根化絶止則其常體性顔色皆必小變移其舊也 新校正云按六元微旨大論云出入廢則神機化滅升降息則氣立孤危故非出入則無以生長壯老已非升降則無以生長化收藏 故各有制。各有勝。各有生。各有成。根中根外悉如是 故曰。不知年之所加。氣之同異。不足以言生化。此之謂也。新校正云按六節藏象論云不知年之所加氣之盛衰虚實之所起不可以爲工矣 帝曰。氣始而生化。氣散而有形。氣布而蕃育。氣終而象變。其致一也。始謂始發動散謂流散於物中布謂布化於結成之形終謂終極於收藏之用也故始動而生化流散而有形布化而成結終極而萬象皆變也即事驗之天地之間有形之類其生也柔弱其死也堅強凡如此類皆謂變易生死之時形質是謂氣之終極 新校正云按天元紀大論云物生謂之化物極謂之變又六微旨大論云物之生從於化物之極由乎變變化相薄成敗之所由也 然而五味所資。生化有薄厚。成熟有少多。終始不同。其故何也。岐伯曰。地氣制之也。非天不生。地不長也。天地雖無情於生化而生化之氣自有異同爾何者以地體之中有六入故也氣有同異故有生有化有不生有不化有少生少化有廣生廣化矣故天地之間無必生必化必不生必不化必少生少化必廣生廣化各隨其氣分所好所惡所異所同也 帝曰。願聞其道。岐伯曰。寒熱燥濕。不同其化也。舉寒熱燥濕四氣不同則温清異化可知之矣 故少陽在泉。寒毒不生。其味辛。其治苦酸。其穀蒼丹。巳亥歲氣化也夫毒者皆五行標盛暴烈之氣所爲也今火在地中其氣正熱寒毒之物氣與地殊生死不同故生少也火制金氣故味辛者不化也少陽之氣上奉厥陰故其歲化苦與酸也六氣主歲唯此歲通和木火相承故無間氣也苦丹地氣所化酸蒼天氣所生矣餘所生化悉有上下勝剋故皆有間氣矣 陽明在泉。濕毒不生。其味酸。其氣濕。新校正云詳在泉云唯陽明與太陰在泉之歲云其氣濕其氣熱蓋以濕燥未見寒温之氣故再云其氣也 其治辛苦甘。其穀丹素。子午歲氣化也燥在地中其氣涼清故濕温毒藥少生化也金木相制故味酸者少化也陽明之氣上奉少陰故其歲化辛與苦也辛素地氣也苦丹天氣也甘間氣也所以間金火之勝剋故兼治甘 太陽在泉。熱毒不生。其味苦。其治淡鹹。其穀黅秬。丑未歲氣化也寒在地中與熱殊化故其歲物熱毒不生水勝火味故當苦也太陽之氣上奉太陰故其歲化生淡鹹也太陰土氣上生於天氣遠而高故甘之化薄而爲淡也味以淡亦屬甘甘之類也淡黅天化也鹹秬地化也黅黄也 新校正云詳注云味故當苦當作故味苦者不化傳寫誤也 厥陰在泉。清毒不生。其味甘。其治酸苦。其穀蒼赤。寅申歲氣化也温在地中與清殊性故其歲物清毒不生木勝其土故味甘少化也厥陰之氣上合少陽所合之氣既無乖忤故其治化酸與苦也酸蒼地化也苦赤天化也氣無勝剋故不間氣以甘化也 其氣專。其味正。厥陰少陽在泉之歲皆氣化專一其味純正然餘歲悉上下有勝剋之氣故皆有間氣間味矣 少陰在泉。寒毒不生。其味辛。其治辛苦甘。其穀白丹。卯酉歲氣化也熱在地中與寒殊化故其歲藥寒毒甚微火氣爍金故味辛少化也故少陰陽明主天主地故其所治苦與辛焉苦丹爲地氣所育辛白爲天氣所生甘間氣也所以間止剋伐也 太陰在泉。燥毒不生。其味鹹。其其氣熱。其治甘鹹。其穀黅秬。辰戌歲氣化也地中有濕與燥不同故乾毒之物不生化也土制於木故味鹹少化也太陰之氣上承太陽故其歲化甘與鹹也甘黅地化也鹹秬天化也寒濕不爲大忤故間氣同而氣熱者應之化淳則鹹守。氣專則辛化而俱治。淳和也化淳謂少陽在泉之歲也火來居水而反能化育是水鹹自守不與火爭化也氣專謂厥陰在泉之氣也木居于水而復下化金不受害故辛復生化與鹹俱王也唯此兩歲上下之氣無剋伐之嫌故辛得與鹹同應王而生化也餘歲皆上下有勝剋之變故其中間甘味兼化以緩其制抑餘苦鹹酸三味不同其生化也故天地之間藥物辛甘者多也故曰補上下者從之。治上下者逆之。以所在寒熱盛衰而調之。上謂司天下謂在泉也司天地氣太過則逆其味以治之司天地氣不及則順其味以和之從順也故曰上取下取。內取外取。以求其過。能毒者以厚藥。不勝毒者以薄藥。此之謂也。上取謂以藥制有過之氣也制而不順則吐之下取謂以迅疾之藥除下病攻之不去則下之內取謂食及以藥內之審其寒熱而調之外取謂藥熨令所病氣調適也當寒反熱以冷調之當熱反寒以溫和之上盛不已吐而脫之下盛不已下而奪之謂求得氣過之道也藥厚薄謂氣味厚薄者也新校正云按甲乙經云胃厚色黑大骨肉肥者皆勝毒其瘦而薄胃者皆不勝毒又按異法方宜論云西方之民陵居而多風水土剛強不衣而褐薦華食而脂肥故邪不能傷其形體其病生於內其治宜毒藥氣反者。病在上。取之下。病在下。取之上。病在中。傍取之。下取謂寒逆於下而熱攻於上不利於下氣盈於上則溫下以調之上取謂寒積於下溫之不去陽藏不足則補其陽也傍取謂氣并於左則藥熨其右氣并於右則熨其左以和之必隨寒熱爲適凡是七者皆病無所逃動而必中斯爲妙用矣治熱以寒。溫而行之。治寒以熱。涼而行之。治溫以清。冷而行之。治清以溫。熱而行之。氣性有剛柔形證有輕重方用有大小調制有寒溫盛大則順氣性以取之小耎則逆氣性以伐之氣殊則主必不容力倍則攻之必勝是則謂湯飲調氣之制也　新校正云按至眞要大論云熱因寒用寒因熱用必伏其所主而先其所因其始則同其終則異可使破積可使潰堅可使氣和可使必已者也故消之削之。吐之下之。補之寫之。久新同法。量氣盛虛而行其法病之新久無異道也帝曰。病在中。而不實不堅。且聚且散。柰何。岐伯曰。悉乎哉問也。無積者求其藏。虛則補之。隨病所在命其藏以補之藥以祛之。食以隨之。食以無毒之藥隨湯丸以迫逐之使其盡也行水漬之。和其中外。可使畢已。中外通和氣無流礙則釋然消散眞氣自平帝曰。有毒無毒。服有約乎。岐伯曰。病有久新。方有大小。有毒無毒。固宜常制矣。大毒治病。十去其六。下品藥毒毒之大也常毒治病。十去其七。中品藥毒次於下也小毒治病。十去其八。上品藥毒毒之小也無毒治病。十去其九。上品中品下品無毒藥悉謂之平穀肉果菜。食養盡之。無使過之。傷其正也。大毒之性烈其爲傷也多少毒之性和其爲傷也少常毒之性減大毒之性一等加小毒之性一等所傷可知也故至約必止之以待來證爾然無毒之藥性雖平和久而多之則氣有偏勝則有偏絕久攻之則藏氣偏弱既弱且困不可長也故十去其九而止服至約已則以五穀五肉五果五菜隨五藏宜者食之已盡其餘病藥食兼行亦通也　新校正云按藏氣法時論云毒藥攻邪五穀爲養五果爲助五畜爲益五菜爲充不盡。行復如法。法謂前四約也餘病不盡然再行之毒之大小至約而止必無過也必先歲氣。無伐天和。歲有六氣分主有南面北面之政先知此六氣所在人脉至尺寸應之太陰所在其脉沈少陰所在其脉鉤厥陰所在其脉弦太陽所在其脉大而長陽明所在其脉短而濇少陽所在其脉大而浮如是六脉則謂天和不識不知呼爲寒熱攻寒令熱脉不變而熱疾已生制熱令寒脉如故而寒病又起欲求其適安可得乎夭枉之來率由於此無盛盛。無虛虛。而遺人天殃。不察虛實但思攻擊而盛者轉盛虛者轉虛萬端之病從茲而甚眞氣日消病勢日侵殃咎之來苦夭之興難可逃也悲夫無致邪。無失正。絕人長命。所謂代天和也攻虛謂實是則致邪不識藏之虛斯爲失正氣既失則爲死之由矣帝曰。其久病者。有氣從不康。病去而瘠。柰何。從謂順也岐伯曰。昭乎哉聖人之問也。化不可代。時不可違。化謂造化也代大匠斲猶傷其手況造化之氣人能以力代之乎夫生長收藏各應四時之化雖巧智者亦無能先時而致之明非人力所及由是觀之則物之生長收藏化必待其時也物之成敗理亂亦待其時也物既有之人亦宜然或言力必可致而能代造化違四時者妄也夫經絡以通。血氣以從。復其不足。與衆齊同。養之和之。靜以待時。謹守其氣。無使傾移其形迺彰生氣以長命曰聖王故大要曰無代化無違時必養必和待其來復此之謂也帝曰善 大要上古經法也引古之要旨以明時化之不可違不可以力代也

重廣補注黄帝内經素問卷第二十

氣交變大論 槁芒老切 瞼音撿 睫音接 蠹音妬 鶩音木 璺音問 謐音蜜

五常政大論 瞤如匀切 凊妻逕切 飋音瑟 黔音令 麃音几 鏗音坑 眘音冒 拉音蠟 猯他端切 磧妻力切 鴷音列

重廣補注黄帝内經素問卷第二十一

啓玄子次注林億孫奇高保衡等奉敕校正孫兆重改誤

六元正紀大論篇第七十一　刺法論篇第七十二亡

本病論篇第七十三亡 新校正云詳此二篇亡在王注之前按病能論篇末王冰注云世本既闕第七二篇謂此二篇也而今世有素問亡篇及昭明隱旨論以謂此三篇仍託名王冰爲注辭理鄙陋无足取者舊本此篇名在六元正紀篇後列之爲後人移於此若以尚書亡篇之名皆在前篇之末則舊本爲得

六元正紀大論篇第七十一

黄帝問曰六化六變勝復淫治甘苦辛鹹酸淡先後余知之矣夫五運之化或從五氣 新校正云詳五氣疑作天氣則與下文相協 或逆天氣或從天氣而逆地氣或從地氣而逆天氣或相得或不相得余未能明其事欲通天之紀從地之理和其運調其化使上下合德無相奪倫天地升降不失其宜五運宣行勿乖其政調之正味從逆奈何 氣同謂之從氣異謂之逆勝制爲不相得相生爲相得司天地之氣更淫勝復各有主治法則欲令平調氣性不違忤天地之氣以致清靜和平也 岐伯稽首再拜對曰昭乎哉問也此天地之綱紀變化之淵源非聖帝孰能窮其至理歟臣雖不敏請陳其道令終不滅久而不易 氣主循環同於天地太過不及氣序常然不言永定之制則久而更易去聖遼遠何以明之 帝曰願夫子推而次之從其類序分其部主別其宗司昭其氣數明其正化可得聞乎 部主謂分六氣所部主者也宗司謂配五氣運行之位也氣數謂天地五運氣更用之正數也正化謂歲直氣味所宜酸苦甘辛鹹寒溫冷熱也 岐伯曰先立其年以明其

氣金木水火土運行之數寒暑燥濕風火臨御之化則天道可見民氣可調陰陽卷舒近而無惑數之可數者請遂言之遂盡也帝曰太陽之政奈何岐伯曰辰戌之紀也

太陽　太角　太陰　壬辰　壬戌　其運風　其化鳴紊啓拆新校正云按五常政大論云其德鳴靡啓拆　其變振拉摧拔新校正云詳此其運其化其變從太角等運起　其病眩掉目瞑新校正云詳此病證以運加同天地爲言

太角初正　少徵　太宮　少商　太羽終

太陽　太徵　太陰　戊辰　戊戌同正徵新校正云按五常政大論云赫曦之紀上羽與正徵同　其運熱　其化暄暑鬱燠新校正云按五常政大論燠作蒸　其變炎烈沸騰　其病熱鬱

太徵　少宮　太商　少羽終　少角初

太陽　太宮　太陰　甲辰歲會同天符　甲戌歲會同天符新校正云按天元紀大論云承歲爲歲直又六微旨大論云木運臨卯火運臨午土運臨四季金運臨酉水運臨子所謂歲會氣之平也王冰云歲直亦曰歲會此甲爲太宮辰戌爲四季故曰歲會又云同天符者按本論下文云太過而加同天符是此歲一爲歲會又爲同天符也　其運陰埃新校正云詳太宮三運兩曰陰雨獨此曰陰埃埃疑作雨　其化柔潤重澤新校正云按五常政大論澤作淖　其變震驚飄驟　其病濕下重

太宮　少商　太羽終　太角初　少徵

太陽　太商　太陰　庚辰　庚戌　其運涼　其化霧露蕭飂　其變肅殺凋零　其病燥背瞀胷滿

太商　少羽終　少角初　太徵　少宮

太陽　太羽新校正云按五常政大論云上羽而長氣不化　太陰　丙辰天符　丙戌天符新校正云按天元紀大論云應天爲天符又六微旨大論云土運之歲上見太陰火運之歲上見少陽少陰金運之歲上見陽明木運之歲上見厥陰水運之歲上見太陽曰天與之會故曰天符又本論下文云五運同行天化者命曰天符又云臨者太過不及皆曰天符　其運寒新校正云詳太羽三運此爲上羽少陽少陰司天爲太徵而少陽司天運言其運寒肅此與少陰司天運言其運寒者疑此太陽司天運合太羽當言其運寒肅少陽少陰司天運當云其運寒也　其化凝慘凓冽新校正云按五常政大論作凝慘寒雰　其變冰雪霜雹　其病大寒留於谿谷

太羽終　太角初　少徵　太宮　少商

凡此太陽司天之政氣化運行先天六步之氣生長化成收藏皆先天時而應至也餘歲先天同之也　天氣肅地氣靜寒臨太虛陽氣不令水土合德上應辰星鎮星明而大也　其穀玄黅天地正氣之所生長化成也黅黄也　其政肅其令徐寒政大舉澤無陽燄則火發待時寒甚則火鬱待四氣乃發暴爲炎熱也　少陽中治時雨迺涯止極雨散還於太陰雲朝北極濕化迺布北極雨府也　澤流萬物寒敷于上雷動于下寒濕之氣持於氣交歲氣之大體也　民病寒濕發肌肉萎足痿不收濡寫血溢新校正云詳血溢者火發待時所爲之病也　初之氣地氣遷氣迺大温畏火致之草迺早榮民迺厲温病迺作身熱頭痛嘔吐肌腠瘡瘍赤班也是爲膚腠中瘡在皮内也　二之氣大涼反至民迺慘草迺遇寒火氣遂抑民病氣鬱中滿寒迺始因涼而又之於寒氣故寒氣始來近人也　三之氣天政布寒氣行雨迺降民病寒反熱中癰疽注下

心熱瞀悶。不治者死。當寒反熱，是反天常，熱起於心，則神之危亟，不急扶救，神必消亡，故治者則生，不治則死

四之氣。風濕交爭。風化爲雨。迺長迺化迺成。民病大熱少氣。肌肉萎足痿。注下赤白。五之氣。陽復化。草迺長。迺化迺成。民迺舒。大火臨御，故萬物舒榮　終之氣。地氣正。濕令行。陰凝太虛。埃昏郊野。民迺慘悽。寒風以至。反者孕迺死。故歲宜苦以燥之溫之。新校正云：詳故歲宜若以燥之溫之九字，當在避虛邪以安其正下，錯簡在此　必折其鬱氣。先資其化源。化源，謂九月，迎而取之，以補心火。新校正云：詳水將勝也，先於九月迎取其化源，先寫腎之源也，蓋以水王十月，故先於九月迎而取之，寫水所以補火也　抑其運氣。扶其不勝。太角歲脾不勝，太徵歲肺不勝，太宮歲腎不勝，太商歲肝不勝，太羽歲心不勝，歲之宜也。如此，然太陽司天五歲之氣，通宜先助心，後扶腎氣　無使暴過而生其疾。食歲穀以全其眞。避虛邪以安其正。木過則脾病生，火過則肺病生，土過則腎病生，金過則肝病生，水過則心病生，天地之氣過亦然也。歲穀，謂黃色黑色。虛邪，謂從衝後來之風也　適氣同異。多少制之。同寒濕者燥熱化。異寒濕者燥濕化。太宮太商太羽歲同寒濕，宜治以燥熱化；太角太徵歲異寒濕，宜治以燥濕化也　故同者多之。異者少之。多，謂燥熱；少，謂燥濕，氣用少多，隨其歲也　用寒遠寒。用涼遠涼。用溫遠溫。用熱遠熱。食宜同法。有假者反常。反是者病。所謂時也。時，謂春夏秋冬及間氣所在，同則遠之，即雖其時若六氣臨御，假寒熱溫涼以除疾病者，則勿遠之，如太陽司天，寒爲病者，假熱以療，則熱用不遠夏，餘氣例同，故曰有假反常也。食同藥法爾。若無假反法，則爲病之媒，非方制養生之道。新校正云：按用寒遠寒及有假者反常等事，下文備矣　帝曰。善。陽明之政奈何。岐伯曰。卯酉之紀也。

陽明　少角　少陰。清熱勝復同。同正商。清勝少角，熱復清氣，故曰清熱勝復同也。餘少運皆同。同正商者，上見陽明，上商與正商同，言歲木不及也。餘準此。新校正云：按五常政大論云：委和之紀，上商與正商同　丁卯歲會　丁酉。

其運風清熱。不及之運，常兼勝復之氣，言之風運氣也，清勝氣也，熱復氣也，餘少運悉同

少角初正　太徵　少宮　太商　少羽終

陽明　少徵　少陰。寒雨勝復同。同正商。新校正云：按伏明之紀，上商與正商同　癸卯同歲會　癸酉同歲會　新校正云：按本論下文云不及而加同歲會，此運少徵爲不及，下加少陰，故云同歲會　其運熱寒雨。

少徵　太宮　少商　太羽終　太角初

陽明　少宮　少陰。風涼勝復同。己卯　己酉。其運雨風涼。

少宮　太商　少羽終　少角初　太徵

陽明　少商　少陰。熱寒勝復同。同正商。新校正云：按五常政大論云：從革之紀，上商與正商同　正商同　乙卯天符。乙酉歲會太一天符。新校正云：按天元紀大論云：三合爲治。又六微旨大論云：天符歲會曰太一天符。王冰云：是謂三合，一者天會，二者歲會，三者運會。或云此歲三合曰太一天符，不當更曰歲會者，甚不然也。乙酉本爲歲會，又爲太一天符，歲會之名不可去也。或云己丑己未戊午何以不連言歲會，而單言太一天符，曰舉一隅不以三隅反，舉一則三者可知，去之則亦太一天符不爲歲會，故曰不可去也　其運涼熱寒。

少商　太羽終　太角初　少徵　太宮

陽明　少羽　少陰。雨風勝復同。辛卯少宮同。新校正云：按五常政大論云：五運不及，除同正角正商正宮外，癸丑癸未當云少徵與少羽同，己卯己酉少宮與少角同，乙丑乙未少商與少徵同，辛卯辛酉辛巳辛亥少羽與少宮同，合有十年。今此論獨於此言少宮同者，蓋以癸丑癸未丑未爲土，故不更同少羽；己卯己酉爲金，故不更同少角；辛巳辛亥爲太徵，不更同少宮；乙丑乙未下見太陽爲水，故不更同少徵。又除此八年外，只有辛卯辛酉二年爲少羽同少宮也　辛酉　辛卯　其運寒雨風。

少羽終　少角初　太徵　太宮　太商

凡此陽明司天之政。氣化運行後天。六步之氣，生長化成，庶務動靜，皆後天時而應，餘少歲同

天氣急。地氣明。陽專其令。炎暑大行。物燥以堅。淳風迺治。風燥橫運。流於氣交。多陽少陰。雲趨雨府。濕化迺敷。[雨府太陰之所在也] 燥極而澤。[燥氣欲終則化為雨澤是謂三氣之分也] 其穀白丹。[天地正氣所化生也] 間穀命太者。[命太者謂前文太角商等氣之化者間氣化生故云間穀也　新校正云按玄珠云歲穀與間穀者何即在泉為歲穀及在泉之左右間者皆為歲穀其司天及運間而化者名間穀又別有一名間穀者是也化不及即反有所勝而生者故名間穀即邪氣之化又名並化之穀也亦名間穀與王注頗異] 其耗白甲品羽。[白色甲蟲多品羽類有羽翼者耗散粢盛蟲鳥甲兵歲為災以耗竭物類] 金火合德。上應太白熒惑。[見大而明] 其政切。其令暴。蟄蟲迺見。流水不冰。民病欬嗌塞。寒熱發暴。振慄癃閟。清先而勁。毛蟲迺死。熱後而暴。介蟲迺殃。其發躁。勝復之作。擾而大亂。[金先勝木已承害故毛蟲死火後勝金不勝故介蟲復殃勝而行殺羽者已亡復者後來強者又死非大亂氣其何謂也] 清熱之氣。持於氣交。初之氣。地氣遷。陰始凝。氣始肅。水迺冰。寒雨化。其病中熱脹。面目浮腫。善眠。鼽衄。嚏欠。嘔。小便黃赤。甚則淋。[太陰之化　新校正云詳氣肅水冰凝非太陰之化] 二之氣。陽迺布。民迺舒。物迺生榮。厲大至。民善暴死。[臣位君故爾] 三之氣。天政布。涼迺行。燥熱交合。燥極而澤。民病寒熱。[寒熱瘧也] 四之氣。寒雨降。病暴仆。振慄譫妄。少氣。嗌乾引飲。及為心痛。癰腫瘡瘍。瘧寒之疾。骨痿血便。[骨痿無力] 五之氣。春令反行。草迺生榮。民氣和。終之氣。陽氣布。候反溫。蟄蟲來見。流水不冰。民迺康平。其病溫。[君之化也] 故食歲穀以安其氣。食間穀以去其邪。歲宜以鹹以苦以辛。汗之清之散之。安其運氣。無使受邪。折其鬱氣。資其化源。[化源謂六月迎而取之也　新校正云按金王七月故逆於六月寫金氣] 以寒熱輕重少多其制。同熱者多天化。同清者多地化。[少角少徵歲同熱用方多以天清之化治之少宮少商少羽歲同清用方多以地熱之化治之火在地故同清者多地化金在天故同熱者多天化] 用涼遠涼。用熱遠熱。用寒遠寒。用溫遠溫。食宜同法。有假者反之。此其道也。反是者。亂天地之經。擾陰陽之紀也。帝曰。善。少陽之政奈何。岐伯曰。寅申之紀也。

少陽　太角　[新校正云按五常政大論云上徵則其氣逆] 厥陰。　壬寅[同天符]　壬申。[同天符]　其運風鼓。[新校正云詳風火合勢故其運風鼓少陰司天太角運亦同] 其化鳴紊啓坼。[新校正云按五常政大論云其德鳴靡啓坼] 其變振拉摧拔。其病掉眩支脇驚駭。

太角[初正]　少徵　太宮　少商　太羽[終]

少陽　太徵　[新校正云按五常政大論云上徵而收氣後] 厥陰。　戊寅天符。　戊申天符。

其運暑。其化暄囂鬱燠。[新校正云按五常政大論作暄暑鬱燠此變暑為囂者以上臨少陽故也] 其變炎烈沸騰。其病上熱鬱血溢血泄心痛。

太徵　少宮　太商　少羽[終]　少角[初]

少陽　太宮　厥陰。　甲寅　甲申。　其運陰雨。

其化柔潤重澤。其變震驚飄驟。其病體重胕腫痞飲。

太宮　少商　太羽[終]　太角[初]　少徵

少陽　太商　厥陰。　庚寅　庚申　同正商。[新校正云按五常政大論云堅成之紀上徵與正商同] 其運涼。其化霧露清切。[新校正云按五常政大論云霧露蕭飋又大商三運兩言蕭飋獨此言清切詳此下如厥陰當此蕭飂 其變肅殺凋零。其病肩背胷中。
太商 少羽終 少角初 太徵 少宮
少陽 太羽 厥陰。丙寅 丙申。其運寒肅。新校正云詳此運不當言寒肅以注太陽司天太羽運中 其化凝慘凓冽。新校正云按五常政大論云作凝慘寒雰 其變冰雪霜雹。其病寒浮腫。
太羽終 太角初 少徵 太宮 少商
凡此少陽司天之政。氣化運行先天。天氣正。新校正云詳少陽司天太陰司地正得天地之正又厥陰少陽司地各云得其正者以地主生榮爲言也本或作天氣止者少陽火之性用動躁云止義不通也 地氣擾。風迺暴舉。木偃沙飛。炎火迺流。陰行陽化。雨迺時應。火木同德。上應熒惑歲星。見明而大 新校正云詳六氣惟少陽厥陰司天司地爲上下通和無相勝剋故言火木同德餘氣皆有勝剋故言合德 其穀丹蒼。其政嚴。其令擾。故風熱參布。雲物沸騰。太陰橫流。寒迺時至。涼雨並起。民病寒中。外發瘡瘍。内爲泄滿。故聖人遇之。和而不爭。往復之作。民病寒熱瘧泄。聾瞑嘔吐。上怫腫色變。初之氣。地氣遷。風勝迺摇。寒迺去。候迺大温。草木早榮。寒來不殺。温病迺起。其病氣怫於上。血溢目赤。欬逆頭痛。血崩。今詳崩字當作朋 脅滿。膚腠中瘡。少陰之化 二之氣。火反鬱。太陰分故爾 白埃四起。雲趨雨府。風不勝濕。雨迺零。民迺康。其病熱鬱於上。欬逆嘔吐。瘡發於中。胷嗌不利。頭痛身熱。昏憒膿瘡。三之氣。天政布。炎暑至。少陽臨上。雨迺涯。民病熱中。聾瞑血溢。膿瘡欬嘔。鼽衄渴嚏欠。喉痺目赤。善暴死。四之氣。涼迺至。炎暑間化。白露降。民氣和平。其病滿身重。五之氣。陽迺去。寒迺來。雨迺降。氣門迺閉。新校正云按王注生氣通天論氣門玄府也所以發泄經脈榮衛之氣故謂之氣門 剛木早凋。民避寒邪。君子周密。終之氣。地氣正。風迺至。萬物反生。霿霧以行。其病關閉不禁。心痛。陽氣不藏而欬。抑其運氣。贊所不勝。必折其鬱氣。先取化源。化源年之前十二月迎而取之 新校正云詳王注資取化源俱注云取其意有四等太陽司天取九月陽明司天取六月是二者先取在天之氣也少陽司天取年前十二月太陰司天取九月是二者乃先時取在地之氣也少陰司天取年前十二月厥陰司天取四月義不可解按玄珠之說則不然太陽陽明之月與王注合少陽少陰俱取三月太陰取五月厥陰取年前十二月玄珠之義可解王注之月疑有誤也 暴過不生。苛疾不起。苛重也 新校正云詳此不言食歲穀閒穀者蓋此歲天地氣正上下通和故不言也 故歲宜鹹辛宜酸。滲之泄之。漬之發之。觀氣寒温以調其過。同風熱者多寒化。異風熱者少寒化。太角太徵歲同風熱以寒化多之太宮太商太羽歲異風熱以涼調其過也 用熱遠熱。用温遠温。用寒遠寒。用涼遠涼。食宜同法。此其道也。有假者反之。反是者病之階也。帝曰。善。太陰之政奈何。岐伯曰。丑未之紀也。
太陰 少角 太陽 清熱勝復同。同正宮。新校正云按五常政大論云委和之紀太宮與正宮同 丁丑 丁未 其運風清熱。
少角初正 太徵 少宮 太商 少羽終
太陰 少徵 太陽 寒雨勝復同。癸丑 癸未 其運熱寒雨。
少徵 太宮 少商 太羽終 太角

太陰　少宫　太陽。風清勝復同。同正宫。新校正云按五常政大論云卑監之紀上宫與正宫同 己丑太一天符。己未太一天符。其運雨風清。

少宫　太商　少羽終　少角初　太徵

太陰　少商　太陽。熱寒勝復同。乙丑　乙未。其運涼熱寒。

少商　太羽終　太角初　少徵　太宫

太陰　少羽　太陽。雨風勝復同。同正宫。新校正云按五常政大論云涸流之紀上宫與正宫同或以此二歲爲同歲會爲平水運欲去同正宫三字者非也蓋此歲有二義而輒去其一甚不可也

辛丑同歲會　辛未。同歲會　其運寒雨風。

少羽終　少角初　太徵　少宫　太商

凡此太陰司天之政。氣化運行後天。萬物生長化成皆後天時而生成也 陰專其政。陽氣退辟。大風時起。新校正云詳此太陰之政但以言大風時起蓋厥陰爲初氣居木位春氣正風迺來故言大風時起 天氣下降。地氣上騰。原野昏霿。白埃四起。雲奔南極。寒雨數至。物成於差夏。南極雨府也差夏謂立秋之後一十日也 民病寒濕。腹滿身䐜憤胕腫。痞逆寒厥拘急。濕寒合德。黄黑埃昏。流行氣交。上應鎮星辰星。見而大明 其政肅。其令寂。其穀黅玄。正氣所生成也 故陰凝於上。寒積於下。寒水勝火。則爲冰雹。陽光不治。殺氣迺行。黄黑昏埃是謂殺氣自北及西流行於東及南也 故有餘宜高。不及宜下。有餘宜晚。不及宜早。土之利。氣之化也。民氣亦從之。間穀命其太也。以間氣之大者言其穀也 初之氣。地氣遷。寒迺去。春氣正。風迺來。生布萬物以榮。民氣條舒。風濕相薄。雨迺後。民病血溢。筋絡拘強。關節不利。身重筋痿。二之氣。大火正。物承化。民迺和。其病温厲大行。遠近咸若。濕蒸相薄。雨迺時降。應順天常不愆時候謂之時雨 新校正云詳此以少陰居君火之位故言大火正也 三之氣。天政布。濕氣降。地氣騰。雨迺時降。寒迺隨之。感於寒濕。則民病身重胕腫。胷腹滿。四之氣。畏火臨。溽蒸化。地氣騰。天氣否隔。寒風曉暮。蒸熱相薄。草木凝煙。濕化不流。則白露陰布。以成秋令。萬物得之以成 民病腠理熱。血暴溢瘧。心腹滿熱。臚脹。甚則胕腫。五之氣。慘令已行。寒露下。霜迺早降。草木黄落。寒氣及體。君子周密。民病皮腠。終之氣。寒大舉。濕大化。霜迺積。陰迺凝。水堅冰。陽光不治。感於寒則病人關節禁固。腰脽痛。寒濕推於氣交而爲疾也。必折其鬱氣。而取化源。九月化源迎而取之以補益也 益其歲氣。無使邪勝。食歲穀以全其眞。食間穀以保其精。故歲宜以苦燥之温之。甚者發之泄之。不發不泄。則濕氣外溢。肉潰皮拆而水血交流。必贊其陽火。令禦甚寒。冬之分其用五步量氣用之也 從氣異同。少多其判也。通言歲運之同異也 同寒者以熱化。同濕者以燥化。少宫少商少羽歲同寒少宫歲又同濕濕過故宜燥寒過故宜熱少角少徵歲平和處之也 異者少之。同者多之。用涼遠涼。用寒遠寒。用温遠温。用熱遠熱。食宜同法。假者反之。此其道也。反是者病也。帝曰善。少陰之政奈何。岐伯

曰子午之紀也。

少陰　太角新校正云按五常政大論云上徵則其氣逆　陽明　壬子　壬午。

其運風鼓。其化鳴紊啓坼。新校正云按五常政大論云其德鳴靡啓坼　其變振拉摧拔。其病支滿。

太角初正　少徵　太宮　少商　太羽終

少陰　太徵新校正云按五常政大論云上徵而收氣後　陽明　戊子天符。戊午

太一天符。其運炎暑。新校正云詳太徵運太陽司天曰熱少陽司天曰暑少陰司天曰炎暑兼司天之氣而言運也　其化暄曜鬱燠。新校正云按五常政大論作暄暑鬱燠此變暑爲曜者以上臨少陰故也　其變炎烈沸騰。其病上熱血溢。

太徵　少宮　太商　少羽終　少角初

少陰　太宮　陽明　甲子　甲午　其運陰雨。

其化柔潤時雨。新校正云按五常政大論云柔潤重淖又太宮三運兩作柔潤重澤此時雨二字疑誤　其變震驚飄驟。其病中滿身重。

太宮　少商　太羽終　太角初　少徵

少陰　太商　陽明。庚子同天符　庚午。同天符　同正商。新校正云按五常政大論云堅成之紀上徵與正商同　其運涼勁。新校正云詳此以運合在泉故云涼勁

其化霧露蕭飋。其變肅殺凋零。其病下清。

太商　少羽終　少角初　太徵　少宮

少陰　太羽　陽明。丙子歲會。丙午　其運寒。

其化凝慘凓冽。新校正云按五常政大論作凝慘寒雰　其變冰雪霜雹。其病寒下。

太羽終　太角初　少徵　太宮　少商

凡此少陰司天之政。氣化運行先天。地氣肅。天氣明。寒交暑。熱加燥。新校正云詳此云寒交暑者謂前歲終之氣少陽今歲初之氣太陽太陽寒交前歲少陽之暑也熱加燥者少陰在上而陽明在下也　雲馳雨府。濕化迺行。時雨迺降。金火合德。上應熒惑太白。見而明大　其政明。其令切。其穀丹白。水火寒熱持於氣交而爲病始也。熱病生於上。清病生於下。寒熱凌犯而爭於中。民病欬喘。血溢血泄。鼽嚏目赤眥瘍。寒厥入胃。心痛腰痛。腹大嗌乾腫上。初之氣地氣遷。燥將去。新校正云按陽明在泉之前歲爲少陽少陽者暑暑往而陽明在地太陽初之氣故上文寒交暑是暑去而寒始也此燥字乃是暑字之誤也　寒迺始。蟄復藏。水迺冰。霜復降。風迺至。新校正云按王注六微旨大論云太陽居木位爲寒風切列此風迺至當作風迺冽　陽氣鬱。民反周密。關節禁固。腰脽痛。炎暑將起。中外瘡瘍。二之氣陽氣布。風迺行。春氣以正。萬物應榮。寒氣時至。民迺和。其病淋。目瞑目赤。氣鬱於上而熱。三之氣天政布。大火行。庶類蕃鮮。寒氣時至。民病氣厥心痛。寒熱更作。欬喘目赤。四之氣溽暑至。大雨時行。寒熱互至。民病寒熱。嗌乾黄癉。鼽衄飲發。五之氣畏火臨。暑反至。陽迺化。萬物迺生迺長榮。民迺康。其病温。終之氣燥令行。餘火内格。腫於上。欬喘。甚則血溢。寒氣數舉。則霿霧翳。病生皮腠。内

舍於脇下連少腹而作寒中地將易也（氣終則遷何可長也）必折其運氣資其歲勝折其鬱發先取化源（先於年前十二月迎而取之）無使暴過而生其病也食歲穀以全真氣食間穀以辟虛邪歲宜鹹以耎之而調其上甚則以苦發之以酸收之而安其下甚則以苦泄之適氣同異而多少之同天氣者以寒清化同地氣者以溫熱化（太角太徵歲同天氣宜以寒清治之太宮太商太羽歲同地氣宜以溫熱治之化治也）用熱遠熱用涼遠涼用溫遠溫用寒遠寒食宜同法有假則反此其道也反是者病作矣帝曰善厥陰之政柰何歧伯曰巳亥之紀也

厥陰　少角　少陽　清熱勝復同　同正角（新校正云按五常政大論云委和之紀上角與正角同）丁巳天符　丁亥天符　其運風清熱

少角（正初）　太徵　少宮　太商　少羽（終）

厥陰　少徵　少陽　寒雨勝復同　癸巳（同歲會）　癸亥（同歲會）　其運熱寒雨

少徵　太宮　少商　太羽（終）　太角（初）

厥陰　少宮　少陽　風清勝復同　同正角（新校正云按五常政大論云卑監之紀上角與正角同）巳巳　巳亥　其運雨風清

少宮　太商　少羽（終）　少角（初）　太徵

厥陰　少商　少陽　熱寒勝復同　同正角（新校正云按五常政大論云從革之紀上角與正角同）乙巳　乙亥　其運涼熱寒

少商　太羽（終）　太角（初）　少徵　太宮

厥陰　少羽　少陽　雨風勝復同　辛巳　辛亥　其運寒雨風

少羽（終）　少角（初）　太徵　少宮　太商

凡此厥陰司天之政氣化運行後天諸同正歲氣化運行同天（太過歲運化氣行先天時不及歲化生成後天時同正歲化生成與天二十四氣遲速同無先後也　新校正云詳此注云同正歲與二十四氣同疑非恐是與大寒日交同氣候同）天氣擾地氣正風生高遠炎熱從之雲趨雨府濕化迺行風火同德上應歲星熒惑其政撓其令速其穀蒼丹間穀言太者其耗文角品羽風燥火熱勝復更作蟄蟲來見流水不冰熱病行於下風病行於上風燥勝復形於中初之氣寒始肅殺氣方至民病寒於右之下二之氣寒不去華雪水冰殺氣施化霜迺降名草上焦寒雨數至陽復化民病熱於中三之氣天政布風迺時舉民病泣出耳鳴掉眩四之氣溽暑濕熱相薄爭於左之上民病黃癉而為胕腫五之氣燥濕更勝沈陰迺布寒氣及體風雨迺行終之氣畏火司令陽迺大化蟄蟲出見流水不冰地氣大發草迺生人迺舒其病溫厲必折其鬱氣資其化源（化源四月也迎而取之）贊其運氣無使邪勝歲宜以辛調上以鹹調下畏火之氣無妄犯之（新校正云詳此運何以不言適氣同異少多之制者蓋厥陰之政與少陽之政同六氣分政惟厥陰與少陽之政上下無剋罰之異治化惟一故不再言同風熱者多寒化異風熱者少寒化也）用溫遠溫

用熱遠熱。用涼遠涼。用寒遠寒。食宜同法。有假反常。此之道也。反是者病。帝曰。善。夫子言可謂悉矣。然何以明其應乎。歧伯曰。昭乎哉問也。夫六氣者。行有次。止有位。故常以正月朔日平旦視之。覩其位而知其所在矣。陰之所在天應以雲陽之所在天應以清淨自然分布象見不差 運有餘。其至先。運不及。其至後。先後皆寅時之先後也先則丑後後則卯初 此天之道。氣之常也。天道昭然當期必應見無差失是氣之常 運非有餘非不足。是謂正歲。其至當其時也。當時謂當寅之正也 帝曰。勝復之氣。其常在也。災眚時至。候也柰何。歧伯曰。非氣化者。是謂災也。十二變備矣 帝曰。天地之數。終始柰何。歧伯曰。悉乎哉問也。是明道也。數之始。起於上而終於下。歲半之前。天氣主之。歲半之後。地氣主之。歲半謂立秋之日也　新校正云詳初氣交司在前歲大寒日歲半當在立秋前一氣十五日不得云立秋日也 上下交互。氣交主之。歲紀畢矣。交互互體也上體下體之中有二互體也 故曰位明氣月可知乎。所謂氣也。大凡一氣主六十日而有奇以立位數之位同一氣則月之節氣中氣可知也故言天地氣者以上下體言勝復者以氣交言橫運者以上下互皆以節氣準之候之災眚變復可期矣 帝曰。余司其事。則而行之。不合其數。何也。歧伯曰。氣用有多少。化洽有盛衰。衰盛多少。同其化也。帝曰。願聞同化何如。歧伯曰。風溫春化同。熱曛昬火夏化同。勝與復同。燥清煙露秋化同。雲雨昬暝埃長夏化同。寒氣霜雪冰冬化同。此天地五運六氣之化。更用盛衰之常也。帝曰。五運行同天化者。命曰天符。余知之矣。願聞同地化者。何謂也。歧伯曰。太過而同天化者三。不及而同天化者亦三。太過而同地化者三。不及而同地化者亦三。此凡二十四歲也。六十年中同天地之化者凡二十四歲餘悉隨已多少 帝曰。願聞其所謂也。歧伯曰。甲辰甲戌太宮。下加太陰。壬寅壬申太角。下加厥陰。庚子庚午太商。下加陽明。如是者三。癸巳癸亥少徵。下加少陽。辛丑辛未少羽。下加太陽。癸卯癸酉少徵。下加少陰。如是者三。戊子戊午太徵。上臨少陰。戊寅戊申太徵。上臨少陽。丙辰丙戌太羽。上臨太陽。如是者三。丁巳丁亥少角。上臨厥陰。乙卯乙酉少商。上臨陽明。己丑己未少宮。上臨太陰。如是者三。除此二十四歲。則不加不臨也。帝曰。加者何謂。歧伯曰。太過而加同天符。不及而加同歲會也。帝曰。臨者何謂。歧伯曰。太過不及。皆曰天符。而變行有多少。病形有微甚。生死有早晏耳。帝曰。夫子言用寒遠寒。用熱遠熱。余未知其然也。願聞何謂遠。歧伯曰。熱無犯熱。寒無犯寒。從者和。逆者病。不可不敬畏而遠之。所謂時興六位也。四時氣王之月藥及食衣寒熱溫涼同者皆宜避之差四時同犯則以水濟水以火助火病必生也 帝曰。溫涼何如。溫涼減於寒熱可輕犯之乎 歧伯曰。司氣以熱。用熱無犯。司氣以寒。用寒無犯。司氣以涼。用涼無犯。司氣以溫。用溫無犯。間氣同其主無犯。異其主則小犯之。是謂四畏。必謹察之。帝曰善。其犯者何如。須犯者 岐伯曰。天氣反時。則可依則。反甚爲病則可依時 及勝其主則可犯。夏熱甚則可以熱犯熱寒氣不甚則不可犯之 以平爲期。而不可過。氣平則止過則病生過而病生與犯同也 是謂邪氣反勝者。氣動有勝是謂邪客勝於主不可不禦也六步之氣於六位中應寒反熱應熱反寒應溫反涼應涼反溫是謂六步之邪勝也差冬反溫差夏反冷差秋反熱差春反涼是謂四時之邪勝也勝則反其氣以平之 故曰。無失天信。無逆氣宜。無翼其勝。無贊其復。是謂至治。天信謂至時必定翼贊皆佐之謹守天信是謂至眞妙理也 帝曰善。五運氣行主歲之紀。其有常數乎。岐伯曰。臣請次之。

甲子　甲午歲

上少陰火。　中太宮土運。　下陽明金。　熱化二。新校正云詳對化從標成數正化從本生數甲子之年熱化七燥化九甲午之年熱化二燥化四　雨化五。新校正云按本論正文云太過不及其數何始太過者其數成不及者其數生土常以生也甲年太宮土運太過故言雨化五五土數也　燥化四。　所謂正化日也。正氣化也　其化上鹹寒。中苦熱。下酸熱。所謂藥食宜也。新校正云按玄珠云下苦熱又按至眞要大論云熱淫所勝平以鹹寒燥淫于内治以苦溫此云下酸熱疑誤也

乙丑　乙未歲。

上太陰土。　中少商金運。　下太陽水。　熱化寒化勝復同。　所謂邪氣化日也。　災七宮。新校正云詳七宮西室兌位天柱司也災之方以運之當方言　濕化五。新校正云詳太陰正司於未對司於丑其化皆五以生數也不以成數者土王四季不得正方又天有九宮不可至十　清化四。新校正云按本論下文云不及者其數生乙年少商金運不及故言清化四四金生數也　寒化六。新校正云詳乙丑寒化六乙未寒化一　所謂正化日也。其化上苦熱。中酸和。下甘熱。所謂藥食宜也。新校正云按玄珠云上酸平下甘溫又按至眞要大論云濕淫所勝平以苦熱寒淫于内治以甘熱

丙寅　丙申歲。新校正云詳丙申之歲申金生水水化之令轉盛司天相火爲病減半

上少陽相火。　中太羽水運。　下厥陰木。　火化二。新校正云詳丙寅火化二丙申火化七　寒化六。　風化三。新校正云詳丙寅風化八丙申風化三　所謂正化日也。　其化上鹹寒。中鹹溫。下辛溫。所謂藥食宜也。新校正云按玄珠云下辛涼又按至眞要大論云火淫所勝平以鹹冷風淫于内治以辛涼

丁卯歲會　丁酉歲。新校正云詳丁年正月壬寅爲午德符便爲平氣勝復不至運同正角金不勝木木亦不災土又丁卯年得卯木佐之即上陽明不能災之

上陽明金。　中少角木運。　下少陰火。　清化熱化勝復同。　所謂邪氣化日也。　災三宮。新校正云詳三宮東室震位天衝司　燥化九。新校正云詳丁卯燥化九丁酉燥化四　風化三。　熱化七。新校正云詳丁卯熱化二丁酉熱化七　所謂正化日也。　其化上苦小溫。中辛和。下鹹寒。所謂藥食宜也。新校正云按至眞要大論云燥淫所勝平以苦溫熱淫于内治以鹹寒又玄珠云上苦熱也

戊辰　戊戌歲。

上太陽水。　中太徵火運。新校正云詳此上見太陽火化減半　下太陰土。　寒化六。新校正云詳戊辰寒化六戊戌寒化一　熱化七。　濕化五。　所謂正化日也。　其化上苦溫。中甘和。下甘溫。所謂藥食宜也。新校正云按至眞要大論云寒淫所勝平以辛熱濕淫于内治以苦熱又玄珠云上甘溫不酸平

己巳　己亥歲。

上厥陰木。　中少宮土運。新校正云詳至九月甲戌月已得甲戌方還正宮　下少陽相火。

風化清化勝復同，所謂邪氣化日也。災五宮。新校正云：按五常政大論云：其眚四維。又按天元玉冊云：中室天禽司，非維宮，同正宮，寄位二宮坤位。風化三，新校正云：詳己巳風化八，己亥風化三。濕化五，火化七，新校正云：詳己巳熱化七，己亥熱化二。所謂正化日也。其化上辛涼，中甘和，下鹹寒，所謂藥食宜也。新校正云：按至眞要大論云：風淫所勝，平以辛涼；火淫于内，治以鹹冷。

庚午同天符　庚子歲同天符

上少陰火，中太商金運，新校正云：詳庚午年金令減半，以上見少陰君火，年午亦爲火故也。庚子年子是水，金氣相得，與庚午年又異。下陽明金，熱化七，新校正云：詳庚午年熱化二，燥化四；庚子年熱化七，燥化九。清化九，燥化九，所謂正化日也。其化上鹹寒，中辛温，下酸温，所謂藥食宜也。新校正云：按玄珠云：下苦熱。又按至眞要大論云：燥淫于内，治以苦熱。

辛未同歲會　辛丑歲同歲會

上太陰土，中少羽水運，新校正云：詳此至七月丙申月，水還正羽。下太陽水，雨化風化勝復同，所謂邪氣化日也。災一宮，新校正云：詳一宮北室坎位，天玄司也。雨化五，寒化一，新校正云：詳此以運與在泉俱水，故只言寒化一。寒化一者，少羽之化氣也。若太陽在泉之化，則辛未寒化一，辛丑寒化六。所謂正化日也。其化上苦熱，中苦和，下苦熱，所謂藥食宜也。新校正云：按玄珠云：上酸和，下甘温。又按至眞要大論云：濕淫所勝，平以苦熱；寒淫于内，治以甘熱。

壬申同天符　壬寅歲同天符

上少陽相火，中太角木運，下厥陰木，火化二，新校正云：詳壬申熱化七，壬寅熱化二。風化八，新校正云：詳此以運與在泉俱木，故只言風化八。風化八乃太角之運化也。若厥陰在泉之化，則壬申風化三，壬寅風化八。所謂正化日也。其化上鹹寒，中酸和，下辛涼，所謂藥食宜也。

癸酉同歲會　癸卯歲同歲會

上陽明金，中少徵火運，新校正云：詳此五月遇戊午月，火還正徵。下少陰火，寒化雨化勝復同，所謂邪氣化日也。災九宮，新校正云：詳九宮离位，南室天英司也。燥化九，新校正云：詳癸酉燥化四，癸卯燥化九。熱化二，新校正云：詳此以運與在泉俱火，故只言熱化二。熱化二者，少徵之運化也。若少陰在泉之化，癸酉熱化七，癸卯熱化二。所謂正化日也。其化上苦小温，中鹹温，下鹹寒，所謂藥食宜也。新校正云：按玄珠云：上苦熱。

甲戌歲會同天符　甲辰歲歲會同天符

上太陽水，中太宮土運，下太陰土，寒化六，新校正云：詳甲戌寒化一，甲辰寒化六。濕化五，新校正云：詳此以運與在泉俱土，故只言濕化五。正化日也。其化上苦熱，中苦温，下苦温，藥食宜也。新校正云：按玄珠云：上甘温，下酸平。又按至眞要大論云：寒淫所勝，平以辛熱；濕熱于内，治以苦熱。

乙亥　乙巳歲

上厥陰木，中少商金運，新校正云：詳乙亥年三月得庚辰月，早見干德符，即氣還正商。火未得王而先平，火不勝則水不復。又亥是水得力年，故火不勝也。乙巳歲火來小勝，巳爲火佐於勝也，即於二月中氣君火時化日，火來行勝，不待水復。遇三月庚辰月，乙見庚而氣自全，金還正商。下少陽相火，熱化寒化勝復同，邪氣化日也。災七宮。風化八，新校正云：詳乙亥風化三，乙巳風化八。清化四，火化二，新校正云：詳乙亥熱化二，乙巳熱化七。正化度也。度謂日也。其化上辛涼，中酸和，下鹹寒，藥食宜也。

丙子歲會　丙午歲

上少陰火中太羽水運下陽明金　熱化二新校正云詳丙子歲熱化七金之災得其半以運水太過勝於天令天令減半丙午熱化二午爲火少陰君火司天運雖水一水不能勝二火故異於丙子歲　寒化六

清化四新校正云詳丙子燥化九丙午燥化四　正化度也　其化上鹹寒中鹹熱

下酸溫藥食宜也新校正云按玄珠云下苦熱又按至真要大論云燥淫于內治以酸溫

丁丑　丁未歲

上太陰土新校正云詳此木運平氣上刑天令減半　中少角木運新校正云詳丁年正月壬寅爲干德符爲正角

下太陽水　清化熱化勝復同邪氣化度也　災三宮

雨化五　風化三　寒化一新校正云詳丁丑寒化六丁未寒化一　正化度也

其化上苦溫中辛溫下甘熱藥食宜也新校正云按玄珠云上酸平下甘溫又按至真要大論云濕淫所勝平以苦熱寒淫于內治以甘熱

戊寅　戊申歲天符　新校正云詳戊申年與戊寅年小異申爲金佐於肺肺受火刑其氣稍實民病得半

上少陽相火　中太徵火運　下厥陰木

火化七新校正云詳天符司天與運合故只言火化七火化七者太徵之運氣也若少陽司天之氣則戊寅火化二戊申火化七

風化三新校正云詳戊寅風化八戊申風化三　正化度也

其化上鹹寒中甘和下辛涼藥食宜也

己卯新校正云詳己卯金與運土相得子臨父位爲逆　己酉歲

上陽明金中少宮土運新校正云詳復罷土氣未正後九月甲戌月土還正宮己酉之年木勝火微　下

少陰火風化清化勝復同邪氣化度也　災五宮　清化九新校正云詳己卯燥化九己酉燥化四

雨化五　熱化七新校正云詳己卯熱化二己酉熱化七　正化度也

其化上苦小溫中甘和下鹹寒藥食宜也

庚辰　庚戌歲

上太陽水中太商金運　下太陰土

寒化一新校正云詳庚辰寒化六庚戌寒化一　清化九　雨化五　正化度也

其化上苦熱中辛溫下甘熱藥食宜也新校正云按玄珠云上甘溫下酸平又按至真要大論云寒淫所勝平以辛熱濕淫于內治以苦熱

辛巳　辛亥歲

上厥陰木中少羽水運新校正云詳辛巳年木復土罷至七月丙申月水還正羽辛亥年爲水平氣以亥爲木相佐爲正羽與辛巳年小異　下少陽相火　雨化風化勝復同

邪氣化度也　災一宮　風化三新校正云詳辛巳風化八辛亥風化三

寒化一　火化七新校正云詳辛巳熱化七辛亥熱化二　正化度也

其化上辛涼中苦和下鹹寒藥食宜也

壬午　壬子歲

上少陰火中太角木運　下陽明金　熱化二新校正云詳壬午熱化二壬子熱化七

風化八　清化四新校正云詳壬午燥化四壬子燥化九　正化度也

其化上鹹寒中酸涼下酸溫藥食宜也新校正云按玄珠云下苦熱又按至真要大論云燥淫于內治以苦熱

癸未　癸丑歲

上太陰土中少徵火運新校正云詳癸未癸丑左右二火爲間相佐又五月戊午干德符癸見戊而氣全水未行勝爲正徵

下太陽水寒化雨化勝復同邪氣化度也　災九宮

雨化五　火化二　寒化一新校正云詳癸未寒化一癸丑寒化六　正化度也

其化上苦溫中鹹溫下甘熱藥食宜也新校正云按玄珠云上酸和下甘溫又按

至眞要大論云濕淫所勝平以苦熱寒淫于内治以甘熱

甲申　甲寅歲

上少陽相火　中太宫土運新校正云詳甲寅之歲小異於甲申以寅木可刑土氣之平也　下厥陰木　火化二新校正云詳甲申火化七甲寅火化二　雨化五　風化八新校正云詳甲申風化三甲寅風化八　正化度也

其化上鹹寒　中鹹和　下辛涼　藥食宜也

乙酉太一天符　乙卯歲天符

上陽明金　中少商金運新校正云按乙酉爲正商以酉金相佐故得平氣乙卯之年二之氣君火分中火來行勝水未行復其氣以平以三月庚辰乙得庚合金運正商其氣乃平　下少陰火　熱化寒化勝復同　邪氣化度也　災七宫　燥化四新校正云詳乙酉燥化四乙卯燥化九　清化四　熱化二新校正云詳乙酉熱化七乙卯熱化二　正化度也

其化上苦小温　中苦和　下鹹寒　藥食宜也

丙戌天符　丙辰歲天符

上太陽水　中太羽水運　下太陰土

寒化六新校正云詳此以運與司天俱水運故只言寒化六寒化六者太羽之運化也若大陽司天之化則丙戌寒化一丙辰寒化六　雨化五　正化度也　其化上苦熱　中鹹温　下甘熱　藥食宜也新校正云按玄珠云上甘温下酸平又按至眞要大論云寒淫所勝平以辛熱濕淫于内治以苦熱

丁亥天符　丁巳歲天符

上厥陰木　中少角木運新校正云詳丁年正月壬寅丁得壬合爲干德符爲正角平氣　下少陽相火　清化熱化勝復同　邪氣化度也　災三宫　風化三新校正云詳此運與司天俱木故只言風化三風化三者少角之運化也若厥陰司天之化則丁亥風化三丁巳風化八　火化七新校正云詳丁亥熱化二丁巳熱化七　正化度也

其化上辛涼　中辛和　下鹹寒　藥食宜也

戊子天符　戊午歲太一天符

上少陰火　中太徵火運　下陽明金　熱化七新校正云詳此運與司天俱火故只言熱化七熱化七者太徵之運化也若少陰司天之化則戊子熱化七戊午熱化二　清化九新校正云詳戊子清化九戊午清化四　正化度也　其化上鹹寒　中甘寒　下酸温　藥食宜也新校正云按玄珠云下苦熱又按至眞要大論云燥淫于内治以苦温

己丑太一天符　己未歲太一天符

上太陰土　中少宫土運新校正云詳是歲木得初氣而來勝脾乃病久土至危金乃來復至九月甲戌月己得甲合土還正宫　下太陽水　風化清化勝復同　邪氣化度也　災五宫　雨化五新校正云詳此運與司天俱土故只言雨化五　寒化一新校正云詳己丑寒化六己未寒化一　正化度也　其化上苦熱　中甘和　下甘熱　藥食宜也新校正云按玄珠云上酸平又按至眞要大論云濕淫所勝平以苦熱

庚寅　庚申歲

上少陽相火　中太商金運新校正云詳庚寅歲爲正商得平氣以上見少陽相火下剋於金運不能太過庚申之歲申金佐之乃爲太商　下厥陰木　火化七新校正云詳庚寅熱化二庚申熱化七　清化九　風化三新校正云詳庚寅風化八庚申風化三　正化度也

其化上鹹寒　中辛温　下辛涼　藥食宜也

辛卯　辛酉歲

上陽明金　中少羽水運新校正云詳此歲七月丙申水還正羽　下少陰火　雨化風化勝復同　邪氣化度也　災一宫　清化九新校正云詳辛

卯燥化九辛酉燥化四 寒化一。熱化七。新校正云詳辛卯熱化二辛酉熱化七 正化度也。

其化上苦小温。中苦和。下鹹寒。藥食宜也。

壬辰　壬戌歲。

上太陽水。中太角木運。下太陰土。寒化六。新校正云詳壬辰寒化六壬戌寒化一 風化八。雨化五。正化度也。其化上苦温。中酸和。下甘温。藥食宜也。新校正云按玄珠云上甘温下酸平又按至真要大論云寒淫所勝平以辛熱濕淫于内治以苦熱

癸巳同歲會　癸亥。同歲會

上厥陰木。中少徵火運。新校正云詳癸巳正徵火氣平一謂巳爲火亦名歲會二謂水未得化三謂五月戊午月癸得戊合故得平氣癸亥之歲亥爲水水得年力便來行勝至五月戊午火還正徵其氣始平 下少陽相火。寒化雨化勝復同。邪氣化度也。災九宮。風化八。新校正云詳癸巳風化八癸亥風化三 火化二。新校正云詳此運與在泉俱火故只言火化二火化二者少徵火運之化也若少陽在泉之化則癸巳熱化七癸亥熱化二 正化度也。

其化上辛凉。中鹹和。下鹹寒。藥食宜也。

凡此定期之紀。勝復正化。皆有常數。不可不察。故知其要者。一言而終。不知其要。流散無窮。此之謂也。帝曰。善。五運之氣。亦復歲乎。復報也先有勝制則後必復也 岐伯曰。鬱極廼發。待時而作也。待謂五及差分位也大温發於辰巳大熱發於申未大凉發於戌亥大寒發於丑寅上件所勝臨之亦待間氣而發故曰待時也 新校正云詳注及字疑作氣 帝曰。請問其所謂也。岐伯曰。五常之氣。太過不及。其發異也。歲太過其發早歲不及其發晚 帝曰。願卒聞之。岐伯曰。太過者暴。不及者徐。暴者爲病甚。徐者爲病持。持謂相執持也

帝曰。太過不及。其數何如。岐伯曰。太過者其數成。不及者其數生。土常以生也。數謂五常化行之數也水數一火數二木數三金數四土數五成數謂水數六火數七木數八金數九土數五也故曰土常以生也數生者各取其生數多少以占故政令德化勝復之休作日及尺寸分毫並以準之此蓋都明諸用者也

帝曰。其發也何如。岐伯曰。土鬱之發。巖谷震驚。雷殷氣交。埃昏黄黑。化爲白氣。飄驟高深。鬱謂鬱抑天氣之甚也故雖天氣亦有涯也分終則衰故雖鬱者怒發也土化不行炎亢無雨木盛過極故鬱怒發焉土性靜定至動也雷雨大作而木土相持之氣乃休解也易曰雷雨作解此之謂也土雖獨怒木尚制之故但震驚於氣交之中而聲尚不能高遠也故曰雷殷氣交氣交謂土之上盡山之高也詩云殷其雷也所謂雷雨生於山中者土既鬱抑天木制之平川土薄氣常乾燥故不能先發也山原土厚濕化豐深土厚氣深故先怒發也 擊石飛空。洪水廼從。川流漫衍。田牧土駒。疾氣驟雨岸落山化大水横流石迸勢急高山空谷擊石先飛而洪水隨至也洪大也巨川衍溢流漫平陸漂蕩瘞没於粢盛大水去已石土危然若羣駒散牧於田野凡言土者沙石同也 化氣廼敷。善爲時雨。始生始長。始化始成。化土化也土被制化氣不敷否極則泰屈極則伸處怫之時化氣因之乃能敷布於庶類以時而雨滋澤草木而成也善調應時也化氣既少長氣已過故萬物始生始長始化始成言是四始者明萬物化成之晚也 故民病心腹脹。腸鳴而爲數後。甚則心痛脇䐜。嘔吐霍亂。飲發注下。胕腫身重。脾熱之生 雲奔雨府。霞擁朝陽。山澤埃昏。其廼發也。以其四氣。雨府太陰之所在也埃白氣似雲而薄也埃固有微甚微者如紗縠之騰甚者如薄雲霧也甚者發近微者發遠四氣謂夏至後三十一日起盡至秋分日也 雲横天山。浮游生滅。怫之先兆。天際雲横山猶冠帶巖谷叢薄乍滅乍生有土之見怫兆已彰皆平明占之浮游以午前候望也 金鬱之發。天潔地明。風清氣切。大凉廼舉。草樹浮煙。燥氣以行。霿霧數起。殺氣來至。草木蒼乾。金廼有聲。大凉次寒也舉用事也浮煙燥氣也殺氣霜氛正殺氣者以丑時至長者亦卯時辰時也其氣之來色黄赤黑雜而至也物不勝殺故草木蒼乾蒼薄青色也 故民病欬逆。心脇滿。引少

腹善暴痛，不可反側，嗌乾面塵色惡。（金勝而木病也）山澤焦枯，土凝霜鹵，怫廼發也，其氣五。（夏火炎亢，時雨既愆，故山澤焦枯，土上凝白鹹鹵，狀如霜也。五氣謂秋分後至立冬後十五日内也）夜零白露，林莽聲悽，怫之兆也。（夜濡白露，曉聽風悽，有是乃爲金發徵也）

水鬱之發，陽氣廼辟，陰氣暴舉，大寒廼至，川澤嚴凝，寒雰結爲霜雪。（雰音紛。寒雰，白氣也，其狀如霧而不流行，墜地如霜雪，得日晞也）甚則黃黑昏翳，流行氣交，廼爲霜殺，水廼見祥。（黃黑亦濁惡氣，水氣也。祥，妖祥，亦謂泉出平地）故民病寒客心痛，腰脽痛，大關節不利，屈伸不便，善厥逆，痞堅腹滿。（陰勝陽故）陽光不治，空積沈陰，白埃昏暝，而廼發也，其氣二火前後。（陰精與水皆上承火，故其發也在君相二火之前後，亦猶辰星迎隨日也）太虛深玄，氣猶麻散，微見而隱，色黑微黃，怫之先兆也。（深玄言高遠而黯黑也。氣似散麻，薄微可見之也。寅後卯時候之，夏月兼辰前之時亦可候也）

木鬱之發，太虛埃昏，雲物以擾，大風廼至，屋發折木，木有變。（屋發謂發鴟吻，折木謂大樹摧拔摺落，懸辛中拉也。變謂土生異木奇狀也）故民病胃脘當心而痛，上支兩脇，鬲咽不通，食飲不下，甚則耳鳴眩轉，目不識人，善暴僵仆。（筋骨強直而不用，卒倒而無所知也）太虛蒼埃，天山一色，或氣濁色，黃黑鬱若，橫雲不起，雨而廼發也，其氣無常。（氣如塵如雲，或黃黑鬱然，猶在太虛之間，而特異於常，乃其候也）長川草偃，柔葉呈陰，松吟高山，虎嘯巖岫，怫之先兆也。（草偃謂無風而自低，柔葉謂白楊葉也。無風而葉皆背見，是謂呈陰。如是皆通微甚，甚者發速，微者發徐也。山行之候則以松虎期之，原行亦以麻黃爲候，秋冬則以梧桐蟬葉候之）

火鬱之發，太虛腫翳，大明不彰，（腫翳謂赤氣也，大明日也。新校正云：詳經注中腫字疑誤）炎火行，大暑至，山澤燔燎，材木流津，廣厦騰煙，土浮霜鹵，止水廼減，蔓草焦黃，風行惑言，濕化廼後。（太陰太陽在上，寒濕流於太虛，心火應天，鬱抑而莫能彰顯，寒濕盛已，火廼與行，陽氣火光，故曰澤燔燎，井水減少，妄作訛言，雨已愆期也。濕化廼後，謂陽元主時，氣不爭長，故先旱而後雨也）故民病少氣，瘡瘍癰腫，脇腹胷背，面首四支，䐜憤臚脹，瘍疿嘔逆，瘛瘲骨痛，節廼有動，注下溫瘧，腹中暴痛，血溢流注，精液廼少，目赤心熱，甚則瞀悶懊憹，善暴死。（火鬱而怒，爲土水相持，客主皆然，悉無深犯，則無咎也。但熱已勝寒，則爲摧敵，而熱從心起，是神氣孤危，不速救之，天真將竭，故死。火之用速，故善暴死）刻終大溫，汗濡玄府，其廼發也，其氣四。（刻終謂晝夜水刻之終盡時也。大溫，次熱也。玄府，汗空也。汗濡玄府，謂早行而身蒸熱也。刻盡之時陰盛於此，反無涼氣，是陰不勝陽，熱既已萌，故當怒發也。新校正云：詳二火俱發，四氣者何？蓋火有二位，爲水發之所，又大熱發於申未，故火鬱之發在四氣也）動復則靜，陽極反陰，濕令廼化廼成。（火怒爍金，陽極過亢，畏火求救土中，土救熱金，發爲飄驟，繼爲時雨，氣廼和平，故萬物由是廼生長化成。壯極則反，盛亦何長也）華發水凝，山川冰雪，焰陽午澤，怫之先兆也。（謂君火王時有寒至也。故歲君火發亦待時也）有怫之應而後報也，皆觀其極而廼發也。木發無時，水隨火也。（應爲先兆，發必後至，故先有應而後發也。物不可以終壯，觀其壯極則怫氣作焉，有鬱則發，氣之常也）謹候其時，病可與期，失時反歲，五氣不行，生化收藏，政無恒也。（人失其時，則候無期準也）

帝曰：水發而雹雪，土發而飄驟，木發而毀折，金發而清明，火發而曛昧，何氣使然？歧伯曰：氣有多少，發有微甚，微者當其氣，甚者兼其下，徵其下氣而見可知也。（六氣之下各有承氣也。則如火位之下水氣承之，水位之下土氣承之，土位之下木氣承之，木位之下金氣承之，金位之下火氣承之，君位之下陰清承之，各徵其下，則象可見矣。故發兼其下，則與本氣殊異）

帝曰：善。五氣之發不當位者何也？（言不當其正月也）歧伯曰：命其差。（謂差四時之正月位也。新校正云：按至真要大論云：勝復之作，動不當位，或後時而至其故何也歧伯曰夫氣之生化與其衰盛異也寒暑溫涼盛衰之用其在四維故陽之動始於溫盛於暑陰之動始於清盛於寒春夏秋冬各差其分故大要曰彼春之暖爲夏之暑彼秋之忿爲冬之怒謹按四維斥候皆歸其終可見其始可知彼論勝復之不當位此論五氣之發不當位所論勝復五發之事則異而命其差之義則同也

帝曰差有數乎言日數也歧伯曰後皆三十度而有奇也後謂四時之後也差三十日餘八十七刻半氣猶來去而甚盛也度日也四時之後今常爾　新校正云詳注云八十七刻半當作四十三刻又四十分刻之三十

帝曰氣至而先後者何謂未應至而至太早應至而至反太遲之類也正謂氣至在期前後歧伯曰運太過則其至先運不及則其至後此候之常也帝曰當時而至者何也歧伯曰非太過非不及則至當時非是者眚也當時謂應日刻之期也非應先後至而有先後至者皆爲災眚也

帝曰善氣有非時而化者何也歧伯曰太過者當其時不及者歸其已勝也冬雨春涼秋熱冬寒之類皆爲歸已勝也帝曰四時之氣至有早晏高下左右其候何如歧伯曰行有逆順至有遲速故太過者化先天不及者化後天氣有餘故化先氣不足故化後

帝曰願聞其行何謂也歧伯曰春氣西行夏氣北行秋氣東行冬氣南行觀萬物生長收藏如斯言故春氣始於下秋氣始於上夏氣始於中冬氣始於標春氣始於左秋氣始於右冬氣始於後夏氣始於前此四時正化之常察物以明之可知也故至高之地冬氣常在至下之地春氣常在高山之巔盛夏冰雪汚下川澤嚴冬草生長在之義足明矣　新校正云按五常政大論云地有高下氣有溫涼高者氣寒下者氣暑必謹察之

帝曰善天地陰陽視而可見何必思諸冥昧演法推求智極心勞而無所得邪

黃帝問曰五運六氣之應見六化之正六變之紀何如歧伯對曰夫六氣正紀有化有變有勝有復有用有病不同其候帝欲何乎帝曰願盡聞之歧伯曰請遂言之遂盡也

夫氣之所至也厥陰所至爲和平初之氣木之化少陰所至爲暄二之氣君火也太陰所至爲埃溽四之氣土之化少陽所至爲炎暑三之氣相火也陽明所至爲清勁五之氣金之化太陽所至爲寒雰終之氣水之化時化之常也四時氣正化之常候

厥陰所至爲風府爲璺啓璺微裂也啓開坼也少陰所至爲火府爲舒榮太陰所至爲雨府爲員盈物承土化質員盈滿又雨界地綠文見如環爲員化明矣少陽所至爲熱府爲行出藏熱者出行也陽明所至爲司殺府爲庚蒼庚更也更代也易也太陽所至爲寒府爲歸藏物寒故歸藏也司化之常也

厥陰所至爲生爲風搖木之化也少陰所至爲榮爲形見火之化也太陰所至爲化爲雲雨土之化也少陽所至爲長爲蕃鮮火之化也陽明所至爲收爲霧露金之化也太陽所至爲藏爲周密水之化也氣化之常也

厥陰所至爲風生終爲肅風化以生則風生也肅靜也　新校正云按六微旨大論云風位之下金氣承之故厥陰爲風生而終爲肅也少陰所至爲熱生中爲寒熱化以生則熱生也陰精承上故中爲寒也　新校正云按六微旨大論云少陰之上熱氣治之中見太陽故爲熱生而中爲寒也又云君位之下陰精承之亦爲寒之義也太陰所至爲濕生終爲注雨濕化以生則濕生也太陰在上故終爲注雨　新校正云按六微旨大論云土位之下風氣承之王注云疾風之後雨乃零濕爲風吹化而爲雨故太陰爲濕生而終爲注雨也矣少陽所至爲火生終爲蒸溽火化以生則火生也陽在上故終爲蒸溽　新校正云按六微旨大論云相火之下水氣承之故少陽爲火生而終爲蒸溽也矣陽明所至爲燥生終爲涼燥化以生則燥生也陰在上故終爲涼　新校正云詳此六氣俱先言本化次言所反之氣而獨陽明之化言燥生終爲涼未見所反之氣再尋上下文義當云陽明所至爲涼生終爲燥方與諸氣之義同

貫蓋以金位之下火氣承之故陽明爲清生而終爲燥也 太陽所至爲寒生。中爲溫。寒化以生則寒生也陽在内故中爲溫　新校正云按五運行大論云太陽之上寒氣治之中見少陰故爲寒生而中爲溫 德化之常也。風生毛形熱生翮形濕生倮形火生羽形燥生介形寒生鱗形六化皆爲主歲及間氣所在而各化生常無替也非德化則無能化生也 厥陰所至爲毛化。形之有毛者 少陰所至爲羽化。有羽翼飛行之類也 太陰所至爲倮化。無毛羽鱗甲之類也 少陽所至爲羽化。薄明羽翼蜂蟬之類非翎羽之羽也 陽明所至爲介化。有甲之類 太陽所至爲鱗化。身有鱗也 德化之常也。厥陰所至爲生化。溫化也 少陰所至爲榮化。暄化也 太陰所至爲濡化。濕化也 少陽所至爲茂化。熱化也 陽明所至爲堅化。涼化也 太陽所至爲藏化。寒化也 布政之常也。厥陰所至爲飄怒太涼。飄怒木也大涼下承之金氣也 少陰所至爲大暄寒。太暄君火也寒下承之陰精也 太陰所至爲雷霆驟注烈風。雷霆驟注土也烈風下承之水氣也 少陽所至爲飄風燔燎霜凝。飄風旋轉風也霜凝下承之水氣也 陽明所至爲散落溫。散落金也溫下承之火氣也 太陽所至爲寒雪冰雹白埃。霜雪冰雹水也白埃下承之土氣也 氣變之常也。變謂變常平之氣而爲甚用也用甚不已則下承之氣兼行故皆非本氣也 厥陰所至爲撓動。爲迎隨。風之性也 少陰所至爲高明焰。爲曛。焰陽焰也曛赤黃色也 太陰所至爲沉陰。爲白埃。爲晦暝。暗蔽不明也 少陽所至爲光顯。爲彤雲。爲曛。光顯電也流光也明也彤赤色也少陰氣同 陽明所至爲煙埃。爲霜。爲勁切。爲悽鳴。殺氣也 太陽所至爲剛固。爲堅芒。爲立。寒化也 令行之常也。令行則庶物無違 厥陰所至爲裏急。筋緩縮故急 少陰所至爲瘍胗身熱。火氣生也 太陰所至爲積飲否隔。土凝也 少陽所至爲嚏嘔。爲瘡瘍。火氣生也 陽明所至爲浮虛。浮虛薄腫按之復起也 太陽所至爲屈伸不利。病之常也。厥陰所至爲支痛。支柱妨也 少陰所至爲驚惑。惡寒戰慄。譫妄。譫亂言也今詳慄字當作慓字 太陰所至爲稸滿。少陽所至爲驚躁。瞀昧。暴病。陽明所至爲鼽尻陰股膝髀腨䯒足病。太陽所至爲腰痛。病之常也。厥陰所至爲緛戾。少陰所至爲悲妄衄衊。衊汙血亦脂也 太陰所至爲中滿霍亂吐下。少陽所至爲喉痺。耳鳴嘔涌。涌謂溢食不下也 陽明所至皴揭。身皮麩象 太陽所至爲寢汗痙。寢汗謂睡中汗發於胷嗌頸掖之間也俗誤呼爲盜汗 病之常也。厥陰所至爲脇痛嘔泄。泄謂利也 少陰所至爲語笑。太陰所至爲重胕腫。胕腫謂肉泥按之不起也 少陽所至爲暴注。瞤瘛。暴死。陽明所至爲鼽嚏。太陽所至爲流泄禁止。病之常也。凡此十二變者。報德以德。報化以化。報政以政。報令以令。氣高則高。氣下則下。氣後則後。氣前則前。氣中則中。氣外則外。位之常也。氣報德報化謂天地氣也高下前後中外謂生病所也手之陰陽其氣高足之陰陽其氣下足太陽氣在身後足陽明氣在身前足太陰少陰厥陰氣在身中足少陽氣在身側各隨所在言之氣變生病象也 故風勝則動。動不寧也　新校正云詳風勝則動至濕勝則濡泄五句與陰陽應象大論文重而兩注不同 熱勝則腫。熱勝氣則爲丹熛勝血則爲癰膿勝骨肉則爲胕腫按之不起 燥勝則乾。乾於外則皮膚皴拆乾於内則精血枯涸乾於氣及津液則肉乾而皮著於骨 寒勝則浮。浮謂浮起按之處見也 濕勝則濡泄。甚則水閉胕腫。濡泄水利也胕腫内泥按之陷而不起也水閉則逸於皮中也 隨氣所在。以言其變耳。帝曰。願聞其用也。岐伯曰。夫六氣之用。各歸不勝而爲化。用謂施其化氣 故太陰雨化。施於太陽。太陽寒化施於少陰。新校正云詳此當云少陰少陽 少陰熱化施於陽明。陽明燥化施於厥陰。厥陰風化施於太陰。各命其所在以徵之也。帝曰。自得其位何如。岐伯曰。自得其位常化也。帝曰。願聞所在也。岐伯曰。命其位而方月可知也。隨氣所在以定其方六分占之則日及地分无差矣 帝曰。六位之氣盈虛何如。岐伯曰。太少異也。太者之至徐而常。少者暴而亡。力強而作不能久長故暴而无也亡無也 帝曰。天地之氣盈虛何如。岐伯曰。天氣不足。地氣隨之。地氣不足。天氣從之。運居其中而常先也。運謂木火土金水各主歲者也地氣勝則歲運上升天氣勝則歲氣下降上升下降運氣常先迁降也 惡所不勝。歸所同和。隨運歸從而生其病也。非其位則變生變生則病作 故上勝則天氣降而下。下勝則地氣遷而上。勝謂多也上多則自降下多則自遷多少相移氣之常也　新校正云按六微旨大論云升已而降降者謂天降已而升升者謂地天氣下降氣流于地地氣上升氣騰于天故高下相召升降相因而變作矣此亦升降之義也矣 多少而差其分。多則遷降多少則遷降少多少之應有微有甚異之也 微者小差。甚者大差。甚則位易氣交易。則大變生而病作矣。大要曰。甚紀五分。微紀七分。其差可見。此之謂也。以其五分七分之所以知天地陰陽過差矣 帝曰。善。論言熱無犯熱。寒無犯寒。余欲不遠寒。不遠熱奈何。岐伯曰。悉乎哉問也。發表不遠熱。攻裏不遠寒。汗泄故用熱不遠熱下利故用寒不遠寒皆以其不住於中也如是則夏可用熱冬可用寒不發不泄而無畏忌是謂妄遠法所禁也皆謂不獲已而用之也秋冬亦同　新校正云按至眞要大論云發不遠熱无犯溫涼 帝曰。不發不攻而犯寒犯熱何如。岐伯曰。寒熱內賊。其病益甚。以水濟水以火濟火適足以更生病豈唯本病之益甚乎 帝曰。願聞無病者何如。岐伯曰。無者生之。有者甚之。無病者犯禁猶能生病況有病者而未輕減不亦難乎 帝曰。生者何如。岐伯曰。不遠熱則熱至。不遠寒則寒至。寒至則堅否腹滿。痛急下利之病生矣。食已不飢吐利腥穢亦寒之疾也 熱至則身熱。吐下霍亂。癰疽瘡瘍。瞀鬱注下。瞤瘛腫脹。嘔。鼽衄頭痛。骨節變。肉痛。血溢血泄。淋閟之病生矣。暴瘖冒昧目不識人躁擾狂越妄見妄聞罵詈驚癇亦熱之病 帝曰。治之奈何。岐伯曰。時必順之。犯者治以勝也。春宜涼夏宜寒秋宜溫冬宜熱此時之宜不可不順然犯熱治以寒犯寒治以熱犯春宜用涼犯秋宜用溫是以勝也犯熱治以鹹寒犯寒治以甘熱犯涼治以苦溫犯溫治以辛涼亦勝之道也

黄帝問曰。婦人重身。毒之何如。岐伯曰。有故無殞。亦無殞也。故謂有大堅癥瘕痛甚不堪則治以破積愈癥之藥是謂不救必迺盡死救之蓋存其大也雖服毒不死也上無殞言母必全亦无殞言子亦不死也 帝曰。願聞其故何謂也。岐伯曰。大積大聚。其可犯也。衰其太半而止。過者死。衰其太半不足以害生故衰太半則止其藥若過禁待盡毒氣內餘无病可攻以當毒藥毒攻不已則敗損中和故過則死　新校正云詳此婦人身重一節與上下文義不接疑他卷脫簡於此 帝曰。善。鬱之甚者治之奈何。天地五行應運有鬱抑不申甚者也 岐伯曰。木鬱達之。火鬱發之。土鬱奪之。金鬱泄之。水鬱折之。然調其氣。達謂吐之令其條達也發謂汗之令其疏散也奪謂下之令无擁礙也泄謂滲泄之解表利小便也折謂抑之制其衝逆也通是五法乃氣可平調後乃觀其虛盛而調理之也 過者折之。以其畏也。所謂寫之。過太過也太過者以其味寫之以鹹寫腎酸寫肝辛寫肺甘寫脾苦寫心過者畏寫故謂寫爲畏也 帝曰。假者何如。岐伯曰。有假其氣。則無禁也。正氣不足臨氣勝之假寒熱溫涼以資四正之氣則可以熱犯熱以寒犯寒以溫犯溫以涼犯涼也 所謂主氣不足。客氣勝也。客氣謂六氣更臨之氣主氣謂五藏應四時正王春夏秋冬也 帝曰。至哉聖人之道。

天地大化運行之節，臨御之紀。陰陽之政。寒暑之令。非夫子孰能通之。請藏之靈蘭之室。署曰六元正紀。非齋戒不敢示，慎傳也。新校正云詳此與氣交變大論末文同

重廣補注黃帝内經素問卷第二十一

六元正紀大論　憒音會　矇音蒙　憹奴董切　融胡華切　痓臣郢切

重廣補注黃帝内經素問卷第二十二

啓玄子次注林億孫奇高保衡等奉敕校正孫兆重改誤

至真要大論篇第七十四

黃帝問曰。五氣交合。盈虛更作。余知之矣。六氣分治。司天地者。其至何如。五行主歲歲有少多故曰盈虛更作也天元紀大論曰其始也有餘而往不足隨之不足而往有餘從之則其義也天分六氣散生太虛三之氣司天終之氣監地天地生化是爲大紀故言司天地者餘四可知矣 岐伯再拜對曰。明乎哉問也。天地之大紀。人神之通應也。天地變化人神運爲中外雖殊然其通應則一也 帝曰。願聞上合昭昭。下合冥冥。奈何。岐伯曰。此道之所主。工之所疑也。不知其要流散無窮 帝曰。願聞其道也。岐伯曰。厥陰司天。其化以風。飛揚鼓折和氣發生萬物榮枯皆因而化變成敗也 少陰司天。其化以熱。炎蒸鬱燠故庶類蕃茂 太陰司天。其化以濕。雲雨潤澤津液生成 少陽司天。其化以火。炎熾赫烈以爍寒災 陽明司天。其化以燥。乾化以行物無濕敗 太陽司天。其化以寒。對陽之化也新校正云詳注云對陽之化陽字疑誤 以所臨藏位。命其病者也。肝木位東方心火位南方脾土位西南方及四維肺金位西方腎水位北方是五藏定位然六氣御五運所至氣不相得則病相得則和故先以六氣所臨後言五藏之病也 帝曰。地化奈何。岐伯曰。司天同候。間氣皆然。六氣之本自有常性故雖位易而化治皆同 帝曰。間氣何謂。岐伯曰。司左右者。是謂間氣也。六氣分化常以二氣司天地爲上下吉凶勝復客主之事歲中悔吝從而明之餘四氣散居左右也故陰陽應象大論曰天地者萬物之上下左右者陰陽之道路此之謂也 帝曰。何以異之。岐伯曰。主歲者紀歲。間氣者紀步也。歲三百六十五日四分日之一步六十日餘八十七刻半也積步之日而成歲也 帝曰。善。歲主奈何。岐伯曰。厥陰司天爲風化。巳亥之歲風高氣遠雲飛

物搖風之化也在泉爲酸化。寅申之歲木司地氣故物化從酸司氣爲蒼化。木運之氣丁壬之歲化蒼青也間氣爲動化。徧主六十日餘八十七刻半也　新校正云詳丑未之歲厥陰爲初之氣子午之歲爲二之氣辰戌之歲爲四之氣卯酉之歲爲五之氣少陰司天爲熱化。子午之歲陽光熠耀暄暑流行熱之化也在泉爲苦化。卯酉之歲火司地氣故物以苦生不司氣化。君不主運　新校正云按天元紀大論云君火以名相火以位謂君火不主運也居氣爲灼化。六十日餘八十七刻半也居本位君火爲居不當間之也　新校正云詳少陰不曰間氣而云居氣者蓋尊君火無所不居不當間之也王注云居本位爲居不當間之則居他位不爲居而可間也寅申之歲爲初之氣丑未之歲爲二之氣巳亥之歲爲四之氣辰戌之歲爲五之氣也太陰司天爲濕化。丑未之歲埃鬱曚昧雲雨潤濕之化也在泉爲甘化。辰戌之歲也土司地氣故甘化先焉司氣爲黅化。土運之氣甲巳之歲黅黃也間氣爲柔化。濕化行則庶物柔耎　新校正云詳太陰卯酉之歲爲初之氣寅申之歲爲二之氣子午之歲爲四之氣巳亥之歲爲五之氣少陽司天爲火化。寅申之歲也炎光赫烈燔灼焦然火之化也在泉爲苦化。巳亥之歲也火司地氣故苦化先焉司氣爲丹化。火運之氣戊癸歲也間氣爲明化。明炳明也亦謂霞燒　新校正云詳少陽辰戌之歲爲初之氣卯酉之歲爲二之氣寅申之歲爲四之氣丑未之歲爲五之氣陽明司天爲燥化。卯酉之歲淸切高明霧露蕭瑟燥之化也在泉爲辛化。子午之歲也金司地氣故辛化先焉司氣爲素化。金運之氣乙庚歲也間氣爲淸化。風生高勁草木淸冷淸之化也　新校正云詳陽明巳亥之歲爲初之氣辰戌之歲爲二之氣寅申之歲爲四之氣丑未之歲爲五之氣太陽司天爲寒化。辰戌之歲嚴肅峻整慘慄凝堅寒之化也在泉爲鹹化。丑未之歲水司地氣故化從鹹司氣爲玄化。水運之氣丙辛歲也間氣爲藏化。陰凝而冷庶物斂容歲之化也　新校正云詳子午之歲太陽爲初之氣巳亥之歲爲二之氣卯酉之歲爲四之氣寅申之歲爲五之氣也故治病者。必明六化分治。五味五色所生。五藏所宜。迺可以言盈虛病生之緒也。學不厭備習也帝曰。厥陰在泉而酸化。先余知之矣。風化之行也何如。歧伯曰。風行于地。所謂本也。餘氣同法。厥陰在泉風行于地少陰在泉熱行于地太陰在泉濕行于地少陽在泉火行于地陽明在泉燥行于地太陽在泉寒行于地故曰餘氣同法也本謂六氣之上元氣也本乎天者。天之氣也。本乎地者。地之氣也。化於天者爲天氣化於地者爲地氣　新校正云按易曰本乎天者親上本乎地者親下此之謂也天地合氣。六節分而萬物化生矣。萬物居天地之間悉爲六氣所生化陰陽之用未嘗有逃生化出陰陽也故曰。謹候氣宜。無失病機。此之謂也。病機下文具矣帝曰。其主病何如。言采藥之歲也歧伯曰。司歲備物。則無遺主矣。謹候司天地所主化者則其味正當其歲也故彼藥工專司歲氣所收藥物則一歲二歲其所主用無遺略也　今詳前字當作則帝曰。先歲物何也。歧伯曰。天地之專精也。專精之氣藥物肥醲又於使用當其正氣味也　新校正云詳先歲疑作司歲帝曰。司氣者何如。司運氣也歧伯曰。司氣者主歲同。然有餘不足也。五運主歲者有餘不足比之歲物恐有薄有餘之歲藥專精也帝曰。非司歲物何謂也。歧伯曰。散也。非專精則散氣散氣則物不純也故質同而異等也。形質雖同力用則異故不尚之氣味有薄厚。性用有躁靜。治保有多少。力化有淺深。此之謂也。物與歲不同者何以此爾帝曰。歲主藏害何謂。歧伯曰。以所不勝命之。則其要也。木不勝金金不勝火之類是也帝曰。治之柰何。歧伯曰。上淫于下。所勝平之。外淫于內。所勝治之。淫謂行所不勝已者也上淫于下天之氣也外淫于內地之氣也隨所制勝而以平治之也制勝謂五味寒熱溫涼隨勝用之下文備矣　新校正云詳天氣生歲雖有淫勝但當平調之故不曰治而曰平也帝曰。善。平氣何如。平謂診平和之氣歧伯曰。謹察陰陽所在而調之。以平爲期。正者正治。反者反治。知陰陽所在則知尺寸應與不應不知陰陽所在則以得爲失以逆爲從故謹察之也陰病陽不病陽病陰不病是爲正病則正治之謂以寒治熱以熱治寒也陰位已見陽脉陽位又見陰脉是謂反病則反治之謂以寒治寒以熱治熱也諸方之制咸悉不然故曰反者反治也帝曰。夫子言察陰陽所在而調之。論言人迎與寸口相應。若引繩小大齊等。命曰平。新校正云詳論言至曰平本靈樞經之文今出甲乙經云寸口主中人迎主外兩者相應俱往俱來若引繩小大齊等春夏人迎微大秋冬寸口微大者故名曰平也 陰之所在寸口何如。陰之所在脉沈不應引繩齊等其候頗乖故問以明之 岐伯曰。視歲南北可知之矣。帝曰。願卒聞之。岐伯曰。北政之歲少陰在泉則寸口不應。木火金水運面北受氣凡氣之在泉者脉悉不見唯其左右之氣脉可見之在泉之氣善則不見惡者可見病以氣及客主淫勝名之在天之氣其亦然矣 厥陰在泉則右不應。少陰在右故 太陰在泉則左不應。少陰在左故 南政之歲少陰司天則寸口不應。土運之歲面南行令故少陰司天則二手寸口不應也 厥陰司天則右不應。太陰司天則左不應。亦左右義也 諸不應者反其診則見矣。不應皆爲脉沈脉沈下者仰手而沈覆其手則沈爲浮細爲大也 帝曰。尺候何如。岐伯曰。北政之歲三陰在下則寸不應。三陰在上則尺不應。司天曰上在泉曰下 南政之歲三陰在天則寸不應。三陰在泉則尺不應。左右同。天不應寸左右悉與寸不應義同 故曰。知其要者一言而終。不知其要流散無窮。此之謂也。要謂知陰陽所在也知則用之不惑不知則尺寸之氣沈浮小大常三歲一差欲求其意猶遶樹問枝雖白首區區尚未知所詣況其旬月而可知乎 帝曰。善。天地之氣內淫而病何如。岐伯曰。歲厥陰在泉。風淫所勝。則地氣不明。平野昧。草迺早秀。民病洒洒振寒。善伸數欠。心痛支滿。兩脇裏急。飲食不下。鬲咽不通。食則嘔。腹脹善噫。得後與氣則快然如衰。身體皆重。謂甲寅丙寅戊寅庚寅壬寅甲申丙申戊申庚申壬申歲也氣不明謂天圍之際氣色昏暗風行地上故平野皆然昧謂暗也脅謂兩乳之下及胠外也伸謂以欲伸努筋骨也　新校正云按甲乙經洒洒振寒善伸數欠爲胃病食則嘔腹脹善噫得後與氣則快然如衰身體皆重爲脾病飲食不下鬲咽不通邪在胃脘也蓋厥陰在泉之歲木王而剋脾胃故病如是又按脉解云所謂食則嘔者物盛滿而上溢故嘔也所謂得後與氣則快然如衰者十二月陰氣下衰而陽氣且出故曰得後與氣則快然如衰也

歲少陰在泉。熱淫所勝。則焰浮川澤。陰處反明。民病腹中常鳴。氣上衝胸。喘不能久立。寒熱皮膚痛。目瞑齒痛䪼腫。惡寒發熱如瘧。少腹中痛。腹大。蟄蟲不藏。謂乙卯丁卯己卯辛卯癸卯乙酉丁酉己酉辛酉癸酉歲也陰處北方也不能久立足無力也腹大謂心氣不足也金火相薄而爲是也　新校正云按甲乙經齒痛䪼腫爲大腸病腹中雷鳴氣常衝胸喘不能久立邪在大腸也蓋少陰在泉之歲火剋金故大腸病也 歲太陰在泉。草乃早榮。新校正云詳此四字疑衍 濕淫所勝。則埃昏巖谷。黃反見黑。至陰之交。民病飲積。心痛。耳聾。渾渾焞焞。嗌腫喉痺。陰病血見。少腹痛腫。不得小便。病衝頭痛。目似脫。項似拔。腰似折。髀不可以回。膕如結。腨如別。謂甲辰丙辰戊辰庚辰壬辰甲戌丙戌戊戌庚戌壬戌歲也太陰爲土色見應黃於天中而反見於北方黑處也水土同見故曰至陰之交合其氣色也衝頭痛謂腦後眉間痛也膕謂膝後曲脚之中也腨䯒後軟肉處也　新校正云按甲乙經耳聾渾渾焞焞嗌腫喉痺爲三焦病病衝頭痛目似脫項似拔腰似折髀不可以回膕如結腨如列爲膀胱足太陽病又少腹腫痛不得小便邪在三焦蓋太陰在泉之歲土正剋太陽故病如是也 歲少陽在泉。火淫所勝。則焰明郊野。寒熱更至。民病注泄赤白。少腹痛。溺赤。甚則血便。少陰同候。謂乙巳丁巳己巳辛巳癸巳乙亥丁亥己亥辛亥癸亥歲也處寒之時熱更其氣熱氣既往寒氣後來故云更至也餘候與少陰在泉正同 歲陽明在泉。燥淫所勝。則霿霧清瞑。民病喜嘔。嘔有苦。善大息。心脅痛不能反側。甚則嗌乾面塵。身無膏澤。足外反熱。謂甲子丙子戊子庚子壬子甲午丙午戊午庚午壬午歲也霿霧謂霧暗不分似霧也清薄寒也言霧起霿暗不辨物形而薄寒也心脅痛謂心之傍脇中痛也面塵謂面上如有觸冒塵土之色也　新校正云按甲乙經病喜嘔嘔有苦善大息心脅痛不能反側甚則面塵身無膏澤足外反熱爲膽病嗌乾面塵爲肝病蓋陽明在泉之歲金王剋木故病如是又按脉解云少陽所謂心脅痛者言少陽盛也盛者心之所表也九月陽氣盡而陰氣盛故心脅痛所謂不可反側者陰氣

藏物也物藏則不動故不可反側也歲太陽在泉寒淫所勝則凝肅慘慄民病少腹控睾引腰脊上衝心痛血見嗌痛頷腫謂乙丑丁丑己丑辛丑癸丑乙未丁未己未辛未癸未歲也凝肅謂寒氣靄霧凝而不動萬物靜肅其儀形也慘慄寒甚也控引也睾陰丸也頷頰車前牙之下也　新校正云按甲乙經嗌痛頷腫爲小腸病又少腹控睾引腰脊上衝心肺邪在小腸也蓋太陽在泉之歲水剋火故病如是帝曰善治之柰何岐伯曰諸氣在泉風淫于內治以辛涼佐以苦以甘緩之以辛散之風性喜溫而惡淸故治之涼是以勝氣治之也佐以苦隨其所利也木苦急則以甘緩之苦抑則以辛散之藏氣法時論曰肝苦急急食甘以緩之肝欲散急食辛以散之此之謂也食亦音飼己曰食他曰飼也大法正味如此諸爲方者不必盡用之但一佐二佐病已則止餘氣皆然熱淫于內治以鹹寒佐以甘苦以酸收之以苦發之熱性惡寒故治以寒也熱之大盛甚於表者以苦發之不盡復寒制之寒制不盡復苦發之以酸收之甚者再方微者一方可使必已時發時止亦以酸收之濕淫于內治以苦熱佐以酸淡以苦燥之以淡泄之濕與燥反故治以苦熱佐以酸淡也燥除濕故以苦燥其濕也淡利竅故以淡滲泄也藏氣法時論曰脾苦濕急食苦以燥之靈樞經曰淡利竅也生氣通天論曰味過於苦脾氣不濡胃氣乃厚明苦燥也　新校正云按天元正紀大論曰下太陰其化下甘溫火淫于內治以鹹冷佐以苦辛以酸收之以苦發之火氣大行心腹心怒之所生也鹹性柔耎故以治之以酸收之大法候其須汗者以辛佐之不必要資苦味令其汗也欲柔耎者以鹹治之藏氣法時論曰心欲耎急食鹹以耎之心苦緩急食酸以收之此之謂也燥淫于內治以苦溫佐以甘辛以苦下之溫利涼性故以苦治之下謂利之使不得也　新校正云按藏氣法時論曰肺苦氣上逆急食苦以泄之用辛寫之酸補之又按下文司天燥淫所勝佐以酸辛此云甘辛者甘字疑當作酸天元正紀大論云下酸熱與苦溫之治又異又云以酸收之而安其下甚則以苦泄之也寒淫于內治以甘熱佐以苦辛以鹹寫之以辛潤之以苦堅之以熱治寒是爲摧勝折其氣用令不滋繁也苦辛之佐通事行之　新校正云按藏氣法時論曰腎苦燥急食辛以潤之腎欲堅急食苦以堅之用苦補之鹹寫之舊注引此在濕淫于內之下無義今移於此矣帝曰善天氣之變何如岐伯曰厥陰司天風

淫所勝則太虛埃昏雲物以擾寒生春氣流水不冰民病胃脘當心而痛上支兩脅鬲咽不通飲食不下舌本強食則嘔冷泄腹脹溏泄瘕水閉蟄蟲不去病本于脾謂乙巳丁巳己巳辛巳癸巳乙亥丁亥己亥辛亥癸亥歲也是歲民病集於中也風自天行故太虛埃起風動飄蕩故雲物擾也埃青塵也不分遠物是爲埃昏土之爲病其善泄利若病水則小便閉而不下若大泄利則經水亦多閉絶也　新校正云按甲乙經舌本強食則嘔腹脹溏泄瘕水閉爲脾病又胃病者腹脹胃脘當心而痛上支兩脅鬲咽不通食飲不下蓋厥陰司天之歲木勝土故病如是也衝陽絶死不治衝陽在足跗上動脉應手胃之氣也衝陽脉微則食飲減少絶則藥食不入亦下嗌還出也攻之不入養之不生邪氣日強眞氣內絶故其必死不可復也少陰司天熱淫所勝怫熱至火行其政民病胷中煩熱嗌乾右胠滿皮膚痛寒熱欬喘大雨且至唾血血泄鼽衄嚏嘔溺色變甚則瘡瘍胕腫肩背臂臑及缺盆中痛心痛肺䐜腹大滿膨膨而喘欬病本于肺謂甲子丙子戊子庚子壬子甲午丙午戊午庚午壬午歲也怫熱至是火行其政乃爾是歲民病集於右蓋以小腸通心故也病自肺生故曰病本于肺也　新校正云按甲乙經溺色變肩背臂臑及缺盆中痛肺脹滿膨膨而喘欬爲肺病鼽衄爲大腸病蓋少陰司天之歲火剋金故病如是又王注民病集於右以小腸通心故按甲乙經小腸附脊左環回腸附脊在環所說不應得非火勝剋金而大腸病歟尺澤絶死不治尺澤在肘內廉大文中動脉應手肺之氣也火爍於金承大之命金氣內絶故必危亡尺澤不至肺氣已絶榮衛之氣宣行無主眞氣內竭生之何有哉太陰司天濕淫所勝則沈陰且布雨變枯槁胕腫骨痛陰痺陰痺者按之不得腰脊頭項痛時眩大便難陰氣不用飢不欲食欬唾則有血心如懸病本于腎謂乙丑丁丑己丑辛丑癸丑乙未丁未己未辛未癸未歲也沈久也腎氣受邪水無能潤下焦枯涸故大便難也　新校正云按甲乙經飢不用食欬唾則有血心懸如飢狀爲腎病又邪在腎則骨痛陰痺陰痺者按之而不得腹脹腰痛大便難肩背頸項強痛時眩蓋太陰司天之歲土剋水故病如是矣太谿絶死不治太谿在足

内踝後跟骨上動脉應手腎之氣也土邪勝水而腎氣内絶邪甚正微故方無所用矣

少陽司天。火淫所勝。則温氣流行。金政不平。民病頭痛。發熱惡寒而瘧。熱上皮膚痛。色變黄赤。傳而爲水。身面胕腫。腹滿仰息。泄注赤白。瘡瘍欬唾血。煩心胷中熱。甚則鼽衄。病本于肺。謂甲寅丙寅戊寅庚寅壬寅甲申丙申戊申庚申壬申歲也火來用事則金氣受邪故曰金政不平也火炎於上金肺受邪客熱内燔水無能救故化生諸病也制火之客則已矣　新校正云按甲乙經邪在肺則皮膚痛發寒熱蓋少陽司天之歲火剋金故病如是也

天府絶。死不治。天府在肘後彼側上掖下同身寸之三寸動脉應手肺之氣也火勝而金脉絶故死

陽明司天。燥淫所勝。則木廼晚榮。草廼晚生。筋骨内變。民病左胠脇痛。寒清于中。感而瘧。大涼革候。欬。腹中鳴。注泄鶩溏。名木斂生。菀于下。草焦上首。心脅暴痛。不可反側。嗌乾面塵。腰痛。丈夫㿗疝。婦人少腹痛。目昧眥瘍。瘡痤癰。蟄蟲來見。病本于肝。謂乙卯丁卯己卯辛卯癸卯乙酉丁酉己酉辛酉癸酉歲也金勝故草木晚生榮也配於人身則筋骨内應而不用也大涼之氣變易時候則人寒清發於中内感寒氣則爲痎瘧也大腸居右肺氣通之今肺氣内淫肝居于左故左胠脇痛如刺割也其歲民自注泄則無淫勝之疾也大涼次寒也大涼且甚陽氣不行故木容收斂草榮悉晚生氣已升陽不布令故閉積生氣而稸於下也在人之應則少腹之内痛氣居之發疾於仲夏瘡瘍之疾猶及秋中瘡痤之類生於上癰腫之患生於下瘡色雖赤中心正白物氣之常也　新校正云按甲乙經腰痛不可以俛仰丈夫㿗疝婦人少腹腫甚則嗌乾面塵爲肝病又胷滿洞泄爲肝病又心脅痛不能反側目銳眥痛缺盆中腫痛掖下腫馬刀挾癭汗出振寒瘧爲膽病蓋陽明司天之歲金剋木故病如是又按脉解云厥陰所謂㿗疝婦人少腹腫者厥陰者辰也三月陽中之陰邪在中故曰㿗疝少腹腫也

太衝絶。死不治。太衝在足大指本節後二寸脉動應手肝之氣也金來伐木肝氣内絶眞不勝邪死其宜也

太陽司天。寒淫所勝。則寒氣反至。水且冰。血變于中。發爲癰瘍。民病厥心痛。嘔血血泄鼽衄。善悲。時眩仆。運火炎烈。雨暴廼雹。胷腹滿。手熱肘攣掖衝。心澹澹大動。胷脇胃脘不安。面赤目黄。善噫嗌乾。甚則色炲。渴而欲飲。病本于心。謂甲辰丙辰戊辰庚辰壬辰甲戌丙戌戊戌庚戌壬戌歲也太陽司天寒氣布化故水且冰而血凝皮膚之間衛氣結聚故爲癰也若乘火運而火熱炎烈與水交戰故暴雨半珠形雹也心氣爲噫故善噫是歲民病集於心脅之中也陽氣内鬱濕氣下蒸故心厥痛而嘔血血泄鼽衄面赤目黄善噫手熱肘攣掖腫嗌乾甚則寒氣勝陽水行凌火火氣内鬱故渴而欲飲也病始心生爲陰凌犯故云病本于心也　新校正云按甲乙經手熱肘攣掖腫甚則胷脇支滿心澹澹大動面赤目黄爲手心主病又邪在心則病心痛善悲時眩仆蓋太陽司天之歲水剋火故病如是

神門絶。死不治。神門在手之掌後銳骨之端動脉應手眞心氣也水行乘火而心氣内結神氣已亡不死何待善知其診故不治也

所謂動氣知其藏也。所以診視而知死者何以皆是藏之經脉動氣知神藏之存亡爾

帝曰。善。治之柰何。謂可攻治者

岐伯曰。司天之氣。風淫所勝。平以辛涼。佐以苦甘。以甘緩之。以酸寫之。厥陰之氣未爲盛熱故曰涼藥平之夫氣之用也積涼爲寒積温爲熱以熱少之其則温也以寒少之其則涼也以温多之其則熱也以涼多之其則寒也各當其分則寒寒也温温也熱熱也涼涼也方書之用可不務乎故寒熱温涼商降多少善爲方者意必精通餘氣皆然從其制也　新校正云按本論上文云上淫于下所勝平之外淫于内所勝治之故在泉曰治司天曰平也

熱淫所勝。平以鹹寒。佐以苦甘。以酸收之。熱氣已退時發動者是爲心虚氣散不斂以酸收之雖以酸收亦兼寒助乃能殄除其源本矣熱見太甚則以苦發之汗已便涼是邪氣盡勿寒水之汗已猶熱是邪氣未盡則以酸收之已又熱則復汗之已汗復熱是藏虚也則補其心可矣法則合爾諸治熱者亦未必得再三發三治況四變而反覆者乎

濕淫所勝。平以苦熱。佐以酸辛。以苦燥之。以淡泄之。濕氣所淫皆爲腫滿但除其濕腫滿自衰因濕生病不腫不滿者亦爾治之濕氣在上以苦吐之濕氣在下以苦泄之以淡滲之則皆燥也泄謂滲泄以利水道下小便爲法然酸雖熱亦用利小便去伏水也治濕之病不下小便非其法也　新校正云按濕淫于内佐以酸淡此云酸辛者辛疑當作淡

濕上甚而熱。治以苦温。佐以甘辛。以汗爲故而止。身半以上濕氣餘火氣復鬱鬱濕相薄則以苦温甘辛之藥解表流汗而袪之故云以汗爲除病之故而已也

火淫所勝。平以酸冷。佐以苦甘。以酸收之。以苦發之。以酸復之。

熱淫同（同熱淫義熱亦如此法以酸復其本氣也不復其氣則淫氣空虛招其損）燥淫所勝平以苦濕佐以酸辛以苦下之（制燥之勝必以苦濕是以火之氣味也宜下必以苦宜補必以酸宜寫必以辛淸甚生寒留而不去則以苦濕下之氣有餘則以辛寫之諸氣同　新校正云按上文燥淫于內治以苦溫此云苦濕者濕當爲溫文注中濕字三並當作溫又按天元正紀大論亦作苦小溫）寒淫所勝平以辛熱佐以甘苦以鹹寫之（淫散止之不可過也　新校正云按上文寒淫于內治以甘熱佐以苦辛此云平以辛熱佐以甘苦者此文爲誤又按天元正紀大論云太陽之政歲宜苦以燥之也）帝曰善邪氣反勝治之奈何（不能淫勝於他氣反爲不勝之氣爲邪以勝之）岐伯曰風司于地淸反勝之治以酸溫佐以苦甘以辛平之（厥陰在泉則風司于地謂五寅歲五申歲邪氣勝盛故先以酸寫佐以苦甘邪氣退則正氣虛故以辛補養而平之）熱司于地寒反勝之治以甘熱佐以苦辛以鹹平之（少陰在泉則熱司于地謂五卯五酉之歲也先寫其邪而後平其正氣也）濕司于地熱反勝之治以苦冷佐以鹹甘以苦平之（太陰在泉則濕司于地謂五辰五戌歲也補寫之義餘氣皆同）火司于地寒反勝之治以甘熱佐以苦辛以鹹平之（少陽在泉則火司于地謂五巳五亥歲也）燥司于地熱反勝之治以平寒佐以苦甘以酸平之以和爲利（陽明在泉則燥司于地謂五子五午歲也燥之性惡熱亦畏寒故以冷熱和平爲方制也）寒司于地熱反勝之治以鹹冷佐以甘辛以苦平之（太陽在泉則寒司于地謂五丑五未歲也此六氣方治與前淫勝法殊貫云治者寫客邪之勝氣也云佐者皆所利所宜也云平者補已弱之正氣也）帝曰其司天邪勝何如岐伯曰風化於天淸反勝之治以酸溫佐以甘苦（巳亥歲也）熱化於天寒反勝之治以甘溫佐以苦酸辛（子午歲也）濕化於天熱反勝之治以苦寒佐以苦酸（丑未歲也）火化於天寒反勝之治以甘熱佐以苦辛（寅申歲也）燥化於天熱反勝之治以辛寒佐以苦甘（卯酉歲也）寒化於天熱反勝之治以鹹冷佐以苦辛（辰戌歲也）

帝曰六氣相勝奈何（先舉其用爲勝）岐伯曰厥陰之勝耳鳴頭眩憒憒欲吐胃鬲如寒大風數舉倮蟲不滋胠脇氣并化而爲熱小便黃赤胃脘當心而痛上支兩脇腸鳴飧泄少腹痛注下赤白甚則嘔吐鬲咽不通（五巳五亥歲也心下齊上胃之分胃鬲謂胃脘之上及大鬲之下風寒氣生也氣并謂偏著一邊鬲咽謂食飲入而復出也　新校正云按甲乙經胃病者胃脘當心而痛上支兩脇鬲咽不通也）少陰之勝心下熱善飢齊下反動氣遊三焦炎暑至木迺津草迺萎嘔逆躁煩腹滿痛溏泄傳爲赤沃（五子五午歲也沃沫也）太陰之勝火氣內鬱瘡瘍於中流散於外病在胠脇甚則心痛熱格頭痛喉痹項強獨勝則濕氣內鬱寒迫下焦痛留頂互引眉間胃滿雨數至燥化迺見少腹滿腰脽重強內不便善注泄足下溫頭重足脛胕腫飲發於中胕腫於上（五丑五未歲也濕勝於上則火氣內鬱勝於中則寒迫下焦水溢河渠則鱗蟲離水也脽謂臀肉也不便謂腰重內強直屈伸不利也獨勝謂不兼鬱火也胕腫於上謂首面也足脛腫是火鬱所生也　新校正云詳注云水溢河渠則鱗蟲離水也王作此注於經文無所解又按太陰之復云大雨時行鱗見於陸則此文於雨數至下脫少鱗見於陸四字不然則王注無因爲解也）少陽之勝熱客於胃煩心心痛目赤欲嘔嘔酸善飢耳痛溺赤善驚譫妄暴熱消爍草萎水涸介蟲迺屈少腹痛下沃赤白（五寅五申歲也熱暴甚故草萎水涸陰氣消爍介蟲金化也火氣大勝故介蟲屈伏酸醋水也）陽明之勝淸發於中左胠脇痛溏泄內爲嗌塞外發㿗疝大涼肅殺華英改容毛蟲迺殃胷中不便嗌塞

而欬

五卯五酉歲也大凉肅殺金氣勝木故草木華英爲殺氣損削改易形容而焦其上首也毛蟲木化氣不宜金故金政大行而毛蟲死耗也肝木之氣下主於陰故大凉行而瀕疝發也胷中不便謂呼吸回轉或痛或緩急而不利便也氣太盛故嗌塞而欬也嗌謂帿之下接連胷中肺兩葉之間者也

太陽之勝凝凓且至非時水冰羽迺後化痔瘧發寒厥入胃則內生心痛陰中迺瘍隱曲不利互引陰股筋肉拘苛血脉凝泣絡滿色變或爲血泄皮膚否腫腹滿食減熱反上行頭項囟頂腦戶中痛目如脫寒入下焦傳爲濡寫

五辰五戌歲也寒氣凌逼陽不勝之故非寒時而止水冰結也水氣大勝陽火不行故諸羽蟲生化而後也拘急也苛重也絡絡脉也太陽之氣摽在於巔故熱反上行於頭也以其脉起於目內眥上額交巔上入絡腦還出別下項故囟頂及腦戶中痛目如欲脫也濡謂水利也　新校正云按甲乙經痔瘧頭項囟頂腦戶中痛目如脫爲太陽經病

帝曰治之奈何岐伯曰厥陰之勝治以甘清佐以苦辛以酸寫之少陰之勝治以辛寒佐以苦鹹以甘寫之太陰之勝治以鹹熱佐以辛甘以苦寫之少陽之勝治以辛寒佐以甘鹹以甘寫之陽明之勝治以酸温佐以辛甘以苦泄之太陽之勝治以甘熱佐以辛酸以鹹寫之

六勝之至皆先歸其不勝己者之故不勝者當先寫之以通其道次寫所勝之氣令其退釋也治諸勝而不寫遣之則勝氣浸盛而內生諸病也　新校正云詳此爲治皆先寫其不勝而後寫其來勝獨太陽之勝治以甘熱爲異疑甘字苦之誤也若云治以苦熱則六勝之治皆一貫也

帝曰六氣之復何如

復謂報復報其勝也凡先有勝後必有復　新校正云按玄珠云六氣分正化對化厥陰正司於亥對化於巳少陰正司於午對化於子太陰正司於未對化於丑少陽正司於寅對化於申陽明正司於酉對化於卯太陽正司於戌對化於辰正司化令之實對司化令之虛對化勝而有復正化勝而不復此注云凡先有勝後必有復似未然

岐伯曰悉乎哉問也厥陰之復少腹堅滿裏急暴痛偃木飛沙倮蟲不榮厥心痛汗發嘔吐飲食不入入而復出筋骨掉眩清厥甚則入脾食痺而吐

裏腹脇之內也木偃沙飛風之大也風爲木勝故土不榮氣厥謂氣衝胷脇而凌及心也胃受逆氣而上攻心痛也痛甚則汗發泄掉謂肉中動也清厥手足冷也食痺謂食已心下痛陰陰然不可名也不可忍也吐出乃止此爲胃氣逆而不下流也食飲不入入而復出肝乘脾胃故令爾也

衝陽絕死不治

衝陽胃脉氣也

少陰之復燠熱內作煩躁鼽嚏少腹絞痛火見燔焫嗌燥分注時止氣動於左上行於右欬皮膚痛暴瘖心痛鬱冒不知人迺洒淅惡寒振慄譫妄寒已而熱渴而欲飲少氣骨痿隔腸不便外爲浮腫噦噫赤氣後化流水不冰熱氣大行介蟲不復病疿胗瘡瘍癰疽痤痔甚則入肺欬而鼻淵

火熱之氣自小腸從齊下之左入大腸上行至左脇甚則上行於右而入肺故動於左上行於右皮膚痛也分注謂大小俱下也骨痿言骨弱而無力也隔腸謂腸如隔絕而不便也寫也寒熱甚則然陽明先勝故赤氣後化流水不冰少陰之本司於地也在人之應則冬脉不凝若高山窮谷已是至高之處水亦當冰平下川流則如經矣火氣內蒸金氣外拒陽熱內鬱故爲疿胗瘡瘍胗甚亦爲瘡也熱少則外生疿胗熱多則內結癰痤小腸有熱則中外爲痔其復熱之變皆病於身後及外側也瘡瘍疿胗生於上癰疽痤痔生於下反其處者皆爲逆也

天府絕死不治

天府肺脉氣也　新校正云按上文少陰司天熱淫所勝尺澤絕死不治少陽司天火淫所勝天府絕死不治此云少陰之復天府絕死不治下文少陽之復尺澤絕死不治文如相反者蓋尺澤天府俱手太陰脉之所發動故此互文也

太陰之復溼變迺舉體重中滿食飲不化陰氣上厥胷中不便飲發於中欬喘有聲大雨時行鱗見於陸頭頂痛重而掉瘛尤甚嘔而密默唾吐清液甚則入腎竅寫無度

溼氣內逆寒氣不行太陽上流故爲是病頭項痛重則腦中掉瘛尤甚腸胃寒溼熱無所行重灼胷府故胷中不便食飲不化嘔而密默欲靜密也喉中惡冷故唾吐冷水也寒氣易位上入肺喉則息道不利故欬喘而喉中有聲也水居平澤則魚遊於市頭頂囟痛女人亦兼痛於眉間也　新校正云按上文太陰在泉頭痛項似拔又太陰司天云頭項痛此云頭頂痛頂疑當作項

太谿絕死不

治大谿腎脉氣也少陽之復大熱將至枯燥燔爇介蟲迺耗驚瘛欬衄心熱煩躁便數憎風厥氣上行面如浮埃目乃瞤瘛火氣内發上爲口糜嘔逆血溢血泄發而爲瘧惡寒鼓慄寒極反熱嗌絡焦槁渴引水漿色變黃赤少氣脉萎化而爲水傳爲胕腫甚則入肺欬而血泄火氣專暴枯燥草木燔焫自生故燔爇也爇音焫火内熾故驚瘛欬衄心熱煩躁便數憎風也火炎於上則庶物失色故如塵埃浮於面而目瞤動也火爍於内則口舌糜爛嘔逆及爲血溢血泄風火相薄則爲溫瘧氣蒸熱化則爲水病傳爲胕腫胕謂皮肉俱腫按之陷下泥而不起也如是之證皆火氣所生也尺澤絕死不治尺澤肺脉氣也陽明之復清氣大舉森木蒼乾毛蟲迺厲病生胠脇氣歸於左善太息甚則心痛否滿腹脹而泄嘔苦欬噦煩心病在鬲中頭痛甚則入肝驚駭筋攣殺氣大舉木不勝之故蒼清之葉不及黃而乾燥也厲謂疵厲疾疫死也清甚於内熱鬱於外故也太衝絕死不治太衝肝脉氣也太陽之復厥氣上行水凝雨冰羽蟲迺死心胃生寒胷膈不利心痛否滿頭痛善悲時眩仆食減腰脽反痛屈伸不便地裂冰堅陽光不治少腹控睾引腰脊上衝心唾出清水及爲噦噫甚則入心善忘善悲雨水謂雹也寒而遇雹死亦其宜寒化於地其上復土故地體分裂水積冰堅久而不釋是陽光之氣不治寒凝之物也太陽之復與不相持上濕下寒火無所往心氣内鬱熱由是生火熱内燔故生斯病　新校正云詳注云與不相持不字疑作土神門絕死不治神門眞心脉氣帝曰善治之奈何復氣倍勝故先問以治之岐伯曰厥陰之復治以酸寒佐以甘辛以酸冩之以甘緩之不太緩之夏猶不已復重於勝故治以辛寒也　新校正云按别本治以酸寒作治以辛寒也少陰之復治以鹹寒佐以苦辛以甘冩之以酸收之辛苦發之以鹹耎之不大發汗以寒攻之持至仲秋熱内伏結而爲心熱少氣少力而不能起矣熱伏不散歸於骨矣太陰之復治以苦熱佐以酸辛以苦冩之燥之泄之不燥泄之久而爲身腫腹滿關節不利腨及伏兔怫滿内作膝腰胻内側胕腫病少陽之復治以鹹冷佐以苦辛以鹹耎之以酸收之辛苦發之發不遠熱無犯溫涼少陰同法不發汗以奪盛陽則熱内淫於四支而爲解㑊不可名也謂熱不甚謂寒不甚謂強不甚謂弱不甚不可以名言故謂之解㑊粗醫呼爲鬼氣惡病也久久不已則骨熱髓涸齒乾乃爲骨熱病也發汗奪陽故無留熱故發汗者雖熱生病夏月及差亦用熱藥以發之當春秋時縱火熱勝亦不得以熱藥發汗汗不發而藥熱内甚助病爲瘧逆伐神靈故曰無犯溫涼少陰氣熱爲療則同故云與少陰同法也數奪其汗則津竭涸故以酸收以鹹潤也　新校正云按天元正紀大論云發表不遠熱陽明之復治以辛溫佐以苦甘以苦泄之以苦下之以酸補之泄謂滲泄汗及小便湯浴皆是也秋分前後則亦發之春有勝則依勝法或不已亦湯漬和其中外也怒復之後其氣皆虛故補之以安全其氣餘復治同太陽之復治以鹹熱佐以甘辛以苦堅之不堅則寒氣内變止而復發發而復止綿歷年歲生大寒疾治諸勝復寒者熱之熱者寒之溫者清之清者溫之散者收之抑者散之燥者潤之急者緩之堅者耎之脆者堅之衰者補之強者冩之各安其氣必清必靜則病氣衰去歸其所宗此治之大體也太陽氣寒少陰少陽氣熱厥陰氣溫陽明氣清太陰氣濕有勝復則各倍其氣以調之故可使平也宗屬也調不失理則餘之氣自歸其所屬少之氣自安其所居勝復衰已則各補養而平定之必清必靜無妄撓之則六氣循環五神安泰若運氣之寒熱治之平之亦各歸司天地氣也帝曰善氣之上下何謂也岐伯曰身半以上其氣三矣天之分也天氣主之身半以下其氣三矣地之分也地氣主之以名命氣以氣命處而言其病半所謂天樞也

身之半正謂齊中也或以腰爲身半是以居中爲義過天中也中原之人悉如此矣當伸臂指天舒足指地以繩量之中正當齊也故又曰半所謂天樞也天樞正當齊兩傍同身寸之二寸也其氣三者假如少陰司天則上有熱中有太陽兼之三也六氣皆然司天者其氣三司地者其氣三故身半以上三氣身半以下三氣也以名言其氣以氣言其處以氣處寒熱而言其病之形證也則如足厥陰氣居足及股脛之內側上行於少腹循脅足陽明氣在足之上胻之外股之前上行腹齊之傍循胷乳上面足太陽氣起於目上額絡頭下項背過腰橫過髀樞股後下行入膕貫腨出外踝之後足小指外側足太陰氣循足及股脛之內側上行腹脇之前足少陰同之足少陽氣循脛外側上行腹脇之側循頰耳至目銳眥在首之側此足六氣之部主也手厥陰少陰太陰氣從心胷橫出循臂內側至中指小指大指之端手陽明少陽太陽氣並起手表循臂外側上肩及甲上頭此手六氣之部主也欲知病診當隨氣所在以言之當陰之分冷病歸之當陽之分熱病歸之故勝復之作先言病生寒熱者必依此物理也　新校正云按六微旨大論云天樞之上天氣主之天樞之下地氣主之氣交之分人氣從之也

故上勝而下俱病者。以地名之。下勝而上俱病者。以天名之。彼氣既勝此未能復抑鬱不暢而無所行進則困於讎嫌退則窮於怫塞故上勝至則下與俱病下勝至則上與俱病上勝下病地氣鬱也故從地鬱以名地病下勝上病天氣塞也故從天塞以名天病夫以天名者方順天氣爲制逆地氣而攻之以地名者方從天氣爲制則可假如陽明司天少陰在泉上勝而下俱病者是怫於下而生也天氣正勝天可逆之故順天之氣方同清也少陰等司天上下勝同法　新校正云按六元正紀大論云上勝則天氣降而下下勝則地氣遷而上此之謂也

所謂勝至報氣屈伏而未發也。復至則不以天地異名。皆如復氣爲法也。勝至未復而病生以天地異名爲式復氣以發則所生無問上勝下勝悉皆依復氣爲病寒熱之主也

帝曰。勝復之動。時有常乎。氣有必乎。岐伯曰。時有常位。而氣無必也。雖位有常而發動有無不必定之也

帝曰。願聞其道也。岐伯曰。初氣終三氣。天氣主之。勝之常也。四氣盡終氣。地氣主之。復之常也。有勝則復。無勝則否。帝曰。善。復已而勝何如。岐伯曰。勝至則復。無常數也。衰迺止耳。勝微則復微故復已而又勝勝甚則復甚故復已則少有再勝者也假有勝者亦隨微甚而復之爾然勝復之道雖無常數至其衰謝則勝復皆自止也

復已而勝。不復則害。此傷生也。有勝無復是復氣已衰衰不能復是天真之氣已傷敗甚而生意盡

帝曰。復而反病何也。岐伯曰。居非其位。不相得也。大復其勝則主勝之。故反病也。捨已宮觀適於他邦已力已衰主不相得怨隨其後唯便是求故力極而復主友襲之反自病者也

所謂火燥熱也。少陽火也陽明燥也少陰熱也少陰少陽在泉爲火居水位陽明司天爲金居火位金復其勝則火主勝之火復其勝則水主勝之餘氣勝復則無主勝之病氣也故又曰所謂火燥熱也

帝曰。治之何如。岐伯曰。夫氣之勝也。微者隨之。甚者制之。氣之復也。和者平之。暴者奪之。皆隨勝氣。安其屈伏。無問其數。以平爲期。此其道也。隨謂隨之安謂順勝氣以和之也制謂制止平謂平調奪謂奪其盛氣也治此者不以數之多少但以氣平和爲準度爾

帝曰。善。客主之勝復奈何。客謂天之六氣主謂五行之位也氣有宜否故各有勝復之者

岐伯曰。客主之氣。勝而無復也。客主自有多少以其爲勝與常勝殊

帝曰。其逆從何如。岐伯曰。主勝逆。客勝從。天之道也。客承天命部統其方主爲之下固宜祗奉天命不順而勝則天命不行故爲逆也客勝於主承天而行理之道故爲順也

帝曰。其生病何如。岐伯曰。厥陰司天。客勝則耳鳴掉眩。甚則欬。主勝則胷脇痛。舌難以言。五巳五亥歲也

少陰司天。客勝則鼽嚏頸項強。肩背瞀熱。頭痛少氣。發熱耳聾目瞑。甚則胕腫血溢。瘡瘍欬喘。主勝則心熱煩躁。甚則脇痛支滿。五子五午歲也

太陰司天。客勝則首面胕腫。呼吸氣喘。主勝則胷腹滿。食已而瞀。五丑五未歲也

少陽司天。客勝則丹胗外發。及爲丹熛瘡瘍。嘔逆喉痺。頭痛嗌腫。耳聾血溢。內爲瘛瘲。主勝則胷滿欬仰息。甚而有血手熱。五寅五申歲也

陽明司天。清復內餘。則欬衄嗌塞。心鬲中熱。欬不止

而白血出者死。復謂復舊居也白血謂欬出淺紅色血似肉似肺者五卯五酉歲也　新校正云詳此不言客勝主勝者以金居火位無客勝之理故不言也 太陽司天客勝則胷中不利。出清涕感寒則欬。主勝則喉嗌中鳴。五辰五戌歲也 厥陰在泉客勝則大關節不利。内爲痙強拘瘛。外爲不便。主勝則筋骨繇併。腰腹時痛。五寅五申歲也大關節腰膝也 少陰在泉客勝則腰痛尻股膝髀腨䯒足病。瞀熱以酸。胕腫不能久立。溲便變。主勝則厥氣上行。心痛發熱。鬲中衆痺皆作。發於胠脅。魄汗不藏。四逆而起。五卯五酉歲也 太陰在泉客勝則足痿下重。便溲不時。濕客下焦。發而濡寫。及爲腫隱曲之疾。主勝則寒氣逆滿。食飲不下。甚則爲疝。五辰五戌歲也隱曲之疾謂隱蔽委曲之處病也 少陽在泉客勝則腰腹痛而反惡寒。甚則下白溺白。主勝則熱反上行而客於心。心痛發熱。格中而嘔。少陰同候。五巳五亥歲也 陽明在泉客勝則清氣動下。少腹堅滿而數便寫。主勝則腰重腹痛。少腹生寒。下爲鶩溏。則寒厥於腸。上衝胷中。甚則喘不能久立。五子五午歲也鶩鴨也言如鴨之後也 太陽在泉寒復内餘。則腰尻痛。屈伸不利。股脛足膝中痛。五丑五未歲也　新校正云詳此不言客主勝者蓋太陽以水居水位故不言也

帝曰。善。治之柰何。岐伯曰。高者抑之。下者舉之。有餘折之。不足補之。佐以所利。和以所宜。必安其主客。適其寒温。同者逆之。異者從之。高者抑之制其勝也下者舉之濟其弱也有餘折之屈其銳也不足補之全其氣也雖制勝扶弱而客主須安一氣失所則矛循更作榛棘互興各伺其便不相得志内淫外併而危敗之由作矣同謂寒熱温清氣相比和者異謂水火金木土不比和者氣相得者則逆所勝之氣以治之不相得者則順所不勝氣亦治之治火勝負欲益者以其味欲寫者亦以其味勝與不勝皆折其氣也何者以其性躁動也治熱亦然

帝曰。治寒以熱。治熱以寒。氣相得者逆之。不相得者從之。余以知之矣。其於正味何如。岐伯曰。木位之主。其寫以酸。其補以辛。木位春分前六十一日初之氣也 火位之主。其寫以甘。其補以鹹。君火之位春分之後六十一日二之氣也相火之位夏至前後各三十日三之氣也二火之氣則殊然其氣用則一矣 土位之主。其寫以苦。其補以甘。土之位秋分前六十一日四之氣也 金位之主。其寫以辛。其補以酸。金之位秋分後六十一日五之氣也 水位之主。其寫以鹹。其補以苦。水之位冬至前後各三十日終之氣也 厥陰之客。以辛補之。以酸寫之。以甘緩之。少陰之客。以鹹補之。以甘寫之。以鹹收之。新校正云按藏氣法時論云心苦緩急食酸以收之心欲耎急食鹹以耎之此云以鹹收之者誤也 太陰之客。以甘補之。以苦寫之。以甘緩之。少陽之客。以鹹補之。以甘寫之。以鹹耎之。陽明之客。以酸補之。以辛寫之。以苦泄之。太陽之客。以苦補之。以鹹寫之。以苦堅之。以辛潤之。開發腠理。致津液。通氣也。客之部主各六十一日居無常所隨歲遷移客勝則寫客而補主主勝則寫主而補客應隨當緩當急以治之

帝曰。善。願聞陰陽之三也何謂。岐伯曰。氣有多少異用也。太陰爲正陰太陽爲正陽次少者爲少陰次少者爲少陽又次爲陽明又次爲厥陰厥陰爲盡義具靈樞繫日月論中　新校正云按天元紀大論云何謂氣有多少鬼臾區曰陰陽之氣各有多少故曰三陰三陽也 帝曰。陽明何謂也。岐伯曰。兩陽合明也。靈樞繫日月論曰辰者三月主左足之陽明巳者四月主右足之陽明兩陽合於前故曰陽明也 帝曰。厥陰何也。岐伯曰。兩陰交盡也。靈樞繫日月論曰戌者九月主右足之厥陰亥者十月主左足之厥陰兩陰交盡故曰厥

陰也　帝曰：氣有多少，病有盛衰，新校正云：按天元紀大論曰：形有盛衰。治有緩急，方有大小，願聞其約奈何？岐伯曰：氣有高下，病有遠近，證有中外，治有輕重，適其至所爲故也。藏位有高下，府氣有遠近，病證有表裏，藥用有輕重，調其多少，和其緊慢，令藥氣至病所爲故，勿太過與不及也。大要曰：君一臣二，奇之制也；君二臣四，偶之制也；君二臣三，奇之制也；君二臣六，偶之制也。奇謂古之單方，偶謂古之複方也。單複一制，皆有小大，故奇方云君一臣二，君二臣三；偶方云君二臣四，君二臣六也。病有小大，氣有遠近，治有輕重所宜，故云之制也。故曰：近者奇之，遠者偶之，汗者不以奇，下者不以偶，補上治上制以緩，補下治下制以急，急則氣味厚，緩則氣味薄，適其至所，此之謂也。汗藥不以偶方，氣不足以外發泄；下藥不以奇制，藥毒攻而致過。治上補上方，迅急則止不住而迫下；治下補下方，緩慢則滋道路而力又微。制急方而氣味薄，則力與緩等；制緩方而氣味厚，則勢與急同。如是爲緩不能緩，急不能急，厚而不厚，薄而不薄，則大小非制，輕重無度，則虛實寒熱，藏府紛撓，無由致理，豈神靈而可望安哉！病所遠而中道氣味之者，食而過之，無越其制度也。假如病在腎而心之氣味飼而冷足，仍急過之，不飼以氣味，腎藥淩心，心復益衰，餘上下遠近例同。是故平氣之道，近而奇偶，制小其服也；遠而奇偶，制大其服也。大則數少，小則數多。多則九之，少則二之。湯丸多少，凡如此也。近遠謂府藏之位也。心肺爲近，腎肝爲遠，脾胃居中，三陽胞䐈膽亦有遠近。身三分之上爲近，下爲遠也。或識見高遠，權以合宜，方奇而分兩偶，方偶而分兩奇，如是者近而偶制，多數服之；遠而奇制，少數服之。則肺服九，心服七，脾服五，肝服三，腎服二，爲常制矣。故曰小則數多，大則數少。新校正云：詳注云三陽胞䐈膽，一本作三陽胞䐈膽，再詳三陽無義，三陽亦未爲得，腸有大小，并䐈腸爲三，今已云胞䐈，則不得去三腸，三當作二。奇之不去則偶之，是謂重方；偶之不去，則反佐以取之，所謂寒熱溫涼，反從其病也。方與其重也寧輕，與其毒也寧善，與其大也寧小。是以奇方不去，偶方主之；偶方病在，則反一佐以同病之氣而取之也。夫熱與寒背，寒與熱違，微小之熱爲寒所折，微小之冷爲熱所消，甚大寒熱，則必能與違性者爭雄，能與異氣者相格，聲不同不相應，氣不同不相合，如是則且憚而不敢攻之，攻之則病氣與聲氣抗行而自爲寒熱以開閉固守矣。是以聖人反其佐以同其氣，令聲氣應合，復令寒熱參合，使其終異始同，燥潤而敗，堅剛必折，柔脆自消爾。

帝曰：善。病生於本，余知之矣。生於標者，治之奈何？岐伯曰：病反其本，得標之病，治反其本，得標之方。言少陰太陽之二氣，餘四氣標本同。

帝曰：善。六氣之勝，何以候之？岐伯曰：乘其至也。清氣大來，燥之勝也，風木受邪，肝病生焉。流於膽也。熱氣大來，火之勝也，金燥受邪，肺病生焉。流於迴腸大腸。新校正云：詳注云迴腸大腸，按甲乙經迴腸即大腸。寒氣大來，水之勝也，火熱受邪，心病生焉。流於三焦小腸。濕氣大來，土之勝也，寒水受邪，腎病生焉。流於膀胱。風氣大來，木之勝也，土濕受邪，脾病生焉。流於胃。所謂感邪而生病也。外有其氣而內惡之，中外不喜，因而遂病，是謂感也。乘年之虛，則邪甚也。年木不足，外有清邪；年火不足，外有寒邪；年土不足，外有風邪；年金不足，外有熱邪；年水不足，外有濕邪，是年之虛也。歲氣不足，外邪湊甚。失時之和，亦邪甚也。六氣臨統，與位氣相剋，感之而病，亦隨所不勝而與內藏相應，邪復甚也。遇月之空，亦邪甚也。謂上弦前，下弦後，月輪中空也。重感於邪，則病危矣。年已不足，邪氣大至，是一感也；年已不足，天氣剋之，此時感邪，是重感也。內氣召邪，天氣不祐，病不危可乎？有勝之氣，其必來復也。天地之氣不能相無，故有勝之氣，其必來復也。

帝曰：其脉至何如？岐伯曰：厥陰之至其脉弦，耎虛而滑，端直以長，是謂弦。實而強則病，不實而微亦病，不端直長亦病，不當其位亦病，位不能弦亦病。少陰之至其脉鉤，來盛去衰，如偃帶鉤，是謂鉤。來不盛去反盛則病，來盛去盛亦病，來不盛去不盛亦病，不偃帶鉤亦病，不當其位亦病，位不能鉤亦病。太陰之至其脉沈，沈，下也。按之乃得，下諸位脉也。沈甚則病，不沈亦病，不當其位亦病，位不能沈亦病。少陽之至大而浮，浮，高也。大謂稍大諸位脉也。大浮甚則病，浮而不大亦病，大而不浮亦病，不大不浮亦病，不當其位亦病，位不能大浮亦病。陽明之至短而濇。往來不利是謂濇也往來不遠是謂短也短甚則病濇甚則病不短不濇亦病不當其位亦病位不能短濇亦病太陽之至大而長。往來遠是謂長大甚則病長甚則病長而不大亦病大而不長亦病不當其位亦病位不能長大亦病至而和則平。去太甚則爲平調不弱不強是爲和也至而甚則病。弦似張弓弦滑如連珠沈而附骨浮高於皮濇而止住短如麻黍大如帽簪長如引繩皆謂至而太甚也至而反者病。應弦反濇應大反細應沈反浮應浮反沈應短濇反長滑應耎虛反強實應細反大是皆爲氣反常平之候有病乃如此見也至而不至者病。氣位已至而脉氣不應也未至而至者病。按曆占之凡得節氣當年六位之分當如南北之歲脉象改易而應之氣序未移而脉先變易是先天而至故病陰陽易者危。不應天常氣見交錯失其恒位更易見之陰位見陽脉陽位見陰脉是易位而見也二氣之亂故氣危　新校正云按六微旨大論云帝曰其有至而至有至而不至有至而太過何也岐伯曰至而至者和至而不至來氣不及也未至而至來氣有餘也帝曰至而不至未至而至何如岐伯曰應則順否則逆逆則變生變生則病帝曰請言其應岐伯曰物生其應也氣脉其應也所謂脉應即此脉應也帝曰。六氣標本。所從不同柰何。岐伯曰。氣有從本者。有從標本者。有不從標本者也。帝曰。願卒聞之。岐伯曰。少陽太陰從本。少陰太陽從本從標。陽明厥陰。不從標本從乎中也。少陽之本火太陰之本濕本末同故從本也少陰之本熱其標陰太陽之本寒其標陽本末異故從本從標陽明之中太陰厥陰之中少陽本末與中不同故不從標本從乎中也從本從標從中皆以其爲化主之用也故從本者。化生於本。從標本者。有標本之化。從中者。以中氣爲化也。化謂氣化之元主也有病以元主氣用寒熱治之　新校正云按六微旨大論云少陽之上火氣治之中見厥陰陽明之上燥氣治之中見太陰太陽之上寒氣治之中見少陰厥陰之上風氣治之中見少陽少陰之上熱氣治之中見太陽太陰之上濕氣治之中見陽明所謂本也本之下中之見也見之下氣之標也本標不同氣應異象此之謂也帝曰。脉從而病反者。其診何如。岐伯曰。脉至而從。按之不鼓。諸陽皆然。言病熱而脉數按之不動乃寒盛格陽而致之非熱也帝曰。諸陰之反。其脉何如。岐伯曰。脉至而從。按之鼓甚而盛也。形證是寒按之而脉氣鼓擊於手下盛者此爲熱盛拒陰而生病非寒也是

故百病之起。有生於本者。有生於標者。有生於中氣者。有取本而得者。有取標而得者。有取中氣而得者。有取標本而得者。有逆取而得者。有從取而得者。反佐取之是爲逆取奇偶取之是爲從取寒病治以寒熱病治以熱是爲逆取從順也逆。正順也。若順。逆也。寒盛格陽治熱以熱熱盛拒陰治寒以寒之類皆時謂之逆外雖用逆中乃順也此逆乃正順也若寒格陽而治以寒熱拒寒而治以熱外則雖順中氣乃逆故方若順是逆也故曰。知標與本。用之不殆。明知逆順。正行無問。此之謂也。不知是者。不足以言診。足以亂經。故大要曰。粗工嘻嘻。以爲可知。言熱未已。寒病復始。同氣異形。迷診亂經。此之謂也。嘻嘻悅也言心意怡悅以爲知道終盡也六氣之用粗之與工得其半也厥陰之化粗以爲寒其乃是温太陽之化粗以爲熱其乃是寒由此差互用失其道故其學問識用不達工之道半矣夫太陽少陰各有寒化熱量其標本應用則正反矣何以言之太陽本爲寒標爲熱少陰本爲熱標爲寒方之用亦如是也厥陰陽明中氣亦爾厥陰之中氣爲熱陽明之中氣爲濕此二氣亦反其類太陽少陰也然太陽與少陰有標本用與諸氣不同故曰同氣異形也夫一經之標本寒熱既殊言本當究其標論標合尋其本言氣不窮其標本論病未辨其陰陽雖同一氣而生且阻寒温之候故心迷正理治益亂經呼曰粗工允膺其稱爾夫標本之道。要而博。小而大。可以言一而知百病之害。言標與本。易而勿損。察本與標。氣可令調。明知勝復。爲萬民式。天之道畢矣。天地變化尚可盡知况一人之診而云冥昧得經之要持法之宗爲天下師尚卑其道萬民之式豈曰大哉　新校正云按標本病傳論云有其在標而求之於標有其在本而求之於本有其在本而求之於標有其在標而求之於本故治有取標而得者有取本而得者有逆取而得者有從取而得者故知逆與從正行無問知標本者萬舉萬當不知標本是爲妄行夫陰陽逆從標本之爲道也小而大言一而知百病之害少而多淺而博可以言一而知百也以淺而知深察近而知遠言標與本易而勿及治反爲逆治得爲從先病而後逆者治其本先逆而後病者治其本先寒而後生病者治其本先熱而後生病者治其本先熱而後生中滿者治其標先病而後泄者治其本先泄而後生他病者治其本必且調之乃治其他病先病而後生中滿者治其標先中滿而後煩心者治其本人有客氣有同氣小

大不利治其標小大利治其本病發而有餘本而標之先治其本後治其標病發而不足標而本之先治其標後治其本謹察間甚以意調之間者并行甚者獨行先小大不利而後生病者治其本此經論標本尤詳 帝曰勝復之變早晏何如 岐伯曰夫所勝者勝至已病病已慍慍而復已萌也 復心之慍不遠而有 夫所復者勝盡而起得位而甚勝有微甚復有少多勝和而和勝虛而虛天之常也 帝曰勝復之作動不當位或後時而至其故何也 言陽盛於夏陰盛於冬清盛於秋溫盛於春天之常候然其勝復氣用四序不同其何由哉 岐伯曰夫氣之生與其化衰盛異也寒暑溫涼盛衰之用其在四維故陽之動始於溫盛於暑陰之動始於清盛於寒春夏秋冬各差其分 言春夏秋冬四正之氣在於四維之分也即事驗之春之溫正在辰巳之月夏之暑正在午未之月秋之涼正在戌亥之月冬之寒正在寅丑之月春始於仲春夏始於仲夏秋始於仲秋冬始於仲冬

故丑之月陰結層冰於厚地未之月陽焰電掣於天垂戌之月霜清肅殺而庶物堅辰之月風扇和舒而陳柯榮秀此則氣差其分昭然而不可蔽也然陰陽之氣生發收藏與常法相會徵其氣化及在人之應則四時每差其日數與常法相違從差法乃正當之也 故大要曰彼春之暖爲夏之暑彼秋之忿爲冬之怒謹按四維斥候皆歸其終可見其始可知此之謂也 言氣之少壯也陽之少爲暖其壯也爲暑陰之少爲忿其壯也爲怒此悉謂少壯之異氣證用之盛衰但立盛衰於四維之位則陰陽終始應用皆可知矣 帝曰差有數乎 岐伯曰又凡三十度也 度者日也 新校正云按六元正紀大論曰差有數乎曰後皆三十度而有奇也此云三十度也者此文爲略 帝曰其脈應皆何如 岐伯曰差同正法待時而去也 脈亦差以隨氣應也待差日足應王氣至而乃去也 脈要曰春不沈夏不弦冬不濇秋不數是謂四塞 天地四時之氣閉塞而無所運行也 沈甚曰病弦甚曰病濇甚曰病數甚曰病 但應天和氣是則爲平形見太甚則爲力致以力而致安能久乎故甚皆病 參

見曰病復見曰病未去而去曰病去而不去曰病 謂參和諸氣來見復見謂再見已衰已死之氣也去謂王已而去者也日行之度未出於差是爲天氣未出日度過差是謂天氣已去而脈尚在既非得應故曰病 反者死 夏見沈秋見數冬見緩春見濇是謂反也犯違天命生其能久乎 新校正云詳上文秋不數是謂四塞此注云秋見數是謂反蓋以脈差只在仲月差之度盡而數不去謂秋之季月而脈尚數則爲反也 故曰氣之相守司也如權衡之不得相失也 權衡秤也天地之氣寒暑相對溫清相望如持秤也高者否下者否兩者齊等無相奪倫則清靜而生化各得其分也 夫陰陽之氣清靜則生化治動則苛疾起此之謂也 動謂變動常平之候而爲災眚也苛重也 新校正云按六微旨大論云成敗倚伏生乎動動而不已則變作矣 帝曰幽明何如 岐伯曰兩陰交盡故曰幽兩陽合明故曰明幽明之配寒暑之異也 兩陰交盡於戌亥兩陽合明於辰巳靈樞繫日月論云亥十月左足之厥陰戌九月右足之厥陰此兩陰交盡故曰厥陰辰三月左足之陽明巳四月右足之陽明此兩陽合於前故曰陽明然陰交則幽陽合則明幽明之象當由是也寒暑位西南東北幽明位西

北東南幽明之配寒暑之位誠斯異也 新校正云按太始天元冊文云幽明既位寒暑弛張 帝曰分至何如 岐伯曰氣至之謂至氣分之謂分至則氣同分則氣異所謂天地之正紀也 因幽明之問而形斯義也言冬夏二至是天地氣主歲至其所在也春秋二分是間氣初二四五四氣各分其政於主歲左右也故曰至則氣同分則氣異也所言二至二分之氣配者此所謂是天地氣之正紀也 帝曰夫子言春秋氣始于前冬夏氣始于後余已知之矣然六氣往復主歲不常也其補寫奈何 以分至明六氣分位則初氣四氣始於立春立秋前各一十五日爲紀法三氣六氣始於立夏立冬後各一十五日爲紀法由是四氣前後之紀則三氣六氣之中正當二至日也故曰春秋氣始于前冬夏氣始于後也然以三百六十五日易一氣一歲已往氣則改新新氣既來舊氣復去所宜之味天地不同補寫之方應知先後故復以問之也 岐伯曰上下所主隨其攸利正其味則其要也左右同法大要曰少陽之主先甘後鹹陽明之主先辛後酸太陽之主先

鹹後苦。厥陰之主，先酸後辛。少陰之主，先甘後鹹。太陰之主，先苦後甘。佐以所利，資以所生，是謂得氣。（主謂三主歲得謂得其性用也得其性用則舒卷由人不得性用則動生乖忤豈祛邪之可望乎適足以伐天真之妙氣爾如是先後之味皆謂有病先寫之而後補之也）

帝曰：善。夫百病之生也，皆生於風寒暑濕燥火，以之化之變也。（風寒暑濕燥火天之六氣也靜而順者爲化動而變者爲變故曰之化之變也）經言盛者寫之，虛者補之，余錫以方士，而方士用之尚未能十全，余欲令要道必行，桴鼓相應，猶拔刺雪汙，工巧神聖，可得聞乎？（鍼曰工巧藥曰神聖　新校正云按難經云望而知之謂之神聞而知之謂之聖問而知之謂之工切脉而知之謂之巧以外知之曰聖以内知之曰神）岐伯曰：審察病機，無失氣宜，此之謂也。（得其機要則動小而功大用淺而功深也）

帝曰：願聞病機何如？岐伯曰：諸風掉眩，皆屬於肝。（風性動木氣同之）諸寒收引，皆屬於腎。（收謂斂也引謂急也寒物收縮水氣同也）諸氣膹鬱，皆屬於肺。（高秋氣涼霧氣煙集涼至則氣熱復甚則氣殫徵其物象屬可知也膹謂膹滿鬱謂奔迫也氣之爲用金氣同之）諸濕腫滿，皆屬於脾。（土薄則水淺土厚則水深土平則乾土高則濕濕氣之有土氣同之）諸熱瞀瘛，皆屬於火。（火象徵）諸痛癢瘡，皆屬於心。（心寂則痛微心躁則痛甚百端之起皆自心生痛癢瘡瘍生於心也）諸厥固泄，皆屬於下。（下謂下焦肝腎氣也夫守司於下腎之氣也門戶束要肝之氣也故厥固泄皆屬下也厥謂氣逆也固謂禁固也諸有氣逆上行及固不禁出入無度燥濕不恒皆由下焦之主守也）諸痿喘嘔，皆屬於上。（上謂上焦心肺氣也炎熱薄爍心之氣也承熱分化肺之氣也熱鬱化上故病屬上焦　新校正云詳痿之爲病似非上病王注不解所以屬上之由使後人疑議今按痿論云五藏使人痿者因肺熱葉焦發爲痿躄故云屬於上也痿又謂肺痿也）諸禁鼓慄，如喪神守，皆屬於火。（熱之内作）諸痙項強，皆屬於濕。（太陽傷濕）諸逆衝上，皆屬於火。（炎上之性用也）諸脹腹大，皆屬於熱。（熱鬱於内肺脹所生）諸躁狂越，皆屬於火。（熱盛於胃及四末也）諸暴強直，皆屬於風。（陽内鬱而陰行於外）諸病有聲，鼓之如鼓，皆屬於熱。（謂有聲也）諸病胕腫，疼酸驚駭，皆屬於火。（熱氣多也）諸轉反戾，水液渾濁，皆屬於熱。（反戾筋轉也水液小便也）諸病水液，澄澈清冷，皆屬於寒。（上下所出及吐出溺出也）諸嘔吐酸，暴注下迫，皆屬於熱。（酸酸水及味也）

故大要曰：謹守病機，各司其屬，有者求之，無者求之，盛者責之，虛者責之，必先五勝，踈其血氣，令其調達，而致和平，此之謂也。（深乎聖人之言理宜然也有無求之虛盛責之言悉由也夫如大寒而甚熱之不熱是無火也熱來復去晝見夜伏夜發晝止時節而動是無火也當助其心又如大熱而甚寒之不寒是無水也熱動復止倏忽往來時動時止是無水也當助其腎内格嘔逆食不得入是有火也病嘔而吐食久反出是無火也暴速注下食不及化是無水也溏泄而久止發無恒是無水也故心盛則生熱腎盛則生寒腎虛則寒動於中心虛則熱收於内又熱不得寒是無火也寒不得熱是無水也夫寒之不寒責其無水熱之不熱責其無火熱之不久責心之虛寒之不久責腎之少有者寫之無者補之虛者補之盛者寫之居其中間踈者壅塞令上下無礙氣血通調則寒熱自和陰陽調達矣是以方有治熱以寒寒之而水食不入攻寒以熱熱之而昏躁以生此則氣不踈通壅而爲是也紀於水火餘氣可知故曰有者求之無者求之盛者責之虛者責之令氣通調妙之道也五勝謂五行更勝也先以五行寒暑溫涼濕酸鹹甘辛苦相勝爲法也）

帝曰：善。五味陰陽之用何如？岐伯曰：辛甘發散爲陽，酸苦涌泄爲陰，鹹味涌泄爲陰，淡味滲泄爲陽。六者或收或散，或緩或急，或燥或潤，或耎或堅，以所利而行之，調其氣使其平也。（涌吐也泄利也滲泄小便也言水液自迴腸泌别汁滲入膀胱之中自胞氣化之而爲溺以泄出也　新校正云按藏氣法時論云辛散酸收甘緩苦堅鹹耎又云辛酸甘苦鹹各有所利或散或收或緩或急或堅或耎四時五藏病隨五味所宜也）

帝曰：非調氣而得者，治之奈何？有毒無毒，何先何後？願聞其道。（夫病生之類其有四焉一者始因氣動而内有所成二者不因氣動而外有所成三者始因氣動而病生於内四者不因氣動而病生於外夫因氣動而内成者謂積聚癥瘕瘤氣癭起結核癲癇之類也外成者謂癰腫瘡瘍痂疥疽痔揭痟浮腫目赤瘭胗胕腫痛癢之類也不因氣動而病生於內者謂留飲澼食飢飽勞損宿食霍亂悲恐喜怒想慕憂結之類也生於外者謂瘴氣賊魅蟲蛇蠱毒蜚尸鬼擊衝薄墜墮風寒暑濕斫射刺割棰朴之類也如是四類有獨治內而愈者有兼治內而愈者有獨治外而愈者有兼治外而愈者有先治內後治外而愈者有先治外後治內而愈者有須齊毒而攻擊者有須無毒而調引者凡此之類方法所施或重或輕或緩或急或收或散或潤或燥或耎或堅方士之用見解不同各擅己心好丹非素故復問之者也 岐伯曰有毒無毒所治為主適大小為制也 言但能破積愈疾解急脫死則為良方非必要言以先毒為是後毒為非無毒為非有毒為是必量病輕重大小制之者也 帝曰請言其制岐伯曰君一臣二制之小也君一臣三佐五制之中也君一臣三佐九制之大也寒者熱之熱者寒之微者逆之甚者從之 夫病之微小者猶水火也遇草而焫得水而燔可以濕伏可以水滅故逆其性氣以折之攻之病之大甚者猶龍火也得濕而焰遇水而燔不知其性以水濕折之適足以光焰詣天物窮方止矣識其性者反常之理以火逐之則燔灼自消焰光撲滅然逆之謂以寒攻熱以熱攻寒從之謂攻以寒熱雖從其性用不必皆同是以下文曰逆者正治從者反治從少從多觀其事也此之謂乎 新校正云按神農云藥有君臣佐使以相宣攝合和宜用一君二臣三佐五使又可一君二臣九佐使也 堅者削之客者除之勞者溫之結者散之留者攻之燥者濡之急者緩之散者收之損者溫之逸者行之驚者平之上之下之摩之浴之薄之劫之開之發之適事為故 量病證候適事用之 帝曰何謂逆從岐伯曰逆者正治從者反治從少從多觀其事也 言逆者正治也從者反治也逆病氣而正治則以寒攻熱以熱攻寒雖從順病氣乃反治法也從少謂一同而二異從多謂二同而三異也言盡同者是奇制也 帝曰反治何謂岐伯曰熱因寒用寒因熱用塞因塞用通因通用必伏其所主而先其所因其始則同其終則異可使破積可使潰堅可使氣和可使必已 夫大寒內結稸聚疝瘕以熱攻除除寒格熱反縱反縱之則痛發尤甚攻之則熱不得前方以寒前烏頭佐之以熱蜜多其藥服已便消是則張公從此而以熱因寒用也有火氣動服冷已過熱為寒格而身冷嘔噦嗌乾口苦惡熱好寒衆議攸同咸呼為熱冷治則甚其如之何逆其好則拒治順其心則加病若調寒熱逆冷熱必行則熱物冷服下嗌之後冷體既消熱性便發由是病氣隨愈嘔噦皆除情且不違而致大益醇酒冷飲則其類矣是則以熱因寒用也所謂惡熱者凡諸食餘氣主於生者 新校正云詳王字疑悞上見之已嘔也又病熱者寒攻不入惡其寒勝熱乃消除從其氣則熱增寒攻之則不入以豉豆諸冷藥酒漬或煴而服之酒熱氣同固無違忤酒熱既盡寒藥已行從其服食熱便隨散此則寒因熱用也或以諸冷物熱齊和之服之食之熱復圍解是亦寒因熱用也又熱食猪肉及粉葵乳以椒薑橘熱齊和之亦其類也又熱在下焦治亦然假如下氣虛乏中焦氣擁胠脇滿甚食已轉增粗工之見無能斷也欲散滿則恐虛其下補下則滿甚於中散氣則下焦轉虛補虛則中滿滋甚醫病參議言意皆同不救其虛且攻其滿藥入則減藥過依然故中滿下虛其病常在乃不知疎啓其中峻補於下少服則資壅多服則宣通由是而療中滿自除下虛斯實此則塞因塞用也又大熱內結注泄不止熱宜寒療結復須除以寒下之結散利止此則通因通用也又大熱凝內久利溏泄愈而復發綿歷歲年以熱下之寒去利止亦其類也投寒以熱涼而行之投熱以寒溫而行之始同終異斯之謂也諸如此等其徒寔繁略舉宗兆猶是反治之道斯其類也 新校正云按五常政大論云治熱以寒溫而行之治寒以熱涼而行之亦熱因寒用寒因熱用之義也 帝曰善氣調而得者何如岐伯曰逆之從之逆而從之從而逆之踈氣令調則其道也 逆謂逆病氣以正治從謂從病氣而反療逆其氣以正治使其從順從其病以反取令彼和調故曰逆從也不踈其氣令道路開通則氣感寒熱而為變始生化多端也 帝曰善病之中外何如岐伯曰從內之外者調其內從外之內者治其外 各絕其源 從內之外而盛於外者先調其內而後治其外從外之內而盛於內者先治其外而後調其內 皆謂先除其根屬後削其枝條也 中外不相及則治主病 中外不相及自各一病也 帝曰善火熱復惡寒發熱有如瘧狀或一日發或間數日發其故何也岐伯曰勝復之氣會遇之時有多少也陰氣多而陽氣少則其發日遠陽氣多而陰氣少則其發日近此勝復相薄盛衰之

節瘧亦同法。陰陽齊等則一日之中寒熱相半陽多陰少則一日一發而但熱不寒陽少陰多則隔日發而先寒後熱雖復勝之氣若氣微則一發後六七日乃發時謂之愈而復發或頻三日發而六七日止或隔十日發而四五日止者皆由氣之多少會遇與不會遇也俗見不遠乃謂鬼神暴疾而又祈禱避匿病勢已過旋至其斃病者殞殁自謂其分致令冤魂塞於冥路夭死盈於曠野仁愛鑒兹能不傷楚習俗既久難卒釐革非復可改未如之何悲哉悲哉 帝曰。論言治寒以熱。治熱以寒。而方士不能廢繩墨而更其道也。有病熱者。寒之而熱。有病寒者。熱之而寒。二者皆在。新病復起。柰何治。謂治之而病不衰退反因藥寒熱而隨生寒熱病之新者也亦有止而復發者亦有藥在而除藥去而發者亦有全不息者方士若廢此繩墨則無更新之法欲依標格則病勢不除捨之則阻彼凡情治之則藥無能驗心迷意惑無由通悟不知其道何恃而爲因藥病生新舊相對欲求其愈安可柰何 岐伯曰。諸寒之而熱者取之陰。熱之而寒者取之陽。所謂求其屬也。言益火之源以消陰翳壯水之主以制陽光故曰求其屬也夫粗工褊淺學未精深以熱攻寒以寒療熱治熱未已而冷疾已生攻寒日深而熱病更起熱起而中寒尚在寒生而外熱不除欲攻寒則懼熱不前欲療熱則思寒又止進退交戰危亟已臻豈知藏府之源有寒熱温涼之主哉取心者不必齊以熱取腎者不必齊以寒但益心之陽寒亦通行強腎之陰熱之猶可觀斯之故或治熱以熱治寒以寒萬舉萬全孰知其意思方智極理盡辭窮嗚呼人之死者豈謂命不謂方士愚昧而殺之耶 帝曰。善。服寒而反熱。服熱而反寒。其故何也。岐伯曰。治其王氣。是以反也。物體有寒熱氣性有陰陽觸王之氣則強其用也夫肝氣温和心氣暑熱肺氣清涼腎氣寒冽脾氣兼并之故也春以清治肝而反温夏以冷治心而反熱秋以温治肺而反清冬以熱治腎而反寒蓋由補益王氣太甚也補王太甚則藏之寒熱氣自多矣 帝曰。不治王而然者何也。岐伯曰。悉乎哉問也。不治五味屬也。夫五味入胃。各歸所喜攻。酸先入肝。苦先入心。甘先入脾。辛先入肺。鹹先入腎。新校正云按宣明五氣篇云五味所入酸入肝辛入肺苦入心鹹入腎甘入脾是謂五入也 久而增氣。物化之常也。氣增而久。夭之由也。夫入肝爲温入心爲熱入肺爲清入腎爲寒入脾爲至陰而四氣兼之皆爲增其味而益其氣故各從本藏之氣用爾故久服黄連苦參而反熱者此其類也餘味皆然但人踈忽不能精候矣故曰久而增氣物化之常也氣增不已益歲年則藏氣偏勝氣有偏勝則有偏絶藏有偏絶則有暴夭者故曰氣增而久夭之由也是以正理觀化藥集商較服餌曰藥不具五味不備四氣而久服之雖且獲勝益久必致暴夭此之謂也絶粒服餌則不暴亡斯何由哉無五穀味資助故也復令食穀其亦夭焉 帝曰。善。方制君臣何謂也。岐伯曰。主病之謂君。佐君之謂臣。應臣之謂使。非上下三品之謂也。上藥爲君中藥爲臣下藥爲佐使所以異善惡之名位服餌之道當從此爲法治病之道不必皆然以主病者爲君佐君者爲臣應臣之用者爲使皆所以贊成方用也 帝曰。三品何謂。岐伯曰。所以明善惡之殊貫也。三品上中下品此明藥善惡不同性用也 新校正云按神農云上藥爲君主養命以應天中藥爲臣養性以應人下藥爲佐使主治病以應地也 帝曰。善。病之中外何如。前問病之中外謂調氣之法今此未盡故復問之此下對當次前求其屬也之下應古之錯簡也 岐伯曰。調氣之方。必別陰陽。定其中外。各守其鄉。内者内治。外者外治。微者調之。其次平之。盛者奪之。汗者下之。寒熱温涼。衰之以屬。隨其攸利。病者中外治有表裏在内者以内治法和之在外者以外治法和之氣微不和以調氣法調之其次大者以平氣法平之盛甚不已則奪其氣令其衰也假如小寒之氣温以和之大寒之氣熱以取之甚寒之氣則下奪之奪之不已則逆折之折之不盡則求其屬以衰之小熱之氣涼以和之大熱之氣寒以取之甚熱之氣則汗發之發不盡則逆制之制之不盡則求其屬以衰之之故曰汗之下之寒熱温涼衰之以屬隨其攸利攸所也 謹道如法。萬舉萬全。氣血正平。長有天命。守道以行舉無不中故能驅役草石召遣神靈調御陰陽蠲除衆疾血氣保平和之候天眞無耗竭之由夫如是者蓋以舒卷在心去留從意故精神内守壽命靈長 帝曰。善。

重廣補注黄帝内經素問卷第二十二

至眞要大論　熠羊入切　焞七渾切　膨普盲切　痤徂禾切　爇如悅切　熛匹摇切　膱之力切　脆須醉切

重廣補注黃帝內經素問卷第二十三

啓玄子次注林億孫奇高保衡等奉敕校正孫兆重改誤

著至教論　示從容論

疏五過論　徵四失論

著至教論篇第七十五 新校正云按全元起本在四時病類論篇末

黃帝坐明堂。召雷公而問之曰。子知醫之道乎。明堂布政之宮也八窻四闥上圓下方在國之南故稱明堂夫求民之瘼恤民之隱大聖之用心故召引雷公問拯濟生靈之道也 雷公對曰。誦而頗能解。解而未能別。別而未能明。明而未能彰。言所知解但得法守數而已猶未能深盡精微之妙用也 新校正云按楊上善云習道有五一誦二解三別四明五彰 足以治群僚。不足至侯王。公不敢自高其道然則布衣與血食主療亦殊矣 願得受樹天之度。四時陰陽合之。別星辰與日月光。以彰經術。後世益明。樹天之度言高遠不極四時陰陽合之言順氣序也別星辰與日月光言別學者二明大小異也 新校正云按太素別作列字 上通神農。著至教疑於二皇。公欲其經法明著通於神農使後世見之疑是二皇並行之教 新校正云按全元起本及太素疑作擬 帝曰。善。無失之。此皆陰陽表裏上下雌雄相輸應也。而道上知天文。下知地理。中知人事。可以長久。以教衆庶。亦不疑殆。醫道論篇。可傳後世。可以爲寶。以明著故 雷公曰。請受道。諷誦用解。誦亦諭也諷諭者所以比切近而令解也 帝曰。子不聞陰陽傳乎。曰。不知。曰。夫三陽天爲業。天爲業言三陽之氣在人身形所行居上也陰陽傳上古書名也 新校正云按太素天作太 上下無常。合而病至。偏害陰陽。上下無常言氣乖通不定在上下也合而病至謂手足三陽氣相合而爲病至也陽并至則精氣微故偏損害陰陽之用也 雷公曰。三陽莫當。請聞其解。莫當言氣并至而不可當 帝曰。三陽獨至者。是三陽并至。并至如風雨。上爲巔疾。下爲漏病。并至謂手三陽足三陽氣并合而至也足太陽脉起於目內眥上額交巔上其支別者從巔至耳上角其直行者從巔入絡腦還出別下項從肩髆內夾脊抵腰中入循膂絡腎屬膀胱手太陽脉起於手循臂上行交肩上入缺盆絡心循咽下鬲抵胃屬小腸故上爲巔疾下爲漏病也漏血膿出所謂并至如風雨者言無常準也故下文曰 新校正云按楊上善云漏病謂膀胱漏泄大小便數不禁守也 外無期。內無正。不中經紀。診無上下。以書別。言三陽并至上下無常外無色氣可期內無正經常爾所至之時皆不中經脉綱紀所病之證又復上下無常以書記銓量乃應分別爾 雷公曰。臣治踈愈。說意而已。雷公言臣之所治稀得痊愈請言深意而已疑心已止也謂得說則疑心乃止 帝曰。三陽者。至陽也。六陽并合故曰至盛之陽也 積并則爲驚。病起疾風。至如礔礰。九竅皆塞。陽氣滂溢。乾嗌喉塞。積謂重也言六陽重并洪盛莫當陽憤鬱惟盛是爲滂溢無涯故乾嗌竅塞 并於陰。則上下無常。薄爲腸澼。陰謂藏也然陽薄於藏爲病亦上下無常定之診若在下爲病便數赤白 此謂三陽直心。坐不得起。臥者便身全。三陽之病。足太陽脉循肩下至腰故坐不得起臥便身全也所以然者起則陽盛鼓故常欲得臥臥則經氣均故身安全 新校正云按甲乙經便身全作身重也 且以知天下。何以別陰陽。應四時。合之五行。言知未備也 雷公曰。陽言不別。陰言不理。請起受解。以爲至道。新校正云按自此至篇末全元起本別爲一篇名方盛衰也 帝未許爲深知故重請也 帝曰。子若受傳。不知合至道。以惑師教。語子至道之要。不知其要流散無窮後世相習去聖久遠而學者各自是其法則惑亂於師氏之教旨矣 病傷五藏。筋骨以消。子言不明不別。是世主學盡矣。言病之深重尚不明別然輕微者亦何開愈令得遍知耶然由是不知明世主學教之道從斯盡矣 腎且絕。惋惋日暮。從容不出。人事不殷。舉藏之易知者也然腎脉且絕則心神內爍筋骨脉肉日晚酸空也暮晚也若以此之類諸藏氣俱少不出者當人事萎弱不復殷多所以爾者是則腎不足非傷損故也 新校正云按太素作腎且絕死死日暮也

示從容論篇第七十六 新校正云按全元起本在第八卷名從容別白黑

黄帝燕坐召雷公而問之曰汝受術誦書者若能覽觀雜學及於比類通合道理爲余言子所長五藏六府膽胃大小腸脾胞膀胱腦髓涕唾哭泣悲哀水所從行此皆人之所生治之過失 五藏別論黄帝問曰余聞方士或以髓腦爲藏或以腸胃爲藏或以爲府敢問更相反皆自謂是不知其道願聞其説岐伯曰腦髓骨脉膽女子胞此六者地氣所生也皆藏於陰而象於地故藏而不寫名曰奇恒之府夫胃大腸小腸三焦膀胱此五者天氣之所生也其氣象天寫而不藏此受五藏濁氣故名曰傳化之府是以古之治病者以爲過失也 子務明之可以十全即不能知爲世所怨 不能知之動傷生者故人聞議論多有怨咎之心焉 雷公曰臣請誦脉經上下篇甚衆多矣別異比類猶未能以十全又安足以明之 言臣所請誦脉經兩篇衆多別異比類例猶未能以義而會見十全又何足以心明至理乎安猶何也 帝曰子別試通五藏之過六府之所不和鍼石之敗毒藥所宜湯液滋味具言其狀悉言以對請問不知 過謂過失所謂不率常候而生病者也毒藥政邪滋味充養試公之問知與不知爾 新校正云按太素別試作誠別而已 雷公曰肝虚腎虚脾虚皆令人體重煩冤當投毒藥刺灸砭石湯液或已或不已願聞其解 公以帝問使言五藏之過毒藥湯液滋味故問此病也 帝曰公何年之長而問之少余眞問以自謬也 言問之不相應也以問不相應故言余眞發問以自招謬誤之對也 吾問子窈冥子言上下篇以對何也 窈冥謂不可見者則形氣榮衛也八正神明論岐伯對黄帝曰觀其冥冥者言形氣榮衛之不形於外而工獨知之以日之寒温月之虚盛四時氣之浮沈參伍相合而調之工常先見之然而不形於外故曰觀於冥冥焉由此帝故曰吾問子窈冥也然肝虚腎虚脾虚則上下篇之旨帝故曰子言上下篇以對何也耳 夫脾虚浮似肺腎小浮似脾肝急沈散似腎此皆工之所時亂也然從容得之 脾虚脉浮候則似肺腎小浮上候則似脾肝急沈散候則似腎者何以然以三藏相近故脉象參差而相類也是以工惑亂之爲治之過失矣雖爾乎猶宜從容安緩審比類之而得三藏之形候矣何以取之然浮而緩曰脾浮而短曰肺小浮而滑曰心急緊而散曰肝搏沈而滑曰腎不能比類則疑亂彌甚 若夫三藏土木水參居此童子之所知問之何也 脾合土肝合木腎合水三藏皆在鬲下居止相近也 雷公曰於此有人頭痛筋攣骨重怯然少氣噦噫腹滿時驚不嗜臥此何藏之發也脉浮而弦切之石堅不知其解復問所以三藏者以知其比類也 脉有浮弦石堅故云問所以三藏者以知其比類也 帝曰夫從容之謂也 言比類也 夫年長則求之於府年少則求之於經年壯則求之於藏 年之長者甚於味年之少者勞於使年之壯者過於内過於内則耗傷精氣勞於使則經中風邪恣於求則傷於府故求之異也 今子所言皆失八風菀熟五藏消爍傳邪相受夫浮而弦者是腎不足也 脉浮爲虚弦爲肝氣以腎氣不足故脉浮弦也 沈而石者是腎氣内著也 石之言堅也著謂腎氣内薄著而不行也 怯然少氣者是水道不行形氣消索也 腎氣不足故水道不行肺藏被衝故形氣消散索盡也 欬嗽煩冤者是腎氣之逆也 腎氣内著上歸於母也 一人之氣病在一藏也若言三藏俱行不在法也 經不然也 雷公曰於此有人四支解墯喘欬血泄而愚診之以爲傷肺切脉浮大而緊愚不敢治粗工下砭石病愈多出血血止身輕此何物也 帝曰子所能治知亦衆多與此病失矣 以爲傷肺而不敢治是乃狂見法所失也 譬以鴻飛亦沖於天 鴻飛沖天偶然而得豈其羽翮之所能哉粗工下砭石亦猶是矣 夫聖人之治病循法守度援物比類化之冥冥循上及下何必

守經經謂經脈非經法也今夫脈浮大虛者是脾氣之外絕去胃外歸陽明也足太陰絡支別者入絡腸胃是以脾氣外絕不至胃外歸陽明也夫二火不勝三水是以脈亂而無常也二火謂二陽藏三水謂三陰藏二陽藏者心肺也以在鬲上故三陰藏者肝脾腎也以在鬲下故然三陰之氣上勝二陽陽不勝陰故脈亂而無常也四支解墮此脾精之不行也土主四支故四支解墮脾精不化故使之然喘欬者是水氣并陽明也腎氣逆入於胃故水氣并於陽明血泄者脈急血無所行也泄謂泄出也然脈氣數急血溢於中血不入經故爲血泄以脈奔急而血溢故曰血無所行也若夫以爲傷肺者由失以狂也不引比類是知不明也言所識不明不能比類以爲傷肺猶失狂言耳夫傷肺者脾氣不守胃氣不清經氣不爲使眞藏壞決經脈傍絕五藏漏泄不衄則嘔此二者不相類也肺氣傷則脾外救故云脾氣不守肺藏損則氣不行不行則胃滿故云胃氣不清肺者主行榮衞陰陽故肺傷則經脈不能爲之行使也眞藏謂肺藏也若肺藏損壞皮膜決破經脈傍絕而不流行五藏之氣上溢而漏泄者不衄血則嘔血也何者肺主鼻胃應口也然口鼻者氣之門戶也今肺藏已損胃氣不清不上衄則血下流於胃中故不衄出則嘔出也然傷肺傷脾衄血泄血標出且異本歸亦殊故此二者不相類也譬如天之無形地之無理白與黑相去遠矣言傷肺傷脾形證懸別譬天地之相遠如黑白之異象也是失吾過矣以子知之故不告子是猶此也言雷公子之此見病疎者是吾不告子比類之道故自謂過也明引比類從容是以名曰診輕新校正云按太素輕作經是謂至道也明引形證比量類例今從容之旨則輕微之者亦不失矣所以然者何哉以道之至妙而能尔也從容上古經篇名也何以明之陰陽類論雷公曰目悉盡意受傳經脈頌得從容之道以合從容明古文有從容矣

疏五過論篇第七十七

新校正云按全元起本在第八卷名論過失

黃帝曰嗚呼遠哉閔閔乎若視深淵若迎浮雲視深淵尚可測迎浮雲莫知其際嗚呼遠哉歎至道之不極也閔閔乎言妙用之不窮也深淵清澄見之必定故可測浮雲漂寓際不守常故莫知新校正云詳此文與六微旨論文重聖人之術爲萬民式論裁志意必有法則循經守數按循醫事爲萬民副故事有五過四德汝知之乎愼五過則敬順四時之德氣矣然德者道之用生之主故不可不敬順之也上古天眞論曰所以能年皆度百歲而動作不衰者以其德全不危故也靈樞經曰天之在我者德也由此則天降德氣人賴而生主氣抱神上通於天生氣通天論曰夫自古通天者生之本此之謂也　新校正云按爲萬民副楊上善云副助也雷公避席再拜曰臣年幼小蒙愚以惑不聞五過與四德比類形名虛引其經心無所對經未師受心匪生知功業微薄故卑辭也帝曰凡未診病者必問嘗貴後賤雖不中邪病從內生名曰脫營神屈故也貴之尊榮賤之屈辱心懷眷慕志結憂惶故雖不中邪而病從內生血脈虛減故曰脫營嘗富後貧名曰失精五氣留連病有所并富而從欲貧奪豐財內結憂煎外悲過物然則心從想慕神隨往計榮衞之道閉以遲留氣血不行積并爲病醫工診之不在藏府不變軀形診之而疑不知病名言病之初也病由想戀所爲故未居藏府事因情念所起故不變軀形醫不悉之故診而疑也身體日減氣虛無精言病之次也氣血相逼形肉消爍故身體日減陰陽應象大論曰氣歸精精食氣今氣虛不化精無所滋故也病深無氣洒洒然時驚言病之深也病氣深穀氣盡陽氣內薄故惡寒而驚洒洒寒貌病深者以其外耗於衞內奪於榮血爲憂煎氣隨悲減故外耗於衞內奪於榮病深者何以此耗奪故爾也新校正云按太素病深者以其作病深以甚也良工所失不知病情此亦治之一過也失謂失問其所始也凡欲診病者必問飲食居處飲食處居其有不同故問之也異法方宜論曰東方之域天地之所先生魚鹽之地海濱傍水其民食魚而嗜鹹皆安其處美其食西方者金玉之域沙石之處天地之所收引其民陵居而多風水土剛強其民不衣而褐薦其民華食而脂肥北方者天地所閉藏之域其地高陵居風寒冰列其民樂野處而乳食南方者天地所長養陽之所盛處其地下水土弱霧露之所聚其民嗜酸而食胕中央者其地平以濕天地所以生萬物也衆其民食雜而不勞由此則診病之道當先問焉故聖人雜合以法各得其所宜此之謂矣暴樂暴苦始樂後苦新校正云按太素作始苦皆傷

精氣精氣竭絶形體毁沮喜則氣緩悲則氣消然悲哀動中者竭絶而失生故精氣竭絶形體殘毁心神沮喪矣暴怒傷陰暴喜傷陽怒則氣逆故傷陰喜則氣緩故傷陽厥氣上行滿脉去形厥氣逆也逆氣上行滿於經絡則神氣憚散去離形骸矣愚醫治之不知補寫不知病情精華日脫邪氣乃并此治之二過也不知喜怒哀樂之殊情槩爲補寫而同貫則五藏精華之氣日脫邪氣薄蝕而乃并於正真之氣矣善爲脉者必以比類奇恒從容知之爲工而不知道此診之不足貴此治之三過也奇恒謂氣候奇異於恒常之候也從容謂分别藏氣虛實脉見高下幾相似也示從容論曰脾虛浮似肺腎小浮似脾肝急沉散似腎此皆工之所時亂然從容分别而得之矣診有三常必問貴賤封君敗傷及欲侯王貴則形樂志樂賤則形苦志苦苦樂殊貫故先問也封君敗傷降君之位封公卿也及欲侯王謂情慕尊貴而妄爲不已也　新校正云按太素欲作公故貴脫勢雖不中邪精神内傷身必敗亡憂惶煎迫怫結所爲始富後貧雖不傷邪皮焦筋屈痿躄爲攣以五藏氣留連病有所并而爲是也醫不能嚴不能動神外爲柔弱亂至失常病不能移則醫事不行此治之四過也嚴謂戒所以禁非也所以令從命也外爲柔弱言委隨而順從也然戒不足以禁非動不足以從令委隨任物乱失天常病且不移何醫之有凡診者必知終始有知餘緒切脉問名當合男女終始謂氣色也脉要精微論曰知外者終而始之明知五氣色象終而復始也餘緒謂病發端之餘緒也切謂以指按脉也問名謂問病證之名也男子陽氣多而左脉大爲順女子陰氣多而右脉大爲順故宜以候常先合之也離絶菀結憂恐喜怒五藏空虛血氣離守工不能知何術之語離謂離間親愛絶謂絶念所懷菀謂菀積思慮結謂結固餘怨夫間親愛者魂遊絶所懷者意喪積所慮者神勞結餘怨者志苦憂愁者閉塞而不行恐懼者蕩憚而失守盛怒者迷惑而不治喜樂者憚散而不藏由是八者故五藏空虛血氣離守工不思曉又何言哉　新校正云按蕩憚而失守甲乙經作不收嘗富大傷斬筋絶脉身體復行令澤不息斬筋絶脉言非分之過損也身體雖以復舊而行且令津液不爲滋息也何者精氣耗減也澤者液也故傷敗結留薄歸陽膿積寒炅陽謂諸陽脉及六府也炅謂熱也言非分傷敗筋脉之氣血氣内結留而不去薄於陽脉則化爲膿久積腹中則外爲寒熱也粗工治之亟刺陰陽身體解散四支轉筋死日有期不知寒熱爲膿積所生以爲常熱之疾槩施其法數刺陰陽經脉氣奪病甚故身體解散而不用四支廢運而轉筋如是故知死日有期豈謂命不謂醫耶醫不能明不問所發唯言死日亦爲粗工此治之五過也言粗工不必謂解不備學者縱備盡三世經法診不備三常療不慎五過不求餘緒不問特身亦足爲粗略之醫爾凡此五者皆受術不通人事不明也言是五者但名受術之徒未足以通悟精微之理人間之事尚猶憒然故曰聖人之治病也必知天地陰陽四時經紀五藏六府雌雄表裏刺灸砭石毒藥所主從容人事以明經道貴賤貧富各異品理問年少長勇怯之理審於分部知病本始八正九候診必副矣聖人之備識也如此工宜勉之治病之道氣内爲寶循求其理求之不得過在表裏工之治病必在於形氣之内求有過者是爲聖人之寶也求之不得則以藏府之氣陰陽表裏而察之　新校正云按全元起本及太素作氣内爲實楊上善云天地間氣爲外氣人身中氣爲内氣外氣裁成萬物是爲外實内氣營衛裁生故爲内實治病能求内氣之理是治病之要也守數據治無失俞理能行此術終身不殆守數謂血氣多少及刺深淺之數也據治謂據穴俞所治之旨而用之也但守數據治而用之則不失穴俞之理矣殆者危也不知俞理五藏菀熟癰發六府菀積也熟熱也五藏積熱六府受之陽熱相薄熱之所過則爲癰矣診病不審是謂失常謂失常經術正用之道也謹守此治與經相明謂前氣内循求俞會之理也上經下經揆度陰陽奇恒五中決以明堂審於終始可以橫行所謂上經者言氣之通天也下經者言病之變化也言此二經揆度陰陽之氣奇恒五中皆決於明堂之部分也揆度者度病之深淺也奇恒者言奇病也五中者謂五藏之氣色也夫明堂者所以視萬物別白黑審長短故曰決以明堂也審於終始者謂審察五色囚王終而復始也夫道循如是應用不窮目牛無全萬舉萬當由

斯高遠故可以橫行於世間矣

徵四失論篇第七十八

新校正云按全元起本在第八卷名方論得失明著

黃帝在明堂雷公侍坐黃帝曰夫子所通書受事衆多矣試言得失之意所以得之所以失之雷公對曰循經受業皆言十全其時有過失者請聞其事解也言循學經師受傳事業皆謂十全於人庶及乎施用正術宜行至道或得失之於世中故請聞其解說也帝曰子年少智未及邪將言以雜合耶言謂年少智未及而不得十全耶爲復且以言而雜合衆人之用耶帝疑先知而反問也夫經脉十二絡脉三百六十五此皆人之所明知工之所循用也謂循學而用也所以不十全者精神不專志意不理外内相失故時疑殆外謂色内謂脉也然精神不專於循用志意不從於條理所謂粗略揆度失常故色脉相失而時自疑殆也診不知陰陽逆從之理此治之一失矣脉要精微論曰冬至四十五日陽氣微上陰氣微下夏至四十五日陰氣微上陽氣微下陰陽有時與脉爲期又曰微妙在脉不可不察察之有紀從陰陽始由此故診不知陰陽逆從之理爲一失矣受師不卒妄作雜術謬言爲道更名自功新校正云按太素功作巧妄用砭石後遺身咎此治之二失也不終師術惟妄是爲易古變常自功循已遺身之咎不亦宜乎故爲失二也老子曰无遺身殃是謂襲常蓋嫌其妄也不適貧富貴賤之居坐之薄厚形之寒溫不適飲食之宜不別人之勇怯不知比類足以自亂不足以自明此治之三失也貧賤者勞富貴者佚佚則邪不能傷易傷以勞勞則易傷以邪其於勞也則富者處貴者之半其於邪也則貧者居賤者之半例率如此然世祿之家或此殊矣夫勇者難感怯者易傷二者不同蓋以其神氣有壯弱也觀其貧賤富貴之義則坐之薄厚形之寒溫飲食之宜理可知矣不知比類用必乖衰則適足以汩亂心緒豈通明之可妄乎故爲失三也診病不問其始憂患飲食之失節起居之過度或傷於毒不先言此卒持寸口何病能中妄言作名爲粗所窮此治之四失也憂謂憂懼也患謂患難也飲食失節言甚飽也起居過度言潰耗也或傷於毒謂病不可拘於藏府相乘之法而爲療也卒持寸口謂不先持寸口之脉和平與不和平也然工巧備識四術猶疑故診不能中病之形名言不能合經而妄作粗略醫者尚能窮妄謬之違背況深明者見而不謂非乎故爲失四也是以世人之語者馳千里之外不明尺寸之論診無人事言工之得失毀譽在世人之言語皆可至千里之外然其不明尺寸之診論當以何事知見於人耶治數之道從容之葆治王也葆平也言診數當王之氣皆以氣高下而爲比類之原本也故下文曰坐持寸口診不中五脉百病所起始以自怨遺師其咎自不能深學道術而致診差違始上申怨謗之詞遺過咎於師氏者未之有也是故治不能循理棄術於市妄治時愈愚心自得不能修學至理乃衒賣於市廛人不信之謂乎虛謬故云棄術於市也然愚者百慮而一得何自功之有耶　新校正云按全元起本自作巧太素作自功嗚呼窈窈冥冥熟知其道今詳熟當作孰道之大者擬於天地配於四海汝不知道之諭受以明爲晦嗚呼歎也窈窈冥冥言玄遠也至道玄遠誰得知之孰誰也擬於天地言高下之不可量也配於四海言深廣之不可測也然不能曉諭於道則授明道而成暗昧也晦暗也

重廣補注黃帝内經素問卷第二十三

著至教論　恤音戌　示從容論　砭方驗切　踈五過論　沮七余反

憚音但　佚音逸　葆音葆　徵四失論　徇

重廣補注黄帝内經素問卷第二十四

啓玄子次注林億孫奇高保衡等奉敕校正孫兆重改誤

陰陽類論　方盛衰論

解精微論

陰陽類論篇第七十九 新校正云按全元起本在第八卷

孟春始至黄帝燕坐臨觀八極正八風之氣而問雷公曰陰陽之類經脉之道五中所主何藏最貴孟春始至謂立春之日也燕安也觀八極謂視八方遠際之色正八風謂候八方所至之風朝會於太一者也五中謂五藏　新校正云詳八風朝太一具天元玉冊中又按楊上善云夫天爲陽地爲陰人爲和陰無其陽衰殺無已陽無其陰生長不止生長不止則傷於陰陰傷則陰災起衰殺不已則傷於陽陽傷則陽禍生矣故須聖人在天地間和陰陽氣令萬物生也和氣之道謂先脩身爲德則陰陽氣和陰陽氣和則八節風調八節風調則八虚風止於是疵癘不起嘉祥音集此亦不知所以然而然也故黄帝問身之經脉貴賤依之調攝修德於身以正八風之氣雷公對曰春甲乙青中主肝治七十二日是脉之主時臣以其藏最貴東方甲乙春氣主之自然青色内通肝也金匱真言論曰東方青色入通於肝故曰青中主肝也然五行之氣各王七十二日五積而乘之則終一歲之數三百六十日故云治七十二日也夫四時之氣以春爲始五藏之應肝藏合之公故以其藏爲最貴藏或爲道非也帝曰却念上下經陰陽從容子所言貴最其下也從容謂安緩比類也帝念脉經上下篇陰陽比類形氣不以肝藏爲貴故謂公之所貴最其下也雷公致齋七日旦復侍坐悟非故齋以洗心願益故坐而復請帝曰三陽爲經二陽爲維一陽爲游部經謂經綸所以濟成務維謂維持所以繫天真游謂游行部謂身形部分也故主氣者濟成務化穀者繫天真主色者散布精微游行諸部也　新校正云按楊上善云三陽足太陽脉也從目内眥上頭分爲四道下項并正别脉上下六道以行於背與身爲經二陽足陽明脉也從鼻而起下咽分爲四道并正别脉六道上下行腹綱維於身一陽足少陽脉也起目外眥絡頭分爲四道下缺盆并正别脉六道上下主經營百節流氣三部故曰游部此知五藏終始觀其經綸維繫游部之義則五藏之終始可謂知矣

三陽爲表二陰爲裏三陽太陽二陰少陰也少陰與太陽爲表裏故曰三陽爲表二陰爲裏一陰至絶作朔晦却具合以正其理一陰厥陰也厥猶盡也靈樞經曰亥爲左足之厥陰戌爲右足之厥陰兩陰俱盡故曰厥陰夫陰盡爲晦陰生爲朔厥陰者以陰盡爲義也徵其氣王則朔適言其氣盡則晦既見其朔又當其晦故曰一陰至絶作朔晦也然徵彼俱盡之陰合此發生之木以正應五行之理而無替循環故云却具合以正其理也　新校正云按注言陰盡爲晦陰生爲朔疑是陽生爲朔雷公曰受業未能明言未明氣候之應見帝曰所謂三陽者太陽爲經陽氣盛大故曰太陽三陽脉至手太陰弦浮而不沈決以度察以心合之陰陽之論太陰爲寸口也寸口者手太陰也脉氣之所行故脉皆至於寸口也太陽之脉洪大以長今弦浮不沈則當約以四時高下之度而斷決之察以五藏異同之候而參合之以應陰陽之論知其臧否耳所謂二陽者陽明也靈樞經曰辰爲左足之陽明巳爲右足之陽明兩陽合明故曰二陽者陽明也至手太陰弦而沈急不鼓炅至以病皆死鼓謂鼓動炅熱也陽明之脉浮大而短今弦而沈急不鼓者是陰氣勝陽木來乘土也然陰氣勝陽木來乘土而反熱病至者是陽氣之衰敗也猶燈之焰欲滅反明故皆死也一陽者少陽也陽氣未大故曰少陽至手太陰上連人迎弦急懸不絶此少陽之病也人迎謂結喉兩傍同身寸之一寸五分脉動應手者也弦爲少陽之脉今急懸不絶是經氣不足故曰少陽之病也懸者謂如懸物之動揺也專陰則死專獨也言其獨有陰氣而無陽氣則死三陰者六經之所主也三陰者太陰也言所以諸脉皆至手太陰者何耶以是六經之主故也六經謂三陰三陽之經脉也所以至手太陰者何以肺朝百脉之氣皆交會於氣口也故下文曰交於太陰此正發明肺朝百脉之義也經脉别論曰肺朝百脉伏鼓不浮上空志心脉伏鼓擊而不上浮者是心氣不足故上控引於心而爲病也志心謂小心也刺禁論曰七節之傍中有小心此之謂也　新校正云按楊上善云肺脉浮濇此爲平也今見伏鼓是腎脉也足少陰脉貫脊屬腎上入肺中從肺出絡心肺氣下入腎志上入心神也王氏謂志心爲小心義未通二陰至肺其氣歸膀胱外連脾胃二陰謂足少陰腎之脉少陰之脉别行者入跟中以上至股内後廉貫脊屬腎絡膀胱其直行者從腎上貫肝鬲入肺中故上至於肺其氣歸於膀胱外連於脾胃一陰獨至經絶氣浮不鼓鉤而滑若一陰獨至肺經氣内絶則氣浮不鼓於手若經不内絶則鉤而滑　新校正云按楊上善云一陰

厥陰也

此六脈者乍陰乍陽交屬相并繆通五藏合於陰陽。或陰見陽脈陽見陰脈故云乍陰乍陽也所以然者以氣交會故爾當審比類以知陰陽也先至爲主後至爲客。脈氣乍陰見陽乍陽見陰何以別之當以先至爲主後至爲客也至謂至寸口也

雷公曰臣悉盡意受傳經脈頌得從容之道以合從容不知陰陽不知雌雄。頌今爲誦也公言臣所頌誦今從容之妙道以合上古從容而比類形名猶不知陰陽尊卑之次不知雌雄殊目之義請言其旨以明著至教陰陽雌雄相輸應也

帝曰三陽爲父。父所以督濟群小言高尊也二陽爲衛。衛所以却禦諸邪言扶生也一陽爲紀。紀所以綱紀形氣言其平也三陰爲母。母所以育養諸子言滋生也二陰爲雌。雌者陰之目也一陰爲獨使。一陰之藏外合三焦三焦主謁導諸氣名爲使者故云獨使也二陽一陰陽明主病不勝一陰耎而動九竅皆沈。一陰厥陰肝木氣也二陽陽明胃土氣也木土相薄故陽明主病也木伐其土土不勝木故云不勝一陰脈耎而動者耎爲胃氣動謂木形土木相持則胃氣不轉故九竅沈滯而不通利也

三陽一陰太陽脈勝一陰不能止內亂五藏外爲驚駭。三陽足太陽之氣故曰太陽勝也木生火今盛陽燔木木復受之陽氣洪盛內爲狂熱故內亂五藏也肝主驚駭故外形驚駭之狀也

二陰二陽病在肺少陰脈沈勝肺傷脾外傷四支。二陰謂手少陰心之脈也二陽亦胃脈也心胃合病邪上下并故內傷脾外勝肺也所以然者胃爲脾府心火勝金故爾脾主四支故脾傷則外傷於四支矣少陰脈謂手掌後同身寸之五分當小指神門之脈也新校正云詳此二陽乃手陽明大腸肺之府也少陰心火勝金之府故云病在肺王氏以二陽爲胃義未甚通況又以見胃病腎之說此乃是心病肺也又全元起本及甲乙經太素等並云二陰一陽

二陰二陽皆交至病在腎罵詈妄行巔疾爲狂。二陰爲腎水之藏也二陽爲胃土之府也土氣刑水故交至而病在腎也以水腎不勝故胃盛而顛爲狂

二陰一陽病出於腎陰氣客遊於心脘下空竅堤閉塞不通四支別離。一陽謂手少陽三焦心主火之府也水上干火故火病出於腎陰氣客遊於心也何者腎之脈從腎上貫肝鬲入肺中其支別者從肺中出絡心注胷中故如是也然空竅陰客上游胃不能制胃不能制是土氣衰故脘下空竅皆不通也言堤者謂如堤堰不容泄漏胃脈循足心脈絡手故四支如別離而不用也　新校正云　按王氏云胃脈循足按此二陰一陽病出於腎胃當作腎

一陰一陽代絕此陰氣至心上下無常出入不知喉咽乾燥病在土脾。一陰厥陰脈一陽少陽脈並木之氣也代絕者動而中止也以其代絕故爲病也木氣生火故病生而陰氣至心也夫肝膽之氣上至頭首下至腰足中主腹脇故病發上下無常處也若受納不知其味竅寫不知其度而喉咽乾燥者喉嚨之後屬咽爲膽之使故病則咽喉乾燥雖病在脾土之中蓋由肝膽之所爲爾

二陽三陰至陰皆在陰不過陽陽氣不能止陰陰陽並絕浮爲血瘕沈爲膿胕。二陽陽明三陰手太陰至陰脾也故曰至陰皆在也然陰氣不能過越於陽陽氣不能制心今陰陽相薄故脈並絕斷而不相連續也脈浮爲陽氣薄陰故爲血瘕脈沈爲陰氣薄陽故爲膿聚而胕爛也

陰陽皆壯下至陰陽。若陰陽皆壯而相薄不已者漸下至於陰陽之內爲大病矣陰陽者男子爲陽道女子爲陰器者以其能盛受故而也

上合昭昭下合冥冥。昭昭謂陽明之上冥冥謂至陰之內幽暗之所也診決死生之期遂合歲首。謂下短期之旨

雷公曰請問短期黃帝不應。欲其復問而寶之也

雷公復問黃帝曰在經論中。上古經之中也　新校正云按全元起本自雷公已下別爲一篇名四時病類

雷公曰請聞短期黃帝曰冬三月之病病合於陽者至春正月脈有死徵皆歸出春。病合於陽謂前陰合陽而爲病者也雖正月脈有死徵陽已發生至王不死故出春三月而至夏初也

冬三月之病在理已盡草與柳葉皆殺。裏謂二陰腎之氣也然腎病而正月脈有死徵者以枯草盡青柳葉生出而皆死也理裏也已以也古用同

春陰陽皆絕期在孟春。立春之後而脈陰陽皆懸絕者期死不出正月　新校正云太素無春字

春三月之病曰陽殺。陽病不謂傷寒溫熱之病謂非時病熱脈洪盛數也然春三月中陽氣尚少未當全盛而反病熱脈應夏氣者經云脈不再見夏脈當洪數無陽外應故必死於夏至也以死於夏至陽氣殺物之時故云陽殺也

陰陽皆絕期在草乾。若不陽病但陰陽之脈皆懸絕者死在於霜降草乾之時也

夏三月之病至陰不過十日。謂熱病也脾熱病則五藏危土成數十故不過十日也

陰陽交期在溓水。評熱病論曰溫病而汗出輒復熱而脈躁疾不爲汗衰狂言不能食者病名曰陰陽交六月病暑陰陽復交二氣

相持故乃死於立秋之候也　新校正云按全元起本云溓水者七月也建申水生於申陰陽逆也楊上善云溓廉檢反水靜也七月水生時也 秋三月之病三陽俱起不治自已 秋陽氣衰陰氣漸出陽不勝陰故自已也 陰陽交合者立不能坐坐不能起 以氣不由其正用故爾 三陽獨至期在石水 有陽無陰故云獨至也著至教論曰三陽獨至者是三陽并至由此則但有陽而無陰也石水者謂冬月水氷如石之時故云石水也火墓於戌冬陽氣微故石水而死也　新校正云詳石水之解本全元起之說王氏取之 二陰獨至期在盛水 亦所謂并至而無陽也盛水謂雨雪皆解爲水之時則止謂正月中氣也　新校正云按全元起本二陰作三陰

方盛衰論篇第八十 新校正云按全元起本在第八卷

雷公請問氣之多少何者爲逆何者爲從黃帝荅曰陽從左陰從右 陽氣之多少皆從左陰氣之多少皆從右從者爲順反者爲逆陰陽應象大論曰左右者陰陽之道路也 老從上少從下 老者穀衰故從上爲順少者欲甚故從下爲順 是以春夏歸陽爲生歸秋冬爲死 歸秋冬謂反歸陰也歸陰則順殺伐之氣故也 反之則歸秋冬爲生 反之謂秋冬秋冬則歸陰爲生也 是以氣多少逆皆爲厥 陽氣之多少反從右陰氣之多少反從左是爲不順故曰氣少多逆也如是從左從右之不順者皆爲厥厥謂氣逆故曰皆爲厥也 問曰有餘者厥耶 言少之不順者爲逆有餘者則成厥逆之病乎 荅曰一上不下寒厥到膝少者秋冬死老者秋冬生 一經之氣厥逆上而陽氣不下者何以別之寒厥到膝是也四支者諸陽之本當溫而反寒上故曰寒厥也秋冬謂歸陰歸陰則從右發生其病也少者以陽氣用事故秋冬死老者以陰氣用事故秋冬生　新校正云按楊上善云虛者厥也陽氣一上於頭不下於足足脛虛故寒厥至膝 氣上不下頭痛巔疾 巔謂身之上巔疾則頭首之疾也 求陽不得求陰不審五部隔無徵若居曠野若伏空室緜緜乎屬不滿日 謂之陽乃脉似陰盛謂之陰又脉似陽盛故曰求陽不得求陰不審也五部謂五藏之部隔謂隔遠无徵无徵猶无可信驗也然求陽不得其熱求陰不審是寒五藏部分又隔遠而无可信驗故曰求陽不得求陰不審五部隔无徵也夫如是者乃從氣久逆所作非由陰陽寒熱之氣所爲也若居曠野言心神散越若伏空室謂志意沈潛散越以氣逆而痛甚未止沈潛以痛定而復恐再來也緜緜乎謂動息微也身雖緜緜乎且存然其心所屬望將不得終其盡日也故曰緜緜乎屬不滿日也　新校正云按太素云若伏空室爲陰陽之有此五字疑此脫漏 是以少氣之厥令人妄夢其極至迷 氣之少有厥逆則令人妄爲夢寐其厥之盛極則令人夢至迷亂 三陽絕三陰微是爲少氣 三陽之脉懸絕三陰之診細微是爲少氣之候也　新校正云按太素云至陽絕陰是爲少氣 是以肺氣虛則使人夢見白物見人斬血藉藉 白物是象金之色也斬者金之用也藉藉夢死狀也 得其時則夢見兵戰 得時謂秋三月也金爲兵革故夢見兵戰也 腎氣虛則使人夢見舟船溺人 舟船溺人皆水之用腎象水故夢形之 得其時則夢伏水中若有畏恐 冬三月也 肝氣虛則夢見菌香生草 菌香草生草木之類也肝合草木故夢見之　新校正云按全元起本云菌香是桂 得其時則夢伏樹下不敢起 春三月也 心氣虛則夢救火陽物 心合火故夢之陽物亦火之類 得其時則夢燔灼 夏三月也 脾氣虛則夢飮食不足 脾納水穀故夢飮食不足 得其時則夢築垣蓋屋 得其時謂辰戌丑未之月各王十八日築垣蓋屋皆土之用也 此皆五藏氣虛陽氣有餘陰氣不足 府者陽氣藏者陰氣 合之五診調之陰陽以在經脉 靈樞經備有調陰陽合五診故引之曰以在經脉也經脉則靈樞之篇目也 診有十度度人脉度藏度肉度筋度俞度 度各有其二故二五爲十度也 陰陽氣盡人病自具 診備盡陰陽虛盛之理則人病自具知之 脉動無常散陰頗陽脉脫不具診無常行診必上下度民君卿 脉動無常數者是陰散而陽頗調理也若脉診脫略而不具備者無以常行之診也察候之則當度量民及君卿三者調養之殊異爾何者憂樂苦分不同其秩故也 受師不卒使術不明不察逆從是爲妄行持雌失雄棄陰附陽不知并合診故不明 皆謂學不該備 傳之後世反論自章 章露也以不明而授與人反古之迹自然章露也 至陰虛天氣絕至陽盛地氣不

足。至陰虛天氣絕而不降至陽盛地氣微而不升是所謂不交通也至謂至盛也 陰陽並交至人之所行。交謂交通也唯至人乃能調理使行也 陰陽並交者。陽氣先至。陰氣後至。陰陽之氣並行而交通於一處者則當陽氣先至陰氣後至何者陽速而陰遲也靈樞經曰所謂交通者並行一數也由此則二氣亦交會於一處也 是以聖人持診之道。先後陰陽而持之。奇恒之勢乃六十首。診合微之事。追陰陽之變。章五中之情。其中之論。取虛實之要。定五度之事。知此乃足以診。奇恒勢六十首今世不傳 是以切陰不得陽。診消亡。得陽不得陰。守學不湛。知左不知右。知右不知左。知上不知下。知先不知後。故治不久。知醜知善。知病知不病。知高知下。知坐知起。知行知止。用之有紀。診道乃具。萬世不殆。聖人持診之明誡也 起所有餘。知所不足。寶命全形論曰內外相得無以形先言起已身之有餘則當知病人之不足也 度事上下。脉事因格。度事上下之宜脉事因而至於微妙矣格至也 是以形弱氣虛死。中外俱不足也 形氣有餘。脉氣不足死。藏衰故脉不足也 脉氣有餘。形氣不足生。藏盛故脉氣有餘 是以診有大方。坐起有常。坐起有常則息力調適故診之方法必先用之 出入有行。以轉神明。言所以貴坐起有常者何以出入行運皆神明隨轉也 必清必淨。上觀下觀。司八正邪。別五中部。按脉動靜。上觀謂氣色下觀謂形氣也八正謂八節之正候五中謂五藏之部分然後按寸尺之動靜而定死生矣 循尺滑濇寒温之意。視其大小。合之病能。逆從以得。復知病名。診可十全。不失人情。故診之或視息視意。故不失條理。數息之長短候脉之至數故胗之法或視喘息也知息合脉病處必知聖人察候條理斯皆合也 道甚明察。故能長久。不知此道。失經絕理。亡言妄期。此謂失道。謂失精微至妙之道也

解精微論篇第八十一

新校正云按全元起本在第八卷名方論解

黃帝在明堂。雷公請曰。臣授業傳之行教以經論。從容形法。陰陽刺灸。湯藥所滋。行治有賢不肖。未必能十全。言所自授用可十全然傳所教習未能必爾也賢謂心明智遠不肖謂擁造不法 若先言悲哀喜怒。燥濕寒暑。陰陽婦女。請問其所以然者。卑賤富貴。人之形體所從。群下通使。臨事以適道術。謹聞命矣。皆以先聞聖旨猶未究其意端 請問有毚愚仆漏之問。不在經者。欲聞其狀。言不智狡見頓問多也漏脫漏也謂經有所未解者也毚狡也愚不智見也仆猶頓也猶不漸也　新校正云按全元起本仆作朴 帝曰。大矣。人之所大要也 公請問。哭泣而淚不出者。若出而少涕。其故何也。言何藏之所為而致是乎 帝曰。在經有也。靈樞經有悲哀涕泣之義 復問。不知水所從生。涕所從出也。復問謂重問也欲知水涕所生之由也 帝曰。若問此者。無益於治也。工之所知。道之所生也。言涕水者皆道氣之所生問之何也 夫心者。五藏之專精也。專任也言五藏精氣任心之所使以為神明之府是故能焉 目者其竅也。神內守明外鑒故目其竅也 華色者其榮也。華色其神明之外飾 是以人有德也。則氣和於目。有亡。憂知於色。德者道之用人之生也老子曰道生之德畜之氣者生之主神之舍也天布德地化氣故人因之以生也氣和則神安神安則外鑒明矣氣不和則神不守神不守則外榮滅矣故曰人有德也氣和於目有亡也憂知於色也　新校正云按太素德作得 是以悲哀則泣下。泣下水所由生。水宗者。積水也。新校正云按甲乙經水宗作衆精 積水者。至陰也。至陰者。腎之精也。宗精之水所以不出者。是精持之也。輔之裹之。故水不行

也。夫水之精爲志，火之精爲神。水火相感，神志俱悲，是以目之水生也。目爲上液之道，故水火相感，神志俱悲，水液上行，方生於目。故諺言曰：心悲名曰志悲。志與心精共湊於目也。水火相感，故曰心悲名曰志悲。神志俱升，故志與心神共奔湊於目。是以俱悲則神氣傳於心精，上不傳於志，而志獨悲，故泣出也。泣涕者腦也，腦者陰也。五藏別論以腦爲地氣所生，皆藏於陰而象於地，故言腦者陰。陽上鑠也，鑠則消也。新校正云：按全元起本及甲乙經、太素陰作陽。髓者骨之充也。充，滿也。言髓填於骨，充而滿也。故腦滲爲涕。鼻竅通腦，故腦滲爲涕，流於鼻中矣。志者骨之主也。是以水流而涕從之者，其行類也。類謂同類。夫涕之與泣者，譬如人之兄弟，急則俱死，生則俱生。同源故生死俱。新校正云：按太素生則俱生作出則俱亡。其志以早悲，是以涕泣俱出而橫行也。行，恐當爲流。夫人涕泣俱出而相從者，所屬之類也。所屬謂於腦也，何者？上文云涕泣者腦也。雷公曰：大矣。請問人哭泣而淚不出者，若出而少，涕不從之，何也？怪其所屬同而行出異也。帝曰：夫泣不出者，哭不悲也。不泣者，神不慈也。神不慈則志不悲，陰陽相持，泣安能獨來。泣不出者謂淚也，不泣者泣謂哭也。水之精爲志，火之精爲神，水爲陰，火爲陽，故曰陰陽相持，安能獨來也。夫志悲者惋，惋則沖陰，沖陰則志去目，志去則神不守精，精神去目，涕泣出也。惋謂內爍也，沖猶升也。神志相感，泣由是生，故內爍則陽氣升於陰也。陰，腦也。去目謂陰陽不守目也。志去於目，故神亦浮游。夫志去目則光無內照，神失守則精不外明，故曰精神去目，涕泣出也。且子獨不誦不念夫經言乎：厥則目無所見。夫人厥則陽氣并於上，陰氣并於下。并謂各并於本位也。陽并於上則火獨光也，陰并於下則足寒，足寒則脹也。夫一水不勝五火，故目眥盲。眥，視也。一水，目也。五火謂五藏之厥陽也。新校正云：按甲乙經無盲字。是以衝風，泣下而不止。夫風之中目也，陽氣內守於精，是火氣燔目，故見風則泣下也。風迫陽伏不發，故內燔也。有以比之，夫火疾風生乃能雨，此之類也。

故陽并則火獨光盛於上，不明於下，是故目者陽之所生，系於藏，故陰陽和則精明也。陽厥則光不上，陰厥則足冷而脹也。言一水不可勝五火者，是手足之陽爲五火，下一陰者肝之氣也。衝風泣下而不止者，言風之中於目也，是陽氣內守於精，故陽氣盛而火氣燔於目，風與熱交，故泣下。是故火疾而風生乃能雨，以陽火之熱而風生於泣，以此譬之類也。新校正云：按甲乙經無火字，太素云：天之疾風乃能雨，無生字。

重廣補注黃帝內經素問卷第二十四

釋音

陰陽類論　濂音廉

方盛衰論　菌袪倫切

解精微論　毚士銜切　湊麄勾切

明脩職郎直　聖濟殿太醫院御醫上海顧定芳校

家大人未供奉
内藥院時見從德少喜醫方術爲語曰世無長
桑君指授不得飲上池水盡見人五藏必從黄
帝之脉書五色診候始知逆順陰陽按奇絡活
人不然者雖聖儒無所從精也今世所傳内經
素問即黄帝之脉書廣衍于秦越人陽慶淳于
意諸長老其文遂佀漢人語而旨意所從來遠
矣客歲以試事北上問視之暇遂以宋刻善本
見授曰廣其傳非細事也汝圖之從德竊惟吴
儒者王光菴賓嘗學内經素問于戴原禮可一
年所即治病輒驗晚歲以其學授盛啓東韓叔
陽後被薦
文皇帝召對稱旨俱留御藥院供
御一日入見
便殿上語次偶及白溝之勝爲識長蛇陣耳啓
東以天命對是不但慷慨敢言抑學術之正見
于天人之際亦微矣秦太醫令所謂上醫醫國
殆如此耶故吴中多上醫寔出原禮爲上古自
來之正派以從授是書也家大人仰副
今上仁壽天下之意甚切亟欲廣其佳本公暇校讐
至忘寢食予小子敢遂鋟刻以見承訓之私云
嘉靖庚戌秋八月既望武陵顧從德謹識

靈樞經

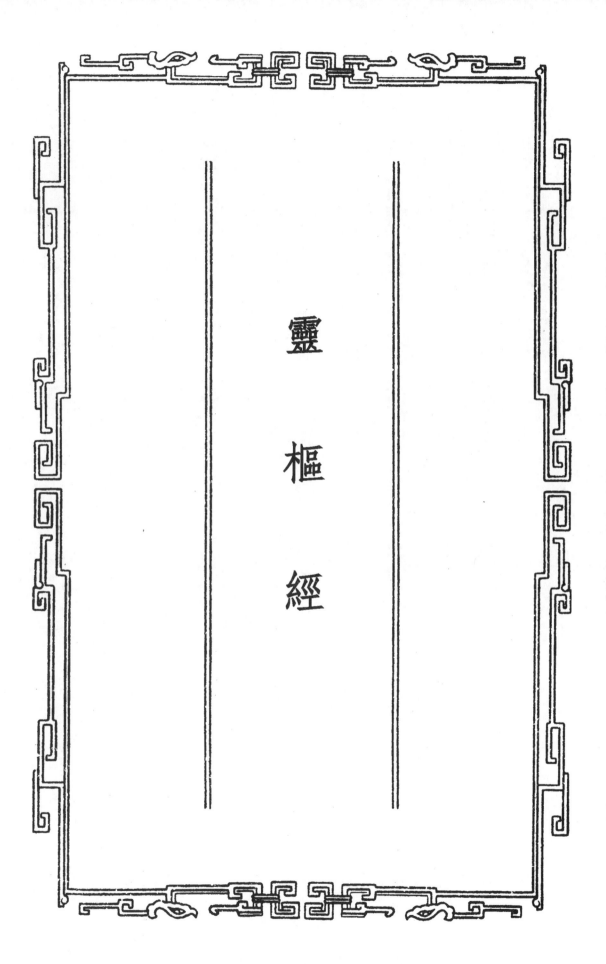

黃帝素問靈樞經敘

昔黃帝作内經十八卷。靈樞九卷。素問九卷。廼其數焉。世所奉行唯素問耳。越人得其一二而述難經。皇甫謐次而爲甲乙。諸家之說悉自此始。其間或有得失。未可爲後世灋。則謂如南陽活人書稱欬逆者噦也。謹按靈樞經曰。新穀氣入于胃。與故寒氣相爭。故曰噦。舉而並之。則理可斷矣。又如難經第六十五篇。是越人標指靈樞本輸之大略。世或以爲流注。謹按靈樞經曰。所言節者。神氣之所遊行出入也。非皮肉筋骨也。又曰。神氣者。正氣也。神氣之所遊行出入者。流注也。井滎輸經合者。本輸也。舉而並之。則知相去不啻天壤之異。但恨靈樞不傳久矣。世莫能究。夫爲醫者。在讀醫書耳。讀而不能爲醫者有矣。未有不讀而能爲醫者也。不讀醫書。又非世業。殺人尤毒於梃刃。是故古人有言曰。爲人子而不讀醫書。由爲不孝也。僕本庸昧。自髫迄壯。潛心斯道。頗涉其理。輒不自揣。參對諸書。再行校正家藏舊本靈樞九卷。共八十一篇。增修音釋。附于卷末。勒爲二十四卷。庶使好生之人。開卷易明。了無差別。除已具狀經所屬申明外。准使府指揮依條申轉運司選官詳定。具書送秘書省國子監。今崧專訪請名醫。更乞參詳。免誤將來。利益無窮。功實有自。時

宋紹興乙亥仲夏望日。錦官史崧題

黄帝素問靈樞經目録

元二十四卷今併爲十二卷計八十一篇

黄帝素問靈樞經目録終

黃帝素問靈樞經卷之一

○九鍼十二原第一 法天

黃帝問於岐伯曰余子萬民養百姓而收其租稅余哀其不給而屬有疾病余欲勿使被毒藥無用砭石欲以微鍼通其經脉調其血氣營其逆順出入之會令可傳於後世必明爲之法令終而不滅久而不絕易用難忘爲之經紀異其章別其表裏爲之終始令各有形先立鍼經願聞其情岐伯荅曰臣請推而次之令有綱紀始於一終於九焉請言其道小鍼之要易陳而難入麤守形上守神神乎神客在門未覩其疾惡知其原刺之微在速遲麤守關上守機機之動不離其空空中之機清靜而微其來不可逢其往不可追知機之道者不可掛以髮不知機道叩之不發知其往來要與之期麤之闇乎妙哉工獨有之往者爲逆來者爲順明知逆順正行無問逆而奪之惡得無虛追而濟之惡得無實迎之隨之以意和之鍼道畢矣凡用鍼者虛則實之滿則泄之宛陳則除之邪勝則虛之大要曰徐而疾則實疾而徐則虛言實與虛若有若無察後與先若存若亡爲虛與實若得若失虛實之要九鍼最妙補寫之時以鍼爲之寫曰必持內之放而出之排陽得鍼邪氣得泄按而引鍼是謂內溫血不得散氣不得出也補曰隨之隨之意若妄之若行若按如蚊虻止如留如還去如絃絕令左屬右其氣故止外門已閉中氣乃實必無留血急取誅之持鍼之道堅者爲寶正指直刺無鍼左右神在秋毫屬意病者審視血脉者刺之無殆方刺之時必在懸陽及與兩衛神屬勿去知病存亡血脉者在腧橫居視之獨澄切之獨堅

九鍼之名各不同形一曰鑱鍼長一寸六分二曰員鍼長一寸六分三曰鍉鍼長三寸半四曰鋒鍼長一寸六分五曰鈹鍼長四寸廣二分半六曰員利鍼長一寸六分七曰毫鍼長三寸六分八曰長鍼長七寸九曰大鍼長四寸鑱鍼者頭大末銳去寫陽氣員鍼者鍼如卵形揩摩分間不得傷肌肉以寫分氣鍉鍼者鋒如黍粟之銳主按脉勿陷以致其氣鋒鍼者刃三隅以發痼疾鈹鍼者末如劒鋒以取大膿員利鍼者大如氂且員且銳中身微大以取暴氣毫鍼者尖如蚊虻喙靜以徐往微以久留之而養以取痛痺長鍼者鋒利身薄可以取遠痺大鍼者尖如梃其鋒微員以寫機關之水也九鍼畢矣夫氣之在脉也邪氣在上濁氣在中清氣在下故鍼陷脉則邪氣出鍼中脉則濁氣出鍼大深則邪氣反沉病益故曰皮肉筋脉各有所處病各有所宜各不同形各以任其所宜無實無虛損不足而益有餘是謂甚病病益甚取五脉者死取三脉者恇奪陰者死奪陽者狂鍼害畢矣刺之而氣不至無問其數刺之而氣至乃去之勿復鍼鍼各有所宜各不同形各任其所爲刺之要氣至而有効効之信若風之吹雲明乎若見蒼天刺之道畢矣黃帝曰願聞五藏六府所出之處岐伯曰五藏五腧五五二十五腧六府六腧六六三十六腧經脉十二絡脉十五凡二十七氣以上下所出爲井所溜爲滎所注爲腧所行爲經所入爲合二十七氣所行皆在五腧也節之交三百六十五會知其要者一言而終不知其要流散無窮所言節者神氣之所遊行出入也非皮肉筋骨也覩其色察其目知其散復一其形聽其

動靜知其邪正右主推之左持而御之氣至而去之凡將用鍼必先診脉視氣之劇易乃可以治也五藏之氣已絶於內而用鍼者反實其外是謂重竭重竭必死其死也靜治之者輒反其氣取腋與膺五藏之氣已絶於外而用鍼者反實其內是謂逆厥逆厥則必死其死也躁治之者反取四末刺之害中而不去則精泄害中而去則致氣精泄則病益甚而恇致氣則生爲癰瘍五藏有六府六府有十二原十二原出於四關四關主治五藏五藏有疾當取之十二原十二原者五藏之所以稟三百六十五節氣味也五藏有疾也應出十二原二原各有所出明知其原覩其應而知五藏之害矣陽中之少陰肺也其原出於大淵大淵二陽中之太陽心也其原出於大陵大陵二陰中之少陽肝也其原出於太衝太衝二陰中之至陰脾也其原出於太白太白二陰中之太陰腎也其原出於太谿太谿二膏之原出於鳩尾鳩尾一肓之原出於脖胦脖胦一凡此十二原者主治五藏六府之有疾者也脹取三陽飧泄取三陰今夫五藏之有疾也譬猶刺也猶污也猶結也猶閉也刺雖久猶可拔也污雖久猶可雪也結雖久猶可解也閉雖久猶可決也或言久疾之不可取者非其說也夫善用鍼者取其疾也猶拔刺也猶雪污也猶解結也猶決閉也疾雖久猶可畢也言不可治者未得其術也刺諸熱者如以手探湯刺寒清者如人不欲行陰有陽疾者取之下陵三里正往無殆氣下乃止不下復始也疾高而內者取之陰之陵泉疾高而外者取之陽之陵泉也

宛陳上音鬱又音蘊又於阮切　氂莫高切又音毫　在腧春遇切　鑱

鉏衘切鍉音低鈹音皮蝱喙下許穢切取三脉者恇曲王切謹按恇謂不足也脖胦上蒲沒切下烏朗切又於桑切溜謹按難經當作流滎音營絕小水也

○本輸第二法地

黄帝問於岐伯曰：凡刺之道，必通十二經絡之所終始，絡脉之所別處，五輸之所留，六府之所與合，四時之所出入，五藏之所溜處，闊數之度，淺深之狀，高下所至。願聞其解。岐伯曰：請言其次也。肺出於少商，少商者，手大指端內側也，爲井木；溜于魚際，魚際者，手魚也，爲滎；注于大淵，大淵，魚後一寸陷者中也，爲腧；行于經渠，經渠，寸口中也，動而不居，爲經；入于尺澤，尺澤，肘中之動脉也，爲合。手太陰經也。心出於中衝，中衝，手中指之端也，爲井木；溜於勞宮，勞宮，掌中中指本節之內間也，爲滎；注于大陵，大陵，掌後兩骨之間方下者也，爲腧；行於間使，間使之道，兩筋之間，三寸之中也，有過則至，無過則止，爲經；入于曲澤，曲澤，肘內廉下陷者之中也，屈而得之，爲合。手少陰也。肝出于大敦，大敦者，足大指之端及三毛之中也，爲井木；溜于行間，行間，足大指間也，爲滎；注于大衝，大衝，行間上二寸陷者之中也，爲腧；行于中封，中封，內踝之前一寸半，陷者之中，使逆則宛，使和則通，搖足而得之，爲經；入于曲泉，曲泉，輔骨之下，大筋之上也，屈膝而得之，爲合。足厥陰也。脾出于隱白，隱白者，足大指之端內側也，爲井木；溜于大都，大都，本節之後下陷者之中也，爲滎；注于太白，太白，腕骨之下也，爲腧；行于商丘，商丘，內踝之下陷者之中也，爲經；入于陰之陵泉，陰之陵泉，輔骨之下陷者之中也，伸而得之，爲合。足太陰也。腎出于湧泉，湧泉者足心也爲井木溜于然谷然谷然骨之下者也爲滎注于大谿大谿内踝之後跟骨之上陷中者也爲腧行于復留復留上内踝二寸動而不休爲經入于陰谷陰谷輔骨之後大筋之下小筋之上也按之應手屈膝而得之爲合足少陰經也膀胱出於至陰至陰者足小指之端也爲井金溜于通谷通谷本節之前外側也爲滎注于束骨束骨本節之後陷者中也爲腧過于京骨京骨足外側大骨之下爲原行于崑崙崑崙在外踝之後跟骨之上爲經入于委中委中膕中央爲合委而取之足太陽也膽出于竅陰竅陰者足小指次指之端也爲井金溜于俠谿俠谿足小指次指之間也爲滎注于臨泣臨泣上行一寸半陷者中也爲腧過于丘墟丘墟外踝之前下陷者中也爲原行于陽輔陽輔外踝之上輔骨之前及絶骨之端也爲經入于陽之陵泉陽之陵泉在膝外陷者中也爲合伸而得之足少陽也胃出于厲兑厲兑者足大指内次指之端也爲井金溜于内庭内庭次指外間也爲滎注于陷谷陷谷者上中指内間上行二寸陷者中也爲腧過于衝陽衝陽足跗上五寸陷者中也爲原搖足而得之行于解谿解谿上衝陽一寸半陷者中也爲經入于下陵下陵膝下三寸胻骨外三里也爲合復下三里三寸爲巨虚上廉復下上廉三寸爲巨虚下廉也大腸屬上小腸屬下足陽明胃脉也大腸小腸皆屬于胃是足陽明也三焦者上合手少陽出于關衝關衝者手小指次指之端也爲井金溜于液門液門小指次指之間也爲滎注于中渚中渚本節之後陷者中也爲腧過于陽池陽池在腕上陷者之中也爲原

行于支溝支溝上腕三寸兩骨之間陷者中也爲經入于天井天井在肘外大骨之上陷者中也爲合屈肘乃得之三焦下腧在于足大指之前少陽之後出于膕中外廉名曰委陽是太陽絡也手少陽經也三焦者足少陽太陰（一本作陽）之所將太陽之別也上踝五寸別入貫腨腸出于委陽並太陽之正入絡膀胱約下焦實則閉癃虛則遺溺遺溺則補之閉癃則寫之手太陽小腸者上合於太陽出于少澤少澤小指之端也爲井金溜于前谷前谷在手外廉本節前陷者中也爲滎注于後谿後谿者在手外側本節之後也爲腧過于腕骨腕骨在手外側腕骨之前爲原行于陽谷陽谷在銳骨之下陷者中也爲經入于小海小海在肘内大骨之外去端半寸陷者中也伸臂而得之爲合手太陽經也太陽上合

手陽明出于商陽商陽大指次指之端也爲井金溜于本節之前二間爲滎注于本節之後三間爲腧過于合谷合谷在大指歧骨之間爲原行于陽谿陽谿在兩筋間陷者中也爲經入于曲池在肘外輔骨陷者中屈臂而得之爲合手陽明也是謂五藏六府之腧五五二十五腧六六三十六腧也六府皆出足之三陽上合于手者也缺盆之中任脉也名曰天突一次任脉側之動脉足陽明也名曰人迎二次脉手陽明也名曰扶突三次脉手太陽也名曰天窗四次脉足少陽也名曰天容五次脉手少陽也名曰天牖六次脉足太陽也名曰天柱七次脉頸中央之脉督脉也名曰風府腋内動脉手太陰也名曰天府腋下三寸手心主也名曰天池刺上關者呿不能欠刺下關者欠不能呿刺犢鼻者屈不能

伸刺兩關者，伸不能屈。足陽明挾喉之動脉也，其腧在膺中。手陽明次在其腧外，不至曲頰一寸。手太陽當曲頰。足少陽在耳下曲頰之後。手少陽出耳後，上加完骨之上。足太陽挾項大筋之中髮際。陰尺動脉在五里，五腧之禁也。肺合大腸，大腸者，傳道之府。心合小腸，小腸者，受盛之府。肝合膽，膽者，中精之府。脾合胃，胃者，五穀之府。腎合膀胱，膀胱者，津液之府也。少陽屬腎，腎上連肺，故將兩藏。三焦者，中瀆之府也，水道出焉，屬膀胱，是孤之府也。是六府之所與合者。春取絡脉諸滎大經分肉之間，甚者深取之，間者淺取之。夏取諸腧孫絡肌肉皮膚之上。秋取諸合，餘如春法。冬取諸井諸腧之分，欲深而留之。此四時之序，氣之所處，病之所舍，藏之所宜。轉筋者，立而取之，可令遂已。痿厥者，張而刺之，可令立快也。

閼數下色角切 足跗下音夫 呿祛遮切 腨時兗切

○小鍼解第三法人

所謂易陳者，易言也。難入者，難著于人也。麤守形者，守刺法也。上守神者，守人之血氣有餘不足，可補寫也。神客者，正邪共會也。神者，正氣也。客者，邪氣也。在門者，邪循正氣之所出入也。未覩其疾者，先知邪正何經之疾也。惡知其原者，先知何經之病所取之處也。刺之微在數遲者，徐疾之意也。麤守關者，守四肢而不知血氣正邪之往來也。上守機者，知守氣也。機之動不離其空中者，知氣之虛實，用鍼之徐疾也。空中之機清淨以微者，鍼以得氣，密意守氣勿失也。其來不可逢者，氣盛不可補也。其往不可追者，氣虛不可寫也。不可掛以髮者，言氣易失也。扣之不發言者，不知補寫之意也。血氣已盡而氣不下也。知其往來者。知氣之逆順盛虛也。要與之期者。知氣之可取之時也。麤之闇者。冥冥不知氣之微密也。妙哉工獨有之者。盡知鍼意也。往者為逆者。言氣之虛而小。小者逆也。來者為順者。言形氣之平。平者順也。明知逆順正行無問者。言知所取之處也。迎而奪之者。寫也。追而濟之者。補也。所謂虛則實之者。氣口虛而當補之也。滿則泄之者。氣口盛而當寫之也。死陳則除之者。去血脈也。邪勝則虛之者。言諸經有盛者。皆寫其邪也。徐而疾則實者。言徐內而疾出也。疾而徐則虛者。言疾內而徐出也。言實與虛若有若無者。言實者有氣。虛者無氣也。察後與先若亡若存者。言氣之虛實補寫之先後也。察其氣之已下與常存也。為虛與實若得若失者。言補者佖然若有得

也。寫則怳然若有失也。夫氣之在脈也。邪氣在上者。言邪氣之中人也高。故邪氣在上也。濁氣在中者。言水穀皆入于胃。其精氣上注於肺。濁溜于腸胃。言寒溫不適。飲食不節。而病生于腸胃。故命曰濁氣在中也。清氣在下者。言清濕地氣之中人也。必從足始。故曰清氣在下也。鍼陷脈則邪氣出者。取之上。鍼中脈則濁氣出者。取之陽明合也。鍼大深則邪氣反沉者。言淺浮之病。不欲深刺也。深則邪氣從之入。故曰反沉也。皮肉筋脈各有所處者。言經絡各有所主也。取五脈者死。言病在中。氣不足。但用鍼盡大寫其諸陰之脈也。取三陽之脈者。唯言盡寫三陽之氣。令病人恇然不復也。奪陰者死。言取尺之五里五往者也。奪陽者狂。正言也。覩其色。察其目。知其散復。一其形。聽其動靜者。言上工知相五色于

目有知調尺寸小大緩急滑濇以言所病也知其邪正者知論虛邪與正邪之風也右主推之左持而御之者言持鍼而出入也氣至而去之者言補寫氣調而去之也調氣在于終始一者持心也節之交三百六十五會者絡脈之滲灌諸節者也所謂五藏之氣已絶于內者脉口氣內絶不至反取其外之病處與陽經之合有留鍼以致陽氣陽氣至則內重竭重竭則死矣其死也無氣以動故靜所謂五藏之氣已絶于外者脉口氣外絶不至反取其四末之輸有留鍼以致其陰氣陰氣至則陽氣反入入則逆逆則死矣其死也陰氣有餘故躁所以察其目者五藏使五色循明循明則聲章聲章者則言聲與平生異也

怭然上皮筆切又音必滿貌　悗然上吁往切狂貌　深內下音納

○邪氣藏府病形第四 法時

黃帝問於岐伯曰邪氣之中人也奈何岐伯荅曰邪氣之中人高也黃帝曰高下有度乎岐伯曰身半已上者邪中之也身半已下者濕中之也故曰邪之中人也無有常中于陰則溜于府中于陽則溜于經黃帝曰陰之與陽也異名同類上下相會經絡之相貫如環無端邪之中人或中于陰或中于陽上下左右無有恒常其故何也岐伯曰諸陽之會皆在于面中人也方乘虛時及新用力若飲食汗出腠理開而中于邪中于面則下陽明中于項則下太陽中于頰則下少陽其中于膺背兩脇亦中其經黃帝曰其中于陰奈何岐伯荅曰中于陰者常從臂胻始夫臂與胻其陰皮薄其肉淖澤故俱受于風獨傷其陰黃帝曰此故傷其藏乎岐伯荅曰身之中于風也不必動藏故邪入于陰經則其藏氣實邪

氣入而不能客故還之於府故中陽則溜于經中陰則溜于府黄帝曰邪之中人藏柰何岐伯曰愁憂恐懼則傷心形寒寒飲則傷肺以其兩寒相感中外皆傷故氣逆而上行有所墮墜惡血留内若有所大怒氣上而不下積于脇下則傷肝有所擊仆若醉入房汗出當風則傷脾有所用力舉重若入房過度汗出浴水則傷腎黄帝曰五藏之中風柰何岐伯曰陰陽俱感邪乃得往黄帝曰善哉黄帝問於岐伯曰首面與身形也屬骨連筋同血合於氣耳天寒則裂地凌冰其卒寒或手足懈惰然而其面不衣何也岐伯荅曰十二經脉三百六十五絡其血氣皆上于面而走空竅其精陽氣上走於目而爲睛其別氣走於耳而爲聽其宗氣上出於鼻而爲臭其濁氣出於胃走脣舌而爲味其氣之津液皆上燻于面而皮又厚其肉堅故天氣甚寒不能勝之也黄帝曰邪之中人其病形何如岐伯曰虚邪之中身也灑淅動形正邪之中人也微先見于色不知于身若有若無若亡若存有形無形莫知其情黄帝曰善哉黄帝問於岐伯曰余聞之見其色知其病命曰明按其脉知其病命曰神問其病知其處命曰工余願聞見而知之按而得之問而極之爲之柰何岐伯荅曰夫色脉與尺之相應也如桴鼓影響之相應也不得相失也此亦本末根葉之出候也故根死則葉枯矣色脉形肉不得相失也故知一則爲工知二則爲神知三則神且明矣黄帝曰願卒聞之岐伯荅曰色青者其脉絃也赤者其脉鉤也黄者其脉代也白者其脉毛黑者其脉石見其色而不得其脉反得其相勝之脉則死矣得其相生之脉則

病已矣黃帝問於岐伯曰五藏之所生變化之病形何如岐伯荅曰先定其五色五脉之應其病乃可別也黃帝曰色脉已定別之奈何岐伯曰調其脉之緩急小大滑濇而病變定矣黃帝曰調之奈何岐伯荅曰脉急者尺之皮膚亦急脉緩者尺之皮膚亦緩脉小者尺之皮膚亦減而少氣脉大者尺之皮膚亦賁而起脉滑者尺之皮膚亦滑脉濇者尺之皮膚亦濇凡此變者有微有甚故善調尺者不待於寸善調脉者不待於色能參合而行之者可以爲上工上工十全九行二者爲中工中工十全七行一者爲下工下工十全六

黃帝曰請問脉之緩急小大滑濇之病形何如岐伯曰臣請言五藏之病變也心脉急甚者爲瘛瘲微急爲心痛引背食不下緩甚爲狂笑微緩爲伏梁在心下上下行時唾血太甚爲喉吤微大爲心痺引背善淚出小甚爲善噦微小爲消癉滑甚爲善渴微滑爲心疝引臍小腹鳴濇甚爲瘖微濇爲血溢維厥耳鳴顛疾○肺脉急甚爲癲疾微急爲肺寒熱怠惰欬唾血引腰背胷若鼻息肉不通緩甚爲多汗微緩爲痿瘻偏風頭以下汗出不可止太甚爲脛腫微大爲肺痺引胷背起惡日光小甚爲泄微小爲消癉滑甚爲息賁上氣微滑爲上下出血濇甚爲嘔血微濇爲鼠瘻在頸支腋之間下不勝其上其應善痠矣○肝脉急甚者爲惡言微急爲肥氣在脇下若覆杯緩甚爲善嘔微緩爲水瘕痺也太甚爲内癰善嘔衄微大爲肝痺陰縮欬引小腹小甚爲多飲微小爲消癉滑甚爲㿉疝微滑爲遺溺濇甚爲溢飲微濇爲瘈攣筋痺○脾脉急甚爲瘈瘲微急爲膈中食飲入而還出後

沃沫緩甚爲痿厥微緩爲風痿四肢不用心慧然若無病太甚爲擊仆微大爲疝氣腹裏大膿血在腸胃之外小甚爲寒熱微小爲消癉滑甚爲癀癃微滑爲蟲毒蛕蝎腹熱濇甚爲腸㿗微濇爲內㿗多下膿血腎脉急甚爲骨癲疾微急爲沉厥奔豚足不收不得前後緩甚爲折脊微緩爲洞洞者食不化下嗌還出大甚爲陰痿微大爲石水起臍已下至小腹腫腫然上至胃脘死不治小甚爲洞泄微小爲消癉滑甚爲癃癀微滑爲骨痿坐不能起起則目無所見濇甚爲大癰微濇爲不月沉痔黄帝曰病之六變者刺之奈何岐伯荅曰諸急者多寒緩者多熱大者多氣少血小者血氣皆少滑者陽氣盛微有熱濇者多血少氣微有寒是故刺急者深內而久留之刺緩者淺內而疾發鍼以去其熱刺大者微寫其氣無出其血刺滑者疾發鍼而淺內之以寫其陽氣而去其熱刺濇者必中其脉隨其逆順而久留之必先按而循之已發鍼疾按其痏無令其血出以和其脉諸小者陰陽形氣俱不足勿取以鍼而調以甘藥也黄帝曰余聞五藏六府之氣滎輸所入爲合令何道從入入安連過願聞其故岐伯荅曰此陽脉之別入于內屬於府者也黄帝曰滎輸與合各有名乎岐伯荅曰滎輸治外經合治內府黄帝曰治內府奈何岐伯曰取之於合黄帝曰合各有名乎岐伯荅曰胃合於三里大腸合入于巨虛上廉小腸合入于巨虛下廉三焦合入於委陽膀胱合入于委中央膽合入于陽陵泉黄帝曰取之奈何岐伯荅曰取之三里者低跗取之巨虛者舉足取之委陽者屈伸而索之委中者屈而取之陽陵泉者正

竪膝予之齊下至委陽之陽取之取諸外經者揄申而從之黃帝曰願聞六府之病岐伯荅曰面熱者足陽明病魚絡血者手陽明病兩跗之上脉竪陷者足陽明病此胃脉也大腸病者腸中切痛而鳴濯濯冬曰重感于寒卽泄當臍而痛不能久立與胃同候取巨虛上廉胃病者腹䐜脹胃脘當心而痛上肢兩脇膈咽不通食飲不下取之三里也○小腸病者小腹痛腰脊控睪而痛時窘之後當耳前熱若寒甚若獨肩上熱甚及手小指次指之間熱若脉陷者此其候也手太陽病也取之巨虛下廉○三焦病者腹氣滿小腹尤堅不得小便窘急溢則水留卽爲脹候在足太陽之外大絡大絡在太陽少陽之間亦見于脉取委陽○膀胱病者小腹偏腫而痛以手按之卽欲小便而不得肩上熱若脉陷及足小指外廉及脛踝後皆熱若脉陷取委中央○膽病者善太息口苦嘔宿汁心下澹澹恐人將捕之嗌中吤吤然數唾在足少陽之本末亦視其脉之陷下者灸之其寒熱者取陽陵泉黃帝曰刺之有道乎岐伯荅曰刺此者必中氣穴無中肉節中氣穴則鍼染(一作游)于巷中肉節卽皮膚痛補寫反則病益篤中筋則筋緩邪氣不出與其眞相搏亂而不去反還內著用鍼不審以順爲逆也

中于膺背(一作肩背)亦中其經(一本作下其經)胕(戸當切)淖澤(上奴教切下皆同甲乙經上音濁下音夜謹詳淖濁也澤液也)入而不客(一本作容)瘛瘲(上治下縱)吤(音戒)噦(乙劣切)息賁(下音奔)痎(音酸)瘕(音賈)㿉(徒回切)仆(音付)蛕蝎(上胡恢切腹中長蟲下胡葛切蠹蟲也)腄(竹垂切)痏(榮美切)揄(春朱切)睪(音高陰丸也)維厥(詳此經絡有陽維陰維故有維厥)

黃帝素問靈樞經卷之一　終

黃帝素問靈樞經卷之二

〇根結第五 法音

岐伯曰天地相感寒暖相移陰陽之道孰少孰多陰道偶陽道奇發于春夏陰氣少陽氣多陰陽不調何補何寫發于秋冬陽氣少陰氣多陰氣盛而陽氣衰故莖葉枯槁濕雨下歸陰陽相移何寫何補奇邪離經不可勝數不知根結五藏六府折關敗樞開闔而走陰陽大失不可復取九鍼之玄要在終始故能知終始一言而畢不知終始鍼道咸絶太陽根于至陰結于命門命門者目也陽明根于厲兑結于顙大顙大者鉗耳也少陽根于竅陰結于窻籠窻籠者耳中也太陽爲開陽明爲闔少陽爲樞故開折則肉節瀆而暴病起矣故暴病者取之太陽視有餘不足瀆者皮肉宛膲而弱也闔折則氣無所止息而痿疾起矣故痿疾者取之陽明視有餘不足無所止息者眞氣稽留邪氣居之也樞折即骨繇而不安於地故骨繇者取之少陽視有餘不足骨繇者節緩而不收也所謂骨繇者搖故也當窮其本也太陰根于隱白結于大倉少陰根于湧泉結于廉泉厥陰根于大敦結于玉英絡于膻中太陰爲開厥陰爲闔少陽爲樞故開折則倉廩無所輸膈洞膈洞者取之太陰視有餘不足故開折者氣不足而生病也闔折即氣絶而喜悲悲者取之厥陰視有餘不足樞折則脉有所結而不通不通者取之少陰視有餘不足有結者皆取之不足足太陽根于至陰溜于京骨注于崑崙入于天柱飛揚也足少陽根于竅陰溜于丘墟注于陽輔入于天容光明也足陽明根于厲兑溜于衝陽注于下陵入于人迎豐隆也手太陽

根于少澤。溜于陽谷。注于少海。入于天窻。支正也。手少陽根于關衝。溜于陽池。注于支溝。入于天牖。外關也。手陽明根于商陽。溜于合谷。注于陽谿。入于扶突。偏歷也。此所謂十二經者。盛絡皆當取之。一日一夜五十營。以營五藏之精。不應數者。名曰狂生。所謂五十營者。五藏皆受氣。持其脉口。數其至也。五十動而不一代者。五藏皆受氣。四十動一代者。一藏無氣。三十動一代者。二藏無氣。二十動一代者。三藏無氣。十動一代者。四藏無氣。不滿十動一代者。五藏無氣。予之短期。要在終始。所謂五十動而不一代者。以爲常也。以知五藏之期。予之短期者。乍數乍踈也。黄帝曰。逆順五體者。言人骨節之小大。肉之堅脆。皮之厚薄。血之清濁。氣之滑濇。脉之長短。血之多少。經絡之數。余已知之矣。此皆布衣匹夫之士也。夫王公大人。血食之君。身體柔脆。肌肉軟弱。血氣慓悍滑利。其刺之徐疾淺深多少。可得同之乎。岐伯荅曰。膏粱菽藿之味。何可同也。氣滑卽出疾。其氣濇則出遲。氣悍則鍼小而入淺。氣濇則鍼大而入深。深則欲留。淺則欲疾。以此觀之。刺布衣者。深以留之。刺大人者。微以徐之。此皆因氣慓悍滑利也。黄帝曰。形氣之逆順奈何。岐伯曰。形氣不足。病氣有餘。是邪勝也。急寫之。形氣有餘。病氣不足。急補之。形氣不足。病氣不足。此陰陽氣俱不足也。不可刺之。刺之則重不足。重不足則陰陽俱竭。血氣皆盡。五藏空虛。筋骨髓枯。老者絶滅。壯者不復矣。形氣有餘。病氣有餘。此謂陰陽俱有餘也。急寫其邪。調其虛實。故曰有餘者寫之。不足者補之。此之謂也。故曰刺不知逆順。眞邪相搏。滿而補之。則陰陽四溢。腸胃充郭。肝肺内䐜。陰陽相錯。虚而寫之。則經脉空虚。血氣竭枯。腸胃㒎辟。皮膚薄著。毛腠夭膲。子之死期。故曰用鍼之要。在于知調陰與陽。調陰與陽。精氣乃光。合形與氣。使神内藏。故曰上工平氣。中工亂脉。下工絶氣危生。故曰下工不可不慎也。必審五藏變化之病。五脉之應。經絡之實虚。皮之柔麤。而後取之也。

骨䌛音摇　慓悍上比昭切下岸切勇捷貌也　陽道奇音箕

○壽夭剛柔第六法律

黄帝問於少師曰。余聞人之生也。有剛有柔。有弱有强。有短有長。有陰有陽。願聞其方。少師荅曰。陰中有陰。陽中有陽。審知陰陽。刺之有方。得病所始。刺之有理。謹度病端。與時相應。内合于五藏六府。外合于筋骨皮膚。是故内有陰陽。外亦有陰陽。在内者。五藏爲陰。六府爲陽。在外者。筋骨爲陰。皮膚爲陽。故曰病在陰之陰者。刺陰之滎輸。病在陽之陽者。刺陽之合。病在陽之陰者。刺陰之經。病在陰之陽者。刺絡脉。故曰病在陽者命曰風。病在陰者命曰痹。陰陽俱病。命曰風痹。病有形而不痛者。陽之類也。無形而痛者。陰之類也。無形而痛者。其陽完而陰傷之也。急治其陰。無攻其陽。有形而不痛者。其陰完而陽傷之也。急治其陽。無攻其陰。陰陽俱動。乍有形。乍無形。加以煩心。命曰陰勝其陽。此謂不表不裏。其形不久。黄帝問於伯高曰。余聞形氣病之先後。外内之應。奈何。伯高荅曰。風寒傷形。憂恐忿怒傷氣。氣傷藏。乃病藏。寒傷形。乃應形。風傷筋脉。筋脉乃應。此形氣外内之相應也。黄帝曰。刺之奈何。伯高荅曰。病九日者。三刺而已。病一月者。十刺而已。多少遠近。以此衰之。

久痺不去身者。視其血絡。盡出其血。黃帝曰。外内之病。難易之治奈何。伯高答曰。形先病而未入藏者。刺之半其日。藏先病而形乃應者。刺之倍其日。此月内難易之應也。黃帝問於伯高曰。余聞形有緩急。氣有盛衰。骨有大小。肉有堅脆。皮有厚薄。其以立壽夭奈何。伯高答曰。形與氣相任則壽。不相任則夭。皮與肉相果則壽。不相果則夭。血氣經絡。勝形則壽。不勝形則夭。黃帝曰。何謂形之緩急。伯高答曰。形充而皮膚緩者則壽。形充而皮膚急者則夭。形充而脉堅大者。順也。形充而脉小以弱者。氣衰。衰則危矣。若形充而顴不起者。骨小。骨小則夭矣。形充而大肉䐃堅而有分者。肉堅。肉堅則壽矣。形充而大肉無分理不堅者。肉脆。肉脆則夭矣。此天之生命。所以立形定氣而視壽夭者。必明乎此立形定氣。而

後以臨病人。決死生。黃帝曰。余聞壽夭。無以度之。伯高答曰。牆基卑。高不及其地者。不滿三十而死。其有因加疾者。不及二十而死也。黃帝曰。形氣之相勝。以立壽夭奈何。伯高答曰。平人而氣勝形者壽。病而形肉脫。氣勝形者死。形勝氣者危矣。黃帝曰。余聞刺有三變。何謂三變。伯高答曰。有刺營者。有刺衛者。有刺寒痺之留經者。黃帝曰。刺三變者奈何。伯高答曰。刺營者出血。刺衛者出氣。刺寒痺者内熱。黃帝曰。營衛寒痺之爲病奈何。伯高答曰。營之生病也。寒熱少氣。血上下行。衛之生病也。氣痛時來時去。怫愾賁響。風寒客于腸胃之中。寒痺之爲病也。留而不去。時痛而皮不仁。黃帝曰。刺寒痺内熱奈何。伯高答曰。刺布衣者。以火焠之。刺大人者。以藥熨之。黃帝曰。藥熨奈何。伯高答曰。用淳酒二十升。蜀椒

一升。乾薑一斤。桂心一斤。凡四種。皆㕮咀。漬酒中。用綿絮一斤。細白布四丈。并內酒中。置酒馬矢熅中。蓋封塗。勿使泄。五日五夜。出布綿絮。曝乾之。乾復漬。以盡其汁。毎漬必晬其日。乃出乾。乾。并用滓與綿絮。複布爲複巾。長六七尺。爲六七巾。則用之生桑炭炙巾。以熨寒痹所刺之處。令熱入至于病所。寒復炙巾以熨之。三十遍而止。汗出以巾拭身。亦三十遍而止。起步內中。無見風。毎刺必熨。如此病已矣。此所謂內熱也。

顴音權　䐃堅上渠永切腹中䐃脂　怫愾上扶勿切鬱也爲意舒下許氣切　㕮咀上音甫下才與切

○官鍼第七 法星

凡刺之要。官鍼最妙。九鍼之宜。各有所爲。長短大小。各有所施也。不得其用。病弗能移。疾淺鍼深。內傷良內。皮膚爲癰。病深鍼淺。病氣不寫。支爲大膿。病小鍼大。氣寫太甚。疾必爲害。病大鍼小。氣不泄寫。亦復爲敗。失鍼之宜。大者寫。小者不移。已言其過。請言其所施。病在皮膚無常處者。取以鑱鍼于病所。膚白勿取。病在分肉間。取以員鍼于病所。病在經絡痼痹者。取以鋒鍼。病在脉氣少。當補之者。取以鍉鍼于井滎分輸。病爲大膿者。取以鈹鍼。病痹氣暴發者。取以員利鍼。病痹氣痛而不去者。取以毫鍼。病在中者。取以長鍼。病水腫不能通關節者。取以大鍼。病在五藏固居者。取以鋒鍼。寫于井滎分輸。取以四時。凡刺有九。日應九變。一曰輸刺。輸刺者。刺諸經滎輸藏腧也。二曰遠道刺。遠道刺者。病在上。取之下。刺府腧也。三曰經刺。經刺者。刺大經之結絡經分也。四曰絡刺。絡刺者。刺小絡之血脉也。五曰分刺。分刺者。刺分肉之間也。六曰大寫刺。大寫刺者。刺大膿以鈹鍼也。七曰毛刺。毛刺者。刺浮痺皮膚也。八曰巨刺。巨刺者。左取右。右取左。九曰焠刺。焠刺者。刺燔鍼則取痺也。凡刺有十二節。以應十二經。一曰偶刺。偶刺者。以手直心若背。直痛所。一刺前。一刺後。以治心痺。刺此者。傍鍼之也。二曰報刺。報刺者。刺痛無常處也。上下行者。直內無拔鍼。以左手隨病所按之。乃出鍼復刺之也。三曰恢刺。恢刺者。直刺傍之。舉之前後。恢筋急。以治筋痺也。四曰齊刺。齊刺者。直入一。傍入二。以治寒氣小深者。或曰三刺。三刺者。治痺氣小深者也。五曰揚刺。揚刺者。正內一。傍內四。而浮之。以治寒氣之博大者也。六曰直鍼刺。直鍼刺者。引皮乃刺之。以治寒氣之淺者也。七曰輸刺。輸刺者。直入直出。稀發鍼而深之。以治氣盛而熱者也。八曰短刺。短刺者。刺骨痺。稍搖而深之。致鍼骨所。以上下摩骨也。九曰浮刺。浮刺者。傍入而浮之。以治肌急而寒者也。十曰陰刺。陰刺者。左右率刺之。以治寒厥。中寒厥。足踝後少陰也。十一曰傍鍼刺。傍鍼刺者。直刺傍刺各一。以治留痺久居者也。十二曰贊刺。贊刺者。直入直出。數發鍼而淺之出血。是謂治癰腫也。脉之所居深不見者。刺之微內鍼而久留之。以致其空脉氣也。脉淺者。勿刺。按絶其脉乃刺之。無令精出。獨出其邪氣耳。所謂三刺。則穀氣出者。先淺刺絶皮。以出陽邪。再刺則陰邪出者。少益深。絶皮致肌肉。未入分肉間也。已入分肉之間。則穀氣出。故刺法曰。始刺淺之。以逐邪氣。而來血氣。後刺深之。以致陰氣之邪。最後刺極深之。以下穀氣。此之謂也。故用鍼者。不知年之所加。氣之盛衰。虛實之所起。不可以為工也。凡刺有五以應五藏。一曰半刺，半刺者，淺内而疾發鍼，無鍼傷肉，如拔毛狀，以取皮氣，此肺之應也。二曰豹文刺，豹文刺者，左右前後鍼之，中脉爲故，以取經絡之血者，此心之應也。三曰關刺，關刺者，直刺左右盡筋上，以取筋痺，愼無出血，此肝之應也。或曰淵刺，一曰豈刺。四曰合谷刺，合谷刺者，左右雞足，鍼于分肉之間，以取肌痺，此脾之應也。五曰輸刺，輸刺者，直入直出，深内之至骨，以取骨痺，此腎之應也。

燔鍼上音煩　恢刺上苦回切大也一本作怪字

○本神第八法風

黄帝問于歧伯曰：凡刺之法，先必本于神。血脉營氣精神，此五藏之所藏也。至其淫泆離藏則精失，魂魄飛揚，志意恍亂，智慮去身者，何因而然乎？天之罪與？人之過乎？何謂德氣生精神魂魄心意志思智慮？請問其故。歧伯荅曰：天之在我者德也，地之在我者氣也，德流氣薄而生者也。故生之來謂之精，兩精相搏謂之神，隨神往來者謂之魂，並精而出入者謂之魄，所以任物者謂之心，心有所憶謂之意，意之所存謂之志，因志而存變謂之思，因思而遠慕謂之慮，因慮而處物謂之智。故智者之養生也，必順四時而適寒暑，和喜怒而安居處，節陰陽而調剛柔，如是則僻邪不至，長生久視。是故怵惕思慮者則傷神，神傷則恐懼，流淫而不止。因悲哀動中者，竭絶而失生。喜樂者，神憚散而不藏。愁憂者，氣閉塞而不行。盛怒者，迷惑而不治。恐懼者，神蕩憚而不收。心怵惕思慮則傷神，神傷則恐懼自失，破䐃脱肉，毛悴色夭，死于冬。脾愁憂而不解則傷意，意傷則悗亂，四肢不舉，毛悴色夭死於春肝悲哀動中則傷魂魂傷則狂忘不精不精則不正當人陰縮而攣筋兩脇骨不舉毛悴色夭死於秋肺喜樂無極則傷魄魄傷則狂狂者意不存人皮革焦毛悴色夭死於夏腎盛怒而不止則傷志志傷則喜忘其前言腰脊不可以俛仰屈伸毛悴色夭死於季夏恐懼而不解則傷精精傷則骨痠痿厥精時自下是故五藏主藏精者也不可傷傷則失守而陰虛陰虛則無氣無氣則死矣是故用鍼者察觀病人之態以知精神魂魄之存亾得失之意五者以傷鍼不可以治之也肝藏血血舍魂肝氣虛則恐實則怒脾藏營營舍意脾氣虛則四肢不用五藏不安實則腹脹經溲不利心藏脉脉舍神心氣虛則悲實則笑不休肺藏氣氣舍魄肺氣虛則鼻塞不利少氣實則喘喝胷盈仰息腎藏精精舍志腎氣虛則厥實則脹五藏不安必審五藏之病形以知其氣之虛實謹而調之也

悗亂上音悶　怵惕上恥律切下他的切悚懼也

○終始第九法野

凡刺之道畢于終始明知終始五藏爲紀陰陽定矣陰者主藏陽者主府陽受氣于四末陰受氣于五藏故寫者迎之補者隨之知迎知隨氣可令和和氣之方必通陰陽五藏爲陰六府爲陽傳之後世以血爲盟敬之者昌慢之者亾無道行私必得天殃謹奉天道請言終始終始者經脉爲紀持其脉口人迎以知陰陽有餘不足平與不平天道畢矣所謂平人者不病不病者脉口人迎應四時也上下相應而俱往來也六經之脉不結動也本末之寒溫之相守司也形肉血氣必相稱也是謂平人少氣者脉口人迎俱少而不稱尺

寸也如是者則陰陽俱不足補陽則陰竭寫陰則陽脫如是者可將以甘藥不可飲以至劑如此者弗灸不已者因而寫之則五藏氣壞矣人迎一盛病在足少陽一盛而躁病在手少陽人迎二盛病在足太陽二盛而躁病在手太陽人迎三盛病在足陽明三盛而躁病在手陽明人迎四盛且大且數名曰溢陽溢陽爲外格脉口一盛病在足厥陰厥陰一盛而躁在手心主脉口二盛病在足少陰二盛而躁在手少陰脉口三盛病在足太陰三盛而躁在手太陰脉口四盛且大且數者名曰溢陰溢陰爲内關内關不通死不治人迎與太陰脉口俱盛四倍以上命曰關格關格者與之短期人迎一盛寫足少陽而補足厥陰二寫一補日一取之必切而驗之踈取之上氣和乃止人迎二盛寫足太陽補足少陰二寫一補二日一取之必切而驗之踈取之上氣和乃止人迎三盛寫足陽明而補足太陰二寫一補日二取之必切而驗之踈取之上氣和乃止脉口一盛寫足厥陰而補足少陽二補一寫日一取之必切而驗之踈而取上氣和乃止脉口二盛寫足少陰而補足太陽二補一寫二日一取之必切而驗之踈取之上氣和乃止脉口三盛寫足太陰而補足陽明二補一寫日二取之必切而驗之踈而取之上氣和乃止所以日二取之者太陽主胃大富于穀氣故可日二取之也人迎與脉口俱盛三倍以上命曰陰陽俱溢如是者不開則血脉閉塞氣無所行流淫于中五藏内傷如此者因而灸之則變易而爲他病矣凡刺之道氣調而止補陰瀉陽音氣益彰耳目聰明反此者血氣不行所謂氣至而有效者

瀉則益虛虛者脉大如其故而不堅也堅如其故者適雖言故病未去也補則益實實者脉大如其故而益堅也夫如其故而不堅者適雖言快病未去也故補則實寫則虛痛雖不隨鍼病必衰去必先通十二經脉之所生病而後可得傳于終始矣故陰陽不相移虛實不相傾取之其經凡刺之屬三刺至穀氣邪僻妄合陰陽易居逆順相反沉浮異處四時不得稽留淫泆須鍼而去故一刺則陽邪出再刺則陰邪出三刺則穀氣至穀氣至而止所謂穀氣至者已補而實已寫而虛故以知穀氣至也邪氣獨去者陰與陽未能調而病知愈也故曰補則實寫則虛痛雖不隨鍼病必衰去矣陰盛而陽虛先補其陽後寫其陰而和之陰虛而陽盛先補其陰後寫其陽而和之三脉動于足大指之間必審其實虛

虛而寫之是謂重虛重虛病益甚凡刺此者以指按之脉動而實且疾者疾寫之虛而徐者則補之反此者病益甚其動也陽明在上厥陰在中少陰在下膺腧中膺背腧中背肩髆虛者取之上重舌刺舌柱以鈹鍼也手屈而不伸者其病在筋伸而不屈者其病在骨在骨守骨在筋守筋補須一方實深取之稀按其痏以極出其邪氣一方虛淺刺之以養其脉疾按其痏無使邪氣得入邪氣來也緊而疾穀氣來也徐而和脉實者深刺之以泄其氣脉虛者淺刺之使精氣無得出以養其脉獨出其邪氣刺諸痛者其脉皆實故曰從腰以上者手太陰陽明皆主之從腰以下者足太陰陽明皆主之病在上者下取之病在下者高取之病在頭者取之足病在足者取之膕病生於頭者頭重生於手者臂重生於

足者足重治病者先刺其病所從生者也春氣在毛夏氣在皮膚秋氣在分肉冬氣在筋骨刺此病者各以其時爲齊故刺肥人者秋冬之齊刺瘦人者以春夏之齊病痛者陰也痛而以手按之不得者陰也深刺之病在上者陽也病在下者陰也癢者陽也淺刺之病先起陰者先治其陰而後治其陽病先起陽者先治其陽而後治其陰刺熱厥者留鍼反爲寒刺寒厥者留鍼反爲熱刺熱厥者二陰一陽刺寒厥者二陽一陰所謂二陰者二刺陰也一陽者一刺陽也久病者邪氣入深刺此病者深内而久留之間日而復刺之必先調其左右去其血脉刺道畢矣凡刺之法必察其形氣形肉未脫少氣而脉又躁躁厥者必爲繆刺之散氣可收聚氣可布深居靜處占神往來閉戶塞牖魂魄不散專意一神精氣之分毋聞人聲以收其精必一其神令志在鍼淺而留之微而浮之以移其神氣至乃休男内女外堅拒勿出謹守勿内是謂得氣

凡刺之禁

新内勿刺　新刺勿内　已醉勿刺
已刺勿醉　新怒勿刺　已刺勿怒
新勞勿刺　已刺勿勞　已飽勿刺
已刺勿飽　已饑勿刺　已刺勿饑
已渴勿刺　已刺勿渴　大驚大恐必定其氣乃刺之乘車來者臥而休之如食頃乃刺之出行來者坐而休之如行十里頃乃刺之凡此十二禁者其脉亂氣散逆其營衛經氣不次因而刺之則陽病入於陰陰病出爲陽則邪氣復生麤工勿察是謂伐身形體淫泆乃消腦髓津液不化脫其五味是謂失氣也太陽之脉其終也戴眼反折瘛瘲其色白

絶皮乃絶汗，絶汗則終矣。少陽終者，耳聾，百節盡縱，目系絶，目系絶一日半則死矣。其死也，色青白乃死。陽明終者，口目動作，喜驚妄言，色黄，其上下之經盛而不行則終矣。少陰終者，面黑，齒長而垢，腹脹閉塞，上下不通而終矣。厥陰終者，中熱嗌乾，喜溺，心煩，甚則舌卷，卵上縮而終矣。太陰終者，腹脹閉，不得息，氣噫善嘔，嘔則逆，逆則面赤，不逆則上下不通，上下不通則面黑，皮毛燋而終矣。

繆刺上眉救切　男内女外難經作男外女内　淫濼下述各切

齒長平聲

黄帝素問靈樞經卷之二

黃帝素問靈樞經卷之三

○經脉第十

雷公問於黃帝曰禁脉之言凡刺之理經脉爲始營其所行制其度量内次五藏外別六府願盡聞其道黃帝曰人始生先成精精成而腦髓生骨爲幹脉爲營筋爲剛肉爲牆皮膚堅而毛髮長穀入于胃脉道以通血氣乃行雷公曰願卒聞經脉之始生黃帝曰經脉者所以能決死生處百病調虛實不可不通

○肺手太陰之脉起于中焦下絡大腸還循胃口上膈屬肺從肺系橫出腋下下循臑内行少陰心主之前下肘中循臂内上骨下廉入寸口上魚循魚際出大指之端其支者從腕後直出次指内廉出其端是動則病肺脹滿膨膨而喘欬缺盆中痛甚則交兩手而瞀此爲臂厥是主肺所生病者欬上氣喘渴煩心胷滿臑臂内前廉痛厥掌中熱氣盛有餘則肩背痛風寒汗出中風小便數而欠氣虛則肩背痛寒少氣不足以息溺色變爲此諸病盛則寫之虛則補之熱則疾之寒則留之陷下則灸之不盛不虛以經取之盛者寸口大三倍于人迎虛者則寸口反小于人迎也

○大腸手陽明之脉起于大指次指之端循指上廉出合谷兩骨之間上入兩筋之中循臂上廉入肘外廉上臑外前廉上肩出髃骨之前廉上出于柱骨之會上下入缺盆絡肺下膈屬大腸其支者從缺盆上頸貫頰入下齒中還出挾口交人中左之右右之左上挾鼻孔是動則病齒痛頸腫是主津液所生病者目黃口乾鼽衄喉痺肩前臑痛大指次指痛不用氣有餘則當脉所過者熱腫虛則寒慄不復爲此諸病盛則寫之虛則補之熱則

疾之寒則留之陷下則灸之不盛不虛以經取之盛者人迎大三倍于寸口虛者人迎反小於寸口也○胃足陽明之脉起於鼻之交頞中旁納一本作約字太陽之脉下循鼻外入上齒中還出挾口環脣下交承漿却循頤後下廉出大迎循頰車上耳前過客主人循髮際至額顱其支者從大迎前下人迎循喉嚨入缺盆下膈屬胃絡脾其直者從缺盆下乳內廉下挾臍入氣街中其支者起于胃口下循腹裏下至氣街中而合以下髀關抵伏兎下膝臏中下循脛外廉下足跗入中指內間其支者下廉三寸而別下入中指外間其支者別跗上入大指間出其端是動則病洒洒振寒善呻數欠顏黑病至則惡人與火聞木聲則惕然而驚心欲動獨閉戶塞牖而處甚則欲上高而歌棄衣而走賁響腹脹是爲骭厥

是主血所生病者狂瘧溫淫汗出鼽衄口喎脣胗頸腫喉痹大腹水腫膝臏腫痛循膺乳氣街股伏兎骭外廉足跗上皆痛中指不用氣盛則身以前皆熱其有餘于胃則消穀善饑溺色黃氣不足則身以前皆寒慄胃中寒則脹滿爲此諸病盛則寫之虛則補之熱則疾之寒則留之陷下則灸之不盛不虛以經取之盛者人迎大三倍于寸口虛者人迎反小于寸口也○脾足太陰之脉起于大指之端循指內側白肉際過核骨後上內踝前廉上踹內循脛骨後交出厥陰之前上膝股內前廉入腹屬脾絡胃上膈挾咽連舌本散舌下其支者復從胃別上膈注心中是動則病舌本強食則嘔胃脘痛腹脹善噫得後與氣則快然如衰身體皆重是主脾所生病者舌本痛體不能動搖食不下煩心心下急痛溏

瘕泄水閉黃疸不能卧強立股膝内腫厥足大指不用爲此諸病盛則寫之虚則補之熱則疾之寒則留之陷下則灸之不盛不虚以經取之盛者寸口大三倍于人迎虚者寸口反小于人迎○心手少陰之脉起于心中出屬心系下膈絡小腸其支者從心系上挾咽繫目系其直者復從心系却上肺下出腋下下循臑内後廉行太陰心主之後下肘内循臂内後廉抵掌後脫骨之端入掌内後廉循小指之内出其端是動則病嗌乾心痛渴而欲飲是爲臂厥是主心所生病者目黃脇痛臑臂内後廉痛厥掌中熱痛爲此諸病盛則寫之虚則補之熱則疾之寒則留之陷下則灸之不盛不虚以經取之盛者寸口大再倍於人迎虚者寸口反小于人迎也○小腸手太陽之脉起于小指之端循手外側上腕出

踝中直上循臂骨下廉出肘内側兩筋之間上循臑外後廉出肩解繞肩胛交肩上入缺盆絡心循咽下膈抵胃屬小腸其支者從缺盆循頸上頰至目鋭眥却入耳中其支者別頰上䪼抵鼻至目内眥斜絡于顴是動則病嗌痛頷腫不可以顧肩似拔臑似折是主液所生病者耳聾目黃頰腫頸頷肩臑肘臂外後廉痛爲此諸病盛則寫之虚則補之熱則疾之寒則留之陷下則灸之不盛不虚以經取之盛者人迎大再倍于寸口虚者人迎反小于寸口也○膀胱足太陽之脉起于目内眥上額交巔其支者從巔至耳上循其直者從巔入絡腦還出別下項循肩髆内挾脊抵腰中入循膂絡腎屬膀胱其支者從腰中下挾脊貫臀入膕中其支者從髆内左右別下貫胛挾脊内過髀樞循髀外從後廉下合膕

中以下貫踹內出外踝之後循京骨至小指外側是動則病衝頭痛目似脫項如拔脊痛腰似折髀不可以曲膕如結踹如裂是爲踝厥是主筋所生病者痔瘧狂癲疾頭顖項痛目黃淚出鼽衄項背腰尻膕踹脚皆痛小指不用爲此諸病盛則寫之虛則補之熱則疾之寒則留之陷下則灸之不盛不虛以經取之盛者人迎大再倍于寸口虛者人迎反小于寸口也○腎足少陰之脉起于小指之下邪走足心出于然谷之下循內踝之後別入跟中以上踹內出膕內廉上股內後廉貫脊屬腎絡膀胱其直者從腎上貫肝膈入肺中循喉嚨挾舌本其支者從肺出絡心注胷中是動則病饑不欲食面如漆柴欬唾則有血喝喝而喘坐而欲起目䀮䀮如無所見心如懸若饑狀氣不足則善恐心惕惕如人將捕之是爲骨厥是主腎所生病者口熱舌乾咽腫上氣嗌乾及痛煩心心痛黃疸腸澼脊股內後廉痛痿厥嗜臥足下熱而痛爲此諸病盛則寫之虛則補之熱則疾之寒則留之陷下則灸之不盛不虛以經取之灸則強食生肉緩帶披髮大杖重履而步盛者寸口大再倍于人迎虛者寸口反小于人迎也○心主手厥陰心包絡之脉起于胷中出屬心包絡下膈歷絡三膲其支者循胷出脇下腋三寸上抵腋下循臑內行太陰少陰之間入肘中下臂行兩筋之間入掌中循中指出其端其支者別掌中循小指次指出其端是動則病手心熱臂肘攣急腋腫甚則胷脇支滿心中憺憺火動面赤目黃喜笑不休是主脉所生病者煩心心痛掌中熱爲此諸病盛則寫之虛則補之熱則疾之寒則留之陷下則灸之

不盛不虛以經取之盛者寸口大一倍于人迎虛者寸口反小于人迎也〇三焦手少陽之脉起于小指次指之端上出兩指之間循手表腕出臂外兩骨之間上貫肘循臑外上肩而交出足少陽之後入缺盆布膻中散落心包下膈循屬三焦其支者從膻中上出缺盆上項繫耳後直上出耳上角以屈下頰至䪼其支者從耳後入耳中出走耳前過客主人前交頰至目鋭眥是動則病耳聾渾渾焞焞嗌腫喉痺是主氣所生病者汗出目鋭眥痛頰痛耳後肩臑肘臂外皆痛小指次指不用爲此諸病盛則寫之虛則補之熱則疾之寒則留之陷下則灸之不盛不虛以經取之盛者人迎大一倍于寸口虛者人迎反小于寸口也〇膽足少陽之脉起于目鋭眥上抵頭角下耳後循頸行手少陽之前至肩上却交出手少陽之後入缺盆其支者從耳後入耳中出走耳前至目鋭眥後其支者别鋭眥下大迎合于手少陽抵于䪼下加頰車下頸合缺盆以下胷中貫膈絡肝屬膽循脇裏出氣街繞毛際橫入髀厭中其直者從缺盆下腋循胷過季脇下合髀厭中以下循髀陽出膝外廉下外輔骨之前直下抵絶骨之端下出外踝之前循足跗上入小指次指之間其支者别跗上入大指之間循大指歧骨内出其端還貫爪甲出三毛是動則病口苦善太息心脇痛不能轉側甚則面微有塵體無膏澤足外反熱是爲陽厥是主骨所生病者頭痛頷痛目鋭眥痛缺盆中腫痛腋下腫馬刀俠癭汗出振寒瘧胷脇肋髀膝外至胫絶骨外髁前及諸節皆痛小指次指不用爲此諸病盛則寫之虛則補之熱則疾之寒則留之

陷下則灸之不盛不虛以經取之盛者人迎大一倍于寸口虛者人迎反小于寸口也○肝足厥陰之脉起于大指叢毛之際上循足跗上廉去内踝一寸上踝八寸交出太陰之後上膕内廉循股陰入毛中過陰器抵小腹挾胃屬肝絡膽上貫膈布脇肋循喉嚨之後上入頏顙連目系上出額與督脉會于巔其支者從目系下頰裏環脣内其支者復從肝別貫膈上注肺是動則病腰痛不可以俛仰丈夫㿗疝婦人少腹腫甚則嗌乾面塵脱色是肝所生病者胸滿嘔逆飧泄狐疝遺溺閉癃爲此諸病盛則寫之虛則補之熱則疾之寒則留之陷下則灸之不盛不虛以經取之盛者寸口大一倍于人迎虛者寸口反小于人迎也○手太陰氣絶則皮毛焦太陰者行氣溫于皮毛者也故氣不榮則皮毛焦皮毛焦則津液去皮節津液去皮節者則爪枯毛折毛折者則毛先死丙篤丁死火勝金也○手少陰氣絶則脉不通脉不通則血不流血不流則髦色不澤故其面黑如漆柴者血先死壬篤癸死水勝火也○足太陰氣絶者則脉不榮肌肉脣舌者肌肉之本也脉不榮則肌肉軟肌肉軟則舌萎人中滿人中滿則脣反脣反者肉先死甲篤乙死木勝土也○足少陰氣絶則骨枯少陰者冬脉也伏行而濡骨髓者也故骨不濡則肉不能著也骨肉不相親則肉軟却肉軟却故齒長而垢髮無澤髮無澤者骨先死戊篤己死土勝水也○足厥陰氣絶則筋絶厥陰者肝脉也肝者筋之合也筋者聚于陰氣而脉絡于舌本也故脉弗榮則筋急筋急則引舌與卵故脣青舌卷卵縮則筋先死庚篤辛死金勝木也五陰氣

俱絶則目系轉轉則目運目運者爲志先死志先死則遠一日半死矣六陽氣絶則陰與陽相離離則腠理發泄絶汗乃出故旦占夕死夕占旦死經脉十二者伏行分肉之間深而不見其常見者足太陰過于外踝之上無所隱故也諸脉之浮而常見者皆絡脉也六經絡手陽明少陽之大絡起于五指間上合肘中飲酒者衛氣先行皮膚先充絡脉絡脉先盛故衛氣已平營氣乃滿而經脉大盛脉之卒然動者皆邪氣居之留于本末不動則熱不堅則陷且空不與衆同是以知其何脉之動也雷公曰何以知經脉之與絡脉異也黄帝曰經脉者常不可見也其虚實也以氣口知之脉之見者皆絡脉也雷公曰細子無以明其然也黄帝曰諸絡脉皆不能經大節之間必行絶道而出入復合于皮中其會皆見于外故諸刺絡脉者必刺其結上甚血者雖無結急取之以寫其邪而出其血留之發爲痺也凡診絡脉脉色青則寒且痛赤則有熱胃中寒手魚之絡多青矣胃中有熱魚際絡赤其暴黑者留久痺也其有赤有黑有青者寒熱氣也其青短者少氣也凡刺寒熱者皆多血絡必間日而一取之血盡而止乃調其虚實其小而短者少氣甚者寫之則悶悶甚則仆不得言悶則急坐之也〇手太陰之别名曰列缺起于腕上分間並太陰之經直入掌中散入于魚際其病實則手鋭掌熱虚則欠㰦小便遺數取之去腕半寸别走陽明也〇手少陰之别名曰通里去腕一寸半别而上行循經入于心中繫舌本屬目系其實則支膈虚則不能言取之掌後一寸别走太陽也手心主之别名曰内關去腕二寸出于

兩筋之間循經以上繫于心包絡心系實則心痛虛則爲頭強取之兩筋間也○手太陽之別名曰支正上腕五寸內注少陰其別者上走肘絡肩髃實則節弛肘廢虛則生肬小者如指痂疥取之所別也○手陽明之別名曰偏歷去腕三寸別入太陰其別者上循臂乘肩髃上曲頰偏齒其別者入耳合于宗脉實則齲聾虛則齒寒痹隔取之所別也○手少陽之別名曰外關去腕二寸外遶臂注胷中合心主病實則肘攣虛則不收取之所別也○足太陽之別名曰飛陽去踝七寸別走少陰實則鼽窒頭背痛虛則鼽衄取之所別也○足少陽之別名曰光明去踝五寸別走厥陰下絡足跗實則厥虛則痿躄坐不能起取之所別也○足陽明之別名曰豐隆去踝八寸別走太陰其別者循脛骨外廉上絡頭項合諸經之氣下絡喉嗌其病氣逆則喉痹瘁瘖實則狂巔虛則足不收脛枯取之所別也○足太陰之別名曰公孫去本節之後一寸別走陽明其別者入絡腸胃厥氣上逆則霍亂實則腸中切痛虛則鼓脹取之所別也○足少陰之別名曰大鍾當踝後繞跟別走太陽其別者并經上走于心包下外貫腰脊其病氣逆則煩悶實則閉癃虛則腰痛取之所別者也○足厥陰之別名曰蠡溝去內踝五寸別走少陽其別者經脛上睪結于莖其病氣逆則睪腫卒疝實則挺長虛則暴癢取之所別也○任脉之別名曰尾翳下鳩尾散于腹實則腹皮痛虛則癢搔取之所別也○督脉之別名曰長強挾膂上項散頭上下當肩胛左右別走太陽入貫膂實則脊強虛則頭重高搖之挾脊之有過者取之所別也○

脾之大絡名曰大包出淵腋下三寸布胷脇實則身盡痛虛則百節盡皆縱此脉若羅絡之血者皆取之脾之大絡脉也凡此十五絡者實則必見虛則必下視之不見求之上下人經不同絡脉異所別也

瞀音務䪼之劣切髀音卑骭音旱憺音淡邪與斜同焞土渾切肬音由

○經別第十一

黄帝問于岐伯曰余聞人之合于天道也内有五藏以應五音五色五時五味五位也外有六府以應六律六律建陰陽諸經而合之十二月十二辰十二節十二經水十二時十二經脉者此五藏六府之所以應天道夫十二經脉者人之所以生病之所以成人之所以治病之所以起學之所始工之所止也麤之所易上之所難也請問其離合出入奈何

岐伯稽首再拜曰明乎哉問也此麤之所過上之所息也請卒言之足太陽之正別入于膕中其一道下尻五寸別入于肛屬于膀胱散之腎循膂當心入散直者從膂上出于項復屬于太陽此爲一經也○足少陰之正至膕中別走太陽而合上至腎當十四顀出屬帶脉直者繫舌本復出于項合于太陽此爲一合成以諸陰之別皆爲正也○足少陽之正繞髀入毛際合于厥陰別者入季脇之間循胷裏屬膽散之上肝貫心以上挾咽出頤頷中散于面繫目系合少陽于外眥也○足厥陰之正別跗上上至毛際合于少陽與別俱行此爲二合也○足陽明之正上至髀入于腹裏屬胃散之脾上通于心上循咽出于口上頞䪼還繫目系合于陽明也○足太陰之正上至髀合于陽明與別俱行上結于咽

貫舌中此爲三合也○手太陽之正指地別于肩解入腋走心繫小腸也○手少陰之正別入于淵腋兩筋之間屬于心上走喉嚨出于面合目內眥此爲四合也○手少陽之正指天別于巔入缺盆下走三焦散于胷中也○手心主之正別下淵腋三寸入胷中別屬三焦出循喉嚨出耳後合少陽完骨之下此爲五合也○手陽明之正從手循膺乳別于肩髃入柱骨下走大腸屬于肺上循喉嚨出缺盆合于陽明也○手太陰之正別入淵腋少陰之前入走肺散之太陽上出缺盆循喉嚨復合陽明此六合也

尻枯毛切　肛胡公切　頣頷上以之切下戶感切

○經水第十二

黃帝問于岐伯曰經脉十二者外合于十二經水而內屬于五藏六府夫十二經水者其有大小深淺廣狹遠近各不同五藏六府之高下小大受穀之多少亦不等相應奈何夫經水者受水而行之五藏者合神氣魂魄而藏之六府者受穀而行之受氣而揚之經脉者受血而營之合而以治奈何刺之深淺灸之壯數可得聞乎岐伯荅曰善哉問也天至高不可度地至廣不可量此之謂也且夫人生于天地之間六合之內此天之高地之廣也非人力之所能度量而至也若夫八尺之士皮肉在此外可度量切循而得之其死可解剖而視之其藏之堅脆府之大小穀之多少脉之長短血之清濁氣之多少十二經之多血少氣與其少血多氣與其皆多血氣與其皆少血氣皆有大數其治以鍼艾各調其經氣固其常有合乎黃帝曰余聞之快于耳不解于心願卒聞之岐伯荅曰此人之所以

參天地而應陰陽也。不可不察。
足太陽外合清水。內屬膀胱。而通水道焉。
足少陽外合于渭水。內屬于膽。
足陽明外合于海水。內屬于胃。
足太陰外合于湖水。內屬于脾。
足少陰外合于汝水。內屬于腎。
足厥陰外合于澠水。內屬于肝。
手太陽外合淮水。內屬小腸。而水道出焉。
手少陽外合于漯水。內屬于三焦。
手陽明外合于江水。內屬于大腸。
手太陰外合于河水。內屬于肺。
手少陰外合于濟水。內屬于心。
手心主外合于漳水。內屬于心包。
凡此五藏六府十二經水者。外有源泉。而內有所禀。此皆內外相貫。如環無端。人經亦然。故天為陽。地為陰。腰以上為天。腰以下為地。

故海以北者為陰。湖以北者為陰中之陰。漳以南者為陽。河以北至漳者為陽中之陰。漯以南至江者為陽中之太陽。此一隅之陰陽也。所以人與天地相參也。黃帝曰。夫經水之應經脉也。其遠近淺深。水血之多少。各不同。合而以刺之奈何。岐伯荅曰。足陽明。五藏六府之海也。其脉大。血多。氣盛。熱壯。刺此者不深弗散。不留不寫也。足陽明刺深六分。留十呼。足太陽深五分。留七呼。足少陽深四分。留五呼。足太陰深三分。留四呼。足少陰深二分。留三呼。足厥陰深一分。留二呼。手之陰陽。其受氣之道近。其氣之來疾。其刺深者。皆無過二分。其留皆無過一呼。其少長大小肥瘦。以心撩之。命曰法天之常。灸之亦然。灸而過此者得惡火。則骨枯脉濇。刺而過此者。則脫氣。
黃帝曰。夫經脉之小大。血之多少。膚之厚薄。

肉之堅脆及膕之大小可爲量度乎。岐伯荅曰：其可爲度量者，取其中度也，不甚脫肉而血氣不衰也。若夫度之人，痟瘦而形肉脫者，惡可以度量刺乎。審切循捫按視其寒溫盛衰而調之，是謂因適而爲之眞也。

灑彌著切　潔適合切　以心撩之一本作以意料之

黃帝素問靈樞經卷之三

黄帝素問靈樞經卷之四

○經筋第十三

足太陽之筋起于足小指上結于踝邪上結于膝其下循足外踝結于踵上循跟結於膕其别者結于踹外上膕中内廉與膕中并上結于臀上挾脊上項其支者别入結於舌本其直者結于枕骨上頭下顔結于鼻其支者為目上網下結于頄其支者從腋後外廉結于肩髃其支者入腋下上出缺盆上結于完骨其支者出缺盆邪上出于頄其病小指支跟腫痛膕攣脊反折項筋急肩不舉腋支缺盆中紐痛不可左右摇治在燔鍼劫刺以知為數以痛為輸名曰仲春痺○足少陽之筋起于小指次指上結外踝上循脛外廉結于膝外廉其支者别起外輔骨上走髀前者結于伏兔之上後者結于尻其直者上乘𦚾季脇上走腋前廉繫于膺乳結于缺盆直者上出腋貫缺盆出太陽之前循耳後上額角交巔上下走頷上結于頄支者結于目眥為外維其病小指次指支轉筋引膝外轉筋膝不可屈伸膕筋急前引髀後引尻即上乘𦚾季脇痛上引缺盆膺乳頸維筋急從左之右右目不開上過右角並蹻脉而行左絡于右故傷左角右足不用命曰維筋相交治在燔鍼劫刺以知為數以痛為輸名曰孟春痺也○足陽明之筋起于中三指結于跗上邪外上加于輔骨上結于膝外廉直上結于髀樞上循脇屬脊其直者上循骭結于　其支者結于外輔骨合少陽其直者上循伏兔上結于髀聚于陰器上腹而布至缺盆而結上頸上挾口合于頄下結于鼻上合于太陽太陽為目上網陽明為目下網其支者從頰結于耳

前其病足中指支脛轉筋脚跳堅伏兔轉筋髀前腫㿗疝腹筋急引缺盆及頰卒口僻急者目不合熱則筋縱目不開頰筋有寒則急引頰移口有熱則筋弛縱緩不勝收故僻治之以馬膏膏其急者以白酒和桂以塗其緩者以桑鉤鉤之卽以生桑灰置之坎中高下以坐等以膏熨急頰且飲美酒噉美炙肉不飲酒者自強也爲之三拊而已治在燔鍼劫刺以知爲數以痛爲輸名曰季春痺也○足太陰之筋起于大指之端内側上結于内踝其直者絡于膝内輔骨上循陰股結于髀聚于陰器上腹結于臍循腹裏結于肋散于胷中其内者著于脊其病足大指支内踝痛轉筋痛膝内輔骨痛陰股引髀而痛陰器紐痛下引臍兩脇痛引膺中脊内痛治在燔鍼劫刺以知爲數以痛爲輸命曰孟秋痺也○足少陰之筋起于小指之下並足太陰之筋邪走内踝之下結于踵與太陽之筋合而上結于内輔之下並太陰之筋而上循陰股結于陰器循脊内挾膂上至項結于枕骨與足太陽之筋合其病足下轉筋及所過而結者皆痛及轉筋病在此者主癇瘛及痙在外者不能俛在内者不能仰故陽病者腰反折不能俛陰病者不能仰治在燔鍼劫刺以知爲數以痛爲輸在内者熨引飲藥此筋折紐紐發數甚者死不治名曰仲秋痺也○足厥陰之筋起于大指之上上結于内踝之前上循脛上結内輔之下上循陰股結于陰器絡諸筋其病足大指支内踝之前痛内輔痛陰股痛轉筋陰器不用傷於内則不起傷於寒則陰縮入傷於熱則縱挺不收治在行水清陰氣其病轉筋者治在燔鍼劫刺以知爲數以痛

爲輸命曰季秋痹也○手太陽之筋起于小指之上結于腕上循臂内廉結于肘内銳骨之後彈之應小指之上入結于腋下其支者後走腋後廉上繞肩胛循脛出走太陽之前結于耳後完骨其支者入耳中直者出耳上下結于頷上屬目外眥其病小指支肘内銳骨後廉痛循臂陰入腋下腋下痛腋後廉痛繞肩胛引頸而痛應耳中鳴痛引頷目瞑良久乃得視頸筋急則爲筋瘻頸腫寒熱在頸者治在燔鍼劫刺之以知爲數以痛爲輸其爲腫者復而銳之本支者上曲牙循耳前屬目外眥上頷結于角其痛當所過者支轉筋治在燔鍼劫刺以知爲數以痛爲輸名曰仲夏痹也○手少陽之筋起于小指次指之端結于腕中循臂結于肘上繞臑外廉上肩走頸合手太陽其支者當曲頰入繫舌本其支者上曲牙循耳前屬目外眥上乘頷結于角其病當所過者即支轉筋舌卷治在燔鍼劫刺以知爲數以痛爲輸名曰季夏痹也○手陽明之筋起于大指次指之端結于腕上循臂上結于肘外上臑結于髃其支者繞肩胛挾脊直者從肩髃上頸其支者上頰結于頄直者上出手太陽之前上左角絡頭下右頷其病當所過者支痛及轉筋肩不舉頸不可左右視治在燔鍼劫刺以知爲數以痛爲輸名曰孟夏痹也○手太陰之筋起于大指之上循指上行結于魚後行寸口外側上循臂結肘中上臑内廉入腋下出缺盆結肩前髃上結缺盆下結胸裏散貫賁合賁下抵季脇其病當所過者支轉筋痛甚成息賁脇急吐血治在燔鍼劫刺以知爲數以痛爲輸名曰仲冬痹也○手心主之筋起于中指與太陰

之筋並行結于肘内廉上臂陰結腋下下散前後挾脇其支者入腋散胷中結于臂其病當所過者支轉筋前及胷痛息賁治在燔鍼劫刺以知爲數以痛爲輸名曰孟冬痹也〇手少陰之筋起于小指之内側結于鋭骨上結肘内廉上入腋交太陰挾乳裏結于胷中循臂下繫于臍其病内急心承伏梁下爲肘網其病當所過者支轉筋筋痛治在燔鍼劫刺以知爲數以痛爲輸其成伏梁唾血膿者死不治經筋之病寒則反折筋急熱則筋弛縱不收陰痿不用陽急則反折陰急則俛不伸焠刺者刺寒急也熱則筋縱不收無用燔鍼名曰季冬痹也〇足之陽明手之太陽筋急則口目爲噼眥急不能卒視治皆如右方也

頄音求

〇骨度第十四

黄帝問于伯高曰脉度言經脉之長短何以立之伯高曰先度其骨節之大小廣狹長短而脉度定矣黄帝曰願聞衆人之度人長七尺五寸者其骨節之大小長短各幾何伯高曰頭之大骨圍二尺六寸胷圍四尺五寸腰圍四尺二寸髮所覆者顱至項尺二寸髮以下至頤長一尺君子終折結喉以下至缺盆中長四寸缺盆以下至䯏骬長九寸過則肺大不滿則肺小䯏骬以下至天樞長八寸過則胃大不及則胃小天樞以下至横骨長六寸半過則迴腸廣長不滿則狹短横骨長六寸半横骨上廉以下至内輔之上廉長一尺八寸内輔之上廉以下至下廉長三寸半内輔下廉下至内踝長一尺三寸内踝以下至地長三寸膝膕以下至跗屬長一尺六寸跗屬以下至地長三寸故骨圍大則大過小則

不及角以下至柱骨長一尺行腋中不見者長四寸腋以下至季脇長一尺二寸季脇以下至髀樞長六寸髀樞以下至膝中長一尺九寸膝以下至外踝長一尺六寸外踝以下至京骨長三寸京骨以下至地長一寸耳後當完骨者廣九寸耳前當耳門者廣一尺三寸兩顴之間相去七寸兩乳之間廣九寸半兩髀之間廣六寸半足長一尺二寸廣四寸半肩至肘長一尺七寸肘至腕長一尺二寸半腕至中指本節長四寸本節至其末長四寸半項髮以下至背骨長二寸半膂骨以下至尾骶二十一節長三尺上節長一寸四分分之一奇分在下故上七節至于膂骨九寸八分分之七此衆人骨之度也所以立經脉之長短也是故視其經脉之在于身也其見浮而堅其見明而大者多血細而沉者多氣也

髑骬上許竭切又許伐切下云居切　髀步米切髀殿也

○五十營第十五

黄帝曰余願聞五十營奈何岐伯荅曰天周二十八宿宿三十六分人氣行一周千八分日行二十八宿人經脉上下左右前後二十八脉周身十六丈二尺以應二十八宿漏水下百刻以分晝夜故人一呼脉再動氣行三寸一吸脉亦再動氣行三寸呼吸定息氣行六寸十息氣行六尺日行二分二百七十息氣行十六丈二尺氣行交通于中一周于身下水二刻日行二十五分五百四十息氣行再周于身下水四刻日行四十分二千七百息氣行十周于身下水二十刻日行五宿二十分一萬三千五百息氣行五十營于身水下百刻日行二十八宿漏水皆盡脉終矣所

謂交通者并行一數也故五十營備得盡天地之壽矣凡行八百一十丈也

○營氣第十六

黄帝曰營氣之道内穀爲寶穀入于胃乃傳之肺流溢于中布散于外精專者行于經隧常營無已終而復始是謂天地之紀故氣從太陰出注手陽明上行注足陽明下行至跗上注大指間與太陰合上行抵髀從脾注心中循手少陰出腋下臂注小指合手太陽上行乘腋出䪼内注目内眥上巔下項合足太陽循脊下尻下行注小指之端循足心注足少陰上行注腎從腎注心外散于胷中循心主脉出腋下臂出兩筋之間入掌中出中指之端還注小指次指之端合手少陽上行注膻中散于三焦從三焦注膽出脇注足少陽下行至跗上復從跗注大指間合足厥陰上行至肝從肝上注肺上循喉嚨入頏顙之竅究于畜門其支別者上額循巔下項中循脊入骶是督脉也絡陰器上過毛中入臍中上循腹裏入缺盆下注肺中復出太陰此營氣之所行也逆順之常也

濁者一本作淖滑利也　入骶音氐

○脉度第十七

黄帝曰願聞脉度岐伯荅曰手之六陽從手至頭長五尺五六三丈手之六陰從手至胷中三尺五寸三六一丈八尺五六三尺合二丈一尺足之六陽從足上至頭八尺六八四丈八尺足之六陰從足至胷中六尺五寸六六三丈六尺五六三尺合三丈九尺蹻脉從足至目七尺五寸二七一丈四尺二五一尺合一丈五尺督脉任脉各四尺五寸二四八尺二五一尺合九尺凡都合一十六丈二尺

此氣之大經隧也經脉爲裏支而横者爲絡絡之别者爲孫盛而血者疾誅之盛者寫之虚者飲藥以補之五藏常内閲于上七竅也故肺氣通於鼻肺和則鼻能知臭香矣心氣通于舌心和則舌能知五味矣肝氣通于目肝和則目能辨五色矣脾氣通于口脾和則口能知五穀矣腎氣通于耳腎和則耳能聞五音矣五藏不和則七竅不通六府不和則留爲癰故邪在府則陽脉不和陽脉不和則氣留之氣留之則陽氣盛矣陽氣太盛則陰不利陰脉不利則血留之血留之則陰氣盛矣陰氣太盛則陽氣不能榮也故曰關陽氣太盛則陰氣弗能榮也故曰格陰陽俱盛不得相榮故曰關格關格者不得盡期而死也

黄帝曰蹻脉安起安止何氣榮水岐伯荅曰蹻脉者少陰之别起于然骨之後上内踝之上直上循陰股入陰上循胷裏入缺盆上出人迎之前入頄屬目内眥合于太陽陽蹻而上行氣并相還則爲濡目氣不榮則目不合

黄帝曰氣獨行五藏不榮六府何也岐伯荅曰氣之不得無行也如水之流如日月之行不休故陰脉榮其藏陽脉榮其府如環之無端莫知其紀終而復始其流溢之氣内漑藏府外濡腠理黄帝曰蹻脉有陰陽何脉當其數岐伯荅曰男子數其陽女子數其陰當數者爲經其不當數者爲絡也

蹻脉渠略切又音喬　經隧音遂

○營衛生會第十八

黄帝問于岐伯曰人焉受氣陰陽焉會何氣爲營何氣爲衛營安從生衛于焉會老壯不同氣陰陽異位願聞其會岐伯荅曰人受氣于穀穀入于胃以傳與肺五藏六府皆以受

氣其清者爲營，濁者爲衛，營在脉中，衛在脉外，營周不休，五十而復大會。陰陽相貫，如環無端。衛氣行于陰二十五度，行于陽二十五度，分爲晝夜，故氣至陽而起，至陰而止。故曰日中而陽隴爲重陽，夜半而陰隴爲重陰。故太陰主内，太陽主外，各行二十五度，分爲晝夜。夜半爲陰隴，夜半後而爲陰衰，平旦陰盡而陽受氣矣。日中爲陽隴，日西而陽衰，日入陽盡而陰受氣矣。夜半而大會，萬民皆臥，命曰合陰，平旦陰盡而陽受氣，如是無已，與天地同紀。黄帝曰：老人之不夜瞑者，何氣使然？少壯之人不晝瞑者，何氣使然？岐伯答曰：壯者之氣血盛，其肌肉滑，氣道通，營衛之行不失其常，故晝精而夜瞑。老者之氣血衰，其肌肉枯，氣道濇，五藏之氣相搏，其營氣衰少而衛氣内伐，故晝不精，夜不瞑。黄帝曰：願聞營衛之所行，皆何道從來？岐伯答曰：營出于中焦，衛出于下焦。黄帝曰：願聞三焦之所出。岐伯答曰：上焦出于胃上口，並咽以上，貫膈而布胷中，走腋，循太陰之分而行，還至陽明，上至舌，下足陽明，常與營俱行于陽二十五度，行于陰亦二十五度一周也，故五十度而復大會于手太陰矣。黄帝曰：人有熱飲食下胃，其氣未定，汗則出，或出于面，或出于背，或出于身半，其不循衛氣之道而出何也？岐伯曰：此外傷于風，内開腠理，毛蒸理泄，衛氣走之，固不得循其道，此氣慓悍滑疾，見開而出，故不得從其道，故命曰漏泄。黄帝曰：願聞中焦之所出。岐伯答曰：中焦亦並胃中，出上焦之後，此所受氣者，泌糟粕，蒸津液，化其精微，上注于肺脉，乃化而爲血，以奉生身，莫貴于此，故獨得行于經隧，命曰營氣。黄帝曰：夫血之與氣異名同類何謂也岐伯荅曰營衛者精氣也血者神氣也故血之與氣異名同類焉故奪血者無汗奪汗者無血故人生有兩死而無兩生黄帝曰願聞下焦之所出岐伯荅曰下焦者别迴腸注于膀胱而滲入焉故水穀者常并居于胃中成糟粕而俱下于大腸而成下焦滲而俱下濟泌别汁循下焦而滲入膀胱焉黄帝曰人飲酒酒亦入胃穀未熟而小便獨先下何也岐伯荅曰酒者熟穀之液也其氣悍以清故後穀而入先穀而液出焉黄帝曰善余聞上焦如霧中焦如漚下焦如瀆此之謂也

○四時氣第十九

黄帝問于岐伯曰夫四時之氣各不同形百病之起皆有所生灸刺之道何者爲定（一本作寶）岐伯荅曰四時之氣各有所在灸刺之道得氣穴爲定故春取經血脉分肉之間甚者深刺之間者淺刺之夏取盛經孫絡取分間絶皮膚秋取經腧邪在府取之合冬取并滎必深以留之温瘧汗不出爲五十九痏風㽷膚脹爲五十七痏取皮膚之血者盡取之飧泄補三陰之上補陰陵泉皆久留之熱行乃止轉筋于陽治其陽轉筋于陰治其陰皆卒刺之徒㽷先取環谷下三寸以鈹鍼鍼之已刺而筩之而内之入而復之以盡其㽷必堅來緩則煩悗來急則安静間日一刺之㽷盡乃止飲閉藥方刺之時徒飲之方飲無食方食無飲無食他食百三十五日著痺不去久寒不已卒取其三里骨爲幹腸中不便取三里盛寫之虚補之癘風者素刺其腫上已刺以鋭鍼鍼其處按出其惡氣腫盡乃止常食方食無食他食腹中常鳴氣上衝胷喘不能久

立邪在大腸刺肓之原巨虛上廉三里小腹控睪引腰脊上衝心邪在小腸者連睪系屬于脊貫肝肺絡心系氣盛則厥逆上衝腸胃燻肝散于肓結于臍故取之肓原以散之刺太陰以予之取厥陰以下之取巨虛下廉以去之按其所過之經以調之善嘔嘔有苦長太息心中憺憺恐人將捕之邪在膽逆在胃膽液泄則口苦胃氣逆則嘔苦故曰嘔膽取三里以下胃氣逆則刺少陽血絡以閉膽逆却調其虛實以去其邪飲食不下膈塞不通邪在胃脘在上脘則刺抑而下之在下脘則散而去之小腹痛腫不得小便邪在三焦約取之太陽大絡視其絡脉與厥陰小絡結而血者腫上及胃脘取三里覩其色察其以知其散復者視其目色以知病之存亡也一其形聽其動靜者持氣口人迎以視其脉堅且盛且滑者病日進脉軟者病將下諸經實者病三日已氣口候陰人迎候陽也

風痳尸類切　筩音同　著痹上直略切下音閉　鋭鍼上余惠切芒也

黄帝素問靈樞經卷之四

黃帝素問靈樞經卷之五

○五邪第二十

邪在肺則病皮膚痛寒熱上氣喘汗出欬動肩背取之膺中外腧背三節五藏（一本作五顀又五節）之傍以手疾按之快然乃刺之取之缺盆中以越之邪在肝則兩脇中痛寒中惡血在內行善掣節時脚腫取之行間以引脇下補三里以溫胃中取血脉以散惡血取耳間青脉以去其掣邪在脾胃則病肌肉痛陽氣有餘陰氣不足則熱中善饑陽氣不足陰氣有餘則寒中腸鳴腹痛陰陽俱有餘若俱不足則有寒有熱皆調于三里邪在腎則病骨痛陰痺陰痺者按之而不得腹脹腰痛大便難肩背頸項痛時眩取之湧泉崑崙視有血者盡取之邪在心則病心痛喜悲時眩仆視有餘不足而調之其輸也

顀音椎

○寒熱病第二十一

皮寒熱者不可附席毛髮焦鼻槁腊不得汗取三陽之絡以補手太陰肌寒熱者肌痛毛髮焦而脣槁腊不得汗取三陽于下以去其血者補足太陰以出其汗骨寒熱者病無所安汗注不休齒未槁取其少陰于陰股之絡齒已槁死不治骨厥亦然骨痺舉節不用而痛汗注煩心取三陰（一本作三陽）之經補之身有所傷血出多及中風寒若有所墮墜四支懈惰不收名曰體惰取其小腹臍下三結交三結交者陽明太陰也臍下三寸關元也厥痺者厥氣上及腹取陰陽之絡視主病也寫陽補陰經也頸側之動脉人迎人迎足陽明也在嬰筋之前嬰筋之後手陽明也名曰扶突次脉足少陽脉也名曰天牖次脉足太陽也名曰天柱腋下動脉臂太陰也名曰天府陽

迎頭痛胸滿不得息取之人迎暴瘖氣鞕取扶突與舌本出血暴聾氣蒙耳目不明取天牖暴攣癇眩足不任身取天柱暴癉內逆肝肺相搏血溢鼻口取天府此爲天牖五部臂陽明有入頄偏齒者名曰大迎下齒齲取之臂惡寒補之不惡寒寫之足太陽有入頄偏齒者名曰角孫上齒齲取之在鼻與頄前方病之時其脈盛盛則寫之虛則補之一曰取之出鼻外足陽明有挾鼻入于面者名曰懸顱屬口對入繫目本視有過者取之損有餘益不足反者益其足太陽有通項入于腦者正屬目本名曰眼系頭目苦痛取之在項中兩筋間入腦乃別陰蹻陽蹻陰陽相交陽入陰陰出陽交于目銳眥陽氣盛則瞋目陰氣盛則瞑目熱厥取足太陰少陽皆留之寒厥取足陽明少陰于足皆留之舌縱涎下煩悗取足少陰振寒洒洒鼓頷不得汗出腹脹煩悗取手太陰刺虛者刺其去也刺實者刺其來也春取絡脈夏取分腠秋取氣口冬取經輸凡此四時各以時爲齊絡脈治皮膚分腠治肌肉氣口治筋脈經輸治骨髓五藏身有五部伏兔一腓二腓者腨也背三五藏之腧四項五此五部有癰疽者死病始手臂者先取手陽明太陰而汗出病始頭首者先取項太陽而汗出病始足胻者先取足陽明而汗出臂太陰可汗出足陽明可汗出故取陰而汗出甚者止之于陽取陽而汗出甚者止之於陰凡刺之害中而不去則精泄不中而去則致氣精泄則病甚而恇致氣則生爲癰疽也

槁腊（下思亦切）齲（丘禹切齒蠹也）頄（逵仇二音面頰也）悗（音悶）腓（音肥）

○癲狂第二十二

目眥外決于面者爲銳眥在內近鼻者爲內眥上爲外眥下爲內眥癲疾始生先不樂頭重痛視舉目赤甚作極已而煩心候之于顏取手太陽陽明太陰血變而止癲疾始作而引口啼呼喘悸者候之手陽明太陽左強者攻其右右強者攻其左血變而止癲疾始作先反僵因而脊痛候之足太陽陽明太陰手太陽血變而止治癲疾者常與之居察其所當取之處病至視之有過者寫之置其血于瓠壺之中至其發時血獨動矣不動灸窮骨二十壯窮骨者骶骨也骨癲疾者顑齒諸腧分肉皆滿而骨居汗出煩悗嘔多沃沫氣下泄不治筋癲疾者身倦攣急大刺項大經之大杼脉嘔多沃沫氣下泄不治脉癲疾者暴仆四肢之脉皆脹而縱脉滿盡刺之出血不滿灸之挾項太陽灸帶脉于腰相去三寸諸

分肉本輸嘔多沃沫氣下泄不治癲疾者疾發如狂者死不治狂始生先自悲也喜忘苦怒善恐者得之憂饑治之取手太陰陽明血變而止及取足太陰陽明狂始發少臥不饑自高賢也自辯智也自尊貴也善罵詈日夜不休治之取手陽明太陽太陰舌下少陰視之盛者皆取之不盛釋之也狂言驚善笑好歌樂妄行不休者得之大恐治之取手陽明太陽太陰狂目妄見耳妄聞善呼者少氣之所生也治之取手太陽太陰陽明足太陰頭兩顑狂者多食善見鬼神善笑而不發于外者得之有所大喜治之取足太陰太陽陽明後取手太陰太陽陽明狂而新發未應如此者先取曲泉左右動脉及盛者見血有頃已不已以法取之灸骨骶二十壯風逆暴四肢腫身漯漯唏然時寒饑則煩飽則善變取手

大陰表裏足少陰陽明之經肉清取榮骨清取井經也厥逆為病也足暴清胷若將裂腸若將以刀切之煩而不能食脉大小皆濇煖取足少陰清取足陽明清則補之温則寫之厥逆腹脹滿腸鳴胷滿不得息取之下胷二脇欬而動手者與背腧以手按之立快者是也内閉不得溲刺足少陰太陽與骶上以長鍼氣逆則取其太陰陽明厥陰甚取少陰陽明動者之經也少氣身漯漯也言吸吸也骨痠體重懈惰不能動補足少陰短氣息短不屬動作氣索補足少陰去血絡也

倦攣上音權　顑口感切面黃起行　唏許几切笑也

○熱病第二十三

偏枯身偏不用而痛言不變志不亂病在分腠之間巨鍼取之益其不足損其有餘乃可復也痱之為病也身無痛者四肢不收智亂不甚其言微知可治甚則不能言不可治也病先起于陽後入于陰者先取其陽後取其陰浮而取之熱病三日而氣口静人迎躁者取之諸陽五十九刺以寫其熱而出其汗實其陰以補其不足者身熱甚陰陽皆静者勿刺也其可刺者急取之不汗出則泄所謂勿刺者有死徵也熱病七日八日脉口動喘而短一本作弦者急刺之汗且自出淺刺手大指間熱病七日八日脉微小病者溲血口中乾一日半而死脉代者一日死熱病已得汗出而脉尚躁喘且復熱勿刺膚喘甚者死熱病七日八日脉不躁躁不散數後三日中有汗三日不汗四日死未曾汗者勿腠刺之熱病先膚痛窒鼻充面取之皮以第一鍼五十九苛軫鼻索皮于肺不得索之火火者心也熱病先身濇倚而熱煩悗乾脣口嗌取之皮以第

一鍼五十九膚脹口乾寒汗出索脉于心不得索之水水者腎也熱病嗌乾多飲善驚臥不能起取之膚肉以第六鍼五十九目眥青索肉于脾不得索之木木者肝也熱病面青腦痛手足躁取之筋間以第四鍼于四逆筋躄目浸索筋于肝不得索之金金者肺也熱病數驚瘛瘲而狂取之脉以第四鍼急寫有餘者癲疾毛髮去索血于心不得索之水水者腎也熱病身重骨痛耳聾而好瞑取之骨以第四鍼五十九刺骨病不食齧齒耳青索骨于腎不得索之土土者脾也熱病不知所痛耳聾不能自收口乾陽熱甚陰頗有寒者熱在髓死不可治熱病頭痛顳顬目瘛脉痛善衄厥熱病也取之以第三鍼視有餘不足寒熱痔熱病體重腸中熱取之以第四鍼於其腧及下諸指間索氣于胃胳得氣也熱病挾臍急痛胷脇滿取之湧泉與陰陵泉取以第四鍼鍼嗌裏熱病而汗且出及脉順可汗者取之魚際大淵大都大白寫之則熱去補之則汗出汗出大甚取內踝上橫脉以止之熱病已得汗而脉尚躁盛此陰脉之極也死其得汗而脉靜者生熱病者脉尚盛躁而不得汗者此陽脉之極也死脉盛躁得汗靜者生熱病不可刺者有九一曰汗不出大顴發赤噦者死二曰泄而腹滿甚者死三曰目不明熱不已者死四曰老人嬰兒熱而腹滿者死五曰汗不出嘔下血者死六曰舌本爛熱不已者死七曰欬而衄汗不出出不至足者死八曰髓熱者死九曰熱而痓者死腰折瘈瘲齒噤齘也凡此九者不可刺也所謂五十九刺者兩手外內側各三凡十二痏五指間各一凡八痏足亦如是頭入髮一寸傍三分

各三凡六痏更入髮三寸邊五凡十痏耳前後口下者各一項中一凡六痏巔上一顖會一髮際一廉泉一風池二天柱二氣滿胷中喘息取足太陰大指之端去爪甲如薤葉寒則留之熱則疾之氣下乃止心疝暴痛取足太陰厥陰盡刺去其血絡喉痺舌卷口中乾煩心心痛臂内廉痛不可及頭取手小指次指爪甲下去端如韭葉目中赤痛從内眥始取之陰蹻風痓身反折先取足太陽及膕中及血絡出血中有寒取三里癃取之陰蹻及三毛上及血絡出血男子如蠱女子如怚身體腰脊如解不欲飲食先取湧泉見血視跗上盛者盡見血也

痱（音肥）　痓（巨井切）　禁（巨禁切）　齘（音介）

〇厥病第二十四

厥頭痛面若腫起而煩心取之足陽明太陰

厥頭痛頭脉痛心悲善泣視頭動脉反盛者刺盡去血後調足厥陰厥頭痛貞貞頭重而痛寫頭上五行行五先取手少陰後取足少陰厥頭痛意善忘按之不得取頭面左右動脉後取足太陰厥頭痛項先痛腰脊爲應先取天柱後取足太陽厥頭痛頭痛甚耳前後脉湧有熱（一本云有動脉）寫出其血後取足少陽眞頭痛頭痛甚腦盡痛手足寒至節死不治頭痛不可取于腧者有所擊墮惡血在于内若肉傷痛未已可則刺不可遠取也頭痛不可刺者大痺爲惡日作者可令少愈不可已頭半寒痛先取手少陽陽明後取足少陽陽明厥心痛與背相控善瘛如從後觸其心傴僂者腎心痛也先取京骨崑崙發狂不已取然谷厥心痛腹脹胷滿心尤痛甚胃心痛也取之大都大白厥心痛痛如以錐鍼刺其心心

痛甚者脾心痛也取之然谷大谿厥心痛色蒼蒼如死狀終日不得太息肝心痛也取之行間大衝厥心痛臥若徒居心痛間動作痛益甚色不變肺心痛也取之魚際大淵真心痛手足清至節心痛甚旦發夕死夕發旦死心痛不可刺者中有盛聚不可取于腧腸中有蟲瘕及蛟蛕皆不可取以小鍼心腸痛憹作痛腫聚往來上下行痛有休止腹熱喜渴涎出者是蛟蛕也以手聚按而堅持之無令得移以大鍼刺之久持之蟲不動乃出鍼也𢝫腹憹痛形中上者耳聾無聞取耳中耳鳴取耳前動脈耳痛不可刺者耳中有膿若有乾耵聹耳無聞也耳聾取手小指次指爪甲上與肉交者先取手後取足耳鳴取手中指爪甲上左取右右取左先取手後取足足髀不可舉側而取之在樞合中以員利鍼大鍼不可刺病注下血取曲泉風痺淫濼病不可已者足如履冰時如入湯中股脛淫濼煩心頭痛時嘔時悗眩已汗出久則目眩悲以喜恐短氣不樂不出三年死也

貞貞都耕切　憹乃老切　𢝫音烹　耵聹上都領切耳中垢也下乃頂切

○病本第二十五

先病而後逆者治其本先逆而後病者治其本先寒而後生病者治其本先病而後生寒者治其本先熱而後生病者治其本先泄而後生他病者治其本必且調之乃治其他病先病而後中滿者治其標先病後泄者治其本先中滿而後煩心者治其本有客氣有同氣大小便不利治其標大小便利治其本病發而有餘本而標之先治其本後治其標病發而不足標而本之先治其標後治其本謹

詳察間甚以意調之間者并行甚爲獨行先小大便不利而後生他病者治其本也

○雜病第二十六

厥挾脊而痛者至頂頭沈沈然目䀮䀮然腰脊強取足太陽膕中血絡厥胷滿面腫脣漯漯然暴言難甚則不能言取足陽明厥氣走喉而不能言手足清大便不利取足少陰厥而腹嚮嚮然多寒氣腹中穀穀便溲難取足太陰嗌乾口中熱如膠取足少陰膝中痛取犢鼻以員利鍼發而間之鍼大如氂刺膝無疑喉痺不能言取足陽明能言取手陽明瘧不渴間日而作取足陽明渴而日作取手陽明齒痛不惡清飲取足陽明惡清飲取手陽明聾而不痛者取足少陽聾而痛者取手陽明衄而不止衃血流取足太陽衃血取手太陽不已刺宛骨下不已刺膕中出血腰痛痛上寒取足太陽陽明痛上熱取足厥陰不可以俛仰取足少陽中熱而喘取足少陰膕中血絡喜怒而不欲食言益小刺足太陰怒而多言刺足少陽顑痛刺手陽明與顑之盛脈出血項痛不可俛仰刺足太陽不可以顧刺手太陽也小腹滿大上走胃至心淅淅身時寒熱小便不利取足厥陰腹滿大便不利腹大亦上走胷嗌喘息喝喝然取足少陰腹滿食不化腹嚮嚮然不能大便取足太陰心痛引腰脊欲嘔取足少陰心痛腹脹嗇嗇然大便不利取足太陰心痛引背不得息刺足少陰不已取手少陽心痛引小腹滿上下無常處便溲難刺足厥陰心痛但短氣不足以息刺手太陰心痛當九節刺之按已刺按之立已不已上下求之得之立已顑痛刺足陽明曲周動脈見血立已不已按人迎于經立已

氣逆上，刺膺中陷者與下胷動脈。腹痛，刺臍左右動脈。已刺按之，立已。不已，刺氣街。已刺按之，立已。痿厥爲四末束悗，乃疾解之。日二，不仁者十日而知。無休，病已止。歲以草刺鼻，嚏嚏而已。無息而疾迎引之，立已。大驚之，亦可已。

𦅫音響　縠音斛

○周痺第二十七

黄帝問于岐伯曰：周痺之在身也，上下移徙隨脈，其上下左右相應，間不容空，願聞此痛在血脈之中邪，將在分肉之間乎，何以致是？其痛之移也，間不及下鍼，其慉痛之時，不及定治，而痛已止矣，何道使然？願聞其故。岐伯荅曰：此衆痺也，非周痺也。黄帝曰：願聞衆痺。岐伯對曰：此各在其處，更發更止，更居更起，以右應左，以左應右，非能周也，更發更休也。

黄帝曰：善。刺之奈何？岐伯對曰：刺此者，痛雖已止，必刺其處，勿令復起。帝曰：善。願聞周痺何如？岐伯對曰：周痺者，在于血脈之中，隨脈以上，隨脈以下，不能左右，各當其所。黄帝曰：刺之奈何？岐伯對曰：痛從上下者，先刺其下以過（一作遏，下同）之，後刺其上以脫之。痛從下上者，先刺其上以過之，後刺其下以脫之。黄帝曰：善。此痛安生？何因而有名？岐伯對曰：風寒濕氣，客于外分肉之間，迫切而爲沫，沫得寒則聚，聚則排分肉而分裂也，分裂則痛，痛則神歸之，神歸之則熱，熱則痛解，痛解則厥，厥則他痺發，發則如是。帝曰：善。余已得其意矣。此内不在藏，而外未發于皮，獨居分肉之間，真氣不能周，故命曰周痺。故刺痺者，必先切循其下之六經，視其虛實，及大絡之血結而不通，及虛而脈陷空者而調之，熨而通之，其

癒堅轉引而行之黃帝曰善余已得其意矣亦得其事也九者經巽之理十二經脈陰陽之病也

慉許六切

○口問第二十八

黃帝閒居辟左右而問于岐伯曰余已聞九鍼之經論陰陽逆順六經已畢願得口問岐伯避席再拜曰善乎哉問也此先師之所口傳也黃帝曰願聞口傳岐伯荅曰夫百病之始生也皆生于風雨寒暑陰陽喜怒飲食居處大驚卒恐則血氣分離陰陽破敗經絡厥絶脉道不通陰陽相逆衛氣稽留經脉虛空血氣不次乃失其常論不在經者請道其方黃帝曰人之欠者何氣使然岐伯荅曰衛氣晝日行于陽夜半則行于陰陰者主夜夜者臥陽者主上陰者主下故陰氣積于下陽氣未盡陽引而上陰引而下陰陽相引故數欠陽氣盡陰氣盛則目瞑陰氣盡而陽氣盛則寤矣寫足少陰補足太陽黃帝曰人之噦者何氣使然岐伯曰穀入于胃胃氣上注于肺今有故寒氣與新谷氣俱還入于胃新故相亂眞邪相攻氣幷相逆復出于胃故爲噦補手太陰寫足少陰黃帝曰人之唏者何氣使然岐伯曰此陰氣盛而陽氣虛陰氣疾而陽氣徐陰氣盛而陽氣絶故爲唏補足太陽寫足少陰黃帝曰人之振寒者何氣使然岐伯曰寒氣客于皮膚陰氣盛陽氣虛故爲振寒寒慄補諸陽黃帝曰人之噫者何氣使然岐伯曰寒氣客于胃厥逆從下上散復出于胃故爲噫補足太陰陽明一曰補眉本也黃帝曰人之嚏者何氣使然岐伯曰陽氣和利滿于心出于鼻故爲嚏補足太陽榮眉本一曰眉上也黃帝曰人之嚲者何氣使然岐伯曰

胃不實則諸脉虛諸脉虛則筋脉懈惰筋脉懈惰則行陰用力氣不能復故爲嚲因其所在補分肉間黄帝曰人之哀而泣涕出者何氣使然岐伯曰心者五藏六府之主也目者宗脉之所聚也上液之道也口鼻者氣之門戸也故悲哀愁憂則心動心動則五藏六府皆揺揺則宗脉感宗脉感則液道開液道開故泣涕出焉液者所以灌精濡空竅者也故上液之道開則泣泣不止則液竭液竭則精不灌精不灌則目無所見矣故命曰奪精補天柱經俠頸黄帝曰人之太息者何氣使然岐伯曰憂思則心系急心系急則氣道約約則不利故太息以伸出之補手少陰心主足少陽留之也黄帝曰人之涎下者何氣使然岐伯曰飲食者皆入于胃胃中有熱則蟲動蟲動則胃緩胃緩則廉泉開故涎下補足少陰黄帝曰人之耳中鳴者何氣使然岐伯曰耳者宗脉之所聚也故胃中空則宗脉虛虛則下溜脉有所竭者故耳鳴補客主人手大指爪甲上與肉交者也黄帝曰人之自齧舌者何氣使然此厥逆走上脉氣輩至也少陰氣至則齧舌少陽氣至則齧頰陽明氣至則齧脣矣視主病者則補之凡此十二邪者皆奇邪之走空竅者也故邪之所在皆爲不足故上氣不足腦爲之不滿耳爲之苦鳴頭爲之苦傾目爲之眩中氣不足溲便爲之變腸爲之苦鳴下氣不足則乃爲痿厥心悗補足外踝下留之黄帝曰治之奈何岐伯曰腎主爲欠取足少陰肺主爲噦取手太陰足少陰唏者陰與陽絶故補足太陽瀉足少陰振寒者補諸陽噫者補足太陰陽明嚏者補足太陽眉本嚲因其所在補分肉間泣出補天柱

經俠頸俠頸者頭中分也。太息補手少陰心主足少陽留之。涎下補足少陰。耳鳴補客主人手大指爪甲上與肉交者。自齧舌視主病者則補之。目眩頭傾補足外踝下留之。痿厥心悗刺足大指間上二寸留之。一曰足外踝下留之。

黄帝素問靈樞經卷之五

黄帝素問靈樞經卷之六

○師傳第二十九

黄帝曰：余聞先師有所心藏弗著于方余願聞而藏之則而行之上以治民下以治身使百姓無病上下和親德澤下流子孫無憂傳于後世無有終時可得聞乎岐伯曰遠乎哉問也夫治民與自治治彼與治此治小與治大治國與治家未有逆而能治之也夫惟順而已矣順者非獨陰陽脉論氣之逆順也百姓人民皆欲順其志也黄帝曰順之奈何岐伯曰入國問俗入家問諱上堂問禮臨病人問所便黄帝曰便病人奈何岐伯曰夫中熱消癉則便寒寒中之屬則便熱胃中熱則消穀令人縣心善饑臍以上皮熱腸中熱則出黄如糜臍以下皮寒胃中寒則腹脹腸中寒則腸鳴飧泄胃中寒腸中熱則脹而且泄胃中熱腸中寒則疾饑小腹痛脹黄帝曰胃欲寒饑腸欲熱飲兩者相逆便之奈何且夫王公大人血食之君驕恣從欲輕人而無能禁之禁之則逆其志順之則加其病便之奈何治之何先岐伯曰人之情莫不惡死而樂生告之以其敗語之以其善導之以其所便開之以其所苦雖有無道之人惡有不聽者乎黄帝曰治之奈何岐伯曰春夏先治其標後治其本秋冬先治其本後治其標黄帝曰便其相逆者奈何岐伯曰便此者食飲衣服亦欲適寒温寒無凄愴暑無出汗食飲者熱無灼灼寒無滄滄寒温中適故氣將持乃不致邪僻也黄帝曰本藏以身形支節䐃肉候五藏六府之小大焉今夫王公大人臨朝即位之君而問焉誰可捫循之而後荅乎岐伯曰身形支節者藏府之蓋也非面部之閱也黄

帝曰五藏之氣閱于面者余已知之矣以肢節知而閱之奈何岐伯曰五藏六府者肺爲之蓋巨肩陷咽候見其外黄帝曰善岐伯曰五藏六府心爲之主缺盆爲之道骺骨有餘以候髑骬黄帝曰善岐伯曰肝者主爲將使之候外欲知堅固視目小大黄帝曰善岐伯曰脾者主爲衛使之迎糧視脣舌好惡以知吉凶黄帝曰善岐伯曰腎者主爲外使之遠聽視耳好惡以知其性黄帝曰善願聞六府之候岐伯曰六府者胃爲之海廣骸大頸張胷五穀乃容鼻隧以長以候大腸脣厚人中長以候小腸目下果大其膽乃横鼻孔在外膀胱漏泄鼻柱中央起三焦乃約此所以候六府者也上下三等藏安且良矣　便平聲

○決氣第三十

黄帝曰余聞人有精氣津液血脉余意以爲一氣耳今乃辨爲六名余不知其所以然岐伯曰兩神相搏合而成形常先身生是謂精何謂氣岐伯曰上焦開發宣五穀味熏膚充身澤毛若霧露之溉是謂氣何謂津岐伯曰腠理發泄汗出溱溱是謂津何謂液岐伯曰穀入氣滿淖澤注于骨骨屬屈伸洩澤補益腦髓皮膚潤澤是謂液何謂血岐伯曰中焦受氣取汁變化而赤是謂血何謂脉岐伯曰壅遏營氣令無所避是謂脉黄帝曰六氣者有餘不足氣之多少腦髓之虚實血脉之清濁何以知之岐伯曰精脱者耳聾氣脱者目不明津脱者腠理開汗大泄液脱者骨屬屈伸不利色夭腦髓消脛痠耳數鳴血脱者色白夭然不澤其脉空虚此其候也黄帝曰六氣者貴賤何如岐伯曰六氣者各有部主也其貴賤善惡可爲常主然五穀與胃爲大海

也。漆音膝

○腸胃第三十一

黄帝問于伯高曰余願聞六府傳穀者腸胃之小大長短受穀之多少柰何伯高曰請盡言之穀所從出入淺深遠近長短之度脣至齒長九分口廣二寸半齒以後至會厭深三寸半大容五合舌重十兩長七寸廣二寸半咽門重十兩廣一寸半至胃長一尺六寸胃紆曲屈伸之長二尺六寸大一尺五寸徑五寸大容三斗五升小腸後附脊左環廻周疊積其注于廻腸者外附于臍上廻運環十六曲大二寸半徑八分分之少半長三丈二尺廻腸當臍左環廻周葉積而下廻運環反十六曲大四寸徑一寸寸之少半長二丈一尺廣腸傳脊以受廻腸左環葉脊上下辟大八寸徑二寸寸之大半長二尺八寸腸胃所入至所出長六丈四寸四分廻曲環反三十二曲也。

○平人絶穀第三十二

黄帝曰願聞人之不食七日而死何也伯高曰臣請言其故胃大一尺五寸徑五寸長二尺六寸横屈受水穀三斗五升其中之穀常留二斗水一斗五升而滿上焦泄氣出其精微慓悍滑疾下焦下漑諸腸小腸大二寸半徑八分分之少半長三丈二尺受穀二斗四升水六升三合合之大半廻腸大四寸徑一寸寸之少半長二丈一尺受穀一斗水七升半廣腸大八寸徑二寸寸之大半長二尺八寸受穀九升三合八分合之一腸胃之長凡五丈八尺四寸受水穀九斗二升一合合之大半此腸胃所受水穀之數也平人則不然胃滿則腸虛腸滿則胃虛更虛更滿故氣得

上下五藏安定血脉和利精神乃居故神者水穀之精氣也故腸胃之中當留穀二斗水一斗五升故平人日再後後二升半一日中五升七日五七三斗五升而留水穀盡矣故平人不食飲七日而死者水穀精氣津液皆盡故也

○海論第三十三

黄帝問于岐伯曰余聞刺法于夫子夫子之所言不離于營衛血氣夫十二經脉者内屬于府藏外絡于肢節夫子乃合之于四海乎岐伯荅曰人亦有四海十二經水經水者皆注于海海有東西南北命曰四海黄帝曰以人應之奈何岐伯曰人有髓海有血海有氣海有水穀之海凡此四者以應四海也黄帝曰遠乎哉夫子之合人天地四海也願聞應之奈何岐伯荅曰必先明知陰陽表裏滎輸所在四海定矣黄帝曰定之奈何岐伯曰胃者水穀之海其輸上在氣街下至三里衝脉者爲十二經之海其輸上在于大杼下出于巨虚之上下廉膻中者爲氣之海其輸上在于柱骨之上下前在于人迎腦爲髓之海其輸上在于其蓋下在風府黄帝曰凡此四海者何利何害何生何敗岐伯曰得順者生得逆者敗知調者利不知調者害黄帝曰四海之逆順奈何岐伯曰氣海有餘者氣滿胷中悗息面赤氣海不足則氣少不足以言血海有餘則常想其身大怫然不知其所病血海不足亦常想其身小狹然不知其所病水穀之海有餘則腹滿水穀之海不足則饑不受穀食髓海有餘則輕勁多力自過其度髓海不足則腦轉耳鳴脛痠眩冒目無所見懈怠安臥黄帝曰余已聞逆順調之奈何岐伯曰審

守其輸而調其虛實，無犯其害，順者得復，逆者必敗。黃帝曰：善。

○五亂第三十四

黃帝曰：經脉十二者，別爲五行，分爲四時，何失而亂？何得而治？岐伯曰：五行有序，四時有分，相順則治，相逆則亂。黃帝曰：何謂相順？岐伯曰：經脉十二者，以應十二月。十二月者，分爲四時。四時者，春秋冬夏，其氣各異，營衛相隨，陰陽已和，清濁不相干，如是則順之而治。黃帝曰：何謂逆而亂？岐伯曰：清氣在陰，濁氣在陽，營氣順脉，衛氣逆行，清濁相干，亂于胷中，是謂大悗。故氣亂于心，則煩心密嘿，俛首靜伏；亂于肺，則俛仰喘喝，接手以呼；亂于腸胃，則爲霍亂；亂于臂脛，則爲四厥；亂于頭，則爲厥逆，頭重眩仆。黃帝曰：五亂者，刺之有道乎？岐伯曰：有道以來，有道以去，審知其道，是謂身寶。黃帝曰：善。願聞其道。岐伯曰：氣在于心者，取之手少陰、心主之輸；氣在於肺者，取之手太陰滎、足少陰輸；氣在于腸胃者，取之足太陰、陽明，不下者，取之三里；氣在于頭者，取之天柱、大杼，不知，取足太陽滎輸；氣在于臂足，取之先去血脉，後取其陽明、少陽之滎輸。黃帝曰：補寫奈何？岐伯曰：徐入徐出，謂之導氣；補寫無形，謂之同精。是非有餘不足也，亂氣之相逆也。黃帝曰：允乎哉道，明乎哉論，請著之玉版，命曰治亂也。

○脹論第三十五

黃帝曰：脉之應于寸口，如何而脹？岐伯曰：其脉大堅以濇者，脹也。黃帝曰：何以知藏府之脹也？岐伯曰：陰爲藏，陽爲府。黃帝曰：夫氣之令人脹也，在于血脉之中耶？藏府之內乎？岐伯曰：三（一云二字）者皆存焉，然非脹之舍也。黃帝曰願聞脹之舍岐伯曰夫脹者皆在于藏府之外排藏府而郭胷脇脹皮膚故命曰脹黃帝曰藏府之在胷脇腹裏之内也若匣匱之藏禁器也各有次舍異名而同處一域之中其氣各異願聞其故黃帝曰未解其意再問岐伯曰夫胷腹藏府之郭也膻中者心主之宮城也胃者大倉也咽喉小腸者傳送也胃之五竅者閭里門戶也廉泉玉英者津液之道也故五藏六府者各有畔界其病各有形狀營氣循脉衛氣逆爲脉脹衛氣並脉循分爲膚脹三里而寫近者一下遠者三下無問虛實工在疾寫黃帝曰願聞脹形岐伯曰夫心脹者煩心短氣臥不安肺脹者虛滿而喘欬肝脹者脇下滿而痛引小腹脾脹者善噦四肢煩悗體重不能勝衣臥不安腎脹者腹滿引背央央然腰髀痛六府脹胃脹者腹滿胃脘痛鼻聞焦臭妨于食大便難大腸脹者腸鳴而痛濯濯冬日重感于寒則飧泄不化小腸脹者少腹䐜脹引腰而痛膀胱脹者少腹滿而氣癃三焦脹者氣滿于皮膚中輕輕然而不堅膽脹者脇下痛脹口中苦善太息凡此諸脹者其道在一明知逆順鍼數不失寫虛補實神去其室致邪失正眞不可定麤之所敗謂之夭命補虛寫實神歸其室久塞其空謂之良工黃帝曰脹者焉生何因而有岐伯曰衛氣之在身也常然並脉循分肉行有逆順陰陽相隨乃得天和五藏更始四時循序五穀乃化然後厥氣在下營衛留止寒氣逆上眞邪相攻兩氣相搏乃合爲脹也黃帝曰善何以解惑岐伯曰合之于眞三合而得帝曰善黃帝問于岐伯曰脹論言無問虛實工在疾寫近者一下遠者三下今有其三

而不下者其過焉在岐伯對曰此言陷于肉肓而中氣穴者也不中氣穴則氣内閉鍼不陷肓則氣不行上越中肉則衛氣相亂陰陽相逐其于脹也當寫不寫氣故不下三而不下必更其道氣下乃止不下復始可以萬全烏有殆者乎其于脹也必審其胗當寫則寫當補則補如鼓應桴惡有不下者乎

○五癃津液別第三十六

黄帝問于岐伯曰水穀入于口輸于腸胃其液別爲五天寒衣薄則爲溺與氣天熱衣厚則爲汗悲哀氣幷則爲泣中熱胃緩則爲唾邪氣内逆則氣爲之閉塞而不行不行則爲水脹余知其然也不知其何由生願聞其道

岐伯曰水穀皆入于口其味有五各注其海津液各走其道故三焦出氣以溫肌肉充皮膚爲其津其流而不行者爲液天暑衣厚則腠理開故汗出寒留于分肉之間聚沫則爲痛天寒則腠理閉氣濕不行水下留于膀胱則爲溺與氣五藏六府心爲之主耳爲之聽目爲之候肺爲之相肝爲之將脾爲之衛腎爲之主外故五藏六府之津液盡上滲于目心悲氣幷則心系急心系急則肺舉肺舉則液上溢夫心系與肺不能常舉乍上乍下故欬而泣出矣中熱則胃中消穀消穀則蟲上下作腸胃充郭故胃緩胃緩則氣逆故唾出五穀之津液和合而爲膏者内滲入于骨空補益腦髓而下流于陰股陰陽不和則使液溢而下流于陰髓液皆減而下下過度則虛虛故腰背痛而脛痠陰陽氣道不通四海閉塞三焦不寫津液不化水穀幷行腸胃之中別于廻腸留于下焦不得滲膀胱則下焦脹水溢則爲水脹此津液五別之逆順也

○五閱五使第三十七

黃帝問于歧伯曰：余聞刺有五官五閱，以觀五氣。五氣者，五藏之使也，五時之副也。願聞其五使當安出。歧伯曰：五官者，五藏之閱也。黃帝曰：願聞其所出，令可爲常。歧伯曰：脉出于氣口，色見于明堂，五色更出，以應五時，各如其常，經氣入藏，必當治裏。帝曰：善。五色獨决于明堂乎？歧伯曰：五官已辨，闕庭必張，乃立明堂，明堂廣大，蕃蔽見外，方壁高基，引垂居外，五色乃治，平博廣大，壽中百歲。見此者，刺之必已。如是之人者，血氣有餘，肌肉堅緻，故可苦已鍼。黃帝曰：願聞五官。歧伯曰：鼻者，肺之官也；目者，肝之官也；口脣者，脾之官也；舌者，心之官也；耳者，腎之官也。黃帝曰：以官何候？歧伯曰：以候五藏。故肺病者，喘息鼻脹；肝病者，眥青；脾病者，脣黃；心病者，舌卷短，顴赤；腎病者，顴與顏黑。黃帝曰：五脉安出，五色安見，其常色殆者如何？歧伯曰：五官不辨，闕庭不張，小其明堂，蕃蔽不見，又埤其牆，牆下無基，垂角去外，如是者，雖平常殆，况加疾哉。黃帝曰：五色之見于明堂，以觀五藏之氣，左右高下，各有形乎？歧伯曰：府藏之在中也，各以次舍，左右上下，各如其度也。

緻池利切密也

○逆順肥瘦第三十八

黃帝問于歧伯曰：余聞鍼道于夫子，衆多畢悉矣。夫子之道，應若失，而據未有堅然者也。夫子之問學熟乎，將審察于物而心生之乎？歧伯曰：聖人之爲道者，上合于天，下合于地，中合于人事，必有明法，以起度數，法式檢押，乃後可傳焉。故匠人不能釋尺寸而意短長，廢繩墨而起平木也；工人不能置規而爲圓，去矩而爲方知用此者固自然之物易用之教逆順之常也黃帝曰願聞自然奈何岐伯曰臨深決水不用功力而水可竭也循掘決衝而經可通也此言氣之滑澀血之清濁行之逆順也黃帝曰願聞人之白黑肥瘦小長各有數乎岐伯曰年質壯大血氣充盈膚革堅固因加以邪刺此者深而留之此肥人也廣肩腋項肉薄厚皮而黑色脣臨臨然其血黑以濁其氣濇以遲其爲人也貪于取與刺此者深而留之多益其數也黃帝曰刺瘦人奈何岐伯曰瘦人者皮薄色少肉廉廉然薄脣輕言其血清氣滑易脫于氣易損于血刺此者淺而疾之黃帝曰刺常人奈何岐伯曰視其白黑各爲調之其端正敦厚者其血氣和調刺此者無失常數也黃帝曰刺壯士眞骨者奈何岐伯曰刺壯士眞骨堅肉緩節監

監然此人重則氣濇血濁刺此者深而留之多益其數勁則氣滑血清刺此者淺而疾之黃帝曰刺嬰兒奈何岐伯曰嬰兒者其肉脆血少氣弱刺此者以豪刺淺刺而疾發鍼日再可也黃帝曰臨深決水奈何岐伯曰血清氣濁疾寫之則氣竭焉黃帝曰循掘決衝奈何岐伯曰血濁氣濇疾寫之則經可通也黃帝曰脈行之逆順奈何岐伯曰手之三陰從藏走手手之三陽從手走頭足之三陽從頭走足足之三陰從足走腹黃帝曰少陰之脈獨下行何也岐伯曰不然夫衝脈者五藏六府之海也五藏六府皆稟焉其上者出於頏顙滲諸陽灌諸精其下者注少陰之大絡出于氣街循陰股內廉入膕中伏行骭骨內下至內踝之後屬而別其下者並于少陰之經滲三陰其前者伏行出跗屬下循跗入大指

間滲諸絡而溫肌肉故別絡結則跗上不動不動則厥厥則寒矣黄帝曰何以明之岐伯曰以言導之切而驗之其非必動然後乃可明逆順之行也黄帝曰窘乎哉聖人之爲道也明于日月微于毫釐其非夫子孰能道之也

○血絡論第三十九

黄帝曰願聞其奇邪而不在經者岐伯曰血絡是也黄帝曰刺血絡而仆者何也血出而射者何也血少黑而濁者何也血出清而半爲汁者何也發鍼而腫者何也血出若多若少而面色蒼蒼者何也發鍼而面色不變而煩悗者何也多出血而不動搖者何也願聞其故岐伯曰脉氣盛而血虚者刺之則脱氣脱氣則仆血氣俱盛而陰氣多者其血滑刺之則射陽氣畜積久留而不寫者其血黑以濁故不能射新飲而液滲于絡而未合和于血也故血出而汁別焉其不新飲者身中有水久則爲腫陰氣積于陽其氣因于絡故刺之血未出而氣先行故腫陰陽之氣其新相得而未和合因而寫之則陰陽俱脱表裏相離故脱色而蒼蒼然刺之血出多色不變而煩悗者刺絡而虚經虚經之屬于陰者陰脱故煩悗陰陽相得而合爲痺者此爲内溢于經外注于絡如是者陰陽俱有餘雖多出血而弗能虚也黄帝曰相之奈何岐伯曰血脉者盛堅横以赤上下無常處小者如鍼大者如筯則而寫之萬全也故無失數矣失數而反各如其度黄帝曰鍼入而肉著者何也岐伯曰熱氣因于鍼則鍼熱熱則肉著于鍼故堅焉

○陰陽清濁第四十

黄帝曰。余聞十二經脉。以應十二經水者。其五色各異。清濁不同。人之血氣若一。應之奈何。岐伯曰。人之血氣。苟能若一。則天下爲一矣。惡有亂者乎。黄帝曰。余問一人。非問天下之衆。岐伯曰。夫一人者。亦有亂氣。天下之衆。亦有亂人。其合爲一耳。黄帝曰。願聞人氣之清濁。岐伯曰。受穀者濁。受氣者清。清者注陰。濁者注陽。濁而清者。上出于咽。清而濁者。則下行。清濁相干。命曰亂氣。黄帝曰。夫陰清而陽濁。濁者有清。清者有濁。清濁别之奈何。岐伯曰。氣之大别。清者上注于肺。濁者下走于胃。胃之清氣。上出于口。肺之濁氣。下注于經。内積于海。黄帝曰。諸陽皆濁。何陽濁甚乎。岐伯曰。手太陽獨受陽之濁。手太陰獨受陰之清。其清者上走空竅。其濁者下行諸經。諸陰皆清。足太陰獨受其濁。黄帝曰。治之奈何。岐伯曰。清者其氣滑。濁者其氣濇。此氣之常也。故刺陰者。深而留之。刺陽者。淺而疾之。清濁相干者。以數調之也。

悗音悶　空音孔

黄帝素問靈樞經卷之六

黃帝素問靈樞經卷之七

○陰陽繫日月第四十一

黃帝曰余聞天爲陽地爲陰日爲陽月爲陰其合之于人奈何岐伯曰腰以上爲天腰以下爲地故天爲陽地爲陰故足之十二經脉以應十二月月生于水故在下者爲陰手之十指以應十日日主火故在上者爲陽黃帝曰合之于脉奈何岐伯曰寅者正月之生陽也主左足之少陽未者六月主右足之少陽卯者二月主左足之太陽午者五月主右足之太陽辰者三月主左足之陽明巳者四月主右足之陽明此兩陽合于前故曰陽明申者七月之生陰也主右足之少陰丑者十二月主左足之少陰酉者八月主右足之太陰子者十一月主左足之太陰戌者九月主右足之厥陰亥者十月主左足之厥陰此兩陰交盡故曰厥陰甲主左手之少陽己主右手之少陽乙主左手之太陽戊主右手之太陽丙主左手之陽明丁主右手之陽明此兩火幷合故爲陽明庚主右手之少陰癸主左手之少陰辛主右手之太陰壬主左手之太陰故足之陽者陰中之少陽也足之陰者陰中之太陰也手之陽者陽中之太陽也手之陰者陽中之少陰也腰以上者爲陽腰以下者爲陰其於五藏也心爲陽中之太陽肺爲陰中之少陰肝爲陰中之少陽脾爲陰中之至陰腎爲陰中之太陰黃帝曰以治之奈何岐伯曰正月二月三月人氣在左無刺左足之陽四月五月六月人氣在右無刺右足之陽七月八月九月人氣在右無刺右足之陰十月十一月十二月人氣在足無刺左足之陰黃帝曰五行以東方爲甲乙木王春春者蒼

色主肝肝者足厥陰也今乃以甲爲左手之少陽不合于數何也岐伯曰此天地之陰陽也非四時五行之以次行也且夫陰陽者有名而無形故數之可十離之可百散之可千推之可萬此之謂也

○病傳第四十二

黄帝曰余受九鍼于夫子而私覽于諸方或有導引行氣喬摩灸熨刺焫飲藥之一者可獨守耶將盡行之乎岐伯曰諸方者衆人之方也非一人之所盡行也黄帝曰此乃所謂守一勿失萬物畢者也今余已聞陰陽之要虚實之理傾移之過可治之屬願聞病之變化淫傳絶敗而不可治者可得聞乎岐伯曰要乎哉問道昭乎其如日醒窘乎其如夜瞑能被而服之神與俱成畢將服之神自得之生神之理可著于竹帛不可傳于子孫黄帝曰何謂日醒岐伯曰明于陰陽如惑之解如醉之醒黄帝曰何謂夜瞑岐伯曰瘖乎其無聲漠乎其無形折毛發理正氣横傾淫邪泮衍血脉傳溜大氣入藏腹痛下淫可以致死不可以致生黄帝曰大氣入藏奈何岐伯曰病先發于心一日而之肺三日而之肝五日而之脾三日不已死冬夜半夏日中病先發于肺三日而之肝一日而之脾五日而之胃十日不已死冬日入夏日出病先發于肝三日而之脾五日而之胃三日而之腎三日不已死冬日入夏蚤食病先發于脾一日而之胃二日而之腎三日而之膂膀胱十日不已死冬人定夏晏食病先發于胃五日而之腎三日而之膂膀胱五日而上之心二日不已死冬夜半夏日昳病先發于腎三日而之膂膀胱三日而上之心三日而之小腸三日不

已死冬大晨夏早晡病先發于膀胱五日而之腎一日而之小腸一日而之心二日不已死冬雞鳴夏下晡諸病以次相傳如是者皆有死期不可刺也間一藏及二三四藏者乃可刺也

眣徒結切

○淫邪發夢第四十三

黃帝曰願聞淫邪泮衍奈何岐伯曰正邪從外襲內而未有定舍反淫于藏不得定處與營衛俱行而與魂魄飛揚使人臥不得安而喜夢氣淫于府則有餘于外不足于內氣淫于藏則有餘于內不足于外黃帝曰有餘不足有形乎岐伯曰陰氣盛則夢涉大水而恐懼陽氣盛則夢大火而燔焫陰陽俱盛則夢相殺上盛則夢飛下盛則夢墮甚饑則夢取甚飽則夢予肝氣盛則夢怒肺氣盛則夢恐懼哭泣飛揚心氣盛則夢善笑恐畏脾氣盛則夢歌樂身體重不舉腎氣盛則夢腰脊兩解不屬凡此十二盛者至而寫之立已厥氣客于心則夢見丘山煙火客于肺則夢飛揚見金鐵之奇物客于肝則夢山林樹木客于脾則夢見丘陵大澤壞屋風雨客于腎則夢臨淵沒居水中客于膀胱則夢遊行客于胃則夢飲食客于大腸則夢田野客于小腸則夢聚邑衝衢客于膽則夢鬬訟自刳客于陰器則夢接內客于項則夢斬首客于脛則夢行走而不能前及居深地窌苑中客于股肱則夢禮節拜起客于胞脜則夢溲便凡此十五不足者至而補之立已也

窌力交切

○順氣一日分爲四時第四十四

黃帝曰夫百病之所始生者必起于燥濕寒暑風雨陰陽喜怒飲食居處氣合而有形得

藏而有名，余知其然也。夫百病者，多以旦慧晝安，夕加夜甚，何也？岐伯曰：四時之氣使然。

黄帝曰：願聞四時之氣。岐伯曰：春生夏長，秋收冬藏，是氣之常也，人亦應之。以一日分爲四時，朝則爲春，日中爲夏，日入爲秋，夜半爲冬。朝則人氣始生，病氣衰，故旦慧；日中人氣長，長則勝邪，故安；夕則人氣始衰，邪氣始生，故加；夜半人氣入藏，邪氣獨居于身，故甚也。

黄帝曰：其時有反者何也？岐伯曰：是不應四時之氣，藏獨主其病者，是必以藏氣之所不勝時者甚，以其所勝時者起也。黄帝曰：治之奈何？岐伯曰：順天之時，而病可與期。順者爲工，逆者爲麤。黄帝曰：善。余聞刺有五變，以主五輸，願聞其數。岐伯曰：人有五藏，五藏有五變，五變有五輸，故五五二十五輸，以應五時。

黄帝曰：願聞五變。岐伯曰：肝爲牡藏，其色青，其時春，其音角，其味酸，其日甲乙；心爲牡藏，其色赤，其時夏，其日丙丁，其音徵，其味苦；脾爲牝藏，其色黄，其時長夏，其日戊己，其音宫，其味甘；肺爲牝藏，其色白，其音商，其時秋，其日庚辛，其味辛；腎爲牝藏，其色黑，其時冬，其日壬癸，其音羽，其味鹹。是爲五變。黄帝曰：以主五輸奈何？藏主冬，冬刺井；色主春，春刺滎；時主夏，夏刺輸；音主長夏，長夏刺經；味主秋，秋刺合。是謂五變以主五輸。黄帝曰：諸原安合以致六輸？岐伯曰：原獨不應五時，以經合之，以應其數，故六六三十六輸。黄帝曰：何謂藏主冬，時主夏，音主長夏，味主秋，色主春？願聞其故。岐伯曰：病在藏者，取之井；病變于色者，取之滎；病時間時甚者，取之輸；病變于音者，取之經；經滿而血者，病在胃，及以飲食不節得病者，取之於合，故命曰味主合。是謂五

變也

○外揣第四十五

黄帝曰：余聞九鍼九篇，余親授其調，頗得其意。夫九鍼者，始於一而終于九，然未得其要道也。夫九鍼者，小之則無内，大之則無外，深不可爲下，高不可爲蓋，恍惚無窮，流溢無極，余知其合于天道人事四時之變也，然余願雜之毫毛，渾束爲一，可乎？岐伯曰：明乎哉問也，非獨鍼道焉，夫治國亦然。黄帝曰：余願聞鍼道，非國事也。岐伯曰：夫治國者，夫惟道焉，非道，何可小大深淺雜合而爲一乎？黄帝曰：願卒聞之。岐伯曰：日與月焉，水與鏡焉，鼓與響焉。夫日月之明，不失其影，水鏡之察，不失其形，鼓響之應，不後其聲，動摇則應和，盡得其情。黄帝曰：窘乎哉！昭昭之明不可蔽，其不可蔽，不失陰陽也。合而察之，切而驗之，見而得之，若清水明鏡之不失其形也。五音不彰，五色不明，五藏波蕩，若是則内外相襲，若鼓之應桴，響之應聲，影之似形。故遠者司外揣内，近者司内揣外，是謂陰陽之極，天地之蓋，請藏之靈蘭之室，弗敢使泄也。

○五變第四十六

黄帝問于少俞曰：余聞百疾之始期也，必生于風雨寒暑，循毫毛而入腠理，或復還，或留止，或爲風腫汗出，或爲消癉，或爲寒熱，或爲留痹，或爲積聚，奇邪淫溢，不可勝數，願聞其故。夫同時得病，或病此，或病彼，意者天之爲人生風乎，何其異也？少俞曰：夫天之生風者，非以私百姓也，其行公平正直，犯者得之，避者得無殆，非求人而人自犯之。黄帝曰：一時遇風，同時得病，其病各異，願聞其故。少俞曰：善乎哉問！請論以比匠人。匠人磨斧斤，礪刀削斵材木木之陰陽尚有堅脆堅者不入脆者皮弛至其交節而缺斤斧焉夫一木之中堅脆不同堅者則剛脆者易傷況其材木之不同皮之厚薄汁之多少而各異耶夫木之蚤花先生葉者遇春霜烈風則花落而葉萎久曝大旱則脆木薄皮者枝條汁少而葉萎久陰淫雨則薄皮多汁者皮潰而漉卒風暴起則剛脆之木枝折杌傷秋霜疾風則剛脆之木根搖而葉落凡此五者各有所傷況於人乎黃帝曰以人應木奈何少俞答曰木之所傷也皆傷其枝枝之剛脆而堅未成傷也人之有常病也亦因其骨節皮膚腠理之不堅固者邪之所舍也故常爲病也黃帝曰人之善病風厥漉汗者何以候之少俞答曰肉不堅腠理踈則善病風黃帝曰何以候肉之不堅也少俞答曰膕肉不堅而無分理理者麤理麤理而皮不緻者腠理踈此言其渾然者黃帝曰人之善病消癉者何以候之少俞答曰五藏皆柔弱者善病消癉黃帝曰何以知五藏之柔弱也少俞答曰夫柔弱者必有剛強剛強多怒柔者易傷也黃帝曰何以候柔弱之與剛強少俞答曰此人薄皮膚而目堅固以深者長衝直揚其心剛剛則多怒怒則氣上逆胷中畜積血氣逆留臗皮充肌血脉不行轉而爲熱熱則消肌膚故爲消癉此言其人暴剛而肌肉弱者也黃帝曰人之善病寒熱者何以候之少俞答曰小骨弱肉者善病寒熱黃帝曰何以候骨之小大肉之堅脆色之不一也少俞答曰顴骨者骨之本也顴大則骨大顴小則骨小皮膚薄而其肉無䐃其臂懦懦然其地色殆然不與其天同色污然獨異此其候也然後臂薄者其髓不滿

故善病寒熱也。黃帝曰：何以候人之善病痹者？少俞荅曰：麤理而肉不堅者，善病痹。黃帝曰：痹之高下有處乎？少俞荅曰：欲知其高下者，各視其部。黃帝曰：人之善病腸中積聚者，何以候之？少俞荅曰：皮膚薄而不澤，肉不堅而淖澤，如此則腸胃惡，惡則邪氣留止，積聚乃傷脾胃之間，寒溫不次，邪氣稍至，稸積留止，大聚乃起。黃帝曰：余聞病形，已知之矣！願聞其時。少俞荅曰：先立其年，以知其時，時高則起，時下則殆，雖不陷下，當年有衝通，其病必起，是謂因形而生病，五變之紀也。

臗音寬　杌音兀　漉音鹿　懦音儒

○本藏第四十七

黃帝問于岐伯曰：人之血氣精神者，所以奉生而周于性命者也。經脉者，所以行血氣而營陰陽，濡筋骨，利關節者也。衛氣者，所以溫分肉，充皮膚，肥腠理，司關闔者也。志意者，所以御精神，收魂魄，適寒溫，和喜怒者也。是故血和則經脉流行，營覆陰陽，筋骨勁強，關節清利矣。衛氣和則分肉解利，皮膚調柔，腠理緻密矣。志意和則精神專直，魂魄不散，悔怒不起，五藏不受邪矣。寒溫和則六府化穀，風痹不作，經脉通利，肢節得安矣。此人之常平也。五藏者，所以藏精神血氣魂魄者也。六府者，所以化水穀而行津液者也。此人之所以具受于天也，無愚智賢不肖，無以相倚也。然有其獨盡天壽，而無邪僻之病，百年不衰，雖犯風雨卒寒大暑，猶有弗能害也；有其不離屏蔽室內，無怵惕之恐，然猶不免於病，何也？願聞其故。岐伯對曰：窘乎哉問也！五藏者，所以參天地，副陰陽，而連四時，化五節者也。五藏者，固有小大、高下、堅脆、端正、偏傾者，六府亦有小大長短厚薄結直緩急。凡此二十五者，各不同，或善或惡，或吉或凶，請言其方。心小則安，邪弗能傷，易傷以憂；心大則憂不能傷，易傷于邪。心高則滿于肺中，悗而善忘，難開以言；心下則藏外，易傷于寒，易恐以言。心堅則藏安守固；心脆則善病消癉熱中。心端正則和利難傷；心偏傾則操持不一，無守司也。肺小則少飲，不病喘喝；肺大則多飲，善病胷痺喉痺逆氣。肺高則上氣肩息欬；肺下則居賁迫肺，善脇下痛。肺堅則不病欬上氣；肺脆則苦病消癉易傷。肺端正則和利難傷；肺偏傾則胷偏痛也。肝小則藏安，無脇下之病；肝大則逼胃迫咽，迫咽則苦膈中，且脇下痛。肝高則上支賁切，脇悗，爲息賁；肝下則逼胃，脇下空，脇下空則易受邪。肝堅則藏安難傷；肝脆則善病消癉易傷。肝端正則和利難傷；肝偏傾則脇下痛也。脾小則藏安，難傷于邪也；脾大則苦湊䏚而痛，不能疾行。脾高則䏚引季脇而痛；脾下則下加于大腸，下加于大腸則藏苦受邪。脾堅則藏安難傷；脾脆則善病消癉易傷。脾端正則和利難傷；脾偏傾則善滿善脹也。腎小則藏安難傷；腎大則善病腰痛，不可以俛仰，易傷以邪。腎高則苦背膂痛，不可以俛仰；腎下則腰尻痛，不可以俛仰，爲狐疝。腎堅則不病腰背痛；腎脆則善病消癉易傷。腎端正則和利難傷；腎偏傾則苦腰尻痛也。凡此二十五變者，人之所苦常病。黄帝曰：何以知其然也？岐伯曰：赤色小理者，心小；麤理者，心大。無髑骭者，心高；髑骭小短舉者，心下。髑骭長者，心下堅；髑骭弱小以薄者，心脆。髑骭直下不舉者，心端正；髑骭倚一方者，心偏傾也。白色小理者，肺小；麤理者，肺大。

巨肩反膺陷喉者肺高合腋張脇者肺下好肩背厚者肺堅肩背薄者肺脆背膺厚者肺端正脇偏踈者肺偏傾也青色小理者肝小麤理者肝大廣胷反骹者肝高合脇兎骹者肝下胷脇好者肝堅脇骨弱者肝脆膺腹好相得者肝端正脇骨偏舉者肝偏傾也黄色小理者脾小麤理者脾大揭脣者脾高脣下縱者脾下脣堅者脾堅脣大而不堅者脾脆脣上下好者脾端正脣偏舉者脾偏傾也黑色小理者腎小麤理者腎大高耳者腎高耳後陷者腎下耳堅者腎堅耳薄不堅者腎脆耳好前居牙車者腎端正耳偏高者腎偏傾也凡此諸變者持則安減則病也帝曰善然非余之所問也願聞人之有不可病者至盡天壽雖有深憂大恐怵惕之志猶不能減也甚寒大熱不能傷也其有不離屏蔽室內又

無怵惕之恐然不免于病者何也願聞其故岐伯曰五藏六府邪之舍也請言其故五藏皆小者少病苦燋心大愁憂五藏皆大者緩于事難使以憂五藏皆高者好高舉措五藏皆下者好出人下五藏皆堅者無病五藏皆脆者不離于病五藏皆端正者和利得人心五藏皆偏傾者邪心而善盜不可以爲人平反覆言語也黄帝曰願聞六府之應岐伯荅曰肺合大腸大腸者皮其應心合小腸小腸者脉其應肝合膽膽者筋其應脾合胃胃者肉其應腎合三焦膀胱三焦膀胱者腠理毫毛其應黄帝曰應之奈何岐伯曰肺應皮皮厚者大腸厚皮薄者大腸薄皮緩腹裹大者大腸大而長皮急者大腸急而短皮滑者大腸直皮肉不相離者大腸結心應脉皮厚者脉厚脉厚者小腸厚皮薄者脉薄脉薄者小

腸薄。皮緩者。脉緩。脉緩者。小腸大而長。皮薄而脉冲小者。小腸小而短。諸陽經脉皆多紆屈者。小腸結。脾應肉。肉䐃堅大者。胃厚。肉䐃麼者。胃薄。肉䐃小而麼者。胃不堅。肉䐃不稱身者。胃下。胃下者。下管約不利。肉䐃不堅者。胃緩。肉䐃無小裹累者。胃急。肉䐃多少裹累者。胃結。胃結者。上管約不利也。肝應爪。爪厚色黃者。膽厚。爪薄色紅者。膽薄。爪堅色青者。膽急。爪濡色赤者。膽緩。爪直色白無約者。膽直。爪惡色黑多紋者。膽結也。腎應骨。密理厚皮者。三焦膀胱厚。麤理薄皮者。三焦膀胱薄。踈腠理者。三焦膀胱緩。皮急而無毫毛者。三焦膀胱急。毫毛美而麤者。三焦膀胱直。稀毫毛者。三焦膀胱結也。黃帝曰。厚薄美惡皆有形。願聞其所病。岐伯荅曰。視其外應。以知其内藏。則知所病矣。

尻枯高切　骹音敲　䯧音結　骬音于

黃帝素問靈樞經卷之七

黃帝素問靈樞經卷之八

○禁服第四十八

雷公問于黃帝曰細子得受業通于九鍼六十篇旦暮勤服之近者編絶久者簡垢然尚諷誦弗置未盡解於意矣外揣言渾束爲一未知所謂也夫大則無外小則無内大小無極高下無度束之柰何士之才力或有厚薄智慮褊淺不能博大深奥自強于學若細子細子恐其散于後世絶于子孫敢問約之柰何黃帝曰善乎哉問也此先師之所禁坐私傳之也割臂歃血之盟也子若欲得之何不齋乎雷公再拜而起曰請聞命于是也乃齋宿三日而請曰敢問今日正陽細子願以受盟黃帝乃與俱入齋室割臂歃血黃帝親祝曰今日正陽歃血傳方有敢背此言者反受其殃雷公再拜曰細子受之黃帝乃左握其手右授之書曰愼之愼之吾爲子言之凡刺之理經脉爲始營其所行知其度量内刺五藏外刺六府審察衛氣爲百病母調其虛實虛實乃止寫其血絡血盡不殆矣雷公曰此皆細子之所以通未知其所約也黃帝曰夫約方者猶約囊也囊滿而弗約則輸泄方成弗約則神與弗俱雷公曰願爲下材者勿滿而約之黃帝曰未滿而知約之以爲工不可以爲天下師雷公曰願聞爲工黃帝曰寸口主中人迎主外兩者相應俱往俱來若引繩大小齊等春夏人迎微大秋冬寸口微大如是者名曰平人人迎大一倍于寸口病在足少陽一倍而躁在手少陽人迎二倍病在足太陽二倍而躁病在手太陽人迎三倍病在足陽明三倍而躁病在手陽明盛則爲熱虛則爲寒緊則爲痛痺代則乍甚乍間盛則寫

之虛則補之，緊痛則取之分肉，代則取血絡且飲藥，陷下則灸之，不盛不虛，以經取之，名曰經刺。人迎四倍者，且大且數，名曰溢陽，溢陽爲外格，死不治。必審按其本末，察其寒熱，以驗其藏府之病。寸口大于人迎一倍，病在足厥陰；一倍而躁，在手心主。寸口二倍，病在足少陰；二倍而躁，在手少陰。寸口三倍，病在足太陰；三倍而躁，在手太陰。盛則脹滿，寒中，食不化；虛則熱中，出糜，少氣，溺色變；緊則痛痺；代則乍痛乍止。盛則寫之，虛則補之，緊則先刺而後灸之，代則取血絡而後調之，陷下則徒灸之。陷下者，脉血結于中，中有著血，血寒，故宜灸之。不盛不虛，以經取之。寸口四倍者，名曰內關，內關者，且大且數，死不治。必審察其本末之寒溫，以驗其藏府之病，通其營輸，乃可傳于大數。大數曰：盛則徒寫之，虛則徒補之，緊則灸刺且飲藥，陷下則徒灸之，不盛不虛，以經取之。所謂經治者，飲藥，亦曰灸刺。脉急則引，脉大以弱，則欲安靜，用力無勞也。

歃楚洽切

○五色第四十九

雷公問于黃帝曰：五色獨決于明堂乎？小子未知其所謂也。黃帝曰：明堂者，鼻也；闕者，眉間也；庭者，顏也；蕃者，頰側也；蔽者，耳門也。其間欲方大，去之十步，皆見于外，如是者壽必中百歲。雷公曰：五官之辨奈何？黃帝曰：明堂骨高以起，平以直，五藏次于中央，六府挾其兩側，首面上于闕庭，王宮在于下極，五藏安于胸中，眞色以致，病色不見，明堂潤澤以清，五官惡得無辨乎？雷公曰：其不辨者，可得聞乎？黃帝曰：五色之見也，各出其色部。部骨陷者，必不免于病矣。其色部乘襲者，雖病甚，不死矣雷公曰官五色奈何黃帝曰青黑爲痛黃赤爲熱白爲寒是謂五官雷公曰病之益甚與其方衰如何黃帝曰外內皆在焉切其脉口滑小緊以沉者病益甚在中人迎氣大緊以浮者其病益甚在外其脉口浮滑者病日進人迎沉而滑者病日損其脉口滑以沉者病日進在內其人迎脉滑盛以浮者其病日進在外脉之浮沉及人迎與寸口氣小大等者病難已病之在藏沉而大者易已小爲逆病在府浮而大者其病易已人迎盛堅者傷於寒氣口盛堅者傷於食雷公曰以色言病之間甚奈何黃帝曰其色麤以明沉大者爲甚其色上行者病益甚其色下行如雲徹散者病方已五色各有藏部有外部有內部也色從外部走內部者其病從外走內其色從內走外者其病從內走外病生於內者先治其陰後治其陽反者益甚其病生於陽者先治其外後治其內反者益甚其脉滑大以代而長者病從外來目有所見志有所惡此陽氣之幷也可變而已雷公曰小子聞風者百病之始也厥逆者寒濕之起也別之奈何黃帝曰常候闕中薄澤爲風冲濁爲痹在地爲厥此其常也各以其色言其病雷公曰人不病卒死何以知之黃帝曰大氣入于藏府者不病而卒死矣雷公曰病小愈而卒死者何以知之黃帝曰赤色出兩顴大如母指者病雖小愈必卒死黑色出於庭大如母指必不病而卒死雷公再拜曰善哉其死有期乎黃帝曰察色以言其時雷公曰善乎願卒聞之黃帝曰庭者首面也闕上者咽喉也闕中者肺也下極者心也直下者肝也肝左者膽也下者脾也方上者胃也中央者大腸也挾

大腸者腎也當腎者臍也面王以上者小腸也面王以下者膀胱子處也顴者肩也顴後者臂也臂下者手也目内眥上者膺乳也挾繩而上者背也循牙車以下者股也中央者膝也膝以下者脛也當脛以下者足也巨分者股裏也巨屈者膝臏也此五藏六府肢節之部也各有部分有部分用陰和陽用陽和陰當明部分萬舉萬當能别左右是謂大道男女異位故曰陰陽審察澤夭謂之良工沉濁爲内浮澤爲外黄赤爲風青黑爲痛白爲寒黄而膏潤爲膿赤甚者爲血痛甚爲攣寒甚爲皮不仁五色各見其部察其浮沉以知淺深察其澤夭以觀成敗察其散摶以知遠近視色上下以知病處積神于心以知往今故相氣不微不知是非屬意勿去乃知新故色明不麤沉大爲甚不明不澤其病不甚其色散駒駒然未有聚其病散而氣痛聚未成也腎乘心心先病腎爲應色皆如是男子色在于面王爲小腹痛下爲卵痛其圜直爲莖痛高爲本下爲首狐疝㿉陰之屬也女子在于面王爲膀胱子處之病散爲痛摶爲聚方員左右各如其色形其隨而下至胝爲淫有潤如膏狀爲暴食不潔左爲左右爲右其色有邪聚散而不端面色所指者也色者青黑赤白黄皆端滿有别鄉别鄉赤者其色赤大如榆莢在面王爲不日其色上鋭首空上向下鋭下向在左右如法以五色命藏青爲肝赤爲心白爲肺黄爲脾黑爲腎肝合筋心合脉肺合脾脾合肉腎合骨也

○論勇第五十

黄帝問于少俞曰有人于此並行並立其年之長少等也衣之厚薄均也卒然遇烈風暴

雨或病或不病或皆病或皆不病其故何也少俞曰帝問何急黄帝曰願盡聞之少俞曰春青風夏陽風秋凉風冬寒風凡此四時之風者其所病各不同形黄帝曰四時之風病人如何少俞曰黄色薄皮弱肉者不勝春之虚風白色薄皮弱肉者不勝夏之虚風青色薄皮弱肉不勝秋之虚風赤色薄皮弱肉不勝冬之虚風也黄帝曰黑色不病乎少俞曰黑色而皮厚肉堅固不傷于四時之風其皮薄而肉不堅色不一者長夏至而有虚風者病矣其皮厚而肌肉堅者長夏至而有虚風不病矣其皮厚而肌肉堅者必重感于寒外内皆然乃病黄帝曰善黄帝曰夫人之忍痛與不忍痛者非勇怯之分也夫勇士之不忍痛者見難則前見痛則止夫怯士之忍痛者聞難則恐遇痛不動夫勇士之忍痛者見難

不恐遇痛不動夫怯士之不忍痛者見難與痛目轉面盻恐不能言失氣驚顔色變化乍死乍生余見其然也不知其何由願聞其故少俞曰夫忍痛與不忍痛者皮膚之薄厚肌肉之堅脆緩急之分也非勇怯之謂也黄帝曰願聞勇怯之所由然少俞曰勇士者目深以固長衡直揚三焦理横其心端直其肝大以堅其膽滿以傍怒則氣盛而胷張肝舉而膽横眦裂而目揚毛起而面蒼此勇士之由然者也黄帝曰願聞怯士之所由然少俞曰怯士者目大而不減陰陽相失其焦理縱䯏骬短而小肝系緩其膽不滿而縱腸胃挺脇下空雖方大怒氣不能滿其胷肝肺雖舉氣衰復下故不能久怒此怯士之所由然者也黄帝曰怯士之得酒怒不避勇士者何藏使然少俞曰酒者水穀之精熟穀之液也其氣

慓悍其入于胃中則胃脹氣上逆滿于胷中肝浮膽横當是之時固比于勇士氣衰則悔與勇士同類不知避之名曰酒悖也

胃挺下古便切

○背腧第五十一

黄帝問于岐伯曰願聞五藏之腧出于背者岐伯曰胷中大腧在杼骨之端肺腧在三焦之間心腧在五焦之間膈腧在七焦之間肝腧在九焦之間脾腧在十一焦之間腎腧在十四焦之間背挾脊相去三寸所則欲得而驗之按其處應在中而痛解乃其腧也灸之則可刺之則不可氣盛則寫之虛則補之以火補者毋吹其火須自滅也以火寫者疾吹其火傳其艾須其火滅也

○衛氣第五十二

黄帝曰五藏者所以藏精神魂魄者也六府者所以受水穀而行化物者也其氣内于五藏而外絡肢節其浮氣之不循經者爲衛氣其精氣之行于經者爲營氣陰陽相隨外内相貫如環之無端亭亭淳淳乎孰能窮之然其分别陰陽皆有標本虛實所離之處能别陰陽十二經者知病之所生候虛實之所在者能得病之高下知六府之氣街者能知解結契紹于門戸能知虛石之堅軟者知補寫之所在能知六經標本者可以無惑于天下岐伯曰博哉聖帝之論臣請盡意悉言之足太陽之本在跟以上五寸中標在兩絡命門命門者目也足少陽之本在竅陰之間標在窻籠之前窻籠者耳也足少陰之本在内踝下上三寸中標在背腧與舌下兩脉也足厥陰之本在行間上五寸所標在背腧也足陽明之本在厲兌標在人迎頰挾頏顙也足太

陰之本在中封前上四寸之中標在背腧與舌本也手太陽之本在外踝之後標在命門之上一寸也手少陽之本在小指次指之間上二寸標在耳後上角下外眥也手陽明之本在肘骨中上至別陽標在顏下合鉗上也手太陰之本在寸口之中標在腋內動也手少陰之本在銳骨之端標在背腧也手心主之本在掌後兩筋之間二寸中標在腋下下三寸也凡候此者下虛則厥下盛則熱上虛則眩上盛則熱痛故石者絕而止之虛者引而起之請言氣街胷氣有街腹氣有街頭氣有街脛氣有街故氣在頭者止之于腦氣在胷者止之膺與背腧氣在腹者止之背腧與衝脉于臍左右之動脉者氣在脛者止之于氣街與承山踝上以下取此者用毫鍼必先按而在久應于手乃刺而予之所治者頭痛眩仆腹痛中滿暴脹及有新積痛可移者易已也積不痛難已也

鉗音鈐

○論痛第五十三

黃帝問于少俞曰筋骨之強弱肌肉之堅脆皮膚之厚薄腠理之疏密各不同其于鍼石火焫之痛何如腸胃之厚薄堅脆亦不等其於毒藥何如願盡聞之少俞曰人之骨強筋弱肉緩皮膚厚者耐痛其于鍼石之痛火焫亦然黃帝曰其耐火焫者何以知之少俞荅曰加以黑色而美骨者耐火焫黃帝曰其不耐鍼石之痛者何以知之少俞曰堅肉薄皮者不耐鍼石之痛于火焫亦然黃帝曰人之病或同時而傷或易已或難已其故何如少俞曰同時而傷其身多熱者易已多寒者難已黃帝曰人之勝毒何以知之少俞曰胃厚

色黑大骨及肥者皆勝毒故其瘦而薄胃者皆不勝毒也

○天年第五十四

黃帝問于岐伯曰願聞人之始生何氣築爲基何立而爲楯何失而死何得而生岐伯曰以母爲基以父爲楯失神者死得神者生也黃帝曰何者爲神岐伯曰血氣巳和榮衛巳通五藏巳成神氣舍心魂魄畢具乃成爲人黃帝曰人之壽夭各不同或夭壽或卒死或病久願聞其道岐伯曰五藏堅固血脉和調肌肉解利皮膚緻密營衛之行不失其常呼吸微徐氣以度行六府化穀津液布揚各如其常故能長久黃帝曰人之壽百歲而死何以致之岐伯曰使道隧以長基牆高以方通調營衛三部三里起骨高肉滿百歲乃得終黃帝曰其氣之盛衰以至其死可得聞乎岐伯曰人生十歲五藏始定血氣巳通其氣在下故好走二十歲血氣始盛肌肉方長故好趨三十歲五藏大定肌肉堅固血脉盛滿故好步四十歲五藏六府十二經脉皆大盛以平定腠理始踈榮華頽落髮頗斑白平盛不搖故好坐五十歲肝氣始衰肝葉始薄膽汁始減目始不明六十歲心氣始衰苦憂悲血氣懈惰故好卧七十歲脾氣虛皮膚枯八十歲肺氣衰魄離故言善悞九十歲腎氣焦四藏經脉空虛百歲五藏皆虛神氣皆去形骸獨居而終矣黃帝曰其不能終壽而死者何如岐伯曰其五藏皆不堅使道不長空外以張喘息暴疾又卑基牆薄脉少血其肉不石數中風寒血氣虛脉不通眞邪相攻亂而相引故中壽而盡也

○逆順第五十五

黃帝問于伯高曰：余聞氣有逆順，脉有盛衰，刺有大約，可得聞乎？伯高曰：氣之逆順者，所以應天地陰陽四時五行也；脉之盛衰者，所以候血氣之虛實有餘不足；刺之大約者，必明知病之可刺，與其未可刺，與其已不可刺也。黃帝曰：候之奈何？伯高曰：兵法曰無迎逢逢之氣，無擊堂堂之陣。刺法曰：無刺熇熇之熱，無刺漉漉之汗，無刺渾渾之脉，無刺病與脉相逆者。黃帝曰：候其可刺奈何？伯高曰：上工刺其未生者也；其次刺其未盛者也；其次刺其已衰者也。下工刺其方襲者也，與其形之盛者也，與其病之與脉相逆者也。故曰：方其盛也，勿敢毀傷，刺其已衰，事必大昌。故曰：上工治未病，不治已病，此之謂也。

逢蒲蒙切　熇呼木切

○五味第五十六

黃帝曰：願聞穀氣有五味，其入五藏，分别奈何？伯高曰：胃者，五藏六府之海也，水穀皆入于胃，五藏六府皆稟氣于胃。五味各走其所喜，穀味酸，先走肝；穀味苦，先走心；穀味甘，先走脾；穀味辛，先走肺；穀味鹹，先走腎。穀氣津液已行，營衛大通，乃化糟粕，以次傳下。黃帝曰：營衛之行奈何？伯高曰：穀始入于胃，其精微者，先出于胃之兩焦，以溉五藏，别出兩行營衛之道。其大氣之摶而不行者，積于胸中，命曰氣海，出于肺，循喉咽，故呼則出，吸則入。天地之精氣，其大數常出三入一，故穀不入半日則氣衰，一日則氣少矣。黃帝曰：穀之五味，可得聞乎？伯高曰：請盡言之。五穀：秔米甘，麻酸，大豆鹹，麥苦，黃黍辛。五果：棗甘，李酸，栗鹹，杏苦，桃辛。五畜：牛甘，犬酸，猪鹹，羊苦，雞辛。五菜：葵甘，韭酸，藿鹹，薤苦，葱辛。五色：黃色宜甘。青色宜酸。黑色宜鹹。赤色宜苦。白色宜辛。凡此五者各有所宜。五宜所言五色者。脾病者。宜食秔米飯牛肉棗葵。心病者。宜食麥羊肉杏薤。腎病者。宜食大豆黄卷猪肉栗藿。肝病者。宜食麻犬肉李韭。肺病者。宜食黄黍雞肉桃葱。五禁。肝病禁辛。心病禁鹹。脾病禁酸。腎病禁甘。肺病禁苦。肝色青。宜食甘。秔米飯牛肉棗葵皆甘。心色赤。宜食酸。犬肉麻李韭皆酸。脾色黄。宜食鹹。大豆豕肉栗藿皆鹹。肺色白。宜食苦。麥羊肉杏薤皆苦。腎色黑。宜食辛。黄黍雞肉桃葱皆辛。

黄帝素問靈樞經卷之八

黃帝素問靈樞經卷之九

○水脹第五十七

黃帝問于岐伯曰水與膚脹鼓脹腸覃石瘕石水何以別之岐伯荅曰水始起也目窠上微腫如新臥起之狀其頸脉動時欬陰股間寒足脛瘇腹乃大其水已成矣以手按其腹隨手而起如裹水之狀此其候也黃帝曰膚脹何以候之岐伯曰膚脹者寒氣客于皮膚之間鼟鼟然不堅腹大身盡腫皮厚按其腹窅而不起腹色不變此其候也鼓脹何如岐伯曰腹脹身皆大大與膚脹等也色蒼黃腹筋起此其候也腸覃何如岐伯曰寒氣客于腸外與衛氣相搏氣不得榮因有所繫癖而內著惡氣乃起瘜肉乃生其始生也大如雞卵稍以益大至其成如懷子之狀久者離歲按之則堅推之則移月事以時下此其候也石瘕何如岐伯曰石瘕生于胞中寒氣客于子門子門閉塞氣不得通惡血當寫不寫衃以留止日以益大狀如懷子月事不以時下皆生于女子可導而下黃帝曰膚脹鼓脹可刺邪岐伯曰先寫其脹之血絡後調其經刺去其血絡也

○賊風第五十八

黃帝曰夫子言賊風邪氣之傷人也令人病焉今有其不離屏蔽不出空穴之中卒然病者非不離賊風邪氣其故何也岐伯曰此皆嘗有所傷于濕氣藏于血脉之中分肉之間久留而不去若有所墮墜惡血在內而不去卒然喜怒不節飲食不適寒溫不時腠理閉而不通其開而遇風寒則血氣凝結與故邪相襲則爲寒痺其有熱則汗出汗出則受風雖不遇賊風邪氣必有因加而發焉黃帝曰

今夫子之所言者，皆病人之所自知也。其毋所遇邪氣，又毋怵惕之所志，卒然而病者，其故何也？唯有因鬼神之事乎？岐伯曰：此亦有故邪留而未發，因而志有所惡，及有所慕，血氣內亂，兩氣相搏。其所從來者微，視之不見，聽而不聞，故似鬼神。黃帝曰：其祝而已者，其故何也？岐伯曰：先巫者，因知百病之勝，先知其病之所從生者，可祝而已也。

衛氣失常第五十九

黃帝曰：衛氣之留于腹中，搐積不行，苑蘊不得常所，使人肢脇胃中滿，喘呼逆息者，何以去之？伯高曰：其氣積于胷中者，上取之；積于腹中者，下取之；上下皆滿者，傍取之。黃帝曰：取之奈何？伯高對曰：積于上，寫人迎、天突、喉中；積于下者，寫三里與氣街；上下皆滿者，上下取之，與季脇之下一寸。（一本云季脇之下深一寸）重者，雞足取之。診視其脉大而弦急，及絕不至者，及腹皮急甚者，不可刺也。黃帝曰：善。

黃帝問于伯高曰：何以知皮肉、氣血、筋骨之病也？伯高曰：色起兩眉薄澤者，病在皮；脣色青黃赤白黑者，病在肌肉；營氣濡然者，病在血氣；目色青黃赤白黑者，病在筋；耳焦枯受塵垢，病在骨。黃帝曰：病形何如，取之奈何？伯高曰：夫百病變化，不可勝數，然皮有部，肉有柱，血氣有輸，骨有屬。黃帝曰：願聞其故。伯高曰：皮之部，輸于四末；肉之柱，在臂脛諸陽分肉之間，與足少陰分間；血氣之輸，輸于諸絡，氣血留居，則盛而起；筋部無陰無陽，無左無右，候病所在；骨之屬者，骨空之所以受益而益腦髓者也。黃帝曰：取之奈何？伯高曰：夫病變化，浮沉深淺，不可勝窮，各在其處，病間者淺之，甚者深之，間者小之，甚者衆之，隨變而調氣，故曰上工黃帝問于岐伯曰人之肥瘦大小寒温有老壯少小別之奈何伯高對曰人年五十巳上爲老二十巳上爲壯十八巳上爲少六歲巳上爲小黃帝曰何以度知其肥瘦伯高曰人有肥有膏有肉黃帝曰別此奈何伯高曰䐃肉堅一本云䐃肉皮滿者肥䐃肉不堅皮緩者膏皮肉不相離者肉黃帝曰身之寒温何如伯高曰膏者其肉淖而麤理者身寒細理者身熱脂者其肉堅細理者熱麤理者寒黃帝曰其肥瘦大小奈何伯高曰膏者多氣而皮縱緩故能縱腹垂腴肉者身體容大脂者其身收小黃帝曰三者之氣血多少何如伯高曰膏者多氣多氣者熱熱者耐寒肉者多血則充形充形則平脂者其血清氣滑少故不能大此別于衆人者也黃帝曰衆人奈何伯高曰衆人皮肉脂膏不能相加也血與氣不能相多故其形不小不大各自稱其身命曰衆人黃帝曰善治之奈何伯高曰必先別其三形血之多少氣之清濁而後調之治無失常經是故膏人縱腹垂腴肉人者上下容大脂人者雖脂不能大者

○玉版第六十

黃帝曰余以小鍼爲細物也夫子乃言上合之于天下合之于地中合之于人余以爲過鍼之意矣願聞其故岐伯曰何物大於天乎夫大于鍼者惟五兵者焉五兵者死之備也非生之具且夫人者天地之鎭也其不可不參乎夫治民者亦唯鍼焉夫鍼之與五兵其孰小乎黃帝曰病之生時有喜怒不測飲食不節陰氣不足陽氣有餘營氣不行乃發爲癰疽陰陽不通兩熱相搏乃化爲膿小鍼能取之乎岐伯曰聖人不能使化者爲之邪不

可留也故兩軍相當旗幟相望白刃陳于中野者此非一日之謀也能使其民令行禁止士卒無白刃之難者非一日之教也須臾之得也夫至使身被癰疽之病膿血之聚者不亦離道遠乎夫癰疽之生膿血之成也不從天下不從地出積微之所生也故聖人自治于未有形也愚者遭其已成也黃帝曰其已形不予遭膿已成不予見爲之奈何岐伯曰膿已成十死一生故聖人弗使已成而明爲良方著之竹帛使能者踵而傳之後世無有終時者爲其不予遭也黃帝曰其已有膿血而後遭乎不導之以小鍼治乎岐伯曰以小治小者其功小以大治大者多害故其已成膿血者其唯砭石鈹鋒之所取也黃帝曰多害者其不可全乎岐伯曰其在逆順焉黃帝曰願聞逆順岐伯曰以爲傷者其白眼青黑眼小是一逆也內藥而嘔者是二逆也腹痛渴甚是三逆也肩項中不便是四逆也音嘶色脫是五逆也除此五者爲順矣黃帝曰諸病皆有逆順可得聞乎岐伯曰腹脹身熱脉大是一逆也腹鳴而滿四肢清泄其脉大是二逆也衄而不止脉大是三逆也咳且溲血脫形其脉小勁是四逆也欬脫形身熱脉小以疾是謂五逆也如是者不過十五日而死矣其腹大脹四末清脫形泄甚是一逆也腹脹便血其脉大時絕是二逆也欬溲血形肉脫脉搏是三逆也嘔血胷滿引背脉小而疾是四逆也欬嘔腹脹且飧泄其脉絕是五逆也如是者不及一時而死矣工不察此者而刺之是謂逆治黃帝曰夫子之言鍼甚駿以配天地上數天文下度地紀內別五藏外次六府經脉二十八會盡有周紀能殺生人不

能起死者子能反之乎岐伯曰能殺生人不能起死者也黄帝曰余聞之則爲不仁然願聞其道弗行於人岐伯曰是明道也其必然也其如刀劒之可以殺人如飲酒使人醉也雖勿診猶可知矣黄帝曰願卒聞之岐伯曰人之所受氣者穀也穀之所注者胃也胃者水穀氣血之海也海之所行雲氣者天下也胃之所出氣血者經隧也經隧者五藏六府之大絡也迎而奪之而已矣黄帝曰上下有數乎岐伯曰迎之五里中道而止五至而已五往而藏之氣盡矣故五五二十五而竭其輸矣此所謂奪其天氣者也非能絶其命而傾其壽者也黄帝曰願卒聞之岐伯曰闚門而刺之者死于家中入門而刺之者死于堂上黄帝曰善乎方明哉道請著之玉版以爲重寶傳之後世以爲刺禁令民勿敢犯也

○五禁第六十一

黄帝問于岐伯曰余聞刺有五禁何謂五禁岐伯曰禁其不可刺也黄帝曰余聞刺有五奪岐伯曰無寫其不可奪者也黄帝曰余聞刺有五過岐伯曰補寫無過其度黄帝曰余聞刺有五逆岐伯曰病與脉相逆命曰五逆黄帝曰余聞刺有九宜岐伯曰明知九鍼之論是謂九宜黄帝曰何謂五禁願聞其不可刺之時岐伯曰甲乙日自乘無刺頭無發矇于耳内丙丁日自乘無振埃于肩喉廉泉戊己日自乘四季無刺腹去爪寫水庚辛日自乘無刺關節于股膝壬癸日自乘無刺足脛是謂五禁黄帝曰何謂五奪岐伯曰形肉已奪是一奪也大奪血之後是二奪也大汗出之後是三奪也大泄之後是四奪也新産及大血之後是五奪也此皆不可寫黄帝曰何

謂五逆。岐伯曰。熱病脉靜。汗已出。脉盛躁。是一逆也。病泄。脉洪大。是二逆也。著痺不移。䐃肉破。身熱。脉偏絶。是三逆也。淫而奪形。身熱。色夭然白。及後下血衃。血衃篤重。是謂四逆也。寒熱奪形。脉堅摶。是謂五逆也。

○動輸第六十二

黄帝曰。經脉十二。而手太陰。足少陰。陽明獨動不休。何也。岐伯曰。是明胃脉也。胃爲五藏六府之海。其清氣上注于肺。肺氣從太陰而行之。其行也。以息往來。故人一呼。脉再動。一吸脉亦再動。呼吸不已。故動而不止。黄帝曰。氣之過于寸口也。上十焉息。下八焉伏。何道從還。不知其極。岐伯曰。氣之離藏也。卒然如弓弩之發。如水之下岸。上于魚以反衰。其餘氣衰散以逆上。故其行微。黄帝曰。足之陽明。何因而動。岐伯曰。胃氣上注于肺。其悍氣上衝頭者。循咽。上走空竅。循眼系。入絡腦。出顑。下客主人。循牙車。合陽明。并下人迎。此胃氣别走于陽明者也。故陰陽上下。其動也若一。故陽病而陽脉小者爲逆。陰病而陰脉大者爲逆。故陰陽俱靜俱動。若引繩相傾者病。黄帝曰。足少陰何因而動。岐伯曰。衝脉者。十二經之海也。與少陰之大絡。起于腎下。出于氣街。循陰股内廉。邪入膕中。循脛骨内廉。並少陰之經。下入内踝之後。入足下。其别者。邪入踝。出屬跗上。入大指之間。注諸絡。以温足脛。此脉之常動者也。黄帝曰。營衛之行也。上下相貫。如環之無端。今有其卒然遇邪氣。及逢大寒。手足懈惰。其脉陰陽之道。相輸之會。行相失也。氣何由還。岐伯曰。夫四末陰陽之會者。此氣之大絡也。四街者。氣之徑路也。故絡絶則徑通。四末解則氣從合。相輸如環。黄帝

曰善此所謂如環無端莫知其紀終而復始此之謂也

○五味論第六十三

黄帝問于少俞曰五味入于口也各有所走各有所病酸走筋多食之令人癃鹹走血多食之令人渴辛走氣多食之令人洞心苦走骨多食之令人變嘔甘走肉多食之令人悗心余知其然也不知其何由願聞其故少俞荅曰酸入于胃其氣澀以收上之兩焦弗能出入也不出卽留于胃中胃中和溫則下注膀胱膀胱之胞薄以懦得酸則縮綣約而不通水道不行故癃陰者積筋之所終也故酸入而走筋矣黄帝曰鹹走血多食之令人渴何也少俞曰鹹入于胃其氣上走中焦注于脉則血氣走之血與鹹相得則凝凝則胃中汁注之注之則胃中竭竭則咽路焦故舌本乾而善渴血脉者中焦之道也故鹹入而走血矣黄帝曰辛走氣多食之令人洞心何也少俞曰辛入于胃其氣走于上焦上焦者受氣而營諸陽者也薑韭之氣熏之營衛之氣不時受之久留心下故洞心辛與氣俱行故辛入而與汗俱出黄帝曰苦走骨多食之令人變嘔何也少俞曰苦入于胃五穀之氣皆不能勝苦苦入下脘三焦之道皆閉而不通故變嘔齒者骨之所終也故苦入而走骨故入而復出知其走骨也黄帝曰甘走肉多食之令人悗心何也少俞曰甘入于胃其氣弱小不能上至于上焦而與穀留于胃中者令人柔潤者也胃柔則緩緩則蟲動蟲動則令人悗心其氣外通於肉故甘走肉

○陰陽二十五人第六十四

黄帝曰余聞陰陽之人何如伯高曰天地之

間六合之內不離于五人亦應之故五五二十五人之政而陰陽之人不與焉其態又不合于衆者五余已知之矣願聞二十五人之形血氣之所生別而以候從外知內何如岐伯曰悉乎哉問也此先師之秘也雖伯高猶不能明之也黃帝避席遵循而却曰余聞之得其人弗教是謂重失得而泄之天將厭之余願得而明之金櫃藏之不敢揚之岐伯曰先立五形金木水火土別其五色異其五形之人而二十五人具矣黃帝曰願卒聞之岐伯曰愼之愼之臣請言之○木形之人比於上角似於蒼帝其爲人蒼色小頭長面大肩背直身小手足好有才勞心少力多憂勞於事能春夏不能秋冬感而病生足厥陰佗佗然○大角之人比於左足少陽少陽之上遺遺然○左角之人比於右足少陽少陽之下隨隨然一曰少角○釱角之人比於右足少陽少陽之上推推然一曰右角○判角之人比於左足少陽少陽之下栝栝然○火形之人比於上徵似於赤帝其爲人赤色廣䏘脫面小頭好肩背髀腹小手足行安地疾心行搖肩背肉滿有氣輕財少信多慮見事明好顏急心不壽暴死能春夏不能秋冬秋冬感而病生手少陰核核然○質徵之人比於左手太陽太陽之上肌肌然一曰質之人一曰大徵○少徵之人比於右手太陽太陽之下慆慆然○右徵之人比於右手太陽太陽之上鮫鮫然一曰熊熊然○質判之人比於左手太陽太陽之下支支頤頤然一曰質徵○土形之人比於上宮似於上古黃帝其爲人黃色圓面大頭美肩背大腹美股脛小手足多肉上下相稱行安地舉足浮安心好利人不喜權勢善附人也能秋冬不

能春夏，春夏感而病生，足太陰敦敦然。○大宫之人，比於左足陽明，陽明之上婉婉然。○加宫之人，比於左足陽明，陽明之下坎坎然。一曰衆之人。○少宫之人，比於右足陽明，陽明之上樞樞然。○左宫之人，比於右足陽明，陽明之下兀兀然。一曰衆之人，一曰陽明之上。○金形之人，比於上商，似於白帝。其爲人方面，白色，小頭，小肩背，小腹，小手足，如骨發踵外，骨輕，身清廉，急心，靜悍，善爲吏，能秋冬，不能春夏，春夏感而病生，手太陰敦敦然。○鈦商之人，比於左手陽明，陽明之上廉廉然。○右商之人，比於左手陽明，陽明之下脫脫然。○大商之人，比於右手陽明，陽明之上監監然。○少商之人，比於右手陽明，陽明之下嚴嚴然。○水形之人，比於上羽，似於黑帝。其爲人黑色，面不平，大頭，廉頤，小肩，大腹，動手足，發行搖身，下尻長，背延延然，不敬畏，善欺紿人，戮死，能秋冬，不能春夏，春夏感而病生，足少陰汗汗然。○大羽之人，比於右足太陽，太陽之上頰頰然。○少羽之人，比於左足太陽，太陽之下紆紆然。○衆之爲人，比於右足太陽，太陽之下潔潔然。一曰加之人。○桎之爲人，比於左足太陽，太陽之上安安然。○是故五形之人二十五變者，衆之所以相欺者是也。黄帝曰：得其形，不得其色，何如？岐伯曰：形勝色，色勝形者，至其勝時年加，感則病行，失則憂矣。形色相得者，富貴大樂。黄帝曰：其形色相勝之時，年加可知乎？岐伯曰：凡年忌下上之人，大忌常加七歲，十六歲，二十五歲，三十四歲，四十三歲，五十二歲，六十一歲，皆人之大忌，不可不自安也，感則病行，失則憂矣，當此之時，無爲姦事，是謂年忌。黄帝曰：夫子之言，脈之上下，血氣之候以知形氣柰何岐伯曰足陽明之上血氣盛則髯美長血少氣多則髯短故氣少血多則髯少血氣皆少則無髯兩吻多畫足陽明之下血氣盛則下毛美長至胸血多氣少則下毛美短至臍行則善高舉足足指少肉足善寒血少氣多則肉而善瘃血氣皆少則無毛有則稀枯悴善痿厥足痺足少陽之上氣血盛則通髯美長血多氣少則通髯美短血少氣多則少髯血氣皆少則無鬚感於寒濕則善痺骨痛爪枯也足少陽之下血氣盛則脛毛美長外踝肥血多氣少則脛毛美短外踝皮堅而厚血少氣多則胻毛少外踝皮薄而軟血氣皆少則無毛外踝瘦無肉足太陽之上血氣盛則美眉眉有毫毛血多氣少則惡眉面多少理血少氣多則面多肉血氣和則美色足太陰之下血氣盛則跟肉滿踵堅氣少血多則瘦跟空血氣皆少則喜轉筋踵下痛手陽明之上血氣盛則髭美血少氣多則髭惡血氣皆少則無髭手陽明之下血氣盛則腋下毛美手魚肉以溫氣血皆少則手瘦以寒手少陽之上血氣盛則眉美以長耳色美血氣皆少則耳焦惡色手少陽之下血氣盛則手捲多肉以溫血氣皆少則寒以瘦氣少血多則瘦以多脉手太陽之上血氣盛則有多鬚面多肉以平血氣皆少則面瘦惡色手太陽之下血氣盛則掌肉充滿血氣皆少則掌瘦以寒黃帝曰二十五人者刺之有約乎岐伯曰美眉者足太陽之脉氣血多惡眉者血氣少其肥而澤者血氣有餘肥而不澤者氣有餘血不足瘦而無澤者氣血俱不足審察其形氣有餘不足而調之可以知逆順矣黃帝曰刺其諸陰陽柰何岐伯曰按

其寸口人迎。以調陰陽。切循其經絡之凝濇。結而不通者。此於身皆為痛痺。甚則不行。故凝濇。凝濇者。致氣以温之。血和乃止。其結絡者。脉結血不和。決之乃行。故曰氣有餘於上者。導而下之。氣不足於上者。推而休之。其稽留不至者。因而迎之。必明於經隧。乃能持之。寒與熱爭者。導而行之。其宛陳血不結者。則而予之。必先明知二十五人。則血氣之所在。左右上下。刺約畢也。

鈦音第　慆他刀切　鮫音交　肵音杭　瘃只玉切

黃帝素問靈樞經卷之九

黃帝素問靈樞經卷之十

○五音五味第六十五

右徵與少徵。調右手太陽上。

左商與左徵。調左手陽明上。

少徵與大宮。調左手陽明上。

右角與大角。調右足少陽下。

大徵與少徵。調左手太陽上。

衆羽與少羽。調右足太陽下。

少商與右商。調右手太陽下。

桎羽與衆羽。調右足太陽下。

少宮與大宮。調右足陽明下。

判角與少角。調右足少陽下。

釱商與上商。調右足陽明下。

釱商與上角。調左足太陽下。

上徵與右徵同。穀麥。畜羊。果杏。

手少陽藏心。色赤。味苦。時夏。

上羽與大羽同。穀大豆。畜彘。果栗。

足少陰藏腎。色黑。味鹹。時冬。

上宮與大宮同。穀稷。畜牛。果棗。

足太陰藏脾。色黃。味甘。時季夏。

上商與右商同。穀黍。畜雞。果桃。

手太陰藏肺。色白。味辛。時秋。

上角與大角同。穀麻。畜犬。果李。

足厥陰藏肝。色青。味酸。時春。

大宮與上角。同右足陽明上。

左角與大角。同左足陽明上。

少羽與大羽。同右足太陽下。

左商與右商。同左手陽明上。

加宮與大宮。同左足少陽上。

質判與大宮。同左手太陽下。

判角與大角。同左足少陽下。

大羽與大角。同右足太陽上。

大角與大宮同右足少陽上

右徵少徵質徵上徵判徵

右角釱角上角大角判角

右商少商釱商上商左商

少宮上宮大宮加宮左角宮

衆羽桎羽上羽大羽少羽

黄帝曰婦人無鬚者無血氣乎岐伯曰衝脉任脉皆起於胞中上循背裏爲經絡之海其浮而外者循腹右上行會於咽喉別而絡脣口血氣盛則充膚熱肉血獨盛則澹滲皮膚生毫毛今婦人之生有餘於氣不足於血以其數脱血也衝任之脉不榮口脣故鬚不生焉黄帝曰士人有傷於陰陰氣絶而不起陰不用然其鬚不去其故何也宦者獨去何也願聞其故岐伯曰宦者去其宗筋傷其衝脉血寫不復皮膚内結脣口不榮故鬚不生黄帝曰其有天宦者未嘗被傷不脱於血然其鬚不生其故何也岐伯曰此天之所不足也其任衝不盛宗筋不成有氣無血脣口不榮故鬚不生黄帝曰善乎哉聖人之通萬物也若日月之光影音聲鼓響聞其聲而知其形其非夫子孰能明萬物之精是故聖人視其顔色黄赤者多熱氣青白者少熱氣黑色者多血少氣美眉者太陽多血通髯極鬚者少陽多血美鬚者陽明多血此其時然也夫人之常數太陽常多血少氣少陽常多氣少血陽明常多血多氣厥陰常多氣少血少陰常多血少氣太陰常多血少氣此天之常數也

○百病始生第六十六

黄帝問于岐伯曰夫百病之始生也皆生於風雨寒暑清濕喜怒喜怒不節則傷藏風雨則傷上清濕則傷下三部之氣所傷異類願

聞其會岐伯曰三部之氣各不同或起於陰或起於陽請言其方喜怒不節則傷藏藏傷則病起於陰也清濕襲虛則病起於下風雨襲虛則病起於上是謂三部至於其淫泆不可勝數黄帝曰余固不能數故問先師願卒聞其道岐伯曰風雨寒熱不得虛邪不能獨傷人卒然逢疾風暴雨而不病者蓋無虛故邪不能獨傷人此必因虛邪之風與其身形兩虛相得乃客其形兩實相逢衆人肉堅其中於虛邪也因於天時與其身形參以虛實大病乃成氣有定舍因處爲名上下中外分爲三員是故虛邪之中人也始於皮膚皮膚緩則腠理開開則邪從毛髮入入則抵深深則毛髮立毛髮立則淅然故皮膚痛留而不去則傳舍於絡脉在絡之時痛於肌肉其痛之時息大經乃代留而不去傳舍於經在經之時洒淅喜驚留而不去傳舍於輸在輸之時六經不通四肢則肢節痛腰脊乃強留而不去傳舍於伏衝之脉在伏衝之時體重身痛留而不去傳舍於腸胃在腸胃之時賁響腹脹多寒則腸鳴飧泄食不化多熱則溏出麋留而不去傳舍於腸胃之外募原之間留著於脉稽留而不去息而成積或著孫脉或著絡脉或著經脉或著輸脉或著於伏衝之脉或著於膂筋或著於腸胃之募原上連於緩筋邪氣淫泆不可勝論黄帝曰願盡聞其所由然岐伯曰其著孫絡之脉而成積者其積往來上下臂手孫絡之居也浮而緩不能句積而止之故往來移行腸胃之間水湊滲注灌濯濯有音有寒則䐜䐜滿雷引故時切痛其著於陽明之經則挾臍而居飽食則益大饑則益小其著於緩筋也似陽明之積飽

食則痛饑則安其著於腸胃之募原也痛而外連於緩筋飽食則安饑則痛其著於伏衝之脉者揣之應手而動發手則熱氣下於兩股如湯沃之狀其著於膂筋在腸後者饑則積見飽則積不見按之不得其著於輸之脉者閉塞不通津液不下孔竅乾壅此邪氣之從外入内從上下也黄帝曰積之始生至其已成奈何岐伯曰積之始生得寒乃生厥乃成積也黄帝曰其成積奈何岐伯曰厥氣生足悗悗生脛寒脛寒則血脉凝濇血脉凝濇則寒氣上入於腸胃入於腸胃則䐜脹䐜脹則腸外之汁沫迫聚不得散日以成積卒然多食飲則腸滿起居不節用力過度則絡脉傷陽絡傷則血外溢血外溢則衄血陰絡傷則血内溢血内溢則後血腸胃之絡傷則血溢於腸外腸外有寒汁沫與血相搏則并合凝聚不得散而積成矣卒然外中於寒若内傷於憂怒則氣上逆氣上逆則六輸不通温氣不行凝血藴裹而不散津液濇滲著而不去而積皆成矣黄帝曰其生於陰者奈何岐伯曰憂思傷心重寒傷肺忿怒傷肝醉以入房汗出當風傷脾用力過度若入房汗出浴則傷腎此内外三部之所生病者也黄帝曰善治之奈何岐伯荅曰察其所痛以知其應有餘不足當補則補當寫則寫毋逆天時是謂至治

泆音亦

○行鍼第六十七

黄帝問于岐伯曰余聞九鍼於夫子而行之於百姓百姓之血氣各不同形或神動而氣先鍼行或氣與鍼相逢或鍼已出氣獨行或數刺乃知或發鍼而氣逆或數刺病益劇凡此六者各不同形願聞其方岐伯曰重陽之

人其神易動其氣易往也黃帝曰何謂重陽之人岐伯曰重陽之人熇熇高高言語善疾舉足善高心肺之藏氣有餘陽氣滑盛而揚故神動而氣先行黃帝曰重陽之人而神不先行者何也岐伯曰此人頗有陰者也黃帝曰何以知其頗有陰也岐伯曰多陽者多喜多陰者多怒數怒者易解故曰頗有陰其陰陽之離合難故其神不能先行也黃帝曰其氣與鍼相逢奈何岐伯曰陰陽和調而血氣淖澤滑利故鍼入而氣出疾而相逢也黃帝曰鍼已出而氣獨行者何氣使然岐伯曰其陰氣多而陽氣少陰氣沉而陽氣浮者內藏故鍼已出氣乃隨其後故獨行也黃帝曰數刺乃知何氣使然岐伯曰此人之多陰而少陽其氣沉而氣往難故數刺乃知也黃帝曰鍼入而氣逆者何氣使然岐伯曰其氣逆與其數刺病益甚者非陰陽之氣浮沉之勢也此皆麤之所敗上之所失其形氣無過焉

○上膈第六十八

黃帝曰氣爲上膈者食飲入而還出余已知之矣蟲爲下膈下膈者食晬時乃出余未得其意願卒聞之岐伯曰喜怒不適食飲不節寒溫不時則寒汁流於腸中流於腸中則蟲寒蟲寒則積聚守於下管則腸胃充郭衛氣不營邪氣居之人食則蟲上食蟲上食則下管虛下管虛則邪氣勝之積聚以留留則癰成癰成則下管約其癰在管內者即而痛深其癰在外者則癰外而痛浮癰上皮熱黃帝曰刺之奈何岐伯曰微按其癰視氣所行先淺刺其傍稍內益深還而刺之毋過三行察其沉浮以爲深淺已刺必熨令熱入中日使熱內邪氣益衰大癰乃潰伍以參禁以除其

內恬憺無爲乃能行氣後以鹹苦化穀乃下矣潰音會

○憂恚無言第六十九

黄帝問於少師曰人之卒然憂恚而言無音者何道之塞何氣出行使音不彰願聞其方少師荅曰咽喉者水穀之道也喉嚨者氣之所以上下者也會厭者音聲之户也口脣者音聲之扇也舌者音聲之機也懸雍垂者音聲之關也頏顙者分氣之所泄也横骨者神氣所使主發舌者也故人之鼻洞涕出不收者頏顙不開分氣失也是故厭小而疾薄則發氣疾其開闔利其出氣易其厭大而厚則開闔難其氣出遲故重言也人卒然無音者寒氣客于厭則厭不能發發不能下至其開闔不致故無音黄帝曰刺之奈何岐伯曰足之少陰上繫於舌絡於横骨終於會厭兩寫其血脉濁氣乃辟會厭之脉上絡任脉取之天突其厭乃發也

○寒熱第七十

黄帝問于岐伯曰寒熱瘰癧在於頸腋者皆何氣使生岐伯曰此皆鼠瘻寒熱之毒氣也留於脉而不去者也黄帝曰去之奈何岐伯曰鼠瘻之本皆在於藏其末上出於頸腋之間其浮於脉中而未内著於肌肉而外爲膿血者易去也黄帝曰去之奈何岐伯曰請從其本引其末可使衰去而絶其寒熱審按其道以予之徐往徐來以去之其小如麥者一刺知三刺而已黄帝曰决其生死奈何岐伯曰反其目視之其中有赤脉上下貫瞳子見一脉一歲死見一脉半一歲半死見二脉二歲死見二脉半二歲半死見三脉三歲而死見赤脉不下貫瞳子可治也

○邪客第七十一

黄帝問于伯高曰夫邪氣之客人也或令人目不瞑不臥出者何氣使然伯高曰五穀入于胃也其糟粕津液宗氣分爲三隧故宗氣積于胷中出于喉嚨以貫心脉而行呼吸焉營氣者泌其津液注之於脉化以爲血以榮四末内注五藏六府以應刻數焉衛氣者出其悍氣之慓疾而先行於四末分肉皮膚之間而不休者也晝日行於陽夜行於陰常從足少陰之分間行於五藏六府今厥氣客於五藏六府則衛氣獨衛其外行於陽不得入於陰行於陽則陽氣盛陽氣盛則陽蹻陷不得入於陰陰虚故目不瞑黄帝曰善治之奈何伯高曰補其不足寫其有餘調其虚實以通其道而去其邪飲以半夏湯一劑陰陽已通其臥立至黄帝曰善此所謂決瀆壅塞經絡大通陰陽和得者也願聞其方伯高曰其湯方以流水千里以外者八升揚之萬遍取其清五升煑之炊以葦薪火沸置秫米一升治半夏五合徐炊令竭爲一升半去其滓飲汁一小杯日三稍益以知爲度故其病新發者覆杯則臥汗出則已矣久者三飲而已也

黄帝問於伯高曰願聞人之肢節以應天地奈何伯高荅曰天圓地方人頭圓足方以應之天有日月人有兩目地有九州人有九竅天有風雨人有喜怒天有雷電人有音聲天有四時人有四肢天有五音人有五藏天有六律人有六府天有冬夏人有寒熱天有十日人有手十指辰有十二人有足十指莖垂以應之女子不足二節以抱人形天有陰陽人有夫妻歲有三百六十五日人有三百六十節地有高山人有肩膝地有深谷人有腋

膕地有十二經水人有十二經脉地有泉脉人有衛氣地有草蓂人有毫毛天有晝夜人有臥起天有列星人有牙齒地有小山人有小節地有山石人有高骨地有林木人有募筋地有聚邑人有䐃肉歲有十二月人有十二節地有四時不生草人有無子此人與天地相應者也黃帝問于岐伯曰余願聞持鍼之數内鍼之理縱舍之意扞皮開腠理奈何脉之屈折出入之處焉至而出焉至而止焉至而徐焉至而疾焉至而入六府之輸於身者余願盡聞少序别離之處離而入陰别而入陽此何道而從行願盡聞其方岐伯曰帝之所問鍼道乖矣黃帝曰願卒聞之岐伯曰手太陰之脉出於大指之端内屈循白肉際至本節之後大淵留以澹外屈上於本節下内屈與陰諸絡會於魚際數脉并注其氣滑

利伏行壅骨之下外屈出於寸口而行上至於肘内廉入於大筋之下内屈上行臑陰入腋下内屈走肺此順行逆數之屈折也心主之脉出於中指之端内屈循中指内廉以上留於掌中伏行兩骨之間外屈出兩筋之間骨肉之際其氣滑利上二寸外屈出行兩筋之間上至肘内廉入於小筋之下留兩骨之會上入於胷中内絡於心脉黃帝曰手少陰之脉獨無腧何也岐伯曰少陰心脉也心者五藏六府之大主也精神之所舍也其藏堅固邪弗能容也容之則心傷心傷則神去神去則死矣故諸邪之在於心者皆在於心之包絡包絡者心主之脉也故獨無腧焉黃帝曰少陰獨無腧者不病乎岐伯曰其外經病而藏不病故獨取其經於掌後鋭骨之端其餘脉出入屈折其行之徐疾皆如手少陰心

主之脉行也。故本腧者，皆因其氣之虛實疾徐以取之，是謂因衝而寫，因衰而補，如是者邪氣得去，眞氣堅固，是謂因天之序。黄帝曰：持鍼縱舍奈何？岐伯曰：必先明知十二經脉之本末，皮膚之寒熱，脉之盛衰滑濇。其脉滑而盛者，病日進；虛而細者，久以持；大以濇者，爲痛痺；陰陽如一者，病難治。其本末尚熱者，病尚在；其熱以衰者，其病亦去矣。持其尺，察其肉之堅脆、大小、滑濇、寒溫、燥濕。因視目之五色，以知五藏而決死生；視其血脉，察其色，以知其寒熱痛痺。黄帝曰：持鍼縱舍，余未得其意也。岐伯曰：持鍼之道，欲端以正，安以靜，先知虛實而行疾徐，左手執骨，右手循之，無與肉果，寫欲端以正，補必閉膚，輔鍼導氣，邪得淫泆，眞氣得居。黄帝曰：扞皮開腠理奈何？岐伯曰：因其分肉，左别其膚，微内而徐端之，適神不散，邪氣得去。黄帝問於岐伯曰：人有八虛，各何以候？岐伯荅曰：以候五藏。黄帝曰：候之奈何？岐伯曰：肺心有邪，其氣留於兩肘；肝有邪，其氣流于兩腋；脾有邪，其氣留于兩髀；腎有邪，其氣留于兩膕。凡此八虛者，皆機關之室，眞氣之所過，血絡之所遊，邪氣惡血，固不得住留，住留則傷筋絡骨節，機關不得屈伸，故痀攣也。

泌兵媚切　扞苦旱切　痀音拘

○通天第七十二

黄帝問于少師曰：余嘗聞人有陰陽，何謂陰人？何謂陽人？少師曰：天地之間，六合之内，不離於五，人亦應之，非徒一陰一陽而已也，而略言耳，口弗能徧明也。黄帝曰：願略聞其意，有賢人聖人，心能備而行之乎？少師曰：蓋有太陰之人，少陰之人，太陽之人，少陽之人，陰陽和平之人凡五人者其態不同其筋骨氣血各不等黃帝曰其不等者可得聞乎少師曰太陰之人貪而不仁下齊湛湛好內而惡出心和而不發不務於時動而後之此太陰之人也○少陰之人小貪而賊心見人有亡常若有得好傷好害見人有榮乃反慍怒心疾而無恩此少陰之人也○太陽之人居處于于好言大事無能而虛說志發於四野舉措不顧是非為事如常自用事雖敗而常無悔此太陽之人也○少陽之人諟諦好自貴有小小官則高自宜好為外交而不內附此少陽之人也○陰陽和平之人居處安靜無為懼懼無為欣欣婉然從物或與不爭與時變化尊則謙謙譚而不治是謂至治古之善用鍼艾者視人五態乃治之盛者寫之虛者補之黃帝曰治人之五態奈何少師曰太陰之人多陰而無陽其陰血濁其衛氣濇陰陽不和緩筋而厚皮不之疾寫不能移之○少陰之人多陰少陽小胃而大腸六府不調其陽明脉小而太陽脉大必審調之其血易脫其氣易敗也○太陽之人多陽而少陰必謹調之無脫其陰而寫其陽陽重脫者易狂陰陽皆脫者暴死不知人也○少陽之人多陽少陰經小而絡大血在中而氣外實陰而虛陽獨寫其絡脉則強氣脫而疾中氣不足病不起也○陰陽和平之人其陰陽之氣和血脉調謹診其陰陽視其邪正安容儀審有餘不足盛則寫之虛則補之不盛不虛以經取之此所以調陰陽別五態之人者也黃帝曰夫五態之人者相與毋故卒然新會未知其待也何以別之少師荅曰衆人之屬不如五態之人者故五五二十五人而五態之人不

與焉。五態之人。尤不合於衆者也。黃帝曰。別五態之人奈何。少師曰。太陰之人。其狀黮黮然黑色。念然下意。臨臨然長大。膕然未僂。此太陰之人也。○少陰之人。其狀清然竊然。固以陰賊。立而躁嶮。行而似伏。此少陰之人也。○太陽之人。其狀軒軒儲儲。反身折膕。此太陽之人也。○少陽之人。其狀立則好仰。行則好搖。其兩臂兩肘。則常出於背。此少陽之人也。○陰陽和平之人。其狀委委然。隨隨然。顒顒然。愉愉然。暶暶然。豆豆然。衆人皆曰君子。此陰陽和平之人也。

諟上紙切　黮直稔切　暶辭緣切

黃帝素問靈樞經卷之十

黃帝素問靈樞經卷之十一

○官能第七十三

黃帝問于歧伯曰。余聞九鍼於夫子。衆多矣。不可勝數。余推而論之。以爲一紀。余司誦之。子聽其理。非則語余。請其正道。令可久傳。後世無患。得其人乃傳。非其人勿言。歧伯稽首再拜曰。請聽聖王之道。黃帝曰。用鍼之理。必知形氣之所在。左右上下。陰陽表裏。血氣多少。行之逆順。出入之合。謀伐有過。知解結。知補虛寫實。上下氣門。明通於四海。審其所在。寒熱淋露。以輸異處。審於調氣。明於經隧。左右肢絡。盡知其會。寒與熱爭。能合而調之。虛與實鄰。知決而通之。左右不調。把而行之。明於逆順。乃知可治。陰陽不奇。故知起時。審於本末。察其寒熱。得邪所在。萬刺不殆。知官九鍼。刺道畢矣。明於五輸。徐疾所在。屈伸出入。皆有條理。言陰與陽。合於五行。五藏六府。亦有所藏。四時八風。盡有陰陽。各得其位。合於明堂。各處色部。五藏六府。察其所痛。左右上下。知其寒溫。何經所在。審皮膚之寒溫滑濇。知其所苦。膈有上下。知其氣所在。先得其道。稀而踈之。稍深以留。故能徐入之。大熱在上。推而下之。從下上者。引而去之。視前痛者。常先取之。大寒在外。留而補之。入於中者。從合寫之。鍼所不爲。灸之所宜。上氣不足。推而揚之。下氣不足。積而從之。陰陽皆虛。火自當之。厥而寒甚。骨廉陷下。寒過於膝。下陵三里。陰絡所過。得之留止。寒入於中。推而行之。經陷下者。火則當之。結絡堅緊。火所治之。不知所苦。兩蹻之下。男陰女陽。良工所禁。鍼論畢矣。用鍼之服。必有法則。上視天光。下司八正。以辟奇邪。而觀百姓。審於虛實。無犯其邪。是得天之露遇歲之虛救而不勝反受其殃故曰必知天忌乃言鍼意法於往古驗於來今觀於窈冥通於無窮麤之所不見良工之所貴莫知其形若神髣髴邪氣之中人也洒淅動形正邪之中人也微先見於色不知於其身若在若無若亡若存有形無形莫知其情是故上工之取氣乃救其萌芽下工守其已成因敗其形是故工之用鍼也知氣之所在而守其門戶明於調氣補寫所在徐疾之意所取之處寫必用員切而轉之其氣乃行疾而徐出邪氣乃出伸而迎之遥大其穴氣出乃疾補必用方外引其皮令當其門左引其樞右推其膚微旋而徐推之必端以正安以靜堅心無解欲微以留氣下而疾出之推其皮蓋其外門眞氣乃存用鍼之要無忘其神雷公問於黃帝曰鍼論曰得其人乃傳非其人勿言何以知其可傳黃帝曰各得其人任之其能故能明其事雷公曰願聞官能奈何黃帝曰明目者可使視色聰耳者可使聽音捷疾辭語者可使傳論語徐而安靜手巧而心審諦者可使行鍼艾理血氣而調諸逆順察陰陽而兼諸方緩節柔筋而心和調者可使導引行氣疾毒言語輕人者可使唾癰呪病爪苦手毒爲事善傷者可使按積抑痺各得其能方乃可行其名乃彰不得其人其功不成其師無名故曰得其人乃言非其人勿傳此之謂也手毒者可使試按龜置龜於器下而按其上五十日而死矣手甘者復生如故也

出入之合 一本作會 把而行之 一本作犯而行之 窈冥 一本作冥冥

○論疾診尺第七十四

黃帝問于岐伯曰余欲無視色持脉獨調其

尺以言其病。從外知內。爲之奈何。岐伯曰。審其尺之緩急小大滑濇。肉之堅脆。而病形定矣。視人之目窠上微癰。如新臥起狀。其頸脉動。時欬。按其手足上。窅而不起者。風水膚脹也。尺膚滑。其淖澤者。風也。尺肉弱者。解㑊。安臥脫肉者。寒熱不治。尺膚滑而澤脂者。風也。尺膚濇者。風痺也。尺膚麤如枯魚之鱗者。水泆飲也。尺膚熱甚。脉盛躁者。病溫也。其脉盛而滑者。病且出也。尺膚寒。其脉小者。泄。少氣。尺膚炬然。先熱後寒者。寒熱也。尺膚先寒。久大之而熱者。亦寒熱也。肘所獨熱者。腰以上熱。手所獨熱者。腰以下熱。肘前獨熱者。膺前熱。肘後獨熱者。肩背熱。臂中獨熱者。腰腹熱。肘後麤以下三四寸熱者。腸中有蟲。掌中熱者。腹中熱。掌中寒者。腹中寒。魚上白肉有青血脉者。胃中有寒。尺炬然熱。人迎大者。當奪血。尺堅大。脉小甚。少氣。悗有加。立死。目赤色者。病在心。白在肺。青在肝。黃在脾。黑在腎。黃色不可名者。病在胷中。診目痛。赤脉從上下者。太陽病。從下上者。陽明病。從外走內者。少陽病。診寒熱。赤脉上下至瞳子。見一脉。一歲死。見一脉半。一歲半死。見二脉。二歲死。見二脉半。二歲半死。見三脉。三歲死。診齲齒痛。按其陽之來。有過者獨熱。在左左熱。在右右熱。在上上熱。在下下熱。診血脉者。多赤多熱。多青多痛。多黑爲久痺。多赤多黑多青皆見者。寒熱身痛。而色微黃。齒垢黃。爪甲上黃。黃疸也。安臥。小便黃赤。脉小而濇者。不嗜食。人病。其寸口之脉。與人迎之脉小大等。及其浮沉等者。病難已也。女子手少陰脉動甚者。妊子。嬰兒病。其頭毛皆逆上者。必死。耳間青脉起者。掣痛。大便赤瓣飧泄。脉小者。手足寒。難已。

飱泄脉小手足温泄易已四時之變寒暑之勝重隂必陽重陽必隂故隂主寒陽主熱故寒甚則熱熱甚則寒故曰寒生熱熱生寒此隂陽之變也故曰冬傷於寒春生癉熱春傷於風夏生後泄腸澼夏傷於暑秋生痎瘧秋傷於濕冬生咳嗽是謂四時之序也

目窠音科　窅音杳　炬音巨　然及許切亦作及然　齵丘禹切齒齾　掣尺列切　痎瘧上音皆瘦瘗也

○刺節眞邪第七十五

黄帝問于岐伯曰余聞刺有五節奈何岐伯曰固有五節一曰振埃二曰發矇三曰去爪四曰徹衣五曰解惑黄帝曰夫子言五節余未知其意岐伯曰振埃者刺外經去陽病也發矇者刺府輸去府病也去爪者刺關節肢絡也徹衣者盡刺諸陽之奇輸也解惑者盡知調隂陽補寫有餘不足相傾移也黄帝曰刺節言振埃夫子乃言刺外經去陽病余不知其所謂也願卒聞之岐伯曰振埃者陽氣大逆上滿於胷中憤䐜肩息大氣逆上喘喝坐伏病惡埃煙餲不得息請言振埃尚疾於振埃黄帝曰善取之何如岐伯曰取之天容黄帝曰其欬上氣窮詘胷痛者取之奈何岐伯曰取之廉泉黄帝曰取之有數乎岐伯曰取天容者無過一里取廉泉者血變而止帝曰善哉黄帝曰刺節言發矇余不得其意夫發矇者耳無所聞目無所見夫子乃言刺府輸去府病何輸使然願聞其故岐伯曰妙乎哉問也此刺之大約鍼之極也神明之類也口說書卷猶不能及也請言發矇耳尚疾於發矇也黄帝曰善願卒聞之岐伯曰刺此者必於日中刺其聽宮中其眸子聲聞於耳此其輸也黄帝曰善何謂聲聞於耳岐伯曰刺邪

以手堅按其兩鼻竅而疾偃其聲必應於鍼也黃帝曰善此所謂弗見爲之而無目視見而取之神明相得者也黃帝曰刺節善去爪夫子乃言刺關節肢絡願卒聞之歧伯曰腰脊者身之大關節也肢脛者人之管以趨翔也莖垂者身中之機陰精之候津液之道也故飲食不節喜怒不時津液內溢乃下留於睾血道不通日大不休俛仰不便趨翔不能此病滎然有水不上不下鈹石所取形不可匿常不得蔽故命曰去爪帝曰善黃帝曰刺節言徹衣夫子乃言盡刺諸陽之奇輸未有常處也願卒聞之歧伯曰是陽氣有餘而陰氣不足陰氣不足則內熱陽氣有餘則外熱內熱相搏熱於懷炭外畏綿帛近不可近身又不可近席腠理閉塞則汗不出舌焦脣槁腊乾嗌燥飲食不讓美惡黃帝曰善取之奈何歧伯曰取之於其天府大杼三痏又刺中膂以去其熱補足手太陰以去其汗熱去汗稀疾於徹衣黃帝曰善黃帝曰刺節言解惑夫子乃言盡知調陰陽補寫有餘不足相傾移也惑何以解之歧伯曰大風在身血脉偏虛虛者不足實者有餘輕重不得傾側宛伏不知東西不知南北乍上乍下乍反乍覆顛倒無常甚於迷惑黃帝曰善取之奈何歧伯曰寫其有餘補其不足陰陽平復用鍼若此疾於解惑黃帝曰善請藏之靈蘭之室不敢妄出也黃帝曰余聞刺有五邪何謂五邪歧伯曰病有持癰者有容大者有狹小者有熱者有寒者是謂五邪黃帝曰刺五邪奈何歧伯曰凡刺五邪之方不過五章痹熱消滅腫聚散亡寒痹益溫小者益陽大者必去請道其方凡刺癰邪無迎隴易俗移性不得膿脆

道更行去其鄉不安處所乃散亡諸陰陽過癰者取之其輸寫之凡刺大邪日以小泄奪其有餘乃益虛剽其通鍼其邪肌肉親視之毋有反其眞刺諸陽分肉間凡刺小邪日以大補其不足乃無害視其所在迎之界遠近盡至其不得外侵而行之乃自費刺分肉間凡刺熱邪越而蒼出遊不歸乃無病爲開通辟門戶使邪得出病乃已凡刺寒邪日以溫徐往徐來致其神門戶已閉氣不分虛實得調其氣存也黃帝曰官鍼奈何岐伯曰刺癰者用鈹鍼刺大者用鋒鍼刺小者用員利鍼刺熱者用鑱鍼刺寒者用毫鍼也請言解論與天地相應與四時相副人參天地故可爲解下有漸洳上生葦蒲此所以知形氣之多少也陰陽者寒暑也熱則滋雨而在上根荄少汁人氣在外皮膚緩腠理開血氣減汁大

泄皮淖澤寒則地凍水冰人氣在中皮膚緻腠理閉汗不出血氣強肉堅濇當是之時善行水者不能往冰善穿地者不能鑿凍善用鍼者亦不能取四厥血脉凝結堅搏不往來者亦未可卽柔故行水者必待天溫冰釋凍解而水可行地可穿也人脉猶是也治厥者必先熨調和其經掌與腋肘與脚項與脊以調之火氣已通血脉乃行然後視其病脉淖澤者刺而平之堅緊者破而散之氣下乃止此所謂以解結者也用鍼之類在於調氣氣積於胃以通營衛各行其道宗氣留於海其下者注於氣街其上者走於息道故厥在於足宗氣不下脉中之血凝而留止弗之火調弗能取之用鍼者必先察其經絡之實虛切而循之按而彈之視其應動者乃後取之而下之六經調者謂之不病雖病謂之自已也

一經上實下虛而不通者此必有橫絡盛加於大經令之不通視而寫之此所謂解結也上寒下熱先刺其項太陽久留之已刺則熨項與肩胛令熱下合乃止此所謂推而上之者也上熱下寒視其虛脈而陷之於經絡者取之氣下乃止此所謂引而下之者也大熱偏身狂而妄見妄聞妄言視足陽明及大絡取之虛者補之血而實者寫之因其偃臥居其頭前以兩手四指挾按頸動脈久持之卷而切推下至缺盆中而復止如前熱去乃止此所謂推而散之者也黃帝曰有一脈生數十病者或痛或癰或熱或寒或痒或痺或不仁變化無窮其故何也岐伯曰此皆邪氣之所生也黃帝曰余聞氣者有眞氣有正氣有邪氣何謂眞氣岐伯曰眞氣者所受於天與穀氣并而充身也正氣者正風也從一方來

非實風又非虛風也邪氣者虛風之賊傷人也其中人也深不能自去正風者其中人也淺合而自去其氣來柔弱不能勝眞氣故自去虛邪之中人也洒淅動形起毫毛而發腠理其入深內搏於骨則爲骨痺搏於筋則爲筋攣搏於脈中則爲血閉不通則爲癰搏於肉與衛氣相搏陽勝者則爲熱陰勝者則爲寒寒則眞氣去去則虛虛則寒搏於皮膚之間其氣外發腠理開毫毛搖氣往來行則爲痒留而不去則痺衛氣不行則爲不仁虛邪偏容於身半其入深內居榮衛榮衛稍衰則眞氣去邪氣獨留發爲偏枯其邪氣淺者脈偏痛虛邪之入於身也深寒與熱相搏久留而內著寒勝其熱則骨疼肉枯熱勝其寒則爛肉腐肌爲膿內傷骨內傷骨爲骨蝕有所疾前筋筋屈不得伸邪氣居其間而不反發

於筋溜有所結氣歸之衛氣留之不得反津液久留合而爲腸溜久者數歲乃成以手按之柔已有所結氣歸之津液留之邪氣中之凝結日以易甚連以聚居爲昔瘤以手按之堅有所結深中骨氣因於骨骨與氣并日以益大則爲骨疽有所結中於肉宗氣歸之邪留而不去有熱則化而爲膿無熱則爲肉疽凡此數氣者其發無常處而有常名也

餶音噎 竅 腊思亦切 剽其匹妙切 漸如上音 替下音如草 捏相牽引貌

○衛氣行第七十六

黃帝問於岐伯曰願聞衛氣之行出入之合何如岐伯曰歲有十二月日有十二辰子午爲經卯酉爲緯天周二十八宿而一面七星四七二十八星房昴爲緯虛張爲經是故房至畢爲陽昴至心爲陰陽主晝陰主夜故衛氣之行一日一夜五十周於身晝日行於陽二十五周夜行於陰二十五周周於五歲是故平旦陰盡陽氣出於目目張則氣上行於頭循項下足太陽循背下至小指之端其散者別於目銳眥下手太陽下至手小指之間外側其散者別於目銳眥下足少陽注小指次指之間以上循手少陽之分側下至小指之間別者以上至耳前合於頷脉注足陽明以下行至跗上入五指之間其散者從耳下下手陽明入大指之間入掌中其至於足也入足心出內踝下行陰分復合於目故爲一周是故日行一舍人氣行一周與十分身之八日行二舍人氣行二周於身與十分身之六日行三舍人氣行於身五周與十分身之四日行四舍人氣行於身七周與十分身之二日行五舍人氣行於身九周日行六舍人

氣行於身十周與十分身之八日行七舍人氣行於身十二周在身與十分身之六日行十四舍人氣二十五周於身有奇分與十分身之四陽盡於陰陰受氣矣其始入於陰常從足少陰注於腎腎注於心心注於肺肺注于肝肝注于脾脾復注于腎爲周是故夜行一舍人氣行於陰藏一周與十分藏之八亦如陽行之二十五周而復合於目陰陽一日一夜合有奇分十分身之四與十分藏之二是故人之所以臥起之時有早晏者奇分不盡故也黃帝曰衛氣之在於身也上下往來不以期候氣而刺之柰何伯高曰分有多少日有長短春秋冬夏各有分理然後常以平旦爲紀以夜盡爲始是故一日一夜水下百刻二十五刻者半日之度也常如是毋已日入而止隨日之長短各以爲紀而刺之謹候其時病可與期失時反候者百病不治故曰刺實者刺其來也刺虛者刺其去也此言氣存亡之時以候虛實而刺之是故謹候氣之所在而刺之是謂逢時在於三陽必候其氣在於陽而刺之病在於三陰必候其氣在陰分而刺之水下一刻人氣在太陽水下二刻人氣在少陽水下三刻人氣在陽明水下四刻人氣在陰分水下五刻人氣在太陽水下六刻人氣在少陽水下七刻人氣在陽明水下八刻人氣在陰分水下九刻人氣在太陽水下十刻人氣在少陽水下十一刻人氣在陽明水下十二刻人氣在陰分水下十三刻人氣在太陽水下十四刻人氣在少陽水下十五刻人氣在陽明水下十六刻人氣在陰分水下十七刻人氣在太陽水下十八刻人氣在少陽水下十九刻人氣在陽明水下二

十刻。人氣在陰分。水下二十一刻。人氣在太陽。水下二十二刻。人氣在少陽。水下二十三刻。人氣在陽明。水下二十四刻。人氣在陰分。水下二十五刻。人氣在太陽。此半月之度也。從房至畢一十四舍。水下五十刻。日行半度。迴行一舍。水下三刻與七分刻之四。大要曰。常以日之加於宿上也。人氣在太陽。是故日行一舍。人氣行三陽行與陰分。常如是無已。天與地同紀。紛紛盼盼。終而復始。一日一夜。水下百刻而盡矣。（盼盼）按太素音義云普巴切

○九宮八風第七十七

合八風虛實邪正

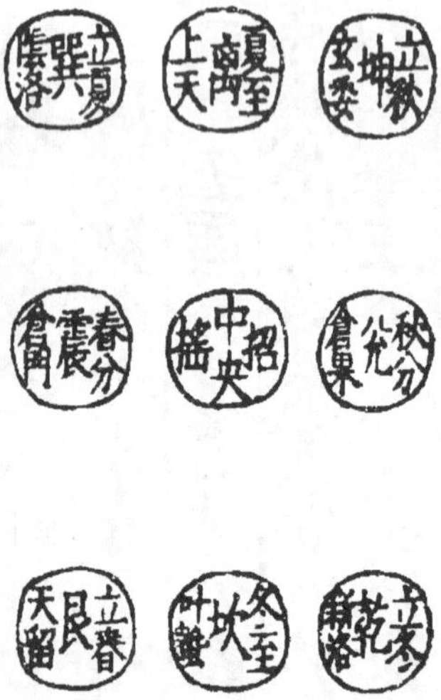

立秋二玄委西南方　秋分七倉果西方

立冬六新洛西北方　夏至九上天南方

招搖中央　冬至一叶蟄北方

立夏四陰洛東南方　春分三倉門東方

立春八天留東北方

太一常以冬至之日。居叶蟄之宮四十六日。明日居天留四十六日。明日居倉門四十六日。明日居陰洛四十五日。明日居天宮四十六日。明日居玄委四十六日。明日居倉果四十六日。明日居新洛四十五日。明日復居叶蟄之宮。曰冬至矣。太一日遊。以冬至之日。居叶蟄之宮。數所在日。從一處至九日。復反於一。常如是無已。終而復始。太一移日。天必應之以風雨。以其日風雨則吉。歲美民安少病矣。先之則多雨。後之則多汗。太一在冬至之日有變。占在君。太一在春分之日有變。占在

相太一在中宮之日有變占在吏太一在秋分之日有變占在將太一在夏至之日有變占在百姓所謂有變者太一居五宮之日病風折樹木揚沙石各以其所主占貴賤因視風所從來而占之風從其所居之鄉來爲實風主生長養萬物從其衝後來爲虚風傷人者也主殺主害者謹候虚風而避之故聖人日避虚邪之道如避矢石然邪弗能害此之謂也是故太一入徙立於中宮乃朝八風以占吉凶也風從南方來名曰大弱風其傷人也内舍於心外在於脉氣主熱風從西南方來名曰謀風其傷人也内舍於脾外在於肌其氣主爲弱風從西方來名曰剛風其傷人也内舍於肺外在於皮膚其氣主爲燥風從西北方來名曰折風其傷人也内舍於小腸外在於手太陽脉脉絶則溢脉閉則結不通善暴死風從北方來名曰大剛風其傷人也内舍於腎外在於骨與肩背之膂筋其氣主爲寒也風從東北方來名曰凶風其傷人也内舍於大腸外在於兩脇腋骨下及肢節風從東方來名曰嬰兒風其傷人也内舍於肝外在於筋紐其氣主爲身濕風從東南方來名曰弱風其傷人也内舍於胃外在肌肉其氣主體重此八風皆從其虚之鄉來乃能病人三虚相摶則爲暴病卒死兩實一虚病則爲淋露寒熱犯其雨濕之地則爲痿故聖人避風如避矢石焉其有三虚而偏中於邪風則爲擊仆偏枯矣

黄帝素問靈樞經卷第之十一

黃帝素問靈樞經卷之十二

○九鍼論第七十八

黃帝曰余聞九鍼於夫子衆多博大矣余猶不能寤敢問九鍼焉生何因而有名歧伯曰九鍼者天地之大數也始於一而終於九故曰一以法天二以法地三以法人四以法時五以法音六以法律七以法星八以法風九以法野黃帝曰以鍼應九之數奈何歧伯曰夫聖人之起天地之數也一而九之故以立九野九而九之九九八十一以起黃鍾數焉以鍼應數也一者天也天者陽也五藏之應天者肺肺者五藏六府之蓋也皮者肺之合也人之陽也故爲之治鍼必以大其頭而鋭其末令無得深入而陽氣出二者地也人之所以應土者肉也故爲之治鍼必筩其身而員其末令無得傷肉分傷則氣得竭三者人也人之所以成生者血脉也故爲之治鍼必大其身而員其末令可以按脉勿陷以致其氣令邪氣獨出四者時也時者四時八風之客於經絡之中爲瘤病者也故爲之治鍼必筩其身而鋒其末令可以寫熱出血而痼病竭五者音也音者冬夏之分分於子午陰與陽別寒與熱爭兩氣相搏合爲癰膿者也故爲之治鍼必令其末如劒鋒可以取大膿六者律也律者調陰陽四時而合十二經脉虛邪客於經絡而爲暴痺者也故爲之治鍼必令尖如氂且員且鋭中身微大以取暴氣七者星也星者人之七竅邪之所客於經而爲痛痺舍於經絡者也故爲之治鍼令尖如蚊虻喙靜以徐往微以久留正氣因之眞邪俱往出鍼而養者也八者風也風者人之股肱八節也八正之虛風八風傷人内舍於骨解

腰脊節腠理之間爲深痺也故爲之治鍼必長其身鋒其末可以取深邪遠痺九者野也野者人之節解皮膚之間也淫邪流溢於身如風水之狀而溜不能過於機關大節者也故爲之治鍼令尖如挺其鋒微員以取大氣之不能過於關節者也黄帝曰鍼之長短有數乎岐伯曰一曰鑱鍼者取法於巾鍼去末寸半卒鋭之長一寸六分主熱在頭身也二曰員鍼取法於絮鍼筩其身而卵其鋒長一寸六分主治分間氣三曰鍉鍼取法於黍粟之鋭長三寸半主按脉取氣令邪出四曰鋒鍼取法於絮鍼筩其身鋒其末長一寸六分主癰熱出血五曰鈹鍼取法於劒鋒廣二分半長四寸主大癰膿兩熱爭者也六曰員利鍼取法於氂鍼微大其末反小其身令可深内也長一寸六分主取癰痺者也七曰毫鍼取法於毫毛長一寸六分主寒熱痛痺在絡者也八曰長鍼取法於綦鍼長七寸主取深邪遠痺者也九曰大鍼取法於鋒鍼其鋒微員長四寸主取大氣不出關節者也鍼形畢矣此九鍼大小長短法也黄帝曰願聞身形應九野奈何岐伯曰請言身形之應九野也左足應立春其日戊寅己丑左脇應春分其日乙卯左手應立夏其日戊辰己巳膺喉首頭應夏至其日丙午右手應立秋其日戊申己未右脇應秋分其日辛酉右足應立冬其日戊戌己亥腰尻下竅應冬至其日壬子六府膈下三藏應中州其大禁大禁太一所在之日及諸戊己凡此九者善候八正所在之處所主左右上下身體有癰腫者欲治之無以其所直之日潰治之是謂天忌日也形樂志苦病生於脉治之以灸刺形苦志樂病生

於筋治之以熨引形樂志樂病生於肉治之以鍼石形苦志苦病生於咽喝治之以甘藥形數驚恐筋脈不通病生於不仁治之以按摩醪藥是謂形五藏氣心主噫肺主欬肝主語脾主吞腎主欠六府氣膽爲怒胃爲氣逆噦大腸小腸爲泄膀胱不約爲遺溺下焦溢爲水五味酸入肝辛入肺苦入心甘入脾鹹入腎淡入胃是謂五味五并精氣并肝則憂并心則喜并肺則悲并腎則恐并脾則畏是謂五精之氣并於藏也五惡肝惡風心惡熱肺惡寒腎惡燥脾惡濕此五藏氣所惡也五液心主汗肝主泣肺主涕腎主唾脾主涎此五液所出也五勞久視傷血久臥傷氣久坐傷肉久立傷骨久行傷筋此五久勞所病也五走酸走筋辛走氣苦走血鹹走骨甘走肉是謂五走也五裁病在筋無食酸病在氣無食辛病在骨無食鹹病在血無食苦病在肉無食甘口嗜而欲食之不可多也必自裁也命曰五裁五發陰病發於骨陽病發於血以味發於氣陽病發於冬陰病發於夏五邪邪入於陽則爲狂邪入於陰則爲血痺邪入於陽轉則爲癲疾邪入於陰轉則爲瘖陽入之於陰病靜陰出之於陽病喜怒五藏心藏神肺藏魄肝藏魂脾藏意腎藏精志也五主心主脉肺主皮肝主筋脾主肌腎主骨陽明多血多氣太陽多血少氣少陽多氣少血太陰多血少氣厥陰多血少氣少陰多氣少血故曰刺陽明出血氣刺太陽出血惡氣刺少陽出氣惡血刺太陰出血惡氣刺厥陰出血惡氣刺少陰出氣惡血也足陽明太陰爲表裏少陽厥陰爲表裏太陽少陰爲表裏是謂足之陰陽也手陽明太陰爲表裏少陽心主爲

表裏太陽少陰爲表裏是謂手之陰陽也

篇音同鍉鍼音低巾鍼一本作布鍼五走五禁五裁素問作五禁

○歲露論第七十九

黃帝問於岐伯曰經言夏日傷暑秋病瘧瘧之發以時其故何也岐伯對曰邪客於風府病循膂而下衛氣一日一夜常大會於風府其明日日下一節故其日作晏此其先客於脊背也故每至於風府則腠理開腠理開則邪氣入邪氣入則病作此所以日作尚晏也衛氣之行風府日下一節二十一日下至尾底二十二日入脊內注於伏衝之脉其行九日出於缺盆之中其氣上行故其病稍益至其內搏於五藏橫連募原其道遠其氣深其行遲不能日作故次日乃稸積而作焉黃帝曰衛氣每至於風府腠理乃發發則邪入焉其衛氣日下一節則不當風府奈何岐伯曰風府無常衛氣之所應必開其腠理氣之所舍節則其府也黃帝曰善夫風之與瘧也相與同類而風常在而瘧特以時休何也岐伯曰風氣留其處瘧氣隨經絡沉以內搏故衛氣應乃作也帝曰善黃帝問於少師曰余聞四時八風之中人也故有寒暑寒則皮膚急而腠理閉暑則皮膚緩而腠理開賊風邪氣因得以入乎將必須八正虛邪乃能傷人乎少師荅曰不然賊風邪氣之中人也不得以時然必因其開也其入深其內極病其病人也卒暴因其閉也其入淺以留其病也徐以遲黃帝曰有寒溫和適腠理不開然有卒病者其故何也少師荅曰帝弗知邪入乎雖平居其腠理開閉緩急其故常有時也黃帝曰可得聞乎少師曰人與天地相參也與日月

相應也故月滿則海水西盛人血氣積肌肉充皮膚緻毛髮堅腠理郄煙垢著當是之時雖遇賊風其入淺不深至其月郭空則海水東盛人氣血虛其衛氣去形獨居肌肉減皮膚縱腠理開毛髮殘膲理薄煙垢落當是之時遇賊風則其入深其病人也卒暴黃帝曰其有卒然暴死暴病者何也少師答曰三虛者其死暴疾也得三實者邪不能傷人也黃帝曰願聞三虛少師曰乘年之衰逢月之空失時之和因爲賊風所傷是謂三虛故論不知三虛工反爲麤帝曰願聞三實少師曰逢年之盛遇月之滿得時之和雖有賊風邪氣不能危之也黃帝曰善乎哉論明乎哉道請藏之金匱命曰三實然此一夫之論也黃帝曰願聞歲之所以皆同病者何因而然少師曰此八正之候也黃帝曰候之奈何少師曰

候此者常以冬至之日太一立於叶蟄之宮其至也天必應之以風雨者矣風雨從南方來者爲虛風賊傷人者也其以夜半至也萬民皆臥而弗犯也故其歲民小病其以晝至者萬民懈惰而皆中於虛風故萬民多病虛邪入客於骨而不發於外至其立春陽氣大發腠理開因立春之日風從西方來萬民又皆中於虛風此兩邪相摶經氣結代者矣故諸逢其風而遇其雨者命曰遇歲露焉因歲之和而少賊風者民少病而少死歲多賊風邪氣寒溫不和則民多病而死矣黃帝曰虛邪之風其所傷貴賤何如候之奈何少師答曰正月朔日太一居天留之宮其日西北風不雨人多死矣正月朔日平旦北風春民多死正月朔日平旦北風行民病多者十有三也正月朔日日中北風夏民多死正月朔日

夕時北風秋民多死終日北風大病死者十有六正月朔日風從南方來命曰旱鄉從西方來命曰白骨將國有殃人多死亡正月朔日風從東方來發屋揚沙石國有大災也正月朔日風從東南方行春有死亡正月朔天利溫不風糴賤民不病天寒而風糴貴民多病此所謂候歲之風賊傷人者也二月丑不風民多心腹病三月戌不溫民多寒熱四月巳不暑民多癉病十月申不寒民多暴死諸所謂風者皆發屋折樹木揚沙石起毫毛發腠理者也。理郄乞逆切

○大惑論第八十

黃帝問於岐伯曰余嘗上於清泠之臺中階而顧匍匐而前則惑余私異之竊內怪之獨瞑獨視安心定氣久而不解獨博獨眩披髮長跪俛而視之後久之不已也卒然自上何氣使然岐伯對曰五藏六府之精氣皆上注於目而爲之精精之窠爲眼骨之精爲瞳子筋之精爲黑眼血之精爲絡其窠氣之精爲白眼肌肉之精爲約束裹擷筋骨血氣之精而與脉并爲系上屬於腦後出於項中故邪中於項因逢其身之虛其入深則隨眼系以入於腦入於腦則腦轉腦轉則引目系急目系急則目眩以轉矣邪其精其精所中不相比也則精散精散則視岐視岐見兩物目者五藏六府之精也營衛魂魄之所常營也神氣之所生也故神勞則魂魄散志意亂是故瞳子黑眼法於陰白眼赤脉法於陽也故陰陽合傳而精明也目者心使也心者神之舍也故神精亂而不轉卒然見非常處精神魂魄散不相得故曰惑也黃帝曰余疑其然余每之東苑未曾不惑去之則復余唯獨爲東

死勞神乎何其異也岐伯曰不然也心有所喜神有所惡卒然相惑則精氣亂視誤故惑神移乃復是故間者爲迷甚者爲惑黄帝曰人之善忘者何氣使然岐伯曰上氣不足下氣有餘腸胃實而心肺虚虚則營衛留於下久之不以時上故善忘也黄帝曰人之善饑而不嗜食者何氣使然岐伯曰精氣幷於脾熱氣留於胃胃熱則消穀穀消故善饑胃氣逆上則胃脘寒故不嗜食也黄帝曰病而不得臥者何氣使然岐伯曰衛氣不得入於陰常留於陽留於陽則陽氣滿陽氣滿則陽蹻盛不得入於陰則陰氣虚故目不瞑矣黄帝曰病目而不得視者何氣使然岐伯曰衛氣留於陰不得行於陽留於陰則陰氣盛陰氣盛則陰蹻滿不得入於陽則陽氣虚故目閉也黄帝曰人之多臥者何氣使然岐伯曰此人腸胃大而皮膚濕而分肉不解焉腸胃大則衛氣留久皮膚濕則分肉不解其行遲夫衛氣者晝日常行於陽夜行於陰故陽氣盡則臥陰氣盡則寤故腸胃大則衛氣行留久皮膚濕分肉不解則行遲留於陰也久其氣不清則欲瞑故多臥矣其腸胃小皮膚滑以緩分肉解利衛氣之留於陽也久故少瞑焉黄帝曰其非常經也卒然多臥者何氣使然岐伯曰邪氣留於上膲上膲閉而不通已食若飲湯衛氣留久於陰而不行故卒然多臥焉黄帝曰善治此諸邪奈何岐伯曰先其臧府誅其小過後調其氣盛者寫之虚者補之必先明知其形志之苦樂定乃取之

褁擷奚結切　神分方文切

○癰疽第八十一

黄帝曰余聞腸胃受穀上焦出氣以温分肉

而養骨節通腠理中焦出氣如露上注谿谷而滲孫脉津液和調變化而赤爲血血和則孫脉先滿溢乃注於絡脉皆盈乃注於經脉陰陽已張因息乃行行有經紀周有道理與天合同不得休止切而調之從虛去實寫則不足疾則氣減留則先後後虛去虛補則有餘血氣已調形氣乃持余已知血氣之平與不平未知癰疽之所從生成敗之時死生之期有遠近何以度之可得聞乎岐伯曰經脉留行不止與天同度與地合紀故天宿失度日月薄蝕地經失紀水道流溢草萓不成五穀不殖徑路不通民不往來巷聚邑居則別離異處血氣猶然請言其故夫血脉營衛周流不休上應星宿下應經數寒邪客於經絡之中則血泣血泣則不通不通則衛氣歸之不得復反故癰腫寒氣化爲熱熱勝則腐肉肉腐則爲膿膿不寫則爛筋筋爛則傷骨骨傷則髓消不當骨空不得泄寫血枯空虛則筋骨肌肉不相榮經脉敗漏熏於五藏藏傷故死矣黄帝曰願盡聞癰疽之形與忌曰名岐伯曰癰發於嗌中名曰猛疽猛疽不治化爲膿膿不寫塞咽半日死其化爲膿者寫則合豕膏冷食三日而已發於頸名曰天疽其癰大以赤黑不急治則熱氣下入淵腋前傷任脉内熏肝肺熏肝肺十餘日而死矣陽留大發消腦留項名曰腦爍其色不樂項痛而如刺以鍼煩心者死不可治發於肩及臑名曰疵癰其狀赤黑急治之此令人汗出至足不害五藏癰發四五日逞焫之發於腋下赤堅者名曰米疽治之以砭石欲細而長疏砭之塗已豕膏六日已勿裹之其癰堅而不潰者爲馬刀挾癭急治之發於胸名曰井疽其

狀如大豆三四日起不早治下入腹不治七日死矣發於膺名曰甘疽色青其狀如穀實菰𦼮常苦寒熱急治之去其寒熱十歲死死後出膿發於脇名曰敗疵敗疵者女子之病也灸之其病大癰膿治之其中乃有生肉大如赤小豆剉陵翹草根各一升以水一斗六升煑之竭爲取三升則强飲厚衣坐於釜上令汗出至足已發於股脛名曰股脛疽其狀不甚變而癰膿搏骨不急治三十日死矣發於尻名曰銳疽其狀赤堅大急治之不治三十日死矣發於股陰名曰赤施不急治六十日死在兩股之內不治十日而當死發於膝名曰疵癰其狀大癰色不變寒熱如堅石勿石石之者死須其柔乃石之者生諸癰疽之發於節而相應者不可治也發於陽者百日死發於陰者三十日死發於脛名曰兎齧其狀赤至骨急治之不治害人也發於內踝名曰走緩其狀癰也色不變數石其輸而止其寒熱不死發於足上下名曰四淫其狀大癰急治之百日死發於足傍名曰厲癰其狀不大初如小指發急治之去其黑者不消輒益不治百日死發於足指名脫癰其狀赤黑死不治不赤黑不死不衰急斬之不則死矣黃帝曰夫子言癰疽何以別之岐伯曰營衛稽留於經脉之中則血泣而不行不行則衛氣從之而不通壅遏而不得行故熱大熱不止熱勝則肉腐肉腐則爲膿然不能陷骨髓不爲燋枯五藏不爲傷故命曰癰黃帝曰何謂疽岐伯曰熱氣淳盛下陷肌膚筋髓枯內連五藏血氣竭當其癰下筋骨良肉皆無餘故命曰疽疽者上之皮夭以堅上如牛領之皮癰者其皮上薄以澤此其候也

草萓魚饑切　血泣音澁　𦧧𤬪古括樓字　臑奴到切又音懦　陵

𩑶力升切　不則上府九切　夭音幺色不明也

黄帝素問靈樞經卷之十二終

勘誤表

頁	欄	行	字	誤	正
八二	上	五	二一	則	紬急則
九二	下	八	二	閏	潤
一五九	下	二〇	末二—一	鹹其	鹹
一八三	下	一	九	衝	腫

頁	欄	行	字	誤	正

靈樞經勘誤表

頁	欄	行	字	誤	正
二一四	下	一二	末五	以	人
二一五	上	一三	五、六	二原	十二原
二一九	下	一六	末二、三	言者。	者。言
二二五	上	五	末五	曰	日
二二八	上	三	三	子	予
二二八	下	五	四、五	痺病	痺
二三四	下	五	末一	取	取之。
二三五	下	一〇	三	邪	轂
二四〇	上	五	五	迎	迎也。
二四〇	下	一二	末四	循	角
二四七	下	一一	末六	固	同
二五〇	上	一三	末六	痺	痺也。
二五八	下	三	末三	幷	井
二七二	下	二	二	饑	飲
二八〇	下	四	一〇	刺	針

頁	欄	行	字	誤	正
三〇五	上	一	八、九	歧伯	伯高
三〇五	上	五	九	內	肉
三一一	上	一二	末五	大	左
三一二	下	九	三	有	口
三二一	上	一三	六	乖	畢
三二五	下	一	八	五	陽
三二七	下	八	一一	左	右
三二七	下	八	末二、三	右右	左左
三二八	上	一三	末五、六	經去	去
三三三	上	四	三	四	二
三三七	下	八	五	毛	手
三四三	下	七	末三	天	夭